全国高等医药院校规划教材

（供临床、护理、预防、药学、检验、影像、医药信息等医学类专业用）

生 理 学

主　编　管茶香　莫书荣

副主编　李建华　张坚松　朱　辉　尤浩军

编　委　（按姓氏笔画排序）

文志斌（中南大学湘雅医学院）
王爱梅（辽宁医学院）
尤浩军（西安交通大学医学院）
牛　楠（西安交通大学医学院）
刘永平（湖南中医药大学）
成春英（湘南学院）
向　阳（中南大学湘雅医学院）
朱　辉（哈尔滨医科大学）
吕春梅（哈尔滨医科大学）
李建华（广州医学院）
李淑芬（长治医学院）
李雪飞（湘南学院）
张坚松（湖南师范大学医学院）
张绪东（牡丹江医学院）
李　翔（湖南师范大学医学院）
李伟红（辽宁医学院）
郑学芝（牡丹江医学院）
莫书荣（广西医科大学）
唐小卿（南华大学）
谢　露（广西医科大学）
董　颀（广州医学院）
管茶香（中南大学湘雅医学院）

图书在版编目（CIP）数据

生理学／管茶香，莫书荣主编. --长沙：中南大学出版社，2012.7
ISBN 978-7-5487-0526-0

Ⅰ.生… Ⅱ.①管…②莫… Ⅲ.人体生理学 Ⅳ.R33

中国版本图书馆 CIP 数据核字(2012)第 089225 号

生理学

主编　管茶香　莫书荣

□责任编辑　李　娴
□责任印制　易红卫
□出版发行　中南大学出版社
社址：长沙市麓山南路　　邮编：410083
发行科电话：0731-88876770　　传真：0731-88710482
□印　　装　长沙市宏发印刷有限公司

□开　　本　787×1092　1/16　□印张 22.75　□字数 563 千字
□版　　次　2012 年 7 月第 1 版　□2018 年 3 月第 13 次印刷
□书　　号　ISBN 978-7-5487-0526-0
□定　　价　45.00 元

前　言

生理学是一门重要的医学基础课程。同时，生理学的内容丰富且哲理性强，被称为生命的逻辑(logic of life)，对培养医学生的科学思维能力和创新精神颇为有益。

本教材在继承以往生理学教材编写优点的基础上，参照国家医学类执业资格考试大纲要求，以基本理论和基本知识为重点，以“系统严谨”和“通俗易懂”为原则，强调思想性、科学性、先进性、启发性和实用性，重视理论联系实际、基础结合临床，反映了较成熟的现代医学生理学的新进展。力求使本教材的编写做到经典精写，重点重写，一般简写；条理清晰，概念准确，易教易学。

本教材编委会由来自全国12所高等医药院校长期从事生理学教学与科研的一线教师组成，对教学内容和授课对象熟悉，能较好地把握教与学的关系。为帮助学生掌握各章的重点，拓宽思路，本教材在每章前编写了“内容提要”，书末附有中英文词汇对照和参考文献。

本教材供临床、护理、预防、药学、检验、影像和医药信息等医学类本科专业使用，也可供医学其他专业学生及在职卫生技术人员学习参考。

由于水平所限，加之时间仓促，不足和错误之处，恳请广大师生在使用过程中提出批评与建议，以便再版时完善和提高。

管茶香　莫书荣

2012年7月

目　录

第一章　绪　论

【内容提要】 生理学是研究人体正常生命活动各种现象及其功能活动规律的科学。生理学被称为生命的逻辑，具体来说，生理学从细胞和分子水平、器官和系统水平以及整体水平，研究人体及其细胞、组织、器官等组成部分所表现的各种生命现象的活动规律和生理功能，阐明其产生机制，以及机体内、外环境变化对这些活动的影响。生命的基本特征有新陈代谢、兴奋性、适应性和生殖；机体生存的外部环境包括自然环境和社会环境，而由细胞外液构成的内环境保持相对稳定的状态即稳态，是生命进行正常活动的必要条件，该稳态主要由神经调节、体液调节和自身调节来维持。从控制论的观点来看，人体内的控制系统可分为反馈控制系统、前馈控制系统和非自动控制系统，其中以反馈控制系统最为重要，而负反馈是维持机体稳态最重要的途径。

第一节　生理学的研究任务、内容和方法

一、生理学的研究对象与任务

生理学(physiology)是生物科学的分支，是研究动物、植物和微生物等生物体生命活动的各种现象及其功能活动规律的科学。根据研究对象的不同，生理学可分为动物生理学、植物生理学和人体生理学等；按研究对象所处环境的差异，又可分为太空生理学、高原生理学和潜水生理学等。

人体生理学(human physiology)是研究人体功能活动及其规律的科学。人体是一个结构和功能极其复杂的整体，由细胞、组织、器官和系统组成，各系统和器官功能各异。医学生学习的是人体生理学(以下简称生理学)，其任务是研究人体及其组成部分所表现的正常生命现象、活动规律、产生机制以及机体内、外环境变化时机体所作的相应调节，揭示各种生理功能在整体生命活动中的意义。

二、生理学与医学的关系

生理学与医学关系密切，19世纪法国著名的生理学家Claude Bernard曾说过：医学是关于疾病的科学，生理学是关于生命的科学，故后者比前者更具有普遍性，因而生理学必然是医学的科学基础。在自然科学的最高奖——诺贝尔六大奖中就设有“生理学或医学”奖。生理学既以人体解剖学、组织学为基础，也是学习好药理学和病理学等后续课程以及临床各课程的必修课程。在医学的发展进程中，生理学的研究为现代医学提供了重要的科学理解的基础，而对疾病过程与治疗的研究又促进了人们对生理功能的理解。一个优秀的医护人员，掌握好生理学的基本理论、知识和方法不仅有助于正确认识疾病，而且其严密的逻辑思维方式也有利于解决复杂的临床问题。因此，生理学被称为生命的逻辑。

三、生理学研究的三个水平

人体的结构和功能十分复杂，在研究机体的生理功能及其产生的机制时，必须要从不同的角度进行全方位的思考。生理学的研究内容大致可以分成三个不同水平。

(一)细胞和分子水平

细胞是人体最基本的结构与功能单位。体内各个器官系统的功能都是由构成该器官的所有细胞的特性决定的，而细胞和细胞内各亚微结构又由多种大分子构成。细胞和分子水平的研究在于探讨细胞及其生物大分子的活动规律。例如，骨骼肌收缩时的肌丝滑行过程与机制、心室肌细胞兴奋时膜上蛋白质通道的开放与离子流动，而细胞的生理功能决定于其特殊的基因表达，各种基因的正确表达又受制于多种复杂的因素影响。

(二)器官和系统水平

生理学的研究最初即以器官系统为研究对象，研究各器官和系统的功能、机制及其调节。例如，以心脏和血管组成的循环系统作为研究对象，了解心脏怎样射血、血液在心血管系统中的流动规律以及神经、体液因素如何保证心脏和血管活动的正常等。在临床医疗实践中，医务人员对疾病的认识通常是基于器官和系统的生理学知识来进行的。

(三)整体水平

整体条件下，各个器官、系统之间的相互联系、相互影响和相互协调，保证了机体能在复杂动态的环境中维持正常的生命活动。因此，从细胞和分子水平以及器官和系统水平所获得的对机体的认识最终要在整体水平上进行综合与验证。例如，人进行肌肉运动时，机体各个器官、系统的功能会随之改变，神经系统调节其运动功能、呼吸、循环和其他内脏活动以及代谢等都将发生相应变化。

上述三个水平的研究相互联系和相互补充，无论哪种水平的研究，其研究目的都是阐明机体如何进行生命活动，从而实现生理功能。实际上，机体的各种功能活动之间是相互影响、相互制约的，并与内外环境保持密切的联系，因此，应从现代生物—心理—社会—环境等多方面去认识生物变量的变化及其意义。近年来，生理学和医学界越来越注重转化性研究，即研究怎样将分子、细胞水平的研究成果更快地用于解决医学和促进健康，同时将在医学和人类健康方面的问题从分子、细胞和器官等各个水平深入研究，这门新兴学科称为转化医学(translational medicine)。而承担着将分子生物学、细胞生物学等基础学科与临床医学、健康科学进行全方位系统的研究则称为整合生理学(integrative physiology)。

四、生理学的研究方法

生理学是一门实验性科学，其知识的积累来自实验研究和临床实践。研究生命活动的规律必然要以活着的机体、器官或组织细胞进行实验。生理学的研究大多数是先在动物水平开展实验，只有确证对人体健康无损害时，才可以在健康志愿者身上进行。

(一)动物实验

按时间进程动物实验可分为急性动物实验(acute animal experiment)和慢性动物实验(chronic animal experiment)。

1. 急性动物实验

可分为在体实验(experiment in vivo)与离体实验(experiment in vitro)两种方法。

(1)在体实验：在麻醉实验动物或破坏其脑高级部位的条件下对动物进行手术，暴露某种器官进行观察或实验。例如，以动脉插管记录动脉血压，观察神经和体液等多种因素对血压的影响；以气管插管记录呼吸气流量同时记录胸廓运动，观察呼吸运动的调节因素；将玻璃微电极插入脑内某些特定部位进行细胞内或细胞外记录，观察相应的生物电变化及其影响因素。急性在体实验的优点是实验条件比较简单、易于控制。

(2)离体实验：是将某一器官(如心脏、肾脏等)或某一组织(神经、肌肉)或某种细胞(如肺泡巨噬细胞、神经胶质细胞)从动物体内取出或分离出来，置于模拟体内的人工环境中进行实验研究。该方法的优点是有利于排除无关因素的影响，实验条件易于控制、结果便于分析。但其特定条件不一定完全等同于它们在整体条件下的活动情况。

2. 慢性动物实验

慢性动物实验指在一段时间内在同一动物多次、重复观察完整机体内某器官或生理指标的变化。例如，在无菌条件下对健康动物进行手术，在不损害动物机体完整性的基础上暴露要研究的器官(如消化道的造口手术)、摘除和破坏某一器官(如切除腺垂体)或移植(如卵巢移植)等，随后在尽可能接近正常的条件下观察动物的功能或功能紊乱等。该实验方法的优点是保存了各器官的自然联系和相互作用，所获得的结果比较符合整体的生理功能活动。例如，俄国生理学家巴甫洛夫建立的巴氏小胃用于研究神经和体液因素对胃液分泌的调节。缺点是体内条件太复杂，影响因素太多，不利于对结果具体分析。

(二)人体实验

由于生命伦理学的制约，人体实验主要进行的是人群资料调查。人体的各种生命体征的正常值，如血压、脉搏、呼吸、心电活动和血细胞数等都是通过大样本量的采集加以统计学分析获得的。在确证对人体健康无损害时，经过伦理学委员会的许可，某些实验也可以在健康志愿者身上进行。

第二节　生命的基本特征

一、新陈代谢

新陈代谢(metabolism)是指生物体与环境之间不断进行物质交换和能量交换，以实现自我更新的过程。新陈代谢包括同化作用和异化作用，同化作用也称为合成代谢，指机体从外界环境中摄取营养物质，经过改造或转化，提供建造自身结构所需要的原料和能量的过程；异化作用又称为分解代谢，是指机体分解自身物质，并释放能量以供机体生命活动的需要，同时将分解后的终产物排出体外的过程。可见，新陈代谢包含着同时进行的物质代谢(合成代谢与分解代谢)和能量代谢(能量的转移利用)。新陈代谢一旦停止，生命活动随之结束。因此，新陈代谢是生命最基本的特征。

二、兴奋性

活的细胞、组织或机体所具有对刺激(stimulus)产生兴奋反应的能力或特性，称为兴奋性(excitability)。

1. 刺激

机体生活在不断变化着的环境中，经常受到各种因素的作用，其中能被机体感受并引起组织细胞、器官和机体发生反应的内外环境变化，统称为刺激。主要有：①物理性刺激：电、机械、温度、声波、光和放射线等；②化学性刺激：酸、碱和药物等；③生物性刺激：细菌、真菌和病毒等；④社会心理性刺激：情绪波动、社会变革等。

构成一个有效刺激必须具备三个条件：①一定的强度：当一个刺激的其他参数不变时，能刚好引起组织产生兴奋反应的最小刺激强度，称为阈值(threshold)，也称为阈强度或刺激阈。阈值是衡量兴奋性高低的常用指标，兴奋性与阈值呈反变关系，即组织或细胞产生兴奋所需的阈值越高，则该组织的兴奋性越低；反之亦然。当某一刺激的强度等于阈值时，该刺激被称为阈刺激(threshold stimulus)；强度高于阈值的刺激称为阈上刺激；强度低于阈值的刺激称为阈下刺激。单个的阈下刺激不能引起组织细胞的兴奋。②一定的作用时间：作用于细胞或生物体的阈刺激，必须有足够的作用时间才能引起反应。③强度－时间变化率：强度－时间变化率表示单位时间内强度的变化幅度。适宜的强度－时间变化率为一个有效刺激所必需。变化速率过慢或过快，都不能成为有效刺激。

2. 反应

细胞或机体感受刺激后所发生的一切变化称为反应(response)。如腺细胞的分泌活动、神经组织电冲动的形成和传导、肌细胞的收缩等。反应有两种形式：①兴奋(excitation)，是指由相对静止变为活动状态(例如汗腺活动由静止到发汗)、或者功能活动由弱变强(心率由慢到快)；②抑制(inhibition)，是指由活动状态变为相对静止(汗腺从活动到停止出汗)、或者功能活动由强变弱(心率由快到慢)。

3. 兴奋性

兴奋性是生物能够生存的必要条件。不同组织受到刺激后发生的反应共性首先表现为产生生物电变化，即产生动作电位(action potential)。动作电位产生后可触发个性活动，如肌细胞的收缩、腺体的分泌等。因此，动作电位是这些组织兴奋的标志。凡是受到刺激时能产生动作电位的细胞或组织，称为可兴奋细胞或组织。不同的组织或细胞其兴奋性存在差异。即使同一组织，在不同的功能状态时兴奋性高低也有差异。

当组织、细胞受到一次刺激发生兴奋时，组织、细胞的兴奋性将产生一系列有规律的周期性变化。组织、细胞兴奋过程中兴奋性的周期性变化，详见第二章。

三、适应性

机体处在一个由大气、温度、湿度和气压等构成的不断变化的环境中。动物或人体在长期的进化过程中，在环境因素影响下逐渐形成一种特殊的、适合自身生存的反应方式。机体按环境变化调整自身生理功能的过程称为适应(adaption)。机体能根据内、外环境的变化使体内各部分的功能活动适应，该变化称为适应性(adaptability)。适应可分为生理性适应和行为性适应。生理性适应的典型例子有，长期居住在高原地区的人，其红细胞数和血红蛋白含量远远超过平原地区的人，以增加血液运氧能力，适应高原低氧的生存需要；而寒冷时人会添衣和取暖来抗寒，即属于行为性适应。

四、生殖

生殖(reproduction)是人类得以繁殖后代、延续种系的特征性活动。人体生长发育到一定阶段时，男性和女性个体中发育成熟的生殖细胞相结合，便可形成与自己相似的子代个体。

第三节 机体的内环境与稳态

一、机体的内环境

人体内的液体总称为体液，总量约占体重的60%。例如50 kg体重的人其体液量约为30L。体液按其分布可分为细胞内液和细胞外液。细胞内的液体称为细胞内液，约占体液的2/3(体重的40%)；其余的液体分布在细胞外，称为细胞外液，约占体液的1/3(体重的20%)，包括血浆、组织液、淋巴液、脑脊液和房水等。1878年，法国生理学家Claude Bernard首次提出内环境(internal environment)的概念，内环境是指体内各种细胞直接生活的液体环境，由细胞外液构成，以区别于由自然环境和社会环境构成的机体的外部环境。但体内的某些液体，如汗腺管和肾小管内以及胃肠道内的液体，由于其实际上是与外环境连通的，故不属于内环境。

在内环境中最活跃、最能反映内环境变化的部分是血浆，这也是临床上常采集患者的外周血液进行多项指标检测来反映机体变化的主要原因。

二、内环境稳态

内环境的成分和理化性质，即细胞外液中的化学成分、pH、温度和渗透压等保持相对稳定的状态，称为内环境的稳态(homeostasis)。稳态是保证细胞的生理功能的必要条件，也是整个机体维持正常生命活动的前提。内环境的稳态不是固定的静止状态，而是各种理化性质在不断变化中通过复杂的神经、体液调节所达到的动态平衡状态。若内环境的成分和理化性质所发生的变化超过了机体的调节能力，则不能维持内环境的稳态，将严重影响机体的功能，导致机体发生疾病，甚至死亡。例如，当机体内环境中的H^+浓度超过或低于正常界限，打破了内环境的酸碱平衡，将发生酸中毒或碱中毒，导致机体功能改变，甚至死亡。

第四节 人体生理功能的调节

人体生理功能的主要调节方式有神经调节(nervous regulation)、体液调节(humoral regulation)和自身调节(autoregulation)。这三种调节方式既相互配合、密切联系，又各有其特点。

一、人体生理功能的调节方式

(一)神经调节

神经调节是指神经系统对机体各组织、器官和系统的生理功能所发挥的调节。神经调节的基本方式是反射(reflex)，后者是指在中枢神经系统参与下，机体对内外环境的变化(刺激)所发生的规律性反应。反射活动的结构基础是反射弧，典型的反射弧由感受器、传入神经、中枢、传出神经和效应器五个部分组成。例如，当叩击股四头肌肌腱时，股四头肌中的感受器肌梭兴奋，通过传入神经纤维将信息传至脊髓前角，经脊髓综合分析后再通过传出神经纤维将兴奋传到效应器股四头肌，引起股四头肌的收缩，完成膝反射。反射弧中任何一个部分被破坏，反射活动将无法进行。

人类和高等动物的反射可分为非条件反射(unconditioned reflex)和条件反射(conditioned reflex)。非条件反射是先天的、遗传的、不需要学习就可以出现的反射，反射弧较为固定，其刺激性质与反应之间的因果关系是由种族遗传因素所决定。例如出生后会自然出现吸吮反射、降压反射、逃避反射和性反射等。非条件反射不需要大脑皮质的参与，是一种低级神经活动。其生理意义是维持机体生存以及种族繁衍，并为条件反射的建立提供基础。条件反射是建立在非条件反射的基础上。如食物进入口腔会引起唾液分泌，属于非条件反射，此时食物是非条件刺激。铃声与唾液分泌无关，称为无关刺激。如果每次给动物(如狗)喂食前都响铃声，经过多次重复之后，动物只要听到铃声就会有唾液流出，铃声变成了进食的信号，此时铃声由无关刺激转换为条件刺激。后天经过无关刺激与非条件刺激在时间上的多次结合建立条件反射的过程称为强化。条件反射中刺激性质与反应之间的因果关系是不固定的，反射弧可变。例如，吃过酸梅的人会出现“望梅止渴”，而谈论酸梅也会引起唾液分泌，即听梅也止渴。建立条件反射需要大脑皮质的参与，是一种高级神经活动。条件反射可以无限地建立，也可以消退。其生理意义是使机体更好地适应环境。

神经调节是人体功能活动最主要的调节方式，其调节特点有：反应迅速、准确，作用时间短暂。

(二)体液调节

体液调节是指体内细胞合成并分泌某些特殊的化学物质，通过体液途径对组织或器官的活动进行调节的过程，即体液因素对效应器官的调节。这一类化学物质主要有：①由内分泌腺或内分泌细胞分泌的激素(hormone)，如胰岛素、甲状腺激素、生长激素和肾上腺素等；②一些组织细胞产生的特殊化学物质，如组胺、5-羟色胺和细胞因子等；③细胞代谢的某些产物，CO_2、腺苷和乳酸等。大部分的激素经血液运输作用于远隔器官，称为全身性体液因素。例如，甲状腺分泌的甲状腺激素，经过血液运输到各组织器官，对体内几乎所有细胞有调节作用，如促进多种细胞的代谢活动，增加产热量；促进机体的生长发育；提高中枢神经系统的兴奋等。而某些细胞分泌的组胺、激肽、前列腺素等生物活性物质以及组织代谢的产物如腺苷、乳酸、CO_2等，可借助细胞外液扩散至邻近细胞，实现调节作用，属于局部性体液因素。

一般认为，内分泌系统构成一个独立的调节系统。但人体内多数内分泌腺或内分泌细胞也直接或间接地受到神经系统的调节。此时，体液调节成了神经调节的一个部分，相当于神经调节反射弧传出纤维的延伸部分，称为神经-体液调节(neurohumoral regulation)。例如当交感神经兴奋时，它所支配的肾上腺髓质分泌肾上腺素和去甲肾上腺素，经血液运输，作用于相应器官，从而使神经和体液因素共同参与机体功能活动的调节。

体液调节的特点是：反应缓慢、作用广泛而持久。

(三)自身调节

细胞和组织自身能对周围环境变化发生适应性的反应，这种在内、外环境变化时，细胞、组织或器官不依赖于神经或体液调节而产生的适应性反应称为自身调节。例如，在一定范围内，心肌纤维被拉得越长，其收缩力将随之增加。该现象在去除神经和体液因素影响的离体灌流心脏中也同样存在，因此，它是由心肌自身特性决定所发生的调节。同样，当动脉血压在一定范围内降低时出现脑血管舒张，血流阻力减小，使脑血流量不致过少；当升高动脉血压时，则收缩脑血管，增加血流阻力，使脑血流量不致过多。上述反应在去除神经支配和体液因素之后仍然存在，属于典型的自身调节。自身调节是一种比较简单、局限的原始调节方式，其特点是影响范围局限、调节幅度较小、灵敏度较低，只存在于少数组织和器官，但在维持某些器官功能的稳定中发挥作用。

二、体内的控制系统

人体功能活动的调节过程与工程技术的控制过程具有共同规律。运用数学和物理学的原理与方法，分析研究机器和动物（包括人）体内的控制及通信的一般规律的学科称为控制论。人体内存在数以千计的控制系统，对机体活动进行调节，甚至在一个细胞内也存在着多种极为精细复杂的控制系统。生理学主要是讨论在器官系统以及整体水平上的各种控制系统。例如，神经系统对肌肉收缩的调节、内分泌细胞对靶细胞的调节、神经-体液因素对心血管、呼吸、消化、肾脏、汗腺以及能量代谢等功能活动的调节等。从控制论的观点来看，人体内的控制系统可分为反馈控制系统、前馈控制系统和非自动控制系统。

（一）反馈控制系统

机体的调节系统可看作是“自动控制系统”，将调节部分，如神经中枢或内分泌腺视为控制部分，将效应器或细胞视为受控部分，受控部分的状态或产生的生理效应称为输出变量。在控制部分与受控部分之间存在着双向信息联系，形成闭环系统（图1-1）。控制部分发出控制信息到达受控部分，改变其功能状态；同时，受控部分也不断发出信息送回到控制部分，纠正和调整控制部分的活动，使控制部分发出的信息量适中，从而达到精细调节。这种由受控部分送回信息到控制部分、纠正和调整控制部分的活动称为反馈。根据反馈信息的作用效果可将反馈分为两大类，即正反馈（positive feedback）和负反馈（negative feedback）。

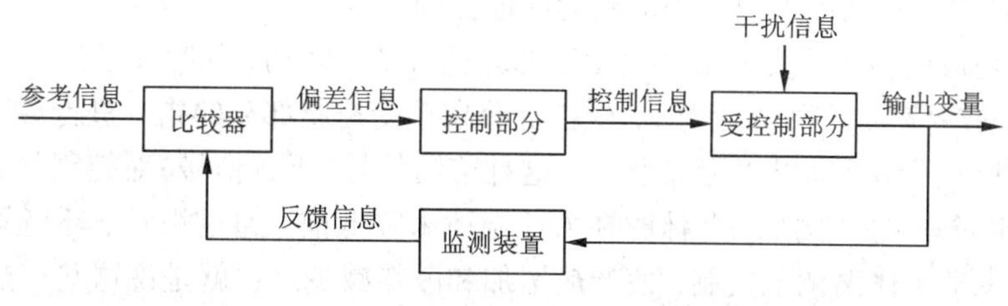

图1-1 反馈控制示意图

1. 正反馈

正反馈是指从受控部分发出的反馈信息，促进控制部分的活动，从而使输出变量向着与原来相同的方向进一步加强；也就是说，正反馈是指反馈信息与控制信息的作用相同的反馈。正反馈一旦发动，就会逐步加强、加速，产生“滚雪球”效应，或者促使某一生理活动快速完成并发挥最大效应。正反馈具有不可逆的特点。典型的正反馈有分娩、排尿反射、排便反射、射精、血液凝固和神经细胞动作电位上升支形成的 Na^+ 内流等。正反馈调节在体内生理调节过程中相对较少。

2. 负反馈

负反馈是指从受控部分发出的反馈信息抑制或减弱控制部分的活动，即反馈信息与控制信息的作用相反的反馈称为负反馈。也就是说，当某种生理活动过强时，通过反馈调控作用可使该生理活动减弱；而当某种生理活动过弱时，又可反过来增强该生理活动。负反馈调节的意义是维持某一功能活动的稳态，即保持动态平衡，因而是可逆的。人体内存在大量的负反馈参与机体各种生理功能的调节，对维持机体各种生理功能活动的相对稳定具有重要意义。例如，维持动脉血压相对稳定的压力感受性反射即是典型的负反馈。当某一因素使血管(受控部分)收缩、动脉血压升高时，颈动脉窦和主动脉弓压力感受器(监测装置)就会将检测到的动脉血压升高的信息反馈到心血管中枢(控制部分)，使心脏和血管(受控部分)的活动减弱，表现出心肌收缩力减弱、心率变慢，心排血量降低；血管扩张、外周阻力下降，使动脉血压回降至原先水平。反之，当动脉血压升高时，通过反射加强心脏和血管的活动，使心脏活动增强(心肌收缩力增加、心率变快)、心排血量增加；血管收缩、外周阻力增加，动脉血压升高。

在负反馈系统中，有一个类似比较器的装置，其作用是将反馈传入的信息与体内设定的某一个参照值进行比较，生成受控部分的实际活动水平与参照值之间的偏差信息，控制部分根据偏差信息调整对受控部分的指令。这种在自动控制系统中所设定的参照值被称为调定点(setpoint)，其作用是使受控部分的活动只能在这个设定工作点附近的狭小范围内波动。体内的各种生理功能活动都有相应的调定点，如动脉血压的调定点设置为100 mmHg、体温的调定点设置为37℃，体液pH的调定点设置为7.4。值得注意的是，在某些情况下，调定点可以发生变动，称为重调定。例如，高血压患者的血压调定点被设置在较高的水平，动脉血压就被保持在一个高于正常的水平。

(二)前馈控制系统

虽然负反馈是维持机体稳态的重要途径，但负反馈属于后馈，即只有效应产生后才能实施调节，故会滞后一段时间才能纠正偏差，且易于纠正过度引起一系列波动。负反馈机制对偏差越敏感，则波动越大；对偏差的敏感性越低，则滞后越久。因此，体内除了反馈控制系统外，还有能使调节活动更加快速和准确的前馈控制系统。

前馈控制是指控制部分发出指令使受控部分进行某一活动，同时又通过另一快捷途径向受控部分发出前馈信号(即干扰信号)，受控部分在接受控制部分的指令进行活动时及时受到前馈信号的调控，因此活动可以更加准确。这种前馈信号(干扰信号)对控制部分的直接作用称为前馈(feed-forward)。例如，冬泳时在人体温还未降低前，通过视觉、环境等刺激通过条件反射已提前发动了体温调节机制，使产热增加和散热减少。也就是说这些产热和散热活动并不需要等到寒冷刺激使体温降低之后，而是在体温降低之前就已发生。运动员跑步比赛站在起跑线等信号枪发令前，比赛者就已出现呼吸加快、肺通气量增加，心率加快、心排血量增加，肾上腺素分泌增加等一系列应急反应，使比赛成绩更好。前馈控制系统可以使机体的反应具有一定的超前性和预见性。条件反射属于典型的前馈。

(三)非自动控制系统

指控制部分发出指令控制受控部分的活动，而控制部分本身的活动不受来自受控部分或其他纠正信息的影响，称为非自动控制系统。在人体生理功能的调节中较为少见。

(管茶香　莫书荣)

第二章　细胞的基本功能

【内容提要】 细胞是人体最基本的结构与功能基本单位，其基本功能活动的共同特征有：①细胞膜的基本结构和物质转运功能。细胞膜以液态脂质双分子层为基架，其中镶嵌着具有不同生理功能的蛋白质。细胞膜主要的转运形式有：单纯扩散、易化扩散、主动转运、出胞、入胞作用。②细胞的信号转导。细胞通过信号转导的过程实现与外界的信息交换。细胞外的信号形式多样，跨膜信号转导所引发的细胞内效应复杂多变，主要的信号途径包括：离子通道型受体介导的信号转导、G－蛋白耦联受体介导的信号传导以及酶耦联受体介导的信号转导。③细胞的生物电现象。生物细胞在安静或活动时所伴有的电现象，其表现形式有静息电位和动作电位两种。静息电位指静息时位于膜两侧的电位差，它是由K^+外流引起的，数值上近似于K^+的电－化学平衡电位。动作电位是细胞受到有效刺激后在静息电位基础上产生的一过性、可扩布的电位变化，表现为膜电位迅速而可逆的倒转与复原。动作电位的电位变化是由于刺激使膜去极化达到阈电位，引起一系列离子跨膜运动的结果。阈刺激或阈上刺激可引起可兴奋细胞发生动作电位，阈下刺激虽不能触发动作电位，但可引起局部电位。局部电位的特点有：等级性电位、电紧张性扩布和总和效应。④肌肉的收缩活动。肌肉根据其结构和功能分为骨骼肌、心肌和平滑肌，是体内主要的效应器或反应器官。肌细胞由肌原纤维构成，肌原纤维又由粗、细肌丝构成，它们形成规则的几何排列，肌小节是肌肉收缩和舒张的基本单位。肌肉的收缩是兴奋－收缩耦联的结果，Ca^{2+}是兴奋－收缩耦联的耦联因子，三联体结构是兴奋－收缩耦联的关键部位。肌纤维的收缩是肌小节内细肌丝向粗肌丝中央滑行的过程，结果使肌小节缩短，肌肉收缩。肌肉的收缩效能受到肌肉的前负荷、后负荷和肌肉本身收缩能力的影响。

细胞是人体最基本的结构和功能单位，组成人体的细胞多达200多种。体内所有的生理功能和生化反应是在细胞及其产物（如细胞间隙内的胶原蛋白和蛋白聚糖）的基础上进行的。100多年前，光学显微镜的发明促进了细胞的发现。此后对细胞结构和功能的研究，经历了细胞水平、亚细胞水平和分子水平等具有时代特征的研究层次，揭示出众多生命现象的机制，积累了极其丰富的科学资料。

第一节　细胞膜的基本结构和物质转运功能

细胞膜或质膜（plasma membrane）是指细胞表面的一层薄膜，是将细胞内容物与细胞周围环境分隔开来的屏障。细胞膜也是细胞与外界实现物质、能量、信息交换的门户和通道，其功能机制由膜的分子组成和结构所决定。因此，细胞膜的结构和功能变化时可导致多种疾病的发生。

一、细胞膜的基本结构

细胞膜在电子显微镜下可分为三层，在膜的内外侧各有一层厚约 2.5 nm 的电子致密带，中间夹有一层厚约 2.5 nm 的透明带。这种结构见于细胞膜、线粒体膜和溶酶体膜等。因此，该膜性结构是细胞共有的基本形式，称为单位膜。

细胞膜和细胞内包被各种细胞器的膜具有相同的化学组成与结构，主要由脂质、蛋白质和糖类等物质组成。尽管不同来源的膜中各种物质的比例和组成有所不同，但一般是蛋白质和脂质为主，糖类只占极少量。如以重量计算，膜中蛋白质约为脂质的 1 ~4 倍不等，但蛋白质的分子量比脂质大得多，故膜中脂质的分子数为蛋白质的 100 倍以上。

各种物质分子在膜中的排列形式和存在，是决定膜的基本生物学特性的关键因素。有关膜的分子结构，目前已被广泛接受和应用的是 1972 年由 Singer 和 Nicholson 所提出的液态镶嵌模型（fluid mosaic model）。这一假想模型的基本内容是：膜的共同结构特点是以液态的脂质双分子层为基架，其中镶嵌着具有不同生理功能的蛋白质，后者主要以 α－螺旋或球形蛋白质的形式存在（图 2－1）。

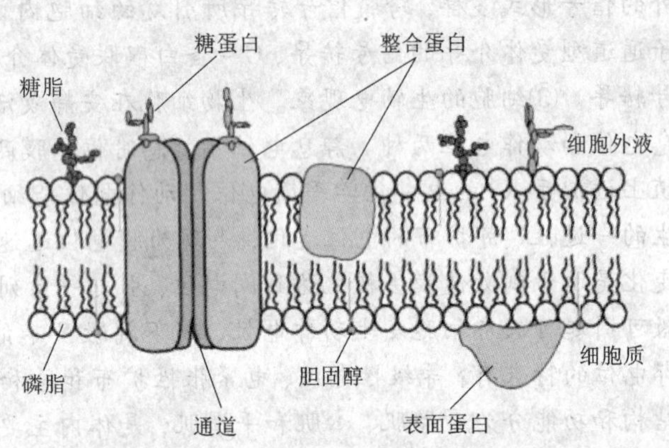

图 2－1 细胞膜液态镶嵌模型

（一）脂质双分子层

膜脂质主要由磷脂（phospholipid）、胆固醇（cholesterol）和少量糖脂（glycolipid）构成。在大多数细胞的膜脂质中，磷脂占总量的 70%，胆固醇一般低于 30%，糖脂不超过 10%。磷脂的基本结构是：一分子甘油的两个羟基与两分子脂酸相结合，另一个羟基则与一分子磷酸结合，后者再与一个碱基结合。根据该碱基的不同，动物细胞膜中的磷脂主要有四种：磷脂酰胆碱、磷脂酰乙醇胺、磷脂酰丝氨酸和磷脂酰肌醇，其中磷脂酰肌醇含量最少，占磷脂的 5% ~10%，所生成的作为第二信使的三磷酸肌醇（inositol trisphosphate，IP_3）和二酰甘油（diacylglycerol，DG）在跨膜信号转导中发挥重要作用（见后）。

脂质分子均为双嗜性分子（amphilic molecule）。以磷脂为例，一端是由磷酸和碱基构成的亲水性基团，通常称作头部；另一端是由疏水的脂肪酸烃链构成的非极性基团，称作尾部。由于脂质分子的这种特征，它们在膜中呈现出特殊的排列方式，亲水端朝向细胞外液或胞质，而疏水端则彼此相对，朝向膜中央，从而形成两层分子的整齐排列。从热力学角度分析，膜的这种结构最为稳定，构成细胞的主要屏障。此外，脂质的熔点较低，在体温条件下呈液态，使膜具有某种程度的流动性。脂质双分子层在热力学上的稳定性和流动性，可使细胞膜承受较大压力及外形改变而不易破裂。

（二）蛋白质

膜蛋白的分子数虽然远少于脂质分子，但其功能重要，因为细胞膜的各种功能主要是通过膜蛋白来实现的。依照蛋白质在膜上的分布位置及蛋白分离的难易程度，将其分为两大类：表面蛋白（peripheral protein）和整合蛋白（integrated protein）。表面蛋白占20%～30%，它们分布在膜的内表面和外表面，通过离子键、氢键与脂质分子的极性基团结合并附着在膜表面。整合蛋白占膜蛋白的70%～80%，它们以其肽链一次或反复多次贯穿整个脂质双分子层为特征。膜蛋白有多种功能，主要有催化代谢（如酶蛋白）、物质转运（如载体、通道、离子泵等）、细胞运动（如收缩蛋白）、信息的感受与传递（如膜受体）、免疫识别（如人细胞表面的组织相容性抗原）等作用。

（三）糖类

细胞膜上糖类的含量极少，主要是与膜蛋白或膜脂质结合形成糖蛋白或糖脂。这些糖链分布于细胞膜外表面，是细胞的特异性标志，与免疫识别等功能密切相关。例如，ABO血型系统中，红细胞的不同抗原特性决定于结合在膜脂质上的寡糖链。由于寡糖链的化学结构差异形成了血型的不同类型。

二、细胞膜的物质转运功能

细胞膜主要由脂质双分子层构成，理论上说，只有脂溶性物质才能通过细胞膜。但细胞在新陈代谢过程中，需要不断地从周围环境中摄取氧和各种营养物质，并排出代谢产物。这些过程都必须跨越细胞膜这一屏障才能完成，即物质的跨膜转运。不同理化性质的物质转运方式各异，脂溶性物质或少数分子很小的水溶性物质可直接穿越细胞膜，大多数水溶性溶质分子或离子的跨膜转运需要由膜蛋白介导来实现，大分子物质或物质团块则通过入胞和出胞作用来完成。现将几种常见的跨膜转运方式介绍如下：

（一）单纯扩散

单纯扩散（simple diffusion）是指脂溶性或少数分子很小的水溶性物质从膜的高浓度一侧向低浓度一侧移动的过程。属简单的物理扩散，不需要消耗细胞本身的代谢能。

不同物质单纯扩散的多少可用扩散通量来表示。扩散通量是指物质每秒通过每平方厘米假想平面的摩尔或毫摩尔数。影响扩散通量的因素有：①膜两侧物质的浓度差，它是物质扩散的动力。一般情况下，物质的扩散通量与膜两侧该物质的浓度差成正比；②膜对该物质的通透性（permeability），即物质通过细胞膜的难易程度，通透性越大，扩散通量也越大。

细胞膜的基本组成是脂质双分子层，对各种物质的通透性取决于它们的脂溶性、分子大小和带电状态。体内的脂溶性物质种类不多，主要是指 CO_2、O_2、N_2、NO 和 NH_3 等气体分子，它们可迅速通过膜进行扩散。水、乙醇、尿素和甘油等极性很小的分子也可经单纯扩散跨膜移动。

（二）易化扩散

葡萄糖、氨基酸、核酸以及无机盐等由于它们在脂质和水中的相对溶解度、分子大小和带电状态等特性，很难自由通过细胞膜。大部分水溶性的物质和所有离子在膜蛋白帮助下顺浓度差进行的跨膜转运称为易化扩散（facilitated diffusion）。根据参与的膜蛋白不同，可分为载体介导的跨膜转运和通道介导的跨膜转运两种类型。

1. 通道介导的跨膜转运

通道介导的跨膜转运主要是指一些带电的离子如 Na^+、K^+ Ca^{2+} 等借助离子通道（ion channel）顺浓度差和（或）电位差进行跨膜移动。离子通道是一类贯穿脂质双分子层，中央带有水性孔道的跨膜蛋白，其基本特征是：①离子选择性：由于通道在开放时形成不同的水性孔道，因此每种通道对一种或几种离子有较高的通透性，而对其他离子的通透性很小或不通透。根据通道对离子的选择性，可将通道分为钠通道、钾通道、钙通道等。通道对离子的选择性与通道开放时水相孔道的几何大小和孔道壁的带电情况有关，其对离子的选择性没有载体蛋白那样严格。②门控特性：在通道蛋白分子内有一些可移动的结构或化学基团，在通道内起“闸门”作用。多种因素可调控闸门运动，导致通道的开放或关闭，这一过程称门控。依照引起闸门开闭的调控因素不同，从而将通道分为电压门控通道、化学门控通道以及机械门控通道等。

电压门控通道（voltage - gated channel）指离子通道的开放或关闭受膜电位调控。当膜两侧电位达到一定数值时，引起通道蛋白分子构象变化和闸门开放，物质即可顺浓度差移动［图 2 - 2（a）］。常见的有电压门控 Na^+ 通道、Ca^{2+} 通道、K^+ 通道等，它们是可兴奋细胞产生电活动的基础。离子通道的开放或关闭受膜内或膜外化学物质调控，则称为化学门控通道（chemically - gated channel）或配体门控通道（ligand - gated channel）。化学门控通道为兼具有通道和受体功能的蛋白质分子，是化学性突触传递过程的重要结构。例如，骨骼肌终板膜上的乙酰胆碱（acetylcholine，ACh）受体阳离子通道，其膜外侧有两个乙酰胆碱结合位点，结合 2 分子 ACh 分子后将引起通道构象变化和闸门开放［图 2 - 2（b）］。还有一些离子通道其开放和关闭受机械刺激调控，称机械门控通道［图 2 - 2（c）］。它们位于皮肤触压觉感受器及内耳毛细胞的感受器等部位，机械震动可使这些通道开放。

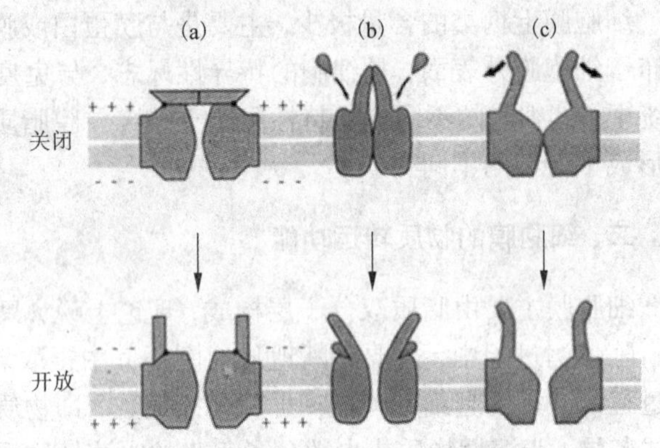

图 2 - 2 不同门控机制的离子通道

（a）电压门控通道；（b）化学门控通道；（c）机械门控通道

此外，也有少数几种通道无门控机制，即不受电、化学因素等调控，这类通道称为非门控通道，如神经纤维膜上的钾漏通道，细胞间的缝隙连接通道等。

2. 载体介导的跨膜转运

葡萄糖和氨基酸等物质既不能通过细胞膜直接扩散，也不能经离子通道进行跨膜扩散。它们需借助膜上载体蛋白来实现跨膜转运。载体介导的跨膜转运的可能机制是：被转运物质如葡萄糖首先与载体蛋白结合位点结合后引起蛋白构象改变，使葡萄糖从膜的一侧转移到另一侧，并随之与载体解离，葡萄糖被释放出来［图 2 - 3（a）］。载体介导的跨膜转运具有以下特点：①高度特异性：即一种载体通常只转运某种具有特定结构的物质。②饱和现象：如图 2 - 3（b）所示，当被转运物质浓度达到一定数值时，转运速率不再随被转运物质浓度的增加而继续增大，这种现象称饱和现象［图 2 - 3（b）］。其原因是载体为膜上的蛋白质，因而数量有限。当全部载体蛋白或结合位点与被转运物质结合后，物质浓度再增加也无载体与之结合，即达到细胞膜对物质转运能力的上限，出现饱和。最大扩散速度 V_{max} 和米氏常数 K_m 被用来描述载体介导的跨膜转运。K_m 是指达最大扩散速率一半时所需的底物浓度，反映载体蛋白对被转运物质分子的亲和力和转运效率。K_m 值越小，亲和力和转运效率越高，反之亦然。③竞争性抑制（competitive inhibition）：如果某一载体对结构类似的 A、B 两种物质都有转运能力，那么当 A 物质转运增加时，B 物质的转运就会减少。

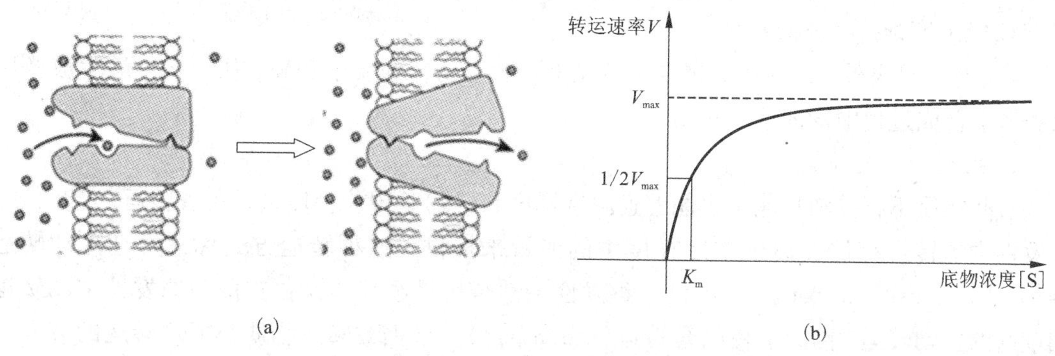

图 2-3　载体介导的跨膜转运

V_{max}：最大扩散速度；K_m：米氏常数，即达 $1/2V_{max}$ 所需的底物浓度

上述经通道和载体介导的跨膜转运以及前面提到的单纯扩散通常被称作被动转运。被动转运的共同特征是物质顺浓度梯度和(或)电位梯度的跨膜转运，直接来自于储存在膜两侧物质的浓度差或电位差中的势能，不需细胞膜额外提供能量。

（三）主动转运

主动转运(active transport)指通过细胞膜耗能将物质逆浓度梯度或逆电位梯度进行的跨膜转运过程。主动转运包括：原发性主动转运和继发性主动转运。

1. *原发性主动转运*

原发性主动转运(primary active transport)是指离子泵利用分解 ATP. 产生的能量将离子逆浓度差和(或)电位差进行跨膜转运的过程。在哺乳动物细胞上普遍存在的离子泵有钠-钾泵和钙泵。

钠-钾泵(sodium potassium pump)简称钠泵，是镶嵌在膜脂质双分子层中的特殊蛋白质，具有 ATP 酶的活性，也称 Na^+-K^+ 依赖式 ATP 酶，能被细胞内 Na^+ 增高和细胞外 K^+ 增高所激活。钠泵每分解一分子 ATP，可使 3 个 Na^+ 泵出胞外，同时将 2 个 K^+ 摄入胞内。由于钠泵的活动可使细胞内的 K^+ 浓度约为胞外 30 倍、细胞外的 Na^+ 浓度约为胞内 10 倍。因此，钠泵维持着细胞内外正常的 Na^+、K^+ 浓度梯度。钠泵的生理意义有：①钠泵活动造成的细胞内高 K^+ 为许多代谢反应所必需。例如，核糖体合成蛋白质需要高 K^+ 的环境。②维持细胞内渗透压和细胞容积。静息状态下，细胞膜对 Na^+、K^+、Cl^- 都有一定的通透性，虽然对 K^+ 的通透性较高，但由于细胞膜内有机负离子(带负电荷的蛋白质、核苷酸等)几乎不能跨膜移出，从而限制了 K^+ 的外漏，而 Na^+ 和 Cl^- 却不断漏入细胞内。随着 Na^+ 的漏入会引起水在胞内的不断聚积。钠泵的作用是不断地将漏入的 Na^+ 泵出细胞，从而稳定细胞的容积，防止细胞肿胀。③钠泵造成的胞内外 Na^+、K^+ 的不均衡分布是产生生物电(如动作电位)活动、维持兴奋性的重要前提条件(见第二节)，所形成的细胞内高 K^+ 和细胞外高 Na^+ 的势能储备，是继发性主动转运的能量来源(见后)。

哇巴因是一种钠泵的特异性抑制剂。临床上常使用小剂量哇巴因作为强心药，机制是：哇巴因抑制心肌细胞膜上的钠泵，降低细胞膜两侧的 Na^+ 的浓度差使 Na^+-Ca^{2+} 交换的驱动力减小，导致胞浆内 Ca^{2+} 浓度增加，从而增强心肌收缩力。

钙泵(calcium pump)，也称 Ca^{2+} - ATP 酶，分布于细胞膜、内质网或肌质网膜上。钙泵能将 Ca^{2+} 从胞质内泵出到细胞外，或将 Ca^{2+} 从胞质内泵到内质网或肌质网内，从而使胞质内游离 Ca^{2+} 浓度维持在较低水平。

除钠泵、钙泵外，体内还有氢泵和碘泵等，能主动转运质子和碘，从而在胃酸生成及甲状腺激素合成过程中发挥重要作用。

2. 继发性主动转运

有些物质不直接消耗能量也能够逆浓度梯度和(或)逆电位梯度进行跨膜转运，能量依靠原发性主动转运存储在离子浓度梯度中的能量来提供。这种转运方式称继发性主动转运(secondary active transport)。实际上，继发性主动转运是经载体易化扩散与原发性主动转运相耦联的主动转运，因此也称联合转运(cotransport)。根据被转运物质与 Na^+ 转运的方向不同，分为同向转运和逆向转运。如被转运的物质分子与 Na^+ 扩散的方向相同称为同向转运；如二者方向相反，则称为逆向转运。小肠黏膜上皮细胞和肾小管上皮细胞重吸收葡萄糖与氨基酸的过程为典型的继发性主动转运，由于在细胞的基底 - 外侧膜(或基侧膜，即靠近毛细血管和相邻上皮细胞侧的膜)上钠泵，使细胞内 Na^+ 浓度经常低于小管液和肠腔液中 Na^+ 浓度，于是 Na^+ 不断由小管液和肠腔液顺浓度差进入细胞，由此释放的势能则用于葡萄糖和氨基酸分子的逆浓度差进入细胞。葡萄糖和氨基酸主动转运所需的能量不是直接来自 ATP 的分解，而是来自膜外 Na^+ 的高势能；后者是由钠泵分解 ATP 所建立的。由于 Na^+、葡萄糖和氨基酸均是进入细胞，故是同向转运。而心肌细胞上的 Na^+ - Ca^{2+} 交换，Na^+ 是进入细胞，Ca^{2+} 则是出细胞，故属于逆向转运。

(四)出胞和入胞

上述各种跨膜转运的物质虽有差别，但共同特征是均为小分子物质或离子。一些大分子物质如多肽、蛋白质或物质团块则不能穿越细胞膜，需要通过膜更为复杂的结构和功能变化才能进出细胞。大分子物质进出细胞的过程称作入胞(endocytosis)或出胞(exocytosis)作用。

1. 出胞

出胞主要见于细胞的分泌活动。例如，外分泌腺将酶原颗粒和黏液等排放到腺导管腔内，以及神经纤维末梢将递质释放至突触间隙。分泌物通常在粗面内质网生物合成之后，在高尔基体经修饰并包以膜形成分泌囊泡，分泌囊泡再逐渐移向特定部位的细胞膜内侧，准备分泌或暂时储存。有些细胞的分泌过程是持续进行的，是细胞本身固有的功能活动，如小肠黏膜杯状细胞持续分泌黏液的过程。有些细胞则是间断性分泌，所合成的物质首先储存于细胞膜内侧，当细胞受到某些化学信号或电信号的诱导后才能排出细胞，称受调分泌。如神经末梢递质的释放是在动作电位到达神经末梢时引起的出胞，由进入胞内的 Ca^{2+} 触发。

2. 入胞

入胞和出胞相反，指细胞外某些物质团块(如侵入体内的细菌、病毒、异物或血浆中脂蛋白颗粒、大分子营养物质等)进入细胞的过程。若进入的物质为固体物，称为吞噬(phagocytosis)，如白细胞或巨噬细胞将异物或细菌吞噬到细胞内部的过程。吞噬过程是：细胞对具有特异表面抗原的外来物识别或辨认后，通过细胞膜变形将异物包被，然后异物与膜分离并进入胞内，形成包含有异物的特殊小泡，最后通过激活溶酶体的酶将其水解消化。若进入的物质是液态，则称为吞饮(pinocytosis)。吞饮又分为液相入胞(fluid phase endocytosis)和受体介导入胞(receptor mediated endocytosis)。液相入胞是指溶质或溶液持续性进入的过程，是细胞本身固有的活动，进入细胞的溶质量和溶质浓度成正比。受体介导入胞是通过被转运物质与膜受体的特异结合，选择性地促进被转运物进入细胞的一种入胞方式。被转运物质首先与细胞膜受体结合，结合后形成的复合物可在膜结构中进行横向移动，逐渐集中到膜上一些称为有被小窝的特殊部位，集中到一定数量时，使该部位向内凹陷，并与细胞膜脱离形成特殊囊泡，之后带有受体的细胞膜部分再与膜融合，使受体可再次重复利用。低密度脂蛋白(low density lipoprotein, LDL)及结合了铁离子的运铁蛋白，均是通过上述过程进入细胞。某些人由于缺乏 LDL 受体，使 LDL 不能被正常利用，血浆中 LDL 浓度升高，LDL 颗粒中还含有大量胆固醇，因而可致高胆固醇血症。

第二节　细胞的跨膜信号转导

机体各类细胞之间需要相互协调、配合，并对内、外环境变化进行合理应答以实现其功能，而这有赖于机体复杂的调控机制以及细胞之间完善的信息交流系统。能在细胞间传递信息的物质统称为刺激，或信号分子。由于绝大多数细胞直接生活在细胞外液即内环境中，因此能感受内环境的各种化学分子(激素或其他体液性调节因子、神经递质和调质等)等刺激；此外，也能感受来自外界环境的机械、电、电磁波等。大多数刺激信号不需要自身进入靶细胞内起作用(一些脂溶性的小分子类固醇激素和甲状腺激素例外)，只需选择性地作用于靶细胞膜上的特异性受体(receptor)，启动细胞内的跨膜信号传递或跨膜信号转导(transmembrane signal transduction)过程，即可引起相应的生物学效应，进而影响靶细胞的代谢、生长和功能。能与受体发生特异性结合的物质统称为该受体的配体。根据膜受体结构和功能的不同，跨膜信号转导的路径大致可分为三类：离子通道型受体介导的信号转导、G 蛋白耦联受体介导的信号转导以及酶耦联受体介导的信号转导。

一、离子通道型受体介导的信号转导

如前所述，离子通道可以分为化学门控通道、电压门控通道以及机械门控通道。离子通道型受体(ion channel receptor)属于化学门控通道，是一种兼具受体和离子通道功能的蛋白质分子。这类受体包括烟碱型乙酰胆碱受体(nicotinic ACh receptor, nAChR)、谷氨酸的离子型受体、γ-氨基丁酸的离子型受体等，它们所接受的化学信号主要是神经递质。当受体与信号分子结合后，引起通道的快速开放和离子的跨膜流动，实现化学信号的跨膜转导。例如，运动神经末梢释放神经递质 ACh，与骨骼肌终板膜上的 nAChR 结合，引起 Na^+、K^+ 的跨膜流动，使该处膜内外电位差改变，形成终板电位(见本章第四节)，同时也完成了神经与其支配的肌肉间的兴奋传递。整个信号转导过程只涉及离子通道功能的改变，及随之引起的膜电位的变化，没有胞内其他信号分子的参与。因此，离子通道型受体介导的信号转导的特点是路径简单，速度快。

电压门控通道和机械门控通道通常不被称为受体。实质上，它们也是接受电信号和机械信号的“受体”，并通过通道的开闭和离子跨膜流动从而将信号转导到细胞内部。

二、G 蛋白耦联受体介导的信号转导

20 世纪 60 年代研究肾上腺素促进肝细胞中的糖原分解为葡萄糖的机制时观察到，肾上腺素首先作用于细胞膜表面的特异受体，使胞浆中小分子物质环－磷酸腺苷（cyclic adenosine monophosphate，cAMP）含量变化，进而调控糖原在细胞内的分解过程。此时肾上腺素并未直接进入细胞，而是通过改变膜内侧胞浆中 cAMP 的含量而实现其效应，因此 cAMP 被称为第二信使（second messenger）。与肾上腺素结合的受体即属于 G 蛋白耦联受体，当受体与刺激信号相结合后，启动胞内复杂的级联式相互作用，这里涉及的信号蛋白质包括 G 蛋白耦联受体、G 蛋白（GTP 结合蛋白）、G 蛋白效应器、第二信使和蛋白激酶等（图 2－4）。

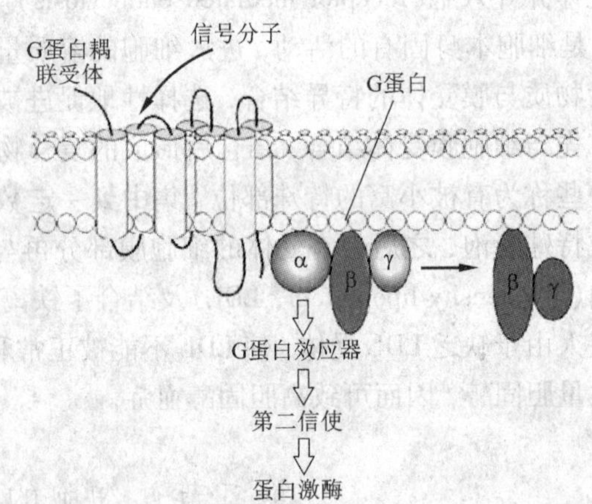

图 2－4 G 蛋白耦联受体信号通路中的信号分子

（一）G 蛋白耦联受体信号通路中的信号分子

1. G 蛋白耦联受体

G 蛋白耦联受体分布于所有的真核细胞，是最大的细胞膜受体家族，目前发现有 1000 多种，包括多种神经递质、肽类激素和趋化因子的受体，在味觉、视觉和嗅觉中接受外源理化因素的受体亦属 G 蛋白耦联型受体。这类受体具有类似的分子结构，其共同结构特征是由一 α 螺旋多肽链组成，并反复贯穿膜 7 次，故又称为 7 次跨膜受体。受体多肽链的 N 末端位于细胞外，可与胞外信号分子结合，C 末端位于细胞内，可与膜内侧的 G 蛋白结合。当配体与受体结合后，引起受体构型改变，激活 G 蛋白，通过后者将信号依次传至下游的信号蛋白。

2. G 蛋白

是鸟苷酸结合蛋白（guanine nucleotide－binding protein）的简称，因其可结合并水解 GTP 而得名，位于细胞质膜内侧。G 蛋白的种类有数十种，其结构和功能均十分相似，均由 α、β、γ 三个亚基组成三聚体。α 亚基具有多个活化位点，其中包括可与受体结合并受其活化调节的部位、与 β、γ 亚基相结合的部位、GDP 或 GTP 结合部位以及与下游效应分子相互作用的部位等。根据 α 亚基基因序列的同源性可将 G 蛋白分为 4 类，即 G_s、G_i、G_q 和 G_{12} 家族。βγ 亚基的主要作用是与 α 亚基形成复合体并锚定于质膜内侧。近年研究表明，βγ 亚基亦可作用于其下游效应分子。G 蛋白在信号转导过程中起着分子开关的作用，当 α 亚基与 GDP 结合时处于失活状态，与 GTP 结合时处于激活状态，α 亚基具有 GTP 酶活性，能催化所结合的 GTP 水解，恢复无活性的三聚体状态。

3. G 蛋白效应器

多数是能催化生成第二信使的酶，如腺苷酸环化酶（adenylate cyclase，AC）、鸟苷酸环化酶等，调控胞内第二信使的含量并由此将信号传至胞内。此外某些离子通道也可接受 G 蛋白直接或间接的调控。

4. 第二信使

第二信使是指激素、递质、细胞因子等胞外信号分子作用于细胞膜后产生的细胞内信号分子。cAMP 是第一个被证实的第二信使，发现者 Sutherland 由此提出了第二信使学说，即胞外信号首先作用于膜受体，通过膜的信号转换，产生胞内的信号分子及胞内的信号传递，由此诱发细胞的各种反应。以膜为界，将胞外的信号物质如激素或递质称作第一信使，而胞内的信号分子如 cAMP 称作第二信使。第二信使物质不只 cAMP 一种，如近年来还发现胞浆中的 IP_3、DG、Ca^{2+} 等均属于第二信使。

5. 蛋白激酶

不管信号转导通过何种途径进行，最终均影响细胞内各种蛋白的功能，而这些蛋白质的功能状态往往取决于自身的磷酸化程度。蛋白激酶是指能催化蛋白质磷酸化的酶系统，将磷酸根转移到底物蛋白的特定氨基酸残基上，由此改变蛋白质的空间构型，因而改变其生物学效应。

（二）G 蛋白耦联受体信号转导途径

1. 受体 - G 蛋白 - AC 途径

在这条途径中，G 蛋白效应器是 AC，催化胞浆内的 ATP 生成第二信使 cAMP，进一步活化依赖 cAMP 的蛋白激酶（protein kinase），促进蛋白质的磷酸化，进而诱发多种细胞反应。参与这一信号转导途径的 G 蛋白属于 G_s 和 G_i 家族，如果活化受体耦联的 G 蛋白属于 G_s 家族，则 G 蛋白活化后可激活 AC；如果活化受体激活的 G 蛋白属于 G_i 家族，则 G 蛋白活化后可以抑制 AC 的活性。无论是激活或抑制 AC，只要导致 cAMP 的量发生改变，均可以改变靶蛋白的磷酸化状态，进而改变细胞功能。

2. 受体 - G 蛋白 - PLC 途径

某些胞外信号与膜受体结合后，可激活 G_i 家族或 G_q 家族中的某些亚型，其效应器是膜上的一种特异的脂质水解酶——磷脂酶 C（phospholipase，PLC）。PLC 水解膜脂质中的二磷酸磷脂酰肌醇（phosphatidylinositol - biphosphate，PIP_2），生成两种重要的第二信使——IP_3 和 DG。DG 可以通过激活胞内的蛋白激酶 C（PKC）而发挥作用。而 IP_3 则主要通过作用于内质网或肌质网膜的 IP_3 受体，调节胞内 Ca^{2+} 浓度而参与 Ca^{2+} 信号的调节。

三、酶耦联受体介导的信号转导

酶耦联受体也是一类跨膜蛋白质，包括两大类：一是受体分子本身具有酶的活性，即受体与酶是同一蛋白分子；另一类是受体分子本身不具有酶的活性，但可直接与其他酶相关联。已知酶耦联受体有酪氨酸激酶受体（tyrosine kinase receptor）、酪氨酸激酶耦联受体、鸟苷酸环化酶受体（guanylyl cyclases receptor）、酪氨酸磷酸酶受体（tyrosine phosphatases receptor）、丝氨酸/苏氨酸激酶受体（serine/hreonine kinases receptor）。

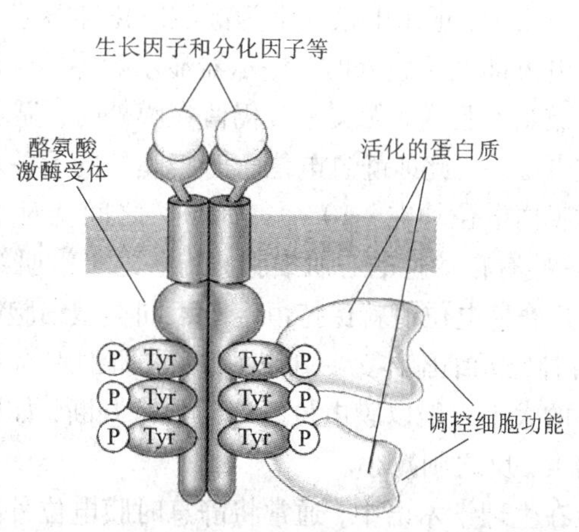

图 2-5 酪氨酸激酶受体相关信号途径

Tyr：为受体上的酪氨酸残基；P：磷酸化状态

酪氨酸激酶受体具有酪氨酸激酶活性，能选择性地使受体蛋白本身的酪氨酸残基或其他靶蛋白上的酪氨酸残基磷酸化(图2－5)。现已发现，大多数生长因子和分化因子的受体属于该类受体，后者可通过自身磷酸化(auto－phosphorylation)来启动细胞内信号的级联反应。

酪氨酸激酶耦联受体分子不具有酶的活性，但活化的下游靶蛋白具有激酶功能，其配体大多是细胞因子和一些肽类激素，如白介素、干扰素等。当细胞外信号分子与之结合后形成二聚体，可激活具有酪氨酸激酶活性的一些靶蛋白，参与调控基因表达等过程。

鸟苷酸环化酶受体的胞质结构域具有鸟苷酸环化酶活性，能催化GTP生成cGMP，cGMP再激活cGMP依赖的蛋白激酶(PKG)。PKG能使靶蛋白上的丝氨酸或苏氨酸残基磷酸化，从而激活下游的信号蛋白。通过该信号途径起作用的物质有一氧化氮、心房钠尿肽等。

第三节 细胞的生物电现象

人类对生物电现象的注意，可以追溯到很久以前。在埃及残存史前古文字中，已有电鱼击人的记载。公元前300多年亚里士多德观察到电鳐在捕食时先对水中动物施加震击，使之麻痹。18世纪，意大利科学家Galvani通过对蛙的坐骨神经－腓肠肌标本进行一系列研究，证实了生物电的存在。实际上，生物电现象是自然界普遍存在的一种电现象。临床上常用的辅助检查如心电图、脑电图、肌电图以及胃肠电图等就是器官的生物电活动经过体表电极引导，并进一步放大后记录下来的。器官生物电活动实际上是大量细胞生物电活动的总和，而细胞的生物电活动主要表现在细胞膜两侧电位差的变化，即跨膜电位，主要包括细胞在安静时具有的静息电位和受刺激后产生的动作电位及局部电位。

一、静息电位及其产生机制

(一)细胞的静息电位

静息电位(resting potential，RP)是指细胞在静息时存在于膜两侧的电位差。记录静息电位时，需将记录电极插入细胞内，另一无关电极置于细胞外，这种记录方法称为细胞内电位记录。其中，记录电极通常为灌注氯化钾溶液的玻璃微电极。如图2－6所示，当无关电极与记录电极都处于膜外时，显示器显示为零，这意味着细胞外表面任意两点间无电位差。当记录电极刺入膜内，无关电极仍留在膜外时，显示器上立即出现明显的电位变化，表明膜两侧存在电位差，此即静息电位。若将膜外的无关电极接地，使其固定在零电位，则记录到安静时的膜内电位均在－10～－100 mV之间。对大多数细胞而言，静息电位是一稳定的直流电位(一些有自律性的心肌细胞和胃肠道平滑肌细胞除外)，只要细胞未受刺激并且代谢维持正常，其静息电位值就保持恒定。不同类型细胞静息电位值相差很大，如骨骼肌细胞约为－90 mV，神经元细胞体为－70 mV，平滑肌细胞为－50～－60 mV，红细胞则仅有 －10 mV。静息电位的大小一般以膜电位的绝对值来判断，如膜电位由－90 mV变为－100 mV，称为静息电位增大；反之则减小。

在生理学术语中，通常将静息时膜电位外正内负的状态称为极化(polarization)。静息电位增大的过程或状态称为超极化(hyperpolarization)；静息电位减小的过程或状态称为去极化(depolarization)；细胞在发生去极化后膜电位向静息电位方向恢复的过程，称为复极化(repolarization)。

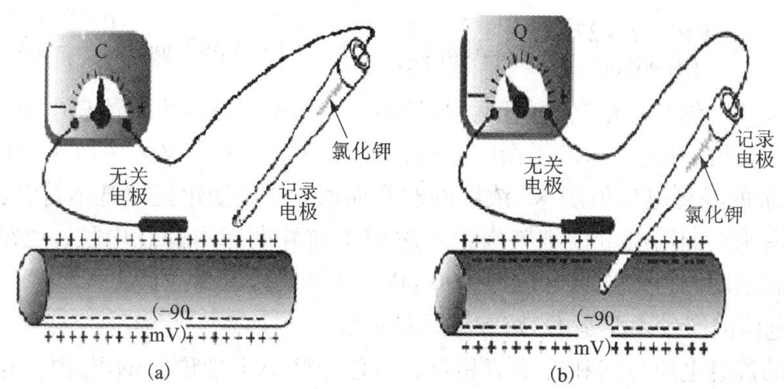

图 2-6 细胞静息电位的记录

(a)无关电极与记录电极同在膜外侧;(b)无关电极在膜外侧,记录电极在膜内侧

(二)静息电位的产生机制

早在 1902 年,Bernstein 就提出膜学说,即静息状态下细胞膜对 K^+ 有通透性,且胞内 K^+ 浓度高于胞外,K^+ 因此扩散至胞外,而负离子留在胞内,即形成内负外正的电位差。至 1936 年,生物学家 Yong 发现轴突直径可达到 1 mm 的巨大神经轴突的枪乌鲗,为当时没有微电极的条件下研究膜电位提供了机会。随后,剑桥大学的 Hodgkin 和 Huxley 应用枪乌鲗巨大神经纤维研究细胞电变化和膜两侧离子分布以及膜通透性随刺激而改变的关系,创立了生物电产生机制的一整套理论,并因此荣获了诺贝尔生理学或医学奖。

静息电位形成的基本原因是离子的跨膜扩散,产生扩散的条件是:钠泵活动所致的膜内、外离子浓度差以及静息时膜对各种离子的通透性不同。

1. 离子的跨膜扩散与 K^+ 平衡电位

由于钠泵的作用,细胞内外 Na^+、K^+ 分布不均衡,细胞外离子以 Na^+、Cl^- 为主;而细胞内 K^+ 浓度较高,负离子则以大分子蛋白质为主。例如,哺乳动物神经细胞外 Na^+ 浓度约为细胞内 10 倍,而细胞内 K^+ 浓度约为细胞外 30 倍。细胞静息时,膜对 K^+ 通透性较高,K^+ 即顺着浓度差自外流;带负电荷的蛋白质则留在膜内,对扩散出去的 K^+ 起到隔膜相吸的作用,使之只能积聚在膜外近 1 μm 厚度的表面。这样,在细胞膜两侧就形成了一个外正内负的电场,也因此形成了排斥细胞内 K^+ 进一步向外扩散的力量。由此可见,在 K^+ 跨膜扩散过程中,有两个方向相反的力在同时起作用,即促使 K^+ 外流的浓度差及阻止其继续扩散的电位差,两者的代数和即为 K^+ 离子跨膜扩散的电化学驱动力。随着 K^+ 的外向扩散,膜外积聚的 K^+ 越来越多,这样阻碍其扩散的电场力也越来越大,当它与浓度差形成的化学驱动力相等时,便不再出现 K^+ 的净外流,膜电位也达到了平衡状态,此时的跨膜电位称 K^+ 的平衡电位(equilibrium potential,E_K)。K^+ 平衡电位所能达到的数值,是由膜两侧起初存在的 K^+ 浓度差决定的,其精确数值可根据 Nernst 公式(1889)算出:

$$E_k = \frac{RT}{ZF} \cdot \ln \frac{[K^+]_o}{[K^+]_i} \tag{1}$$

其中 E_K 代表 K^+ 的平衡电位,R 是通用气体常数,T 是绝对温度,Z 是离子价,F 是 Faraday 常数,$[K^+]_o$ 和 $[K^+]_i$ 分别代表膜外和膜内 K^+ 的浓度。如果将有关数值代入,室温以 27℃ 计算，将自然对数化为常用对数，则式(1)可简化为(2)：

$$E_K=\frac{8.31\times(27+273)}{1\times96500}\times2.3\log\frac{[K^+]_o}{[K^+]_i}(V)=0.0595\ \log\frac{[K^+]_o}{[K^+]_i}(V) \qquad (2)$$

1939 年 Hodgkin 等利用枪乌鲗的巨大神经轴突第一次精确测出其静息电位，结果发现该值略小于计算所得值，即接近 K^+ 平衡电位值；随后，Hodgkin 等又人为地改变标本浸浴液中 K^+ 浓度，所记录的静息电位值随 K^+ 浓度的改变而改变，其变化规律基本符合公式(2)计算出的预期值。后来人们用微电极细胞内记录法记录哺乳类标本静息电位，也得到类似的结果。如在骨骼肌细胞测得的静息电位为 -90 mV，计算所得的 E_K 值为 -95 mV。上述实验表明，细胞静息电位的产生主要是 K^+ 跨膜移动形成的。

实际测得的静息电位虽然和理论值相近，却总是略小于理论上的 E_K 值。这是因为静息时，膜对 Na^+ 也有极小的通透性(大约只有 K^+ 通透性的 1/50 ~ 1/100)，膜外 Na^+ 浓度高于膜内，少量的 Na^+ 逸入膜内抵消了一部分 K^+ 外移造成的膜内负电位。当静息电位小于 E_K 时，会产生 K^+ 的驱动力，导致少量 K^+ 由胞内流向胞外；同时由于膜对 Na^+ 也有极小的通透性，再加上静息电位远离 Na^+ 的平衡电位(约为 +30 mV)，因此也存在着 Na^+ 的少量内流。这种少量的漏出对 Na^+、K^+ 在细胞内外的浓度梯度有一定影响。此时，钠泵可通过主动转运机制阻止 Na^+ 和 K^+ 浓度梯度的减小。钠泵将漏入细胞的 Na^+ 泵出，同时将漏出的 K^+ 泵入，从而使 Na^+、K^+ 维持在原有的浓度梯度。

2. 钠泵的生电性作用

钠泵活动建立和维持着膜两侧的离子浓度差，还可直接影响静息电位。钠泵活动时每泵出 3 个 Na^+，同时摄入 2 个 K^+，使膜外增加一个正电荷即膜内少了一个正电荷，因此钠泵的离子转运过程是一个生电性的活动，可导致膜电位负值加大，但这种生电性作用对静息电位的影响不超过 5 mV。按照钠泵的不对等转运推断，细胞内外 Na^+ 浓度差应大于 K^+ 的浓度差，但实际情况正好相反。因为 K^+ 的漏出受到不能自由扩散的蛋白质负离子的吸引而限制其外流，而与 Na^+ 配对的 Cl^- 则易于通过膜从而增加了 Na^+ 的漏入量，抵消了上述钠泵的不对等转运匹配，导致细胞内外 K^+ 的浓度差大于 Na^+ 浓度差。

综上所述，在静息电位形成过程中，以下三个因素至关重要：①K^+ 在膜内外的不均衡分布及由此形成的电化学驱动力；②膜对 K^+、Na^+ 离子的相对通透性，表现为静息时主要对 K^+ 有通透性；③钠泵的作用。

二、动作电位及其产生机制

(一)细胞的动作电位

以神经和骨骼肌为代表的细胞在受到一个有效刺激后，膜电位可迅速发生一过性短暂的、可扩布的电位变化，这种膜电位的波动称为动作电位(action potential)。如图 2 -7，骨骼肌细胞膜电位从 -90 mv 迅速去极化至 +30 mV，形成动作电位的上升支，随后又迅速复极至静息电位水平，形成动作电位的下降支，两者形成的尖峰状电位变化，称为锋电位(spike potential)。锋电位是动作电位的主要组成部分，持续时间 1 ~ 2 毫秒。其中，去极化超过 0 mV 的部分称为超射(overshoot)。复极化后，膜电位出现低幅、缓慢的波动，称为后电位(after - potential)，包括负后电位(negative after - potential)和正后电位(positive after - potential)。前者指膜电位复极到静息电位水平前维持一段较长时间的去极化状态，后者是紧随其后的一段超过静息电位水平的超极化状态，最后才恢复到受刺激前的静息电位水平。负后电位和正后电位的名称都是沿用细胞外记录时的命名。如果使用现代电生理学的细胞内记录方法，也可将它们分别称为后去极化（after depolarization）和后超极化（after hyperpolarization）。

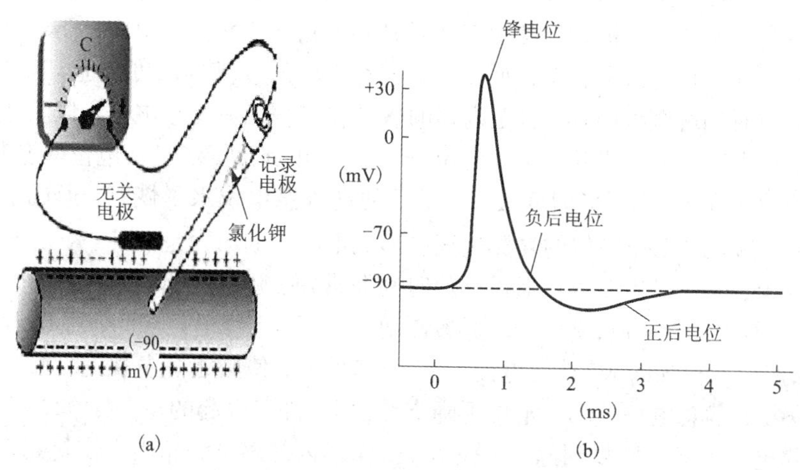

图 2－7　细胞的动作电位

（a）动作电位的记录；（b）动作电位的构成

不同类型细胞的动作电位其时程及形状会有很大差异。如枪乌鲗神经轴突动作电位持续仅 1 毫秒，而心肌细胞的动作电位持续时间会超过 100 毫秒（见第四章）。但所有细胞的动作电位都具有一些共同的特征：①动作电位或锋电位的产生是兴奋的标志。②动作电位具有“全或无”（all or none）特性，即动作电位要么不产生，要产生就是最大幅度。动作电位的产生要求刺激达到一定强度，否则无法产生动作电位；而对于同一类型的单细胞来说，一旦产生动作电位，其形状和幅度将保持不变，动作电位的幅度不随刺激强度的增加而增加。③动作电位进行不衰减的传导，即动作电位产生后，可迅速沿细胞膜向周围扩布，直到整个细胞都历经相同的电位变化。在整个传导过程中，动作电位的波形和幅度始终保持不变。④在动作电位发生过程中，主要是锋电位期间，细胞将失去对其他刺激的反应能力，这段时间称作不应期，此时细胞的兴奋性丧失或者很低。故单个细胞的动作电位不会叠加。

（二）动作电位的产生机制

1. 锋电位和 Na^+ 平衡电位

Hodgkin 等人观察到细胞动作电位所能达到的超射值，即膜内正电位的数值，接近于 Nernst 公式所计算出的 Na^+ 平衡电位值（E_{Na}）。实验观察到随着标本浸溶液中 Na^+ 被同等数目的葡萄糖分子所代替，所记录的动作电位超射值以及整个动作电位的幅度也逐渐减小，其程度也与由 Nernst 公式算出的预期值基本一致。由此提出“钠学说”来解释动作电位去极化的形成机制。

前已述及，静息状态下，细胞外 Na^+ 浓度远高于细胞内，同时外正内负的极化状态对胞外 Na^+ 形成很大的电场力，因此 Na^+ 具有很强的电－化学驱动力。当细胞受到刺激时，首先是膜上少量 Na^+ 通道开放，少量 Na^+ 顺浓度差进入膜内，使膜电位减小；当膜电位减小到某一临界值(阈电位)时，膜上电压门控式 Na^+ 通道大量开放，膜对 Na^+ 通透性突然增大，超过了 K^+ 的通透性，在上述电－化学驱动力作用下，产生强大的内向 Na^+ 电流。物理学上通常是以正离子的移动方向来表示电流的方向。如果细胞受刺激时引起离子流动，造成膜外的正电荷流入膜内，称为内向电流(inward current)。反之，如果离子流动造成正电荷由胞内流出胞外，则称为外向电流(outward current)。Na^+ 内流形成的内向电流使膜内电位的负值减小，引起膜的去极化。快速的去极化又使更多 Na^+ 通道开放，从而促进更多的 Na^+ 内流，形成正反馈过程，使膜内负电位迅速消失；而且由于膜外 Na^+ 的较高的浓度势能，Na^+ 在膜内负电位减小到零电位时仍可继续内移，直至内移的 Na^+ 在膜内形成的正电位足以阻止 Na^+ 的净移入时为止，此时达到的电位即 Na^+ 平衡电位(E_{Na})，也由此形成了动作电位的上升支。

膜内电位停留在 E_{Na} 水平的时间极短，随后便向静息电位水平恢复，形成了锋电位曲线的快速下降支，这就是动作电位的复极过程。形成下降支的原因是 Na^+、K^+ 通道的通透性再度改变。实际上，电压依赖性 Na^+ 通道开放时间非常短，随后便迅速失活关闭，导致 Na^+ 内流停止；而 K^+ 通道随之开放，膜对 K^+ 通透性增大，再加上锋电位期间，对 K^+ 的外向驱动力很强，因此，产生了很强的 K^+ 外向电流。K^+ 快速外流，使膜迅速复极化，膜内电位由正变负，直到又恢复到静息电位。动作电位下降支是由 K^+ 外流引起的。

复极后膜电位虽然已恢复到静息电位水平，但膜内外离子分布尚未恢复到动作电位发生前的水平。去极化时的 Na^+ 内流以及复极时 K^+ 外流，均可影响两者在细胞膜内外的浓度梯度。虽然改变的量非常有限，例如神经纤维每兴奋一次，进入膜内的 Na^+ 量大约只能使膜内的 Na^+ 浓度增大约八万分之一，复极时逸出的 K^+ 量也类似这个数量级，远不足以影响新的动作电位的产生，但是细胞膜的钠泵对膜内 Na^+ 浓度增加十分敏感，Na^+ 的轻微增加就能促使钠泵的活动，因此在每次动作电位后，都有钠泵活动的增强，使 Na^+、K^+ 分布状态得以恢复。如前所述，钠泵的活动是生电性的，有人认为，锋电位以后出现的正后电位，是由于生电性钠泵作用的结果。负后电位，则一般认为是在复极时迅速外流的 K^+ 蓄积在膜外侧附近，暂时阻碍了 K^+ 外流。

2. 动作电位期间膜电导及离子通道状态变化

动作电位的一系列电位变化均源于在刺激的作用下膜通道通透性改变引起的跨膜离子流变化。通道的通透性可以膜电导(G)来表示。根据欧姆定律，$I=VG$，可知在膜两侧电位差(V)固定不变的条件下，测出跨膜电流 I 的变化，就可反映膜电导的变化。某种离子的电－化学驱动力(F)等于膜电位(E_m)与离子平衡电位(E_i)之差，也就相当于上式中的电压差。因此该公式又可改写成 $I=G(E_m-E_i)$。式中 E_i 通常是保持不变的，若 E_m 也能保持不变，测到的电流 I 就可反映膜对该离子的电导。例如，对 Na^+ 来说，根据公式 $I_{Na}=G_{Na}(E_m-E_{Na})$，使 E_m 保持在一个特定的值，测量得到的 I_{Na} 便可反映 G_{Na}。

在动作电位去极化过程中，E_m 和膜电导总是处在一个动态的变化中，因而常规测量电流的方法在此不适用。用电压钳(voltage clamp)技术可以将膜电位固定在一个给定的值，通过人为设定钳制电压水平并记录膜电流，便可计算在不同膜电位时膜电导的变化。图 2－8 所示，将枪乌鲗巨轴突从 －65 mV 迅速钳制到 －9 mV，持续 5 毫秒，发现膜电流的幅度随时间而变化，首先出现一个向下的内向电流，随后又出现一个向上的外向电流。应用 Na^+ 通道特异性阻断剂河豚毒后，内向电流全部消失，记录到的只有单一的外向电流，表明内向电流是 Na^+ 电流；应用钾通道特异性阻断剂四乙铵后，延迟出现的外向电流完全消失，只记录到单一的内向电流。上述结果表明，内向电流的离子成分是 Na^+，而外向电流的成分是 K^+。图 2-9 显示了将膜电位钳制在去极化过程的不同电位，记录电流然后计算膜对 Na^+、K^+ 的电导。结果显示，随着去极化程度增加，膜对 Na^+、K^+ 的电导逐步增加，表现为电压的依赖性。Na^+ 电导的电压依赖性，对解释动作电位过程出现再生性去极化具有非常重要的意义。

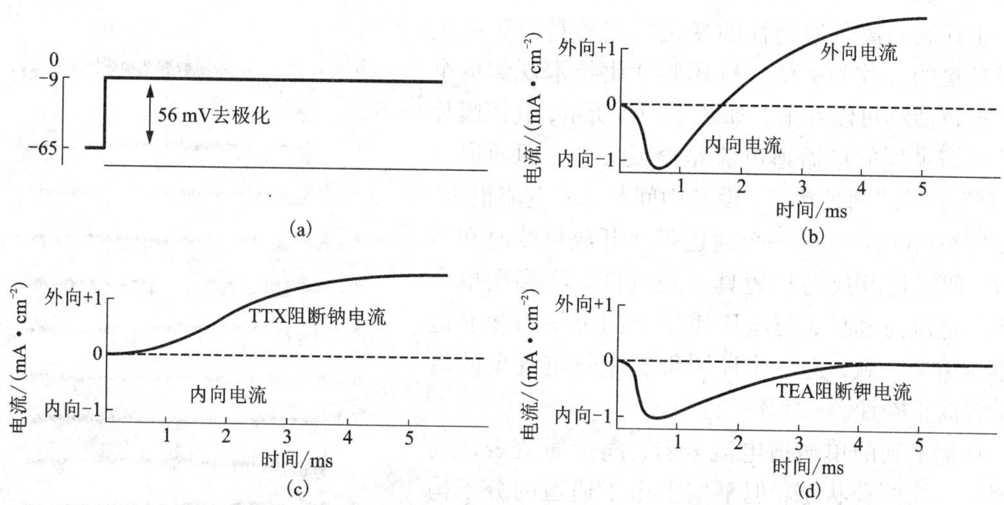

图 2-8　利用电压钳技术记录的枪乌鲗大神经轴突的膜电流及其离子成分的分析

(a)钳制电压；(b)记录的内向电流和外向电流；(c)河豚毒阻断了内向电流；(d)四乙胺阻断了外向电流

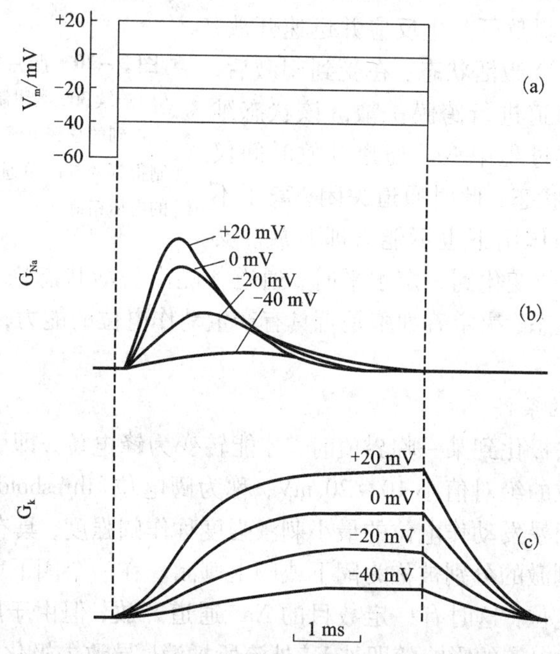

图 2-9　不同程度去极化对膜钠电导和钾电导的影响

(a)膜电位从维持电位 -60 mV 起始，迅速钳制到 -40 mV、-20 mV、0 mV 和 +20 mV；

(b)和(c)表示根据上述电压钳期间记录的钠电流和钾电流计算出的钠电导(G_{Na})和钾电导(G_k)

电压钳实验为形成动作电位的离子学说提供了最直接证据。在一次动作电位过程中，首先是膜对 Na^+ 的通透性急骤增加，Na^+ 快速内流形成的内向电流使膜电位迅速升高直至接近 Na^+ 平衡电位，这样就构成了动作电位的上升支部分，也就是快速去极化过程；随后，膜对 Na^+ 的通透性迅速降低，对 K^+ 的通透性增加，K^+ 外流形成外向电流，使膜进入到快速复极化过程，也就是动作电位的下降支部分。

上述膜对离子通透性的变化的实质是由于膜上离子通道的开放和关闭。应用膜片钳技术观测单个离子通道活动可以看出。如图 2-10 所示，利用膜片钳技术记录到的单通道电流是全或无的，即通道只有“开”或“关”两种状态，没有中间状态；电流很小，是皮安级(pA)的；同一个通道每次开放持续时间不一致，即通道开放的长短具有随机性。将多次单个通道的电流总和后，与电压钳记录的全细胞膜通道的电流结果一致，进一步证明细胞生物电现象的离子学说的正确性。

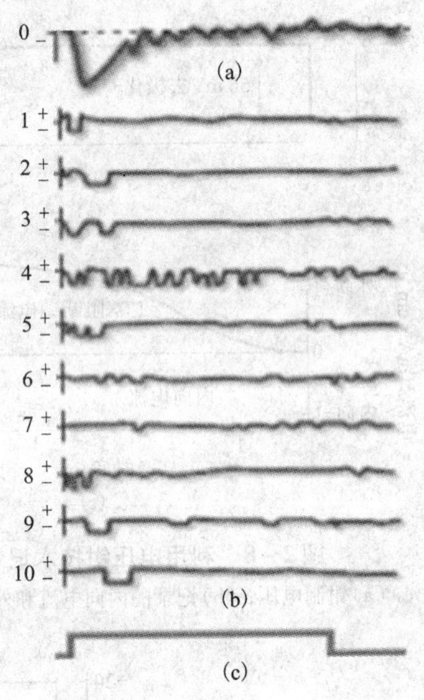

图 2-10 膜片钳记录的单通道电流

(a)连续 300 次钳制记录的单通道电流叠加平均得到的总和电流；(b)1～10 为连续 10 次钳制得到的 Na^+ 单通道电流；(c)去极化 10 mV 的电压钳制

从记录到的单通道电流来看，离子通道表现为关闭和开放两种状态，但事实上由于通道的分子构象不同，每种离子通道的功能状态可能有多种。Na^+ 通道至少存在三种功能状态：①关闭状态：是膜在受到刺激前，处于静息电位时的状态。此时膜通道对离子没有通透性，但对刺激可产生反应并迅速开放，因此也称作备用状态。②激活状态：在受到刺激后，通道开放，离子可由通道进行跨膜扩散。该状态维持时间很短，在锋电位过程中 Na^+ 通道开放时间仅为 1～2 毫秒。③失活状态：此时通道关闭，离子不能进出，即使在刺激的作用下也不能立即开放。必须经过一段时间、膜电位变化到一定水平时，通道才能由失活状态恢复至静息的备用状态。上述有关通道的功能状态，决定着细胞是否具有产生动作电位的能力，与不应期(见后)的产生密切相关。

3. 动作电位产生的条件

膜内负电位必须去极化到某一临界值时，才能转变为锋电位，即引发一次动作电位，该临界值比正常静息电位的绝对值小 10～20 mV，称为阈电位(threshold potential)。能使细胞去极化达到阈电位从而暴发动作电位的最小刺激强度称作阈强度，具有阈强度的刺激称作阈刺激。小于或大于阈刺激的分别被称为阈下或阈上刺激。在一个阈下刺激的作用下，产生的膜去极化水平小于阈电位，这时有一定数目的 Na^+ 通道开放，但由于膜对 K^+ 的通透性仍大于 Na^+，因而少量 Na^+ 内流的影响随即被 K^+ 外流所抵消，导致去极化不能继续下去，也不能形成动作电位。当阈刺激或阈上刺激作用于细胞时，膜去极化可达到阈电位水平，此时较多 Na^+ 通道开放造成的去极化已不再被 K^+ 外流所抵消，因而使 Na^+ 通道开放的概率进一步增大，造成膜内进一步的去极化；由于 Na^+ 通道是电压依赖性的，即去极化会使更多的 Na^+ 通道开放，Na^+内流加速，形成一种正反馈过程或再生性循环。其结果使膜内去极过程越来越快，形成动作电位的上升支。由此可见，在动作电位的产生过程中，只要刺激引起膜的去极化达到阈电位，就可引起动作电位。而整个动作电位上升支的幅度也只决定于原来静息电位水平和膜内外的 Na^+浓度差，与引起动作电位的刺激大小无关，因而动作电位是“全或无”的。

（三）动作电位的传导

动作电位可沿着细胞膜向周围传播，使产生于某一局部的兴奋迅速扩布到整个细胞。如图 2-11 所示，在动作电位的发生部位，由于超射使该处出现了膜两侧电位的暂时性倒转，即变为内正外负；而与之相邻的膜依然处于外正内负的极化状态。由于细胞外液与内液均为导电液体，而电位差的存在在已兴奋区域和相邻未兴奋区域间出现电荷移动，形成局部电流，导致膜外正电荷由未兴奋部位移向已兴奋部位，膜内正电荷由已兴奋部位移向未兴奋部位，结果造成邻近未兴奋部位膜的去极化，一旦达到阈电位水平将引发动作电位。因此，动作电位的传导，本质上就是以局部电流的方式，使未兴奋的区域依次去极化而相继产生动作电位，最终使兴奋传导到整个细胞。在这一过程中，每个动作电位的幅度、形状都不发生变化，即呈现不衰减传导的特征。此外，由于锋电位变化幅度和陡度相当大，所产生的局部电流强度超过了邻近膜兴奋所必需的阈强度数倍以上，从而保证了动作电位向整个细胞扩布。

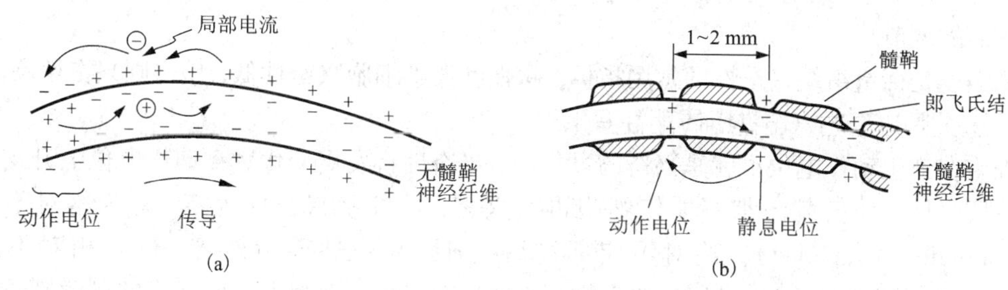

图 2-11　动作电位在神经纤维上的传导

(a)无髓鞘神经纤维；(b)有髓鞘神经纤维

神经纤维在结构上可分为无髓神经纤维和有髓神经纤维，两者在兴奋传导上存在差异。无髓神经纤维的兴奋传导基本遵循上述原理。有髓神经纤维在轴突外面包有一层相当厚的髓鞘，髓鞘主要成分是不导电的脂质，因此，兴奋区与未兴奋区产生的局部电流只能发生在相邻的朗飞氏结之间。这样，动作电位表现为跨过每一段髓鞘而在相邻朗飞氏结处相继出现，这称为兴奋的跳跃式传导(saltatory conduction)。跳跃式传导时的兴奋传导速度，显然比无髓神经纤维或一般细胞的传导速度快很多。例如，在人体一些较粗的有髓神经纤维，传导速度最快可达每秒 100 米以上，而无髓纤维每秒传导距离还不到 1 米。此外，跳跃式传导大大减少了离子的进出，即需要主动转运的离子量减少，因而也减少了能量消耗。

三、局部兴奋

如前所述，只有阈刺激和阈上刺激才能使膜去极化达阈电位，并引起动作电位。而阈下刺激会使少量 Na^+通道开放并形成小幅度的去极化反应，称为局部兴奋(local potential)。局部兴奋的特点有：①为等级性电位，局部兴奋随着阈下刺激的增大而增大，不具有“全或无”特征。②电紧张性扩布。只在受刺激局部形成向周围不断衰减直至消失的电位变化。③总和反应。在一个较小的范围即电紧张性扩布的范围，同时发生的局部兴奋可相互叠加，致使其去极化幅度较单一的局部兴奋的幅度大，称为局部兴奋的空间总和(spatial summation)；此外，局部兴奋的叠加也可以发生在某一部位连续产生局部兴奋时，当前一刺激引起的局部兴奋尚未消失时，可与后一刺激引起的局部兴奋发生叠加，即时间总和(temporal summation)。当叠加总和的效应达到阈电位时便可引发一次动作电位。局部兴奋在体内相当普遍，例如某些感受器细胞、腺细胞、平滑肌细胞，以及神经元突触后膜和骨骼肌细胞的终板膜等，它们在受刺激时首先出现的是在原有静息电位基础上的微弱而缓慢的波动，所产生的感受器电位、慢电位、突触后电位和终板电位均具有局部兴奋的特性。

四、可兴奋细胞及其兴奋性

(一)可兴奋性细胞和兴奋性

广义的兴奋是指细胞对外界刺激产生的反应。在现代生理学中，兴奋已被看作是动作电位或动作电位的产生过程。受刺激后能产生动作电位的细胞，称为可兴奋细胞(excitable cell)，如神经细胞、肌细胞和腺细胞。可兴奋细胞接受刺激后产生动作电位的能力，称兴奋性(excitability)。可兴奋细胞在受到刺激后产生动作电位并引起相应的功能活动，如肌肉收缩，腺细胞分泌等；神经元细胞则通过产生、传导动作电位进行信息处理，从而完成对各种生理功能的调节。

阈强度是衡量组织兴奋性的常用指标，阈强度大则细胞兴奋性低，反之则兴奋性高。

(二)细胞兴奋后兴奋性的周期性变化

细胞在产生动作电位也就是兴奋的过程中，兴奋性将发生变化。在动作电位上升支产生后的一段时期，任何刺激都不能使细胞再次兴奋，即细胞兴奋性为零，称为绝对不应期(absolute refractory period)。绝对不应期过后，细胞兴奋性逐渐恢复，进入相对不应期(relative refractory period)。此时的兴奋性仍低于正常，给予细胞大于阈强度的刺激则可产生动作电位。随后细胞还会经历超常期和低常期，前者是指细胞的兴奋性轻度增高，而后者是指兴奋性低于正常水平。

产生不应期的原因与电压门控 Na^+ 通道的状态变化有关。一次动作电位过程中，Na^+ 通道可经历激活、失活以及复活的变化。如前所述，当 Na^+ 通道受刺激开放后，随即便关闭进入失活状态，细胞即表现为绝对不应期。之后随着复极的进行通道逐渐复活，兴奋性渐渐恢复，最终在膜电位恢复至静息水平时，通道也恢复到备用状态，兴奋性恢复正常。

细胞兴奋性在一次动作电位过程中表现为周期性的变化，这限制了细胞接受刺激并产生动作电位的最大频率。由于绝对不应期相当于锋电位的持续时间，即锋电位不能叠加，因此在产生动作电位过程中不能同时再接受刺激产生另一个动作电位。

第四节　肌细胞的收缩功能

人体各种形式的运动，如躯体运动、呼吸运动、心肌收缩、胃肠道运动等都是靠肌肉的收缩活动来完成的。根据结构和功能特点，肌肉分为骨骼肌、心肌和平滑肌。不同肌肉组织在功能和结构上各有特点，本节主要讨论骨骼肌的收缩功能，包括骨骼肌的微细结构、兴奋机制、收缩机制以及相关特征。

一、骨骼肌的兴奋和收缩机制

骨骼肌由大量成束的肌纤维组成，每条肌纤维即一个肌细胞。每条骨骼肌纤维为一个独立的功能和结构单位，它们至少接受一根运动神经末梢的支配。收缩的先决条件是兴奋，而肌细胞本身没有自我兴奋的能力，必须由支配的神经传递冲动给相应的肌细胞，才能引起后者兴奋和收缩。

（一）神经－肌肉接头的兴奋传递

将神经冲动转变为肌肉兴奋的关键部位是神经－肌肉接头（neuromuscular junction），由运动神经末梢与骨骼肌细胞膜形成（图2－12）。运动神经纤维到达肌细胞前失去髓鞘，以裸露的轴突末梢嵌入到肌细胞膜，轴突末梢膜则称为接头前膜（prejunctional membrane），嵌入的肌细胞膜称为终板膜（endplate membrane）。接头前膜和终板膜并不直接接触，而是被充满了细胞外液的接头间隙（junctional cleft）隔开；运动神经末梢有大量囊泡，囊泡内含有大量ACh（每个囊泡约含1万个ACh分子）；终板膜上则存在N_2－AChR，属离子通道型受体或化学门控通道，它们集中分布于皱褶的开口处。在终板膜的表面还分布有乙酰胆碱酯酶，能将ACh分解为胆碱和乙酸。

前已述及，神经冲动的本质是动作电位。当运动神经冲动到达接头前膜时，首先使该处去极化，引起其特有的电压门控Ca^{2+}通道开放，接头间隙的Ca^{2+}借助于电化学驱动力进入接头前膜内。进入的Ca^{2+}触发囊泡的出胞机制，使其向轴突膜的内侧面靠近，通过囊泡膜与轴突膜的融合，并在融合处出现裂口，使囊泡中的ACh全部进入接头间隙。ACh的排放是以囊泡为单位“倾囊”释放的，也称为量子式释放。一次动作电位的到达，能使200～300个囊泡的ACh排放。Ca^{2+}的进入量决定着囊泡释放的数目，细胞外液中低Ca^{2+}或（和）高Mg^{2+}，都可阻碍ACh的释放。

当ACh分子经过扩散到达终板膜表面时，立即与终板膜上的N_2－AChR结合，引起蛋白质分子内部构象变化，导致通道开放，从而引起Na^+、K^+的跨膜移动。由于Na^+的电化学驱动力远大于K^+，其结果是形成了以Na^+跨膜内移为主的离子电流，导致终板膜发生去极化，产生终板电位（endplate potential，EPP）。终板电位具有局部兴奋的特征：不表现“全或无”特性，其大小与接头前膜释放的ACh的量成正比；无不应期，可表现总和现象；以电紧张性扩布的形式影响终板膜周围的一般肌细胞膜。由于终板膜不存在电压门控性Na^+通道，因此在该处不能产生动作电位。但其邻近的肌细胞膜含有电压门控性Na^+通道，其在EPP的影响下去极化达到阈电位水平时，引发一次向整个肌细胞膜传导的动作电位，由此即完成了神经－肌肉接头的兴奋传递。

正常情况下，一次神经冲动所释放的ACh以及所引起的终板电位总和后足以使肌细胞膜产生动作电位，因此神经－肌肉接头处的兴奋传递通常是一对一的，以保证每次冲动到达运动神经末梢都能触发一次肌细胞的兴奋和收缩。随后神经冲动所释放至接头间隙的ACh在胆碱酯酶的作用下迅速清除，以避免终板膜发生持续去极化进而影响下次神经冲动的兴奋传递。多种药物可作用于神经－肌肉接头兴奋传递过程中的不同阶段，影响肌肉收缩。例如，美洲箭毒、α－银环蛇毒以及某些肌肉松弛剂等属于ACh受体阻断剂，可与ACh竞争终板膜的ACh受体亚单位，阻断接头传递而使肌肉失去收缩能力；胆碱酯酶抑制剂，如有机磷农药能抑制胆碱酯酶，使ACh不能及时清除而在局部堆积，表现出中毒症状；重症肌无力则是由于 ACh 受体数量不足或功能障碍所引起。

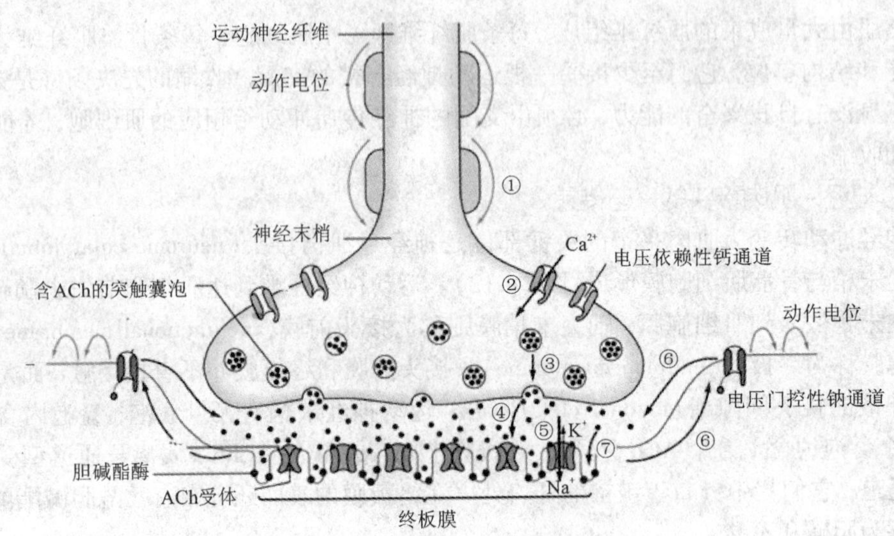

图 2－12 神经－肌肉接头的兴奋传递过程

①动作电位传达神经末梢；②接头前膜电压门控钙通道开放；③囊泡释放 ACh；④ACh 扩散至终板膜并与终板膜上的受体结合；⑤以 Na^+ 内移为主的去极化，形成终板电位；⑥终板电位扩布到邻近肌细胞膜，引起邻近肌细胞膜电压门控性 Na^+ 通道开放，产生动作电位；⑦胆碱酯酶水解 ACh

（二）骨骼肌细胞的微细结构

骨骼肌在光镜下具有明暗相间的横纹，故又称为横纹肌。骨骼肌细胞在结构上的最大特征是细胞内含有大量肌原纤维和丰富的肌管系统，且呈高度规律排列。

1. 肌原纤维和肌小节

肌细胞内含有大量直径 1 ~ 2 μm 的纤维状结构，与细胞长轴平行排列，贯穿肌纤维全长。称为肌原纤维。如图 2－13 所示，每条肌原纤维的全长都呈现规则的明、暗交替，分别称为明带或 I 带和暗带或 A 带。暗带的长度较固定，不论肌肉静止、受到被动牵拉或收缩时，均保持在 1.5 μm 的长度；暗带中央，有一较透亮的区域，称作 H 带，其长度在肌肉收缩时缩短，在被动拉长时增加。在整个暗带中央(H 带中央)，有一条横向的暗线，称为 M 线。明带的长度是可变的，在肌肉收缩时缩短，被动牵拉时延长。明带中央也有一条横向的线，称作 Z 线。相邻两条 Z 线之间的区域，是肌肉收缩和舒张的最基本单位，称为肌小节(sarcomere)。它包含一个位于中间部分的暗带和两侧各 1/2 的明带，安静时长度为 2.0 ~2.2 μm。

进一步的研究发现，肌原纤维是由更细的、平行排列的丝状结构——肌丝构成(图 2－14)。肌小节的暗带是由粗肌丝构成，直径约 10 nm。暗带中央的 M 线则是将成束的粗肌丝固定在一定位置的骨架蛋白。明带由细肌丝组成，直径约 5 nm，其一端固定于 Z 线，另一端以游离端伸向粗肌丝之间，和粗肌丝处于交错和重叠的状态；暗带的两端是粗细肌丝重叠的区域，而暗带中间的 H 带是细肌丝未能到达的区域，也就是只有粗肌丝。粗、细肌丝在空间位置上的排列是非常规则的。图 2－14 表示在肌小节不同的断面上两种肌丝的分布情况——通过明带的横断面上只有细肌丝，其位置相当于一个正六边形的各顶点；通过 H 带的横断面上只有粗肌丝，它们位于正三边形的各顶点；而在 H 带两侧的暗带，是粗、细肌丝相互重叠

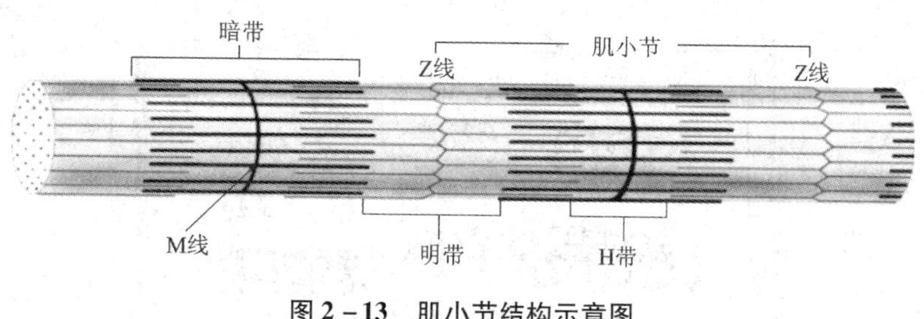

图 2-13　肌小节结构示意图

的区域，每一条粗肌丝正处在以六条细肌丝为顶点的正六边形的中央。肌肉收缩就是在这样的结构基础上完成的。

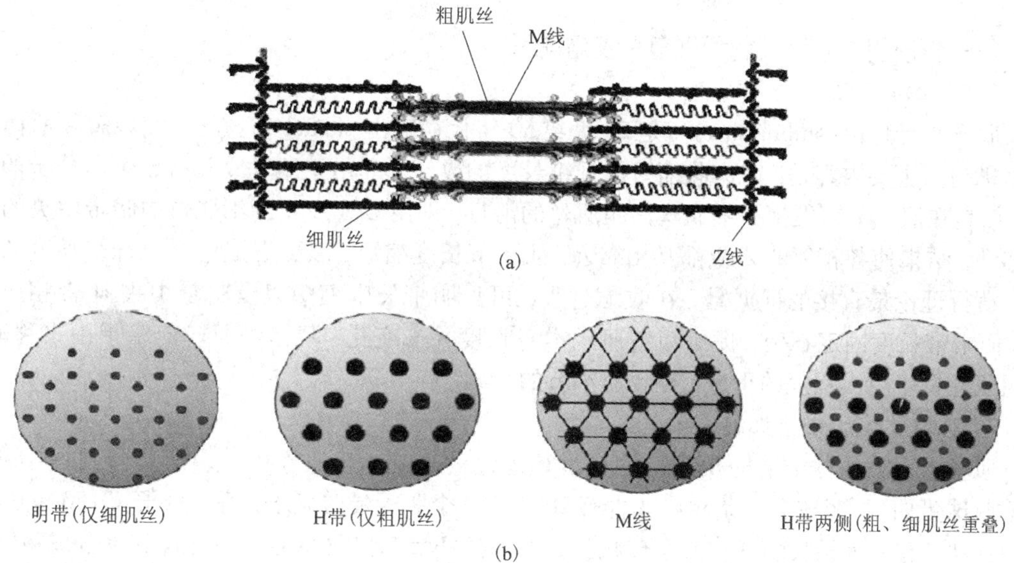

图 2-14　粗、细肌丝在肌小节的位置关系

(a)肌小节纵截面；(b)肌小节横截面

2. 肌管系统

肌管系统指包绕在肌原纤维周围的膜性管状结构，由两套独立的管道系统组成，即横管(T 管)系统和纵管(L 管)系统(图 2-15)。横管系统走行方向和肌原纤维相垂直，是由肌细胞膜向内凹陷而成，它们垂直穿行在肌原纤维之间，并在 Z 线附近环绕肌原纤维，管腔通过肌膜凹入处的小孔与细胞外液相通。纵管系统走行方向和肌小节平行，是细胞内的滑面内质网，它们主要是纵向包绕每个肌小节的中间部分，在接近肌小节两端横管所在部位时管腔膨大，形成终末池。每一横管和来自两侧肌小节的纵管终末池，构成三联管结构。事实上终池与横管并不接触，中间存在约 12 nm 的间隙，两套系统之间的信息联系通过特定的方式完成，这是肌肉收缩的关键环节，相关内容后述。

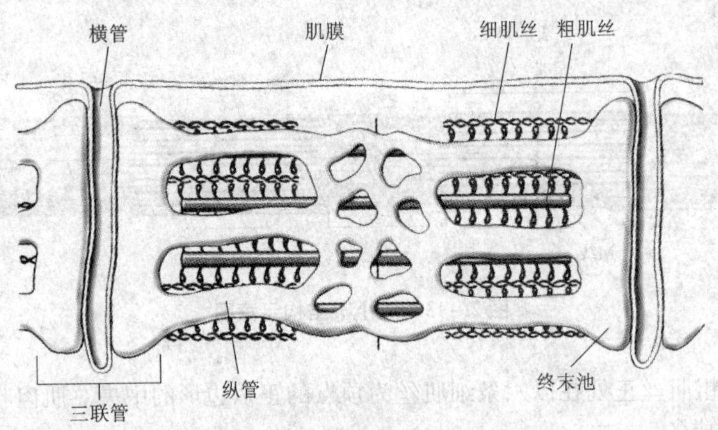

图 2-15 骨骼肌肌管系统

(三)骨骼肌的收缩机制和兴奋-收缩耦联

1. 肌丝滑行理论

肌丝滑行理论(sliding theory)是20世纪50年代初期由Huxley等提出，用以解释肌肉的收缩机制。主要内容是：肌肉收缩时肌纤维长度的改变并非由于肌丝或其所含蛋白分子的缩短，而是在肌小节内发生了细肌丝向粗肌丝的滑行，即由Z线发出的细肌丝向暗带中央的M线移动，结果使各相邻的Z线都互相靠近，肌小节长度缩短，以致形成整个肌纤维长度的缩短。滑行理论最直接的证据是，在收缩过程，可见明带长度缩短以及暗带中央H带相应变窄，而暗带长度固定不变，提示粗细肌丝本身长度并未变化，只是细肌丝向暗带中央移动，和粗肌丝发生更大程度的重叠，导致肌小节的短缩。

2. 肌肉收缩的分子机制

肌丝蛋白质的分子结构及其特性是滑行理论的基础。粗肌丝主要由肌凝蛋白(myosin，亦称肌球蛋白)所组成。一条粗肌丝含有200~300个肌凝蛋白分子，每个分子长150 nm，形似豆芽状，有一个长长的杆和一个球状膨大部。各杆状部朝向M线，整齐排列聚合成束，形成粗肌丝的主干；头部则规律地裸露在粗肌丝主干的表面，形成横桥(cross bridge)。安静状态时，横桥与主干的方向相垂直，突向细肌丝，且在所有横桥出现的位置，正好有一条细肌丝与之相对，而对于每条细肌丝来说，粗肌丝表面每隔42.9 nm就伸出一个横桥与之相对。这对于粗、细肌丝之间的相互作用非常有利。现已证明，横桥具有两个重要特征：①在一定条件下能与细肌丝的肌动蛋白可逆性结合，并拖拽细肌丝向M线方向摆动；②具有ATP酶的作用，可以分解ATP，为其摆动和作功提供能量。

细肌丝由三种蛋白质即肌动蛋白、原肌凝蛋白和肌钙蛋白构成(图2-16)。其中60%是肌动蛋白，它与肌凝蛋白直接参与肌丝滑行，故称为收缩蛋白；原肌凝蛋白与肌钙蛋白不直接参与肌丝间的相互作用，但对肌丝滑行有调节作用，故称为调节蛋白。肌动蛋白分子的单体呈球形，在细肌丝中聚合成双螺旋状，形成细肌丝的主干。原肌凝蛋白也呈双螺旋结构，在细肌丝中和肌动蛋白双螺旋并行，在肌肉安静时，正好位于肌动蛋白和横桥之间，阻碍了两者的相互结合。肌钙蛋白以一定的间隔出现在原肌凝蛋白分子上，其分子呈球形，含有三个亚单位：亚单位C是Ca^{2+}结合亚单位，对Ca^{2+}亲和力很高；亚单位I的作用是在亚单位C与Ca^{2+}结合时，将信息传递给原肌凝蛋白，引起后者的分子构象发生改变，解除它对肌动蛋白和横桥之间的阻碍作用；亚单位 T 是将整个肌钙蛋白结合于原肌凝蛋白上。

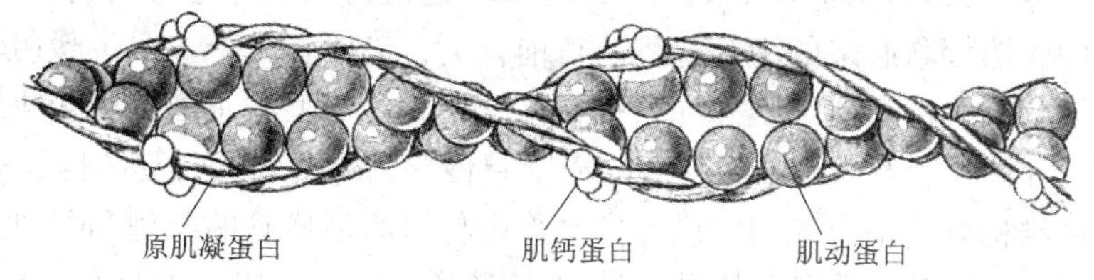

图 2－16　细肌丝蛋白质分子构成

3. 肌丝滑行的基本过程及横桥的作用

一般认为，粗肌丝的横桥与细肌丝的肌动蛋白结合、扭动、解离和再结合，如此反复，使细肌丝不断向暗带中央移动；同时伴随着 ATP 的分解消耗和化学能向机械能的转换，最终完成肌肉的收缩。

肌丝滑行的基本过程包括四个步骤：①肌肉处于安静状态时，横桥发挥其 ATP 酶的作用，水解 ATP 为 ADP 和 P_i，并释放能量；此时的横桥与 ADP 和 P_i 结合，并呈现高势能状态，与肌动蛋白呈 90°的垂直位置，且有很高的亲和力。但由于原肌凝蛋白的阻隔作用，横桥尚无法与肌动蛋白结合。②当胞浆 Ca^{2+} 浓度升高时，作为 Ca^{2+} 受体的肌钙蛋白结合足够数量的 Ca^{2+} 并引起肌钙蛋白构象改变，进而导致原肌凝蛋白的双螺旋结构发生扭转，暴露出肌动蛋白与横桥的结合位点，横桥与肌动蛋白结合。③横桥向 M 线方向作 45°摆动，并拉动细肌丝向 M 线方向滑行。在此过程中横桥将分解 ATP 的能量用于克服负荷的张力和(或)使肌节缩短，ADP 和 P_i 与之分离，横桥变为低能量状态。④横桥再次结合一分子 ATP，导致其与肌动蛋白的亲和力下降，从而与其解离。肌丝各成分又回到步骤①的状态。以上描述的横桥与肌动蛋白结合、摆动、解离、复位及再结合的过程称为横桥周期(图 2－17)。在每次肌肉收缩过程中，上述步骤反复进行，导致肌肉产生不同程度的肌张力并发生缩短。

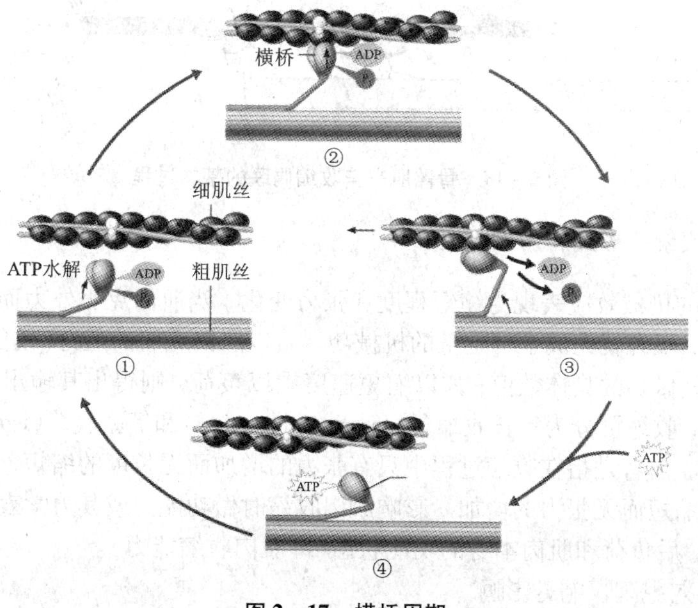

图 2－17　横桥周期

4. 骨骼肌的兴奋－收缩耦联

兴奋－收缩耦联（excitation contraction coupling）是指将以动作电位为特征的兴奋和以肌丝滑行为基础的收缩耦联起来的中介过程。目前认为，包括有三个主要步骤（图2－18）：①动作电位通过横管系统传向肌细胞深部。神经冲动或其他类型的刺激作用于肌细胞膜，使之产生动作电位，后者可沿着凹入细胞内部的横管膜传导，深入到三联管结构和每个肌小节的近旁。②三联体结构处的信息传递。已证实动作电位可激活横管的L型 Ca^{2+} 通道，使之发生变构效应，进而引起邻近肌质网上的另一种 Ca^{2+} 通道——ryanodine受体（ryanodine receptor，RYR）的活化。在此过程L－型通道并不开放，而是作为一个电压传感器将动作电位的信息传递至肌质网的RYR。③肌质网（即纵管系统）对 Ca^{2+} 释放和再聚积。肌质网 Ca^{2+} 浓度远高于胞浆。肌质网上的RYR激活后，引起通道开放，终末池的 Ca^{2+} 顺浓度差进入胞浆，致胞浆 Ca^{2+} 浓度迅速升高。实验证明，安静时胞浆中的 Ca^{2+} 浓度低于 10^{-7} mol/L，但动作电位发生后，可以在1～5毫秒内升高到 10^{-5} mol/L的水平，亦即增高100倍之多。而在 Ca^{2+} 浓度升高触发肌丝滑行的同时，也激活了位于肌质网上的钙泵。钙泵是一种 Ca^{2+} 依赖式ATP酶，利用分解ATP产生的能量将肌浆的 Ca^{2+} 逆浓度梯度转运至肌质网。由于肌浆中 Ca^{2+} 浓度的降低，Ca^{2+} 和肌钙蛋白结合解离，引起肌肉舒张。

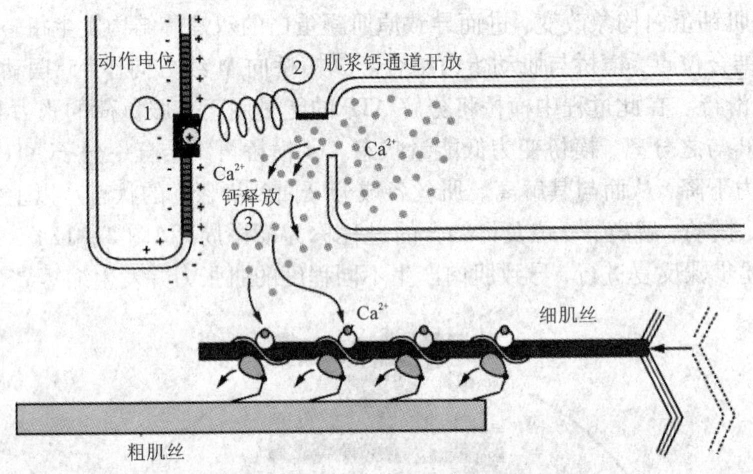

图2－18 骨骼肌兴奋收缩偶联的基本过程

二、骨骼肌收缩的形式和影响因素

骨骼肌收缩的机械效应表现为缩短程度和张力变化。当肌肉克服外力而缩短，或因此而牵动某一负荷时，肌肉就完成了一定量的机械功。若以肌肉克服的阻力（或负荷）乘以其缩短长度，便可算出其做功的具体数值；如以缩短速度乘以负荷，则得出其输出功率。根据肌肉收缩的外部表现，收缩可分为等长收缩（isometric contraction）和等张收缩（isotonic contraction）两种不同的形式。前者是指在收缩过程中只有张力的增加而无长度的缩短，后者指在收缩过程中只有长度的缩短而无张力的增加。影响肌肉收缩时做功能力或其力学表现的因素至少有三个，即前负荷、后负荷和肌肉本身的功能状态（即肌肉收缩能力）。

（一）前负荷对肌肉收缩的影响

前负荷（preload）是指肌肉在收缩前承受的负荷，如将一条肌肉顺着它的肌原纤维的走行方向悬挂起来而将上端固定，再在另一端悬挂一定数量的重物，后者就是前负荷。前负荷使肌肉在收缩前就处于某种程度的被拉长状态，使它具有一定的长度，这称为初长度(initial length)。由于前负荷的大小直接决定着初长度，因此也可用初长度表示前负荷的大小。实际上肌肉都是在不同的初长度(前负荷)的条件下进行收缩的。

在生理实验中，如图2－19(a)所示，将肌肉上方固定在一个可移动的装置上，后者通过上下调节将肌肉固定在不同的初长度；肌肉在下方也被固定，并且连接一个灵敏的张力换能器来记录肌肉收缩过程产生的张力大小。由于固定装置的作用使得后负荷固定在无限大时的位置，肌肉在收缩时不可能缩短而只能产生张力，于是就可以观察初长度不同时对同一肌肉产生张力的影响了。当将肌肉固定在不同的初长度时，可记录到两种不同的张力。一种是被动张力，也就是在不同初长度下肌肉受牵拉时产生的弹性回缩力。另一种是主动张力，即在受到刺激时肌肉收缩产生的张力。图2－19(b)反映的是不同初长度下肌肉张力的大小，即长度－张力曲线。其中，曲线a反映不同初长度对应的被动张力的大小；曲线b记录的是总张力曲线，即被动张力和主动张力之和；曲线c为主动张力曲线，由曲线b减去曲线a而得。由曲线c可知，在一定范围内，随着初长度增加，肌肉收缩产生的主动张力也增加；而当初

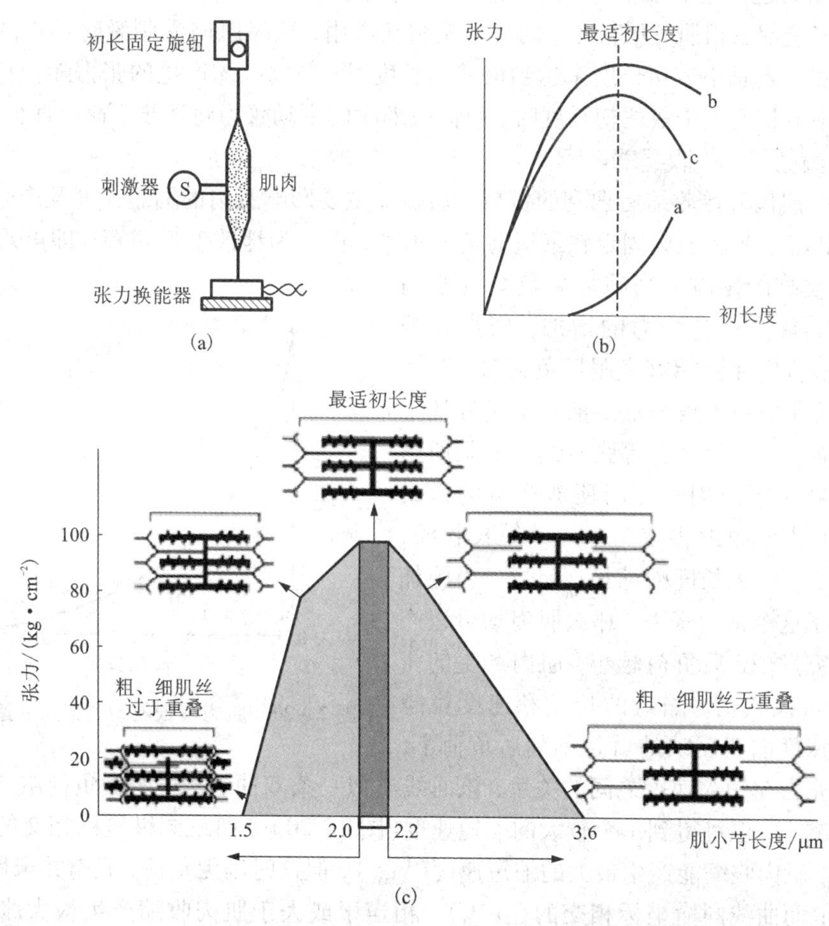

图2－19　肌肉初长度对肌肉收缩的影响

(a)、(b)肌肉的长度－张力关系曲线：a—被动张力，b—总张力，c—主动张力；(c)肌小节长度－张力关系曲线

长度达某个值时产生的肌张力最大，之后再增加初长度，肌张力即开始下降。将能产生最大收缩张力所对应的初长度称作最适初长度(optimal initial length)，对应的前负荷称作最适前负荷。

如前所述，肌肉收缩是通过粗肌丝表面的横桥与细肌丝之间的相互作用实现的，因此细肌丝和粗肌丝间的重叠关系直接影响到肌肉短缩的效果。肌小节在不同初长度时，粗细肌丝便处于不同的重叠状态。粗肌丝长度为1.5μm，M线两侧各0.1μm的范围没有横桥，在M线两侧有横桥的粗肌丝长度各有0.65 μm；细肌丝长度为1.0 μm。若给予一定的前负荷，使肌小节长度为2.2 μm时，每侧细肌丝伸入粗肌丝的长度则为0.65 μm。因此，粗肌丝上所有横桥将与细肌丝相互作用，此时，收缩可产生最佳的效果；若稍稍减小前负荷使肌小节长度为2.0 μm，即每侧细肌丝各伸入暗带0.1 μm，伸入的部分正处于粗肌丝无横桥的区域，因此收缩效果依然处于最佳状态。因此，当肌小节长度为2.0~2.2 μm时，此时的初长度便为最适初长度，也就是最适前负荷。若进一步减小前负荷使肌小节长度小于2.0μm，细肌丝可能会穿过M线，与对侧细肌丝相互重合和卷曲，因而造成收缩张力下降。反之，如增加前负荷使初长度大于最适初长度，部分细肌丝将由粗肌丝区拉出，两者相互重合的程度逐渐变小，使得肌肉收缩时起作用的横桥数相应减少，也造成收缩张力下降；当肌小节长度为3.5μm时，细肌丝将全部由粗肌丝区拉出，两者不能相互作用，这时肌肉受刺激时不再产生主动张力。由此可见，当肌小节初长度未达到最适初长度时，肌肉收缩产生的张力随初长度增加而增大，当肌小节长度大于最适初长度时，肌肉收缩时的主动张力将逐步下降，直至为零。

(二)后负荷对肌肉收缩的影响

后负荷是肌肉开始收缩后遇到的负荷。后负荷主要影响肌肉的缩短速度及产生张力的大小。一般情况下，先将肌肉固定在最适前负荷水平，再人为地改变后负荷，即可观察不同后负荷对肌肉收缩的影响。当施加后负荷的肌肉进入收缩时，首先只有张力的增加，而没有缩短；当张力逐步增加到能够克服后负荷时，肌肉出现缩短，且张力将不再增加。前一个过程属于等长收缩，而后一过程属于等张收缩。如果所施加的后负荷超过了肌肉收缩时所能产生的最大张力，那么肌肉的收缩将变为单一的等长收缩，即只产生张力，而无长度的缩短。反之，当施加的后负荷小于这个最大张力，那么肌肉均可以产生短缩。研究发现，后负荷越小，肌肉产生的张力将越早超过该负荷，缩短的长度和速度也越大。张力-速度曲线反映的就是不同后负荷下，肌肉产生的张力与短缩速度之间的关系，该曲线类似一条双曲线，说明后负荷减小时，肌肉产生的张力减小，但可得到一个较大的缩短速度(图2-20)。曲线同纵坐标相交的点表示后负荷为零时，肌肉收缩能产生最大的缩短速度(V_{max})，但这时因无负荷，肌肉并未做功，也没有功率输出；而曲线同横坐标相交的点(P_0)，相当于或大于肌肉收缩产生最大张力时的负荷，收缩速度为零，但产生的张力最大。在此后负荷时，肌肉不能缩短，也没有做功和功率输出。因此，后负荷过大或过小，均不利于肌肉做功。当后负荷为最大张力的30%左右时，

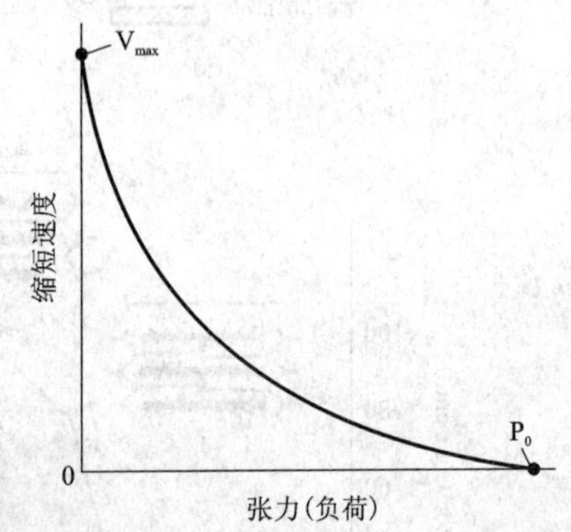

图2-20 肌肉等张收缩的张力-速度曲线

肌肉的输出功率最大。

后负荷的影响与横桥的活动密切相关。当后负荷增加时，横桥完成摆动的过程减慢，横桥周期延长，导致肌肉收缩需要更长时间，缩短速度减慢；但同时也导致更多横桥有机会与肌动蛋白发生作用，从而使肌肉收缩时产生更大张力。

（三）肌肉收缩能力对肌肉收缩的影响

以上描述的是外加负荷对肌肉收缩时张力大小、缩短速度以及做功等力学特征的影响。除此之外，肌肉本身的功能状态也可影响肌肉的收缩效应。肌肉的收缩能力（contractility）就是指影响收缩效能的肌肉内在特性，这种特性与前后负荷无关。肌肉收缩能力主要取决于兴奋－收缩耦联过程中 Ca^{2+} 的浓度、ATP 酶活性等因素。能量物质缺乏、缺氧、酸中毒、肌纤维蛋白质分子结构或横桥功能特性改变等，都可能降低肌肉收缩能力；而钙离子、肾上腺素等体液因素则可提高肌肉的收缩能力。肌肉收缩能力对肌肉收缩产生张力的大小以及缩短速度均有影响。当肌肉收缩能力增强时有可能使同一前负荷下肌肉收缩产生的张力增加，即长度－张力曲线上移，也可使同一后负荷下肌肉缩短的速度增加，即张力－速度曲线右上移位。

（四）肌肉的单收缩和单收缩的复合

骨骼肌受刺激后，先是产生一次动作电位，紧接着出现一次机械收缩，称为单收缩，包括一个收缩相及舒张相。前面叙述的肌肉收缩时各种力学表现，就是以单收缩为观察对象而进行分析的。但正常情况下，骨骼肌的自然收缩都是在神经冲动的连续刺激下产生的。在不同频率连续刺激的作用下，肌肉可出现不同的收缩特征。如图 2－21 所示，当刺激频率较低时，每一个刺激诱发一次单收缩，每一个单收缩都是在前一次收缩（包括舒张相）结束后出现；随着刺激频率增加，后一次收缩有可能在前一次收缩的舒张期尚未结束时就出现，这样便发生了收缩过程的复合，这种叠加的收缩称复合收缩。复合收缩包括两种形式：不完全强直收缩和完全强直收缩。当前一个收缩的舒张期还未完成就产生了下一个收缩，形成舒张的不完全，称为不完全强直收缩；如果刺激频率继续增加，那么肌肉就有可能在前一次收缩的收缩期结束以前就开始新的收缩，这就是完全强直收缩。复合收缩的发生机制与肌细胞动作电位及肌肉收缩的时程有关。在产生兴奋的过程中，锋电位持续时间仅 1～2 毫秒，但兴奋引起的肌肉收缩却持续约 100 毫秒。因而在发生机械收缩的过程中，只要刺激在动作电位的不应期（1～2 毫秒）之后，就完全可能再产生兴奋并引起收缩，即出现复合收缩。

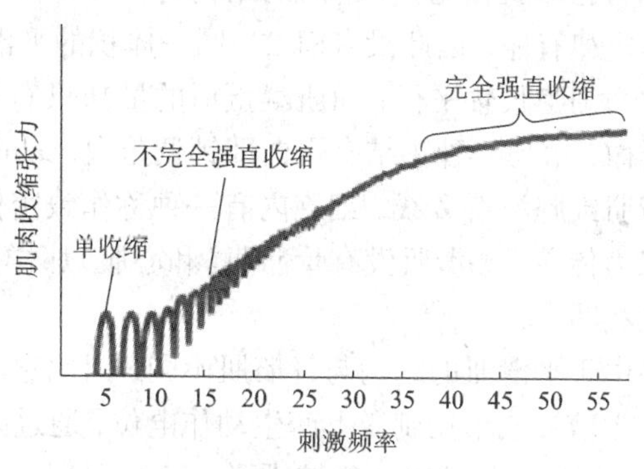

图 2－21　刺激频率对骨骼肌收缩的影响

实际上，正常体内骨骼肌的收缩几乎都属于完全强直收缩，只不过强直收缩的持续时间各异。强直收缩显然可以产生更大的收缩效果，这是因为一次肌肉收缩所释放到胞浆中的 Ca^{2+} 很快被肌浆网上的 Ca^{2+} 泵回收入肌浆网，而连续刺激可使肌浆中的 Ca^{2+} 维持在一个饱和的高浓度水平，横桥不断发挥作用，致使肌肉收缩产生较大张力。

三、平滑肌收缩特性

平滑肌广泛分布于内脏器官如消化道、呼吸道、泌尿生殖器官及血管壁等。平滑肌在微细结构、收缩机制、收缩调控等各方面都与骨骼肌有很大区别。

(一)平滑肌的分类

依照功能活动特征可将平滑肌分为两大类：一类称为多单位(multi - unit)平滑肌，如分布于竖毛肌、虹膜肌、睫状肌及大血管的平滑肌等。由于细胞间很少有缝隙连接，每个细胞的活动都是彼此独立，很少相互影响，因此与骨骼肌相似，其收缩主要依靠神经冲动的支配。另一类称为单单位(single - unit)平滑肌，也称内脏平滑肌，是构成中空内脏器官管壁的主要结构，以胃肠、子宫、输尿管平滑肌为代表，其结构特征是在细胞间具有大量缝隙连接。因此，当一个细胞兴奋时，可通过缝隙连接使相邻细胞产生兴奋，从而使细胞的活动同步化。另外，这类平滑肌大都具有自律性，即在不受神经体液因素影响的情况下，也可自发地产生兴奋。

(二)平滑肌的微细结构及收缩机制

与骨骼肌相比，平滑肌的结构有很多特征。首先，平滑肌粗细肌丝排列不像骨骼肌细胞那样规律有序，因此没有横纹；同一体积的平滑肌所含肌动蛋白的量是骨骼肌的2倍，排列大致与细胞长轴平行；而肌凝蛋白的量却只有骨骼肌的1/4；平滑肌细胞中的细肌丝不含肌钙蛋白，由另一种钙结合蛋白即钙调蛋白(calmodulin)发挥作用，与 Ca^{2+} 结合触发肌肉收缩；平滑肌细胞没有Z线，细胞内有一种称作致密体的结构，是细肌丝的附着点，并实现细胞间的张力传递；平滑肌没有骨骼肌(和心肌)那样发达的肌管系统，肌细胞膜只有一些纵向排列的袋状凹入。

由于平滑肌的结构与骨骼肌不同，因此它的收缩机制也有别于骨骼肌。平滑肌细胞可以在化学信号或牵拉刺激下产生动作电位，通过兴奋 - 收缩耦联途径使胞内 Ca^{2+} 升高引起肌肉收缩，该途径称为电 - 机械耦联(electromechanical coupling)；另外，一些兴奋性递质、激素或药物同肌膜受体结合时，通过G - 蛋白耦联受体介导的信号转导通路在胞浆中产生第二信使，也可引起 Ca^{2+} 库中的 Ca^{2+} 释出，该途径称为药物 - 机械耦联(pharmacomechanical coupling)。升高的胞浆 Ca^{2+} 先结合于胞浆的钙调蛋白，进而使胞浆中的肌球蛋白轻链激酶(myosin light chain kinase, MCLK)活化，后者使横桥的肌球蛋白轻链磷酸化，横桥ATP酶活性增加，引发肌丝滑行和肌肉收缩。

(董 颀 李建华)

第三章　血　液

【内容提要】 血液由血浆和悬浮于其中的血细胞组成。血细胞可分为红细胞、白细胞和血小板三大类。红细胞具有可塑变形性、悬浮稳定性和渗透脆性，其主要功能是运输氧和二氧化碳。红细胞生成的主要原料是铁和蛋白质，促成熟因子是叶酸和维生素 B_{12}。红细胞的生成主要受促红细胞生成素和雄激素的调节。白细胞可分为中性粒细胞、嗜酸性粒细胞、嗜碱性粒细胞、单核细胞和淋巴细胞，主要功能为吞噬并杀灭外来微生物和参与免疫反应。血小板的生理特性包括粘附、聚集、释放、吸附和收缩，主要生理功能是参与生理性止血，促进血液凝固和维持毛细血管内皮完整性。血液凝固是指血液由流动的液态变成不流动的凝胶状态的过程。血液凝固分为内源性凝血和外源性凝血两条途径，包括三个基本步骤：①凝血酶原激活物的形成；②凝血酶的形成；③纤维蛋白的形成。此外，血浆中存在多种抗凝血物质（如抗凝血酶、肝素和蛋白质 C 系统），还存在纤维蛋白溶解系统，使血液凝固只局限于病变部位，保证血流畅通。

血型是指红细胞膜上特异性抗原的类型，其中与临床关系密切的是 ABO 血型系统和 Rh 血型系统。正确鉴定血型是保证输血安全的基础，因此每次输血前必须进行血型鉴定和交叉配血实验。

血液（blood）是一种流体组织，由血浆（blood plasma）和血细胞（blood cell）组成，存在于心血管系统中并在心搏的推动下不断地循环流动，为全身各器官输送氧、营养物质以及调节物质，清理代谢产物。如果器官血液供应不足，将引起各器官细胞功能障碍、结构损伤甚至死亡。很多疾病伴有血液组成成分或理化性质的特征性变化。因此，血液在医学诊断学和治疗学上均有重要价值。

第一节　概　述

一、血液的组成

（一）血液的组成

血液由血浆和悬浮于其中的血细胞组成，后者可分为红细胞、白细胞和血小板三大类。将新鲜抗凝血液离心后，可见离心管中分为三层（图 3－1）。上层淡黄色的液体为血浆；下层深红色不透明的为红细胞；在血浆与红细胞之间有一灰白色的薄层是白细胞和血小板。如果抽出的血液置于不加抗凝剂的试管中，血液将发生凝固，血凝块逐渐紧缩，析出透明的淡黄色液体，称为血清（serum）。血清与血浆不同之处在于血清中没有纤维蛋白原和某些凝血因子，但增添了凝血过程中血小板释放的物质。血细胞在全血中所占的容积百分比称为血细胞比容（hematocrit）。因血细胞中 99% 为红细胞，故血细胞比容常称为红细胞比容。其数值主要反映全血中红细胞数量的相对值。正常成年男性红细胞比容为 40%～50%，成年女性为

37% ~48%，新生儿约为55%。当血浆量或红细胞数量发生改变时，都可使红细胞比容发生改变。例如，严重腹泻或大面积烧伤时，体液中水分丧失较多，血浆量减少，红细胞比容将会升高；贫血患者的红细胞数量减少，红细胞比容就会降低。

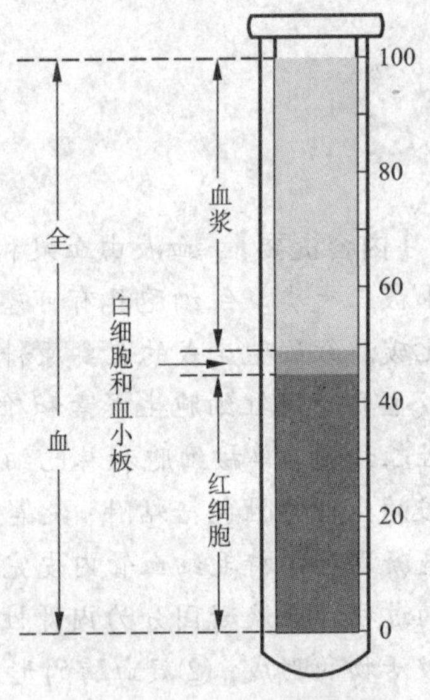

图3-1 血液组成示意图

血浆蛋白中的白蛋白(albumin，A)也称清蛋白，是含量最多的血浆蛋白；其次是球蛋白(globulin，G)，纤维蛋白原最少。正常情况下，血浆白蛋白与球蛋白的比值(A/G)为1.5∶1 ~2.5∶1。由于血浆中白蛋白主要由肝脏产生，当肝脏发生病变时常引起A/G比值下降。因此，临床上通过测定A/G比值来了解肝功能。

血浆蛋白的主要功能有：①形成血浆胶体渗透压；②与甲状腺激素、肾上腺皮质激素、性激素等结合，使其不易经肾脏排出；③作为载体运输脂质、维生素等物质；④参与血液凝固、抗凝和纤溶等生理过程；⑤抵御病原微生物的入侵；⑥营养功能。

血浆中无机盐绝大部分以离子状态存在。阳离子以Na^+为主，还有少量K^+、Ca^{2+}、Mg^{2+}等；阴离子主要是Cl^-及少量的HCO_3^-、HPO_4^{2-}等。这些离子的主要功能是形成血浆晶体渗透压，维持酸碱平衡和神经肌肉的正常兴奋性等。

血浆中除蛋白质以外的含氮化合物总称为非蛋白含氮化合物，主要包括尿素、尿酸、肌酸和肌酐等。它们是体内蛋白质的代谢产物，经肾排出体外。这些化合物中所含的氮称为非蛋白氮(non-protein nitrogen，NPN)，其中1/3 ~1/2的NPN为尿素氮(blood urea nitrogen，BUN)。正常情况下，血液中的NPN主要通过肾脏排出体外。当肾功能不全时，血中NPN和BUN的含量都升高。因此，测定血中NPN和BUN的含量有助于了解体内蛋白质代谢状况和肾脏功能情况。

此外，血浆中还含有葡萄糖、脂类、酮体、乳酸、酶、激素、维生素、氧和二氧化碳等物质。

(二)血量

人体内血液的总量称为血量(blood volume)。正常成人的血量相当于体重的7% ~8%，即每公斤体重有70 ~80 mL血液，其中血浆量为40 ~50 mL。安静时，全身大部分血液在心血管系统内快速循环流动，称为循环血量；小部分血液滞留在肝、肺、腹腔静脉以及皮下静脉丛内，流动很慢，称为储存血量。在运动或大出血等情况下，储存血量可被动员释放出来，补充循环血量。

正常情况下，由于神经、体液的调节作用，体内血量保持相对恒定。血量的相对恒定是维持正常血压和全身各组织、器官足够血液供应的必要条件。一般认为当人体一次失血500 mL以下(不超过全身总血量的10%)时，机体可通过心脏活动加强、血管收缩和储存血量的释放等加以代偿，而不出现明显的临床症状。若一次失血1000 mL(达全身总血量的20%)，机体代偿功能不足而会出现血压下降，脉博加快、四肢冰冷、眩晕、口渴、恶心、乏力等症状。严重失血(达全身总血量的30%以上)，必须及时输血，否则可危及生命。由此可见，健康成人一次献血200 ~300 mL，对身体不会带来损害，作为医务工作者应积极宣传和参与义务献血。

二、血液的功能

血液具有以下功能：①运输功能：运输 O_2、营养物质和激素到全身器官细胞，以及运输代谢产物、CO_2以利于排出体外；②缓冲作用：血液含有多种 pH 缓冲物质，可缓冲酸性或碱性代谢产物；③体温调节：血液中的水比热较大，可以吸收大量的热量，有利于维持体温相对恒定；④生理性止血：血液中的凝血因子、血小板发挥生理性止血作用，而抗凝血因子保障血流畅通；⑤免疫防御：血液中的中性粒细胞、单核细胞、淋巴细胞、血浆蛋白等构成机体的非特异性和特异性免疫系统，行使生理防御功能。

三、血液的理化特性

（一）颜色和比重

血液的颜色主要取决于红细胞内血红蛋白的颜色。动脉血中红细胞内的氧合血红蛋白含量较高，呈鲜红色；静脉血中红细胞含氧合血红蛋白较少，呈暗红色。血浆因含微量胆色素而呈淡黄色。

正常人全血的比重为 1.050 ~ 1.060，其高低主要取决于红细胞的数量；血浆的比重为 1.025 ~ 1.030，其高低主要取决于血浆蛋白的含量；红细胞的比重为 1.090 ~ 1.092，其高低主要取决于红细胞中血红蛋白的含量。

（二）黏滞性

血液的黏滞性来源于其内部溶质分子或颗粒之间的摩擦。通常在体外测定全血或血浆与水相比的相对黏滞性。例如，以水的黏滞性为 1，则全血的相对黏滞性为 4 ~ 5，血浆的相对黏滞性为 1.6 ~ 2.4。全血的相对黏滞性主要取决于血细胞比容的高低，血浆的黏滞性主要取决于血浆蛋白的含量。严重贫血的患者红细胞数量减少，血液黏滞性下降；大面积烧伤患者，因血浆水分大量渗出，红细胞数量相对增多，血液的黏滞性增高。血液的黏滞性增高可使血流阻力增大，血流速度减慢，既增加了心脏负担，又易引起血管内凝血的发生，影响血液循环的正常运行。

（三）血浆渗透压

1. 血浆渗透压的概念及组成

渗透压（osmotic pressure）是指溶液中溶质分子通过半透膜吸引水分子的力量。渗透压的高低与溶液中所含溶质的颗粒（分子或离子）数目成正比，而与溶质的种类和颗粒的大小无关。溶质的颗粒数目越多，渗透压越高；反之，渗透压则越低。水总是从渗透压低的一侧向渗透压高的一侧渗透。正常人体内血浆渗透压约为 300 毫渗量/升（mOsm/L），相当于 5790 mmHg。根据形成渗透压的来源可将血浆渗透压分为晶体渗透压（crystal osmotic pressure）和胶体渗透压（colloid osmotic pressure）。晶体渗透压由血浆中的晶体物质（主要是 Na^+ 和 Cl^-）所产生，占血浆总渗透压的 99% 以上；胶体渗透压则由血浆中的胶体物质（如血浆蛋白，主要是白蛋白）所形成。血浆中虽含有大量蛋白质，但因蛋白质的分子量大，数量少，因此形成的渗透压也小，仅 1.3 mOsm /L（25 mmHg），不足血浆总渗透压的 1%。而在血浆蛋白中，白蛋白的分子量较小，分子数量远多于球蛋白，故 75% ~ 80% 的血浆胶体渗透压来自白蛋白。若血浆中白蛋白明显减少，即使球蛋白增加而保持血浆蛋白总量不变，血浆胶体渗透压也将明显降低。

2. 血浆渗透压的生理意义

(1)血浆晶体渗透压：正常情况下，水和晶体物质可自由通过毛细血管壁，因而血浆与组织液晶体渗透压基本相等；但血浆中的晶体物质绝大部分不易透过细胞膜，因此在红细胞外形成相对稳定的晶体渗透压。当血浆晶体渗透压降低时，血浆中的水被吸引进入红细胞，红细胞逐步膨胀，甚至破裂溶血；反之，当血浆晶体渗透压升高时，水从红细胞内渗出，导致细胞皱缩变形(图3-2)。因此，血浆晶体渗透压的相对恒定对维持细胞内外水平衡和细胞的正常形态及功能极为重要。

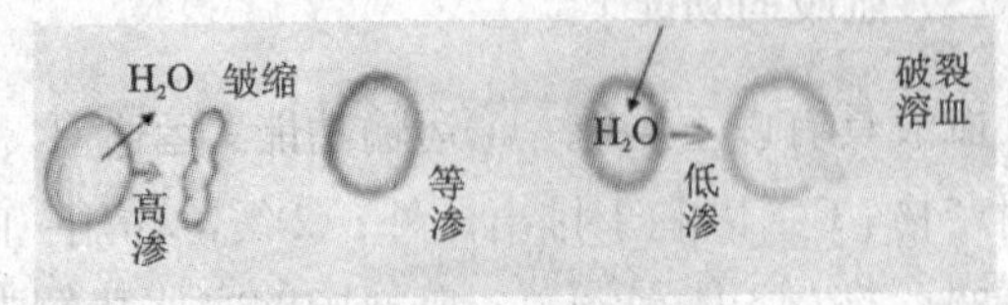

图3-2 血浆晶体渗透压对红细胞的影响示意图

(2)血浆胶体渗透压：由于血浆蛋白的分子量较大，一般不能通过毛细血管管壁；同时组织液中蛋白质含量低于血浆。因血浆的胶体渗透压高于组织液，故血浆能将组织液中的水吸引到血管内以维持血容量。当血浆蛋白含量减少时，如肝硬化(血浆蛋白质合成减少)、慢性肾炎(血浆蛋白质丢失过多)，均可使血浆胶体渗透压下降，导致组织液回流减少形成组织水肿。因此，血浆胶体渗透压在调节毛细血管内外水平衡和正常的血浆容量中起重要作用(图3-3)。

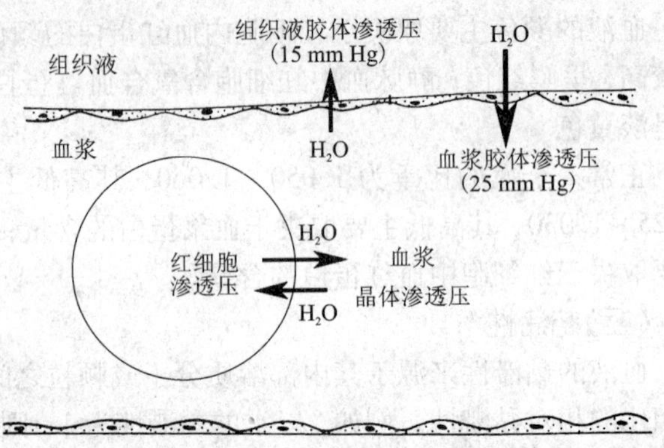

图3-3 血浆晶体渗透压与胶体渗透压的作用示意图

由于血浆渗透压在体内起着重要作用，渗透压的改变对机体影响很大。临床上给患者输液时要特别注意液体的渗透压。以血浆渗透压为标准，与血浆渗透压相等的溶液称为等渗溶液；如0.9%氯化钠注射液(生理盐水)和5%葡萄糖注射液等。高于血浆渗透压的溶液称为高渗溶液；低于血浆渗透压的溶液则称为低渗溶液。临床上给患者大量输液时，一般应输入等渗溶液，以免影响细胞的形态和功能。需要注意的是，并非所有的等渗溶液均能使悬浮于其中的红细胞保持其正常形态和大小。如1.9%尿素溶液是等渗溶液，但将红细胞置于其中很快则会发生破裂溶血。这是由于尿素分子能自由通过红细胞膜，不能在溶液中保持与红细胞内相等的张力所致，故1.9%尿素溶液是等渗溶液而不是等张溶液。临床上将能使悬浮于其中的红细胞保持正常形态和大小的溶液称为等张溶液，0.9%氯化钠溶液和5%葡萄糖溶液既是等渗溶液也是等张溶液。可见，等张溶液一定是等渗溶液，而等渗溶液不一定是等张溶液。

(四)血浆pH

正常人血浆pH为7.35~7.45，其相对恒定主要依靠血浆中的缓冲对来维持。血浆中最主要的缓冲对是$NaHCO_3/H_2CO_3$，比值通常为20∶1。当酸性或碱性物质进入血液时，通过缓冲系统的作用，特别是经肺和肾不断排出体内过多的酸或碱，使血浆pH的波动极小。当体内的酸性或碱性物质产生过多，超过机体的缓冲能力，血浆的pH将发生变化。血浆pH低于7.35为酸中毒，高于7.45为碱中毒；当血浆pH低于6.9或高于7.8时将危及生命。因此，血浆 pH 的相对恒定是机体进行正常生命活动的必备条件。

第二节 血细胞

血细胞包括红细胞、白细胞和血小板，均起源于造血干细胞。在个体发育过程中，造血器官有一个程序性的变迁。胚胎发育早期是卵黄囊造血；从胚胎2个月开始，由肝、脾造血；胚胎发育到4个月后，肝、脾的造血活动逐渐减少，骨髓开始造血并逐渐成为造血的主要部位；出生后血细胞几乎都在骨髓生成。当造血需要增加时，肝、脾可参与造血以补充骨髓造血功能的不足。到18岁以后，则只有脊椎骨、肋骨、胸骨、颅骨和长骨近端骨骺处才具有骨髓造血功能。若成年人出现骨髓外造血，则是造血功能紊乱的表现。

一、造血过程

造血过程是各类造血细胞发育、成熟的过程。首先是造血干细胞（hematopoietic stem cells）分化为造血祖细胞（hematopoietic progenitor cells）。造血干细胞经过不对称性有丝分裂形成两个子代细胞，其中一个仍维持造血干细胞的全部特征，另一个子细胞分化成造血祖细胞。第二个阶段是造血祖细胞形成定向祖细胞（committed progenitor cell），分别为：红系集落形成单位（colony forming unit-erythrocytes，CFU－E）、粒－单核系集落形成单位（colony forming unit-granulocytes and monocytes，CFU－GM）、巨核系集落形成单位（colony forming unit-megakaryocytes，CFU－MK）和淋巴系集落形成单位（colony forming unit-lymphocytes，CFU－L）。第三个阶段是上述各系定向祖细胞发育为前体细胞（precursors），此时的造血细胞已经发育成为形态上可以辨认的各系幼稚细胞。第四阶段是前体细胞进一步发育成熟为具有特殊功能的各类血细胞，然后有规律地释放进入血液循环（图3－4）。

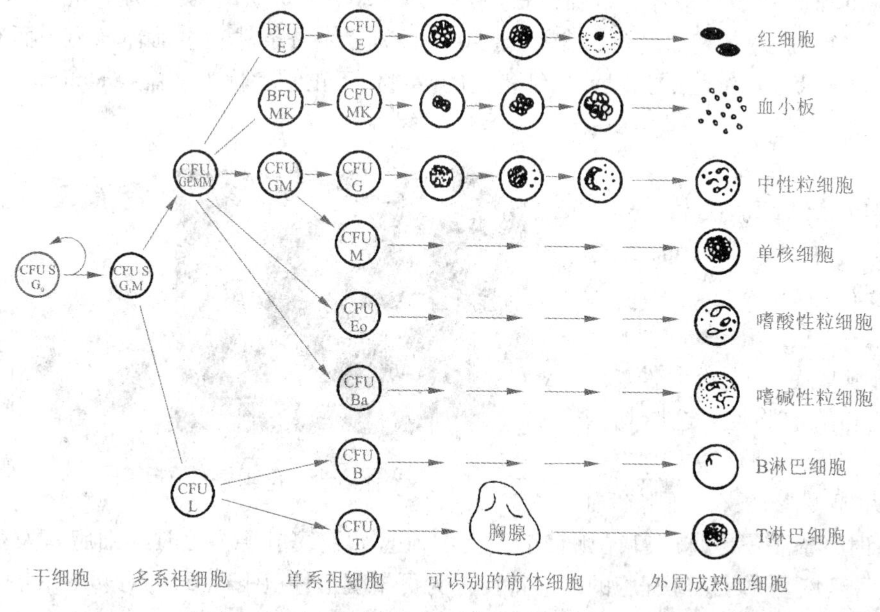

图3－4 血细胞生成模式图

造血过程主要是在造血组织的造血微环境(包括基质细胞、基质细胞分泌的细胞外基质、各种造血调节因子以及进入造血器官的神经和血管)中进行。现已发现多种因子参与造血的调控，它们可作用于血细胞生成的不同阶段。按其作用特性，造血细胞因子可分为造血生长因子(hematopoietic growth factor，HGF)和造血抑制因子(hematopoietic inhibiting factor，HIF)。目前认为调节造血干细胞的造血生长因子主要是FL(Flt-3配基)和促血小板生成素(thrombopoietin，TPO)；其他的一些体液因子，如白细胞介素-1(interleukin-1，IL-1)、白细胞介素-3(IL-3)、白细胞介素-6(IL-6)、干细胞因子(stem cell factor，SCF)等也参与对造血干细胞的调节。具有抑制作用的细胞因子是转化生长因子b(transforming growth factor-b，TGF-b)和干扰素(interferon，IFN)等。一些理化(苯、χ射线)、生物(某些病毒感染)、药物(氯霉素、环磷酰胺)等因素可引起骨髓造血干细胞及造血微环境损伤，导致骨髓造血功能降低，血液中全血细胞减少，这类疾病称为再生障碍性贫血(aplastic anemia)。

造血干细胞具有的自我复制与多向分化的能力，使其在某些疾病的治疗中发挥越来越重要的作用。造血干细胞移植是治疗许多恶性血液病(如白血病、再生障碍性贫血等)的有效措施，也是大剂量细胞毒性制剂和放射线导致严重造血损伤救治中的不可缺少的重要措施。此外，在基因治疗中，将目的基因导入造血干细胞，然后输入患者体内，可以治疗珠蛋白生成障碍性贫血、重症联合免疫缺陷病等遗传性疾病。造血干细胞主要存在于骨髓、外周血(含脐带血)以及胎儿肝脏中，临床上采集造血干细胞的途径多为骨髓、外周血和脐带血。

二、红细胞

(一)红细胞的形态与数量

红细胞(red blood cell，RBC)是血液中数量最多的一种血细胞。我国成年男性红细胞的量为(4.0~5.5)×10^{12}/L，女性为(3.5~5.0)×10^{12}/L。红细胞内的蛋白质主要是血红蛋白(hemoglobin，Hb)，我国成年男性血红蛋白浓度为120~160 g/L；女性为110~150 g/L。生理情况下，红细胞数量和血红蛋白含量随年龄、性别、体质条件和生活环境不同而有一定的差异。如果血液中红细胞的数量或血红蛋白的含量低于正常者称为贫血(anemia)。

(二)红细胞的生理特性与功能

1. 红细胞的生理特性

正常成熟红细胞无核，呈双凹圆碟形，直径为7~8 μm，周边最厚处为2.5 μm，中央最薄处为1 μm(图3-5)。

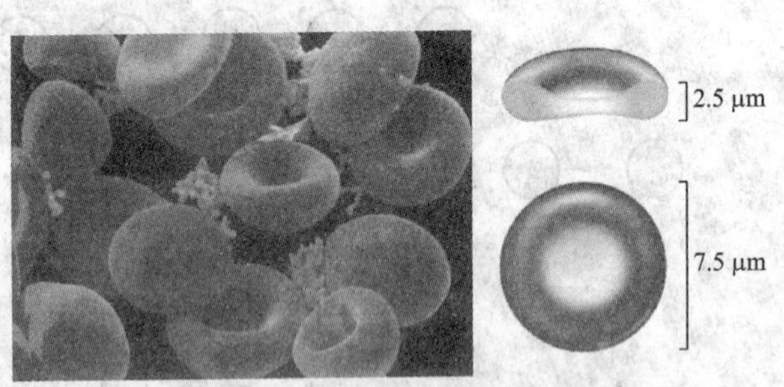

图3-5 红细胞电镜扫描图

红细胞具有可塑变形性、悬浮稳定性和渗透脆性，这些均与红细胞的双凹圆碟形有关。

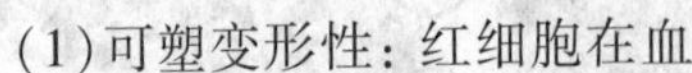

(1)可塑变形性：红细胞在血管中运行时，经常需要通过口径比它小的毛细血管和血窦孔隙，此时红细胞将发生卷曲变形，通过后又恢复原状，红细胞的这一特性称为可塑变形性(图3-6)。可塑变形性是红细胞生存所需的最重要特性。红细胞的变形能力取决于红细胞的几何形状、红细胞内的黏度和红细胞膜的弹性，其中以红细胞正常的双凹圆碟形最为重要。正常成人红细胞的体积约为

90 μm³，表面积约为 140 μm²，而相同体积的球形物体的表面积仅为 100 μm²。因此，正常双凹圆碟形使红细胞的表面积与体积比增大，变形能力增强；如果红细胞变成球形（遗传性球形红细胞增多症），则表面积与体积之比明显降低，变形能力就会显著减弱。此外，当红细胞内容物的黏度增大或红细胞膜的弹性降低时，也会降低红细胞的变形能力。

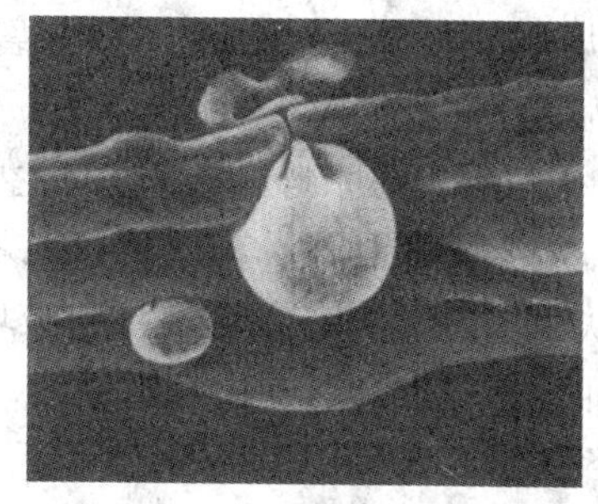

图 3－6　红细胞挤过脾窦的内皮细胞裂隙（大鼠）

（2）悬浮稳定性：红细胞能相对稳定地悬浮于血浆中不易下沉的特性称为红细胞的悬浮稳定性。通常将抗凝血静置后红细胞在第 1 小时末下沉的距离来表示红细胞沉降的速度，即红细胞沉降率（erythrocyte sedimentation rate，ESR），简称血沉。用魏氏法测定正常成年男性为 0～15 mm/h，女性为 0～20 mm/h。红细胞悬浮稳定性与血沉呈反变关系，即血沉越大则表示其悬浮稳定性越小。

红细胞能保持悬浮除血液在血管内不断流动形成层流外，一般认为与红细胞双凹圆碟形的形状有关。双凹圆碟形的红细胞具有较大的表面积与体积之比，导致红细胞与血浆之间的摩擦阻力较大；此外，红细胞表面带负电荷使红细胞之间相互排斥。如果红细胞彼此之间以凹面相贴重叠在一起，称为红细胞叠连。红细胞叠连之后，其表面积与总体积的比值减少，与血浆的摩擦力也减少，于是血沉加快。根据实验观察，血沉的快慢取决于血浆的性质，而与红细胞本身无关。通常血浆中白蛋白和卵磷脂含量增多时可提高红细胞悬浮稳定性，使血沉减慢；球蛋白、纤维蛋白原及胆固醇含量增多时可降低红细胞悬浮稳定性，使血沉加快。某些疾病时（活动性肺结核、风湿热、恶性肿瘤和骨折等），由于多个红细胞彼此能较快的以凹面相贴，形成红细胞叠连，使血沉加快。故测定血沉可作为诊断某些疾病的参考依据。

（3）渗透脆性：红细胞在低渗盐溶液中发生膨胀破裂的特性称为红细胞的渗透脆性（osmotic fragility），简称脆性。将正常人红细胞悬浮于一系列浓度递减的低渗氯化钠溶液中，水将在渗透压差的作用下不断渗入红细胞，于是红细胞由正常双凹圆碟形逐渐胀大成为球形，直至破裂溶血。正常人红细胞一般在 0.42% 氯化钠溶液中开始溶血（部分红细胞破裂），在 0.35% 氯化钠溶液中完全溶血（全部红细胞破裂）。这一现象说明红细胞对低渗溶液具有一定的抵抗力。抵抗力大则其脆性小、不容易破裂溶血；反之则其脆性大、容易破裂溶血。正常红细胞的渗透脆性也有一定的差异，如初成熟的红细胞较衰老的红细胞对低渗的抵抗力大，即脆性小。某些病理情况下（如遗传性球形红细胞增多症、先天性溶血性黄疸）的红细胞脆性增大。故临床上测定红细胞的渗透脆性有助于一些疾病的临床诊断。

2. 红细胞的功能

红细胞的主要功能是运输 O_2 和 CO_2。若红细胞发生破裂，逸出的血红蛋白则失去运输气体的功能。此外，红细胞内有多种缓冲对，对维持血浆 pH 的相对稳定起一定的作用。

（三）红细胞的生成与破坏

1. 红细胞的生成

骨髓是成年人生成红细胞的唯一场所，因此骨髓造血功能的正常是红细胞生成的前提。某些原因（抗癌药物、电离辐射、放射线等）造成骨髓损伤，使之造血功能下降或丧失，导致全血细胞减少而发生贫血，称为再生障碍性贫血。正常情况下，红细胞的生成是由红骨髓内的造血干细胞首先分化成红系定向祖细胞，再经过原红细胞、早幼红细胞、中幼红细胞形成晚幼红细胞。晚幼红细胞不再分裂，细胞内的血红蛋白含量已达到正常，细胞核逐渐消失，成为网织红细胞而逐渐释放入血，并于1～2天内脱去核糖体和线粒体，发育为成熟红细胞。

(1)生成的原料：红细胞的主要成分是血红蛋白，合成血红蛋白的主要原料是铁和蛋白质。成年人每天需要20～30 mg铁用于红细胞的生成。铁的来源有两部分：一部分是"内源性铁"，由衰老的红细胞在体内破坏后释放出来，每天约25 mg，相当于日需铁量的95%；另一部分是"外源性铁"由食物供给，每天1～2 mg。因此，正常成人对铁的需要量很少。只有在各种慢性失血性疾病、胃肠道吸收障碍、儿童生长期、妇女月经期、妊娠和哺乳期等对铁的需求量增加，而食物中的铁供应不足时，机体才会出现缺铁。缺铁可使幼红细胞中血红蛋白合成不足，红细胞生成减少且平均体积低于正常，引起小细胞低色素性贫血，又称缺铁性贫血。可口服硫酸亚铁或枸橼酸铁铵等含铁药物予以治疗，并注意多吃含铁较多的食物，如菠菜、肝、蛋类等。在红细胞生成过程中还需要有足够的蛋白质，蛋白质主要来自于肉类及豆类食物。由于红细胞具有优先利用体内氨基酸合成所需要蛋白质的特性，故因单纯缺乏蛋白质而发生的贫血极为少见。

(2)促成熟因子：叶酸和维生素B_{12}是红细胞发育过程合成DNA必需的辅酶。叶酸在体内须转化成四氢叶酸后才能参与DNA的合成。叶酸的转化需维生素B_{12}的参与。因此，当机体缺乏维生素B_{12}和叶酸时，DNA合成减少，幼红细胞分裂增殖减慢，细胞体积增大，导致巨幼红细胞性贫血。正常情况下，食物中叶酸和维生素B_{12}的含量能满足红细胞生成的需要，但维生素B_{12}的吸收必须要有内因子的参与。内因子是由胃黏膜的壁细胞分泌的一种糖蛋白，它与维生素B_{12}结合形成内因子B_{12}复合物，从而保护维生素B_{12}不受小肠内蛋白水解酶的破坏，并通过回肠黏膜吸收入血。当胃大部分切除或萎缩性胃炎时，内因子分泌减少，可导致维生素B_{12}吸收障碍，也可引起巨幼红细胞性贫血。

2. 红细胞的破坏

红细胞在血液中的平均寿命约120天。衰老或受损的红细胞变形能力减退，脆性增高。在通过骨髓、脾脏等处的微小孔隙时，容易滞留其中而被巨噬细胞所吞噬(称为血管外破坏)；也可因受湍急血流的冲击而破损(称为血管内破坏)，其中约90%的衰老红细胞经巨噬细胞吞噬(主要是脾脏)而破坏。红细胞的生成与破坏呈动态平衡，从而使红细胞数量维持在正常范围内。

(四)红细胞生成的调节

红细胞的生成主要受促红细胞生成素(erythropoietin，EPO)和雄激素的调节。

1. 促红细胞生成素

促红细胞生成素是一种热稳定的糖蛋白，主要由肾脏产生(约占90%)，但在肾外(如肝脏、胃等)组织也有少量产生。EPO的作用主要是促进晚期红系祖细胞向原红细胞分化，加速幼红细胞的增殖和血红蛋白的合成，并促进网织红细胞的成熟与释放。任何引起肾脏氧供应不足的因素，如肾血流量减少、贫血和缺氧等均可使肾脏合成和分泌EPO增加，促进红细胞的生成，从而提高血液运输氧的能力，缓解组织缺氧状态(图3－7)。正常人从

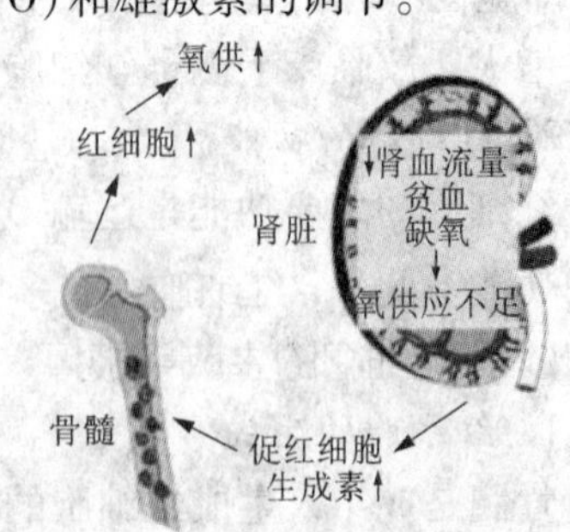

图3－7 EPO对红细胞生成的调节

平原进入高原地区，由于环境缺氧使机体血氧分压降低，导致 EPO 生成增加，外周血液中红细胞数量和血红蛋白含量增加。双肾实质严重破坏的晚期肾脏疾病患者，EPO 生成减少或基本停止，故常伴有难以纠正的贫血。红系祖细胞上 EPO 受体缺陷可致再生障碍性贫血。目前，临床上已成功将重组人的 EPO 用于治疗慢性肾衰竭贫血、恶性肿瘤贫血和再生障碍性贫血等。

2. 雄激素

雄激素可直接刺激骨髓造血组织，使红细胞生成增多；还可以刺激肾脏产生和释放 EPO，间接促进红细胞生成。而雌激素则可降低红系祖细胞对 EPO 的反应性，抑制红细胞生成。这可能是成年男性红细胞数量和血红蛋白含量高于女性的重要原因之一。临床上应用雄激素治疗某些难治性贫血，取得了一定的疗效。

此外，其他激素如甲状腺激素、生长激素和糖皮质激素等也可促进红细胞生成。

三、白细胞

(一)白细胞的分类与数量

白细胞(white blood cell，WBC)根据其形态、功能和来源可以分为粒细胞、单核细胞和淋巴细胞三大类。粒细胞又可根据其胞浆颗粒嗜色性的差异分为中性粒细胞、嗜酸性粒细胞和嗜碱性粒细胞。

正常成人外周血白细胞总数为(4.0～10.0)$\times 10^9$/L。其中中性粒细胞占50%～70%，嗜酸性粒细胞占 0.5%～5%，嗜碱性粒细胞占 0～1%，单核细胞占 3%～8%，淋巴细胞占20%～40%。生理情况下，白细胞的数目变异范围较大，新生儿白细胞数较高，一般为 15×10^9/L 左右。进食、疼痛及情绪激动也可使白细胞数显著增加。

(二)白细胞的生理功能

1. 中性粒细胞

中性粒细胞在非特异性细胞免疫中起着十分重要的作用。当病原微生物入侵机体，尤其是化脓性细菌入侵时，中性粒细胞被趋化因子吸引到炎症部位，吞噬并杀灭细菌。这样，入侵的细菌被包围在一个局部，不能在体内扩散。当中性粒细胞吞噬数十个细菌后，发生自我溶解并释放溶酶体酶，后者能溶解周围的组织，并与死亡的白细胞一起形成脓液。此外，中性粒细胞还能吞噬、清除衰老的红细胞和抗原－抗体复合物等。当中性粒细胞数减少到 1×10^9/L 时，机体的抵抗力就会明显降低，发生感染的危险性大为增加。如癌症患者化疗后白细胞减少，机体极易受到感染。

2. 嗜酸性粒细胞

嗜酸性粒细胞的主要作用表现为：①抑制变态反应：抑制肥大细胞和嗜碱性粒细胞引起的变态反应，减弱过敏反应的程度；②参与对蠕虫的免疫反应：嗜酸性粒细胞在特异性免疫球蛋白 IgE 抗体和补体 C_3的调理作用下，借助细胞表面的相关受体贴附于蠕虫体上，释放某些物质来杀伤蠕虫。因此，当机体发生变态反应(支气管哮喘、荨麻疹)或寄生虫感染(血吸虫、线虫等)时，常伴有嗜酸性粒细胞增多。

3. 嗜碱性粒细胞

嗜碱性粒细胞无吞噬功能，形态上与肥大细胞相似。嗜碱性粒细胞的主要作用是参与人体的变态反应，引起支气管哮喘、荨麻疹等变态反应症状。嗜碱性粒细胞的胞浆中含有大小不等的颗粒，颗粒内含有肝素、组胺、变态性慢反应物质（白三烯）和嗜酸性粒细胞趋化因子等多种生物活性物质。肝素具有很强的抗凝血作用；组胺可引起小血管扩张，毛细血管和静脉通透性增加，支气管、肠道平滑肌收缩等速发性Ⅰ型超敏反应；变态慢反应物质可使支气管平滑肌收缩引起哮喘。

4. 单核细胞

单核细胞由骨髓进入血液时尚未成熟，在血液中停留2~3天后迁移到周围组织中，成为吞噬能力很强的巨噬细胞，组成单核-巨噬细胞系统。该系统的主要功能有：①吞噬并杀灭外来微生物，特别是细胞内的致病物，如病毒、疟原虫以及真菌、结核分枝杆菌等；②识别和清除衰老的红细胞和血小板；③参与免疫反应，激活淋巴细胞的特异性免疫功能；④识别和杀伤肿瘤细胞发挥抗肿瘤作用；⑤激活的单核-巨噬细胞能合成和释放多种细胞因子，如集落刺激因子、干扰素、肿瘤坏死因子及白介素等，参与机体的防御机制。

5. 淋巴细胞

淋巴细胞在机体的特异性免疫反应应答过程中起着关键作用。根据其发生和功能可分为三大类：T淋巴细胞、B淋巴细胞和自然杀伤细胞。T淋巴细胞主要与细胞免疫有关，B淋巴细胞主要与体液免疫有关。自然杀伤细胞能识别并攻击与正常细胞不同的任何细胞膜表面发生变化的细胞，如肿瘤细胞或受到病毒攻击的细胞。

（三）白细胞的生成与破坏

白细胞与红细胞一样，也起源于骨髓的造血干细胞，先后经历定向祖细胞、可识别的前体细胞和成熟白细胞阶段。白细胞的增殖与分化受一组造血生长因子和抑制因子的调节，主要有①集落刺激因子：促进白细胞生成和发育；②抑制因子：如乳铁蛋白和转化生长因子-β等，它们可直接抑制白细胞的增殖、生长，或是限制一些造血生长因子的释放及作用。

白细胞的寿命较难准确判断，中性粒细胞进入组织后，一般3~4天后衰老死亡。若有细菌入侵，粒细胞在吞噬病原微生物后"自溶"。单核细胞的寿命为数小时到数天，但进入组织后则可存活数月。淋巴细胞有的仅生存1~2天，有的可长达数月或数年。

四、血小板

（一）血小板的形态和数量

血小板（platelet）体积小，无细胞核、呈两面微凸的圆盘状，少数呈梭形或不规则形。正常成年人的血小板数量是（100~300）$\times 10^9$/L。当血小板数量超过1000$\times 10^9$/L时，称为血小板过多，易发生血栓，可导致心、脑栓塞；血小板低于100$\times 10^9$/L时，称为血小板减少。当减少到50$\times 10^9$/L以下时，毛细血管壁脆性增加，导致皮肤、黏膜出血，临床上称之为血小板减少性紫癜。

（二）血小板的生理特性

1. 黏附

当血管内皮受损暴露出内膜下的胶原组织时，血小板便粘着于胶原组织上，这种现象称为血小板的黏附。黏附是血小板在止血过程和血栓形成中十分重要的起始步骤。

2. 聚集

血小板之间相互黏附在一起的现象称为聚集。引起血小板聚集的因素称为致聚剂。体内的生理性致聚剂主要有二磷酸腺苷（ADP）、血栓素A_2、肾上腺素、胶原、凝血酶、5-羟色胺和组胺等；病理性致聚剂主要有细菌、病毒和药物等。血小板聚集可分为两个时相：第一时相发生迅速，聚集后还可解聚，称为可逆性聚集；第二时相发生缓慢，聚集后不能再解聚，称为不可逆性聚集。

3. 释放

血小板受刺激后可将颗粒中的生物活性物质（如 5 - 羟色胺、血小板因子Ⅲ和儿茶酚胺等）向外排出，这一过程称为血小板的释放。血小板释放的 5 - 羟色胺可使小动脉收缩，有助于止血；血小板因子Ⅲ可以参与凝血过程。

4. 吸附

血小板膜表面能吸附血浆中多种物质，特别是一些凝血因子，如凝血因子Ⅰ、Ⅴ、Ⅺ、Ⅻ等。血小板吸附这些物质在血液中循环，一旦血管破损，大量血小板黏着、聚集于破损部位，局部凝血因子浓度因此升高，可促进和加速凝血过程。

5. 收缩

血小板通过其内部收缩蛋白的收缩作用，使血凝块回缩和血栓硬化，有利于止血。

（三）血小板的生理功能

血小板的主要生理功能是：①参与生理性止血（physiologic hemostasis），其过程见下节。②促进血液凝固，血小板含有多种具有促进血液凝固的因子。血小板所含的这些因子统称为血小板因子（platelet factor，PF）。如：血小板磷脂表面的 PF_3 能将凝血因子Ⅱ、Ⅴ、Ⅷ、Ⅸ、Ⅹ和 Ca^{2+} 吸附于其表面，参与凝血过程；PF_2（纤维蛋白原激活因子）能促进纤维蛋白原转变为纤维蛋白单体；PF_4（抗肝素因子）具有抗肝素作用，有利于凝血酶的生成和加速凝血。③维持毛细血管内皮完整性，正常情况下，血小板能填补血管内皮细胞脱落后留下的空隙并能融入内皮细胞，对血管内皮的修复及维持血管内皮完整性具有重要的作用。

（四）血小板的生成与破坏

血小板是从骨髓中成熟的巨核细胞上脱落下来的具有生物活性的小块细胞胞质。巨核细胞仅占骨髓有核细胞的 0.05%，但一个巨核细胞能产生 200 ~ 700 个血小板。从原始巨核细胞到释放血小板入血需 8 ~ 10 天。

血小板进入血液后，平均寿命为 7 ~ 14 天，但只在开始两天具有生理功能。在生理性止血活动中，血小板聚集后本身可解体并释出全部活性物质，也可融入血管内皮细胞，因此血小板除衰老、破坏外，还会在发挥生理作用过程中被消耗掉。全部血小板中，具有止血功能的血小板占 20% ~25%，其余大部分为衰老无活动能力的血小板，衰老的血小板在脾、肝和肺组织中被吞噬。因此，脾功能亢进有出血倾向。

第三节　生理性止血

一、生理性止血的基本过程

生理性止血是指小血管损伤后出血自行停止的现象。通常用出血时间来检测生理性止血的功能。出血时间是指用小针刺破耳垂或指尖使血液自然流出，测定出血延续的时间，正常值为 1 ~3 分钟。当血小板减少或血小板功能有缺陷时，出血时间延长，甚至出血不止。

生理性止血可分为三个步骤：①血管收缩：损伤性刺激及血小板释放缩血管物质，如 5

-羟色胺、肾上腺素等使受损血管收缩，从而减缓出血并促进止血；②血小板止血栓的形成：血管损伤后，内皮下的胶原暴露，血小板黏附于内皮下胶原，并聚集成团，形成松软的止血栓，暂时堵塞小出血口；③血液凝固：血小板结合并激活许多凝血因子，启动凝血过程，形成坚实的血凝块，封住血管破口，最后完成生理性止血过程。

二、血液凝固

血液由流动的液体状态变成不能流动的凝胶状态的过程，称为血液凝固(blood coagulation)，简称凝血。血液凝固是一系列凝血因子参与的复杂的酶促级联反应过程，其实质是血浆中的可溶性纤维蛋白原变成不溶性纤维蛋白的过程。

(一)凝血因子

血浆与组织中直接参与血液凝固的物质称为凝血因子(coagulation factor)。国际上规定依照各因子被发现的顺序用罗马数字来命名(表3-1)。现公认的凝血因子有12种，即凝血因子Ⅰ~XⅢ(其中因子Ⅵ是血清中活化的Ⅴa，不再视为一个独立的凝血因子)；此外，还有前激肽释放酶，激肽原以及来自血小板的磷脂等也直接参与凝血过程。

表3-1 按国际命名法编号的凝血因子

编号	同义名	编号	同义名
Ⅰ	纤维蛋白原	Ⅷ	抗血友病因子
Ⅱ	凝血酶原	Ⅸ	血浆凝血激酶
Ⅲ	组织因子	Ⅹ	斯图亚特因子
Ⅳ	Ca^{2+}	Ⅺ	血浆凝血活酶前质
Ⅴ	前加速素	Ⅻ	接触因子
Ⅶ	前转变素	XⅢ	纤维蛋白稳定因子

凝血因子具有以下特征：①通常大部分凝血因子(如Ⅱ、Ⅸ、Ⅹ、Ⅺ、Ⅻ)是以无活性的酶原形式存在，必须经过激活才具有活性，这一过程称为凝血因子的激活。习惯上被激活的凝血因子在右下角标“a”(activated)，如活化的Ⅹ写成Ⅹa等；②除因子Ⅳ是Ca^{2+}外，其余凝血因子均为蛋白质，而且大多数具有蛋白水解酶的作用；③除因子Ⅲ(组织因子)正常时只存在于血管壁和血管外组织，其他凝血因子均存在于血浆中；④因子Ⅱ、Ⅶ、Ⅸ和Ⅹ在肝脏中合成时需要维生素K的参与，故称为维生素K依赖性凝血因子。当体内维生素K缺乏或肝功能受损时可引起凝血障碍。

(二)凝血过程

凝血是一系列凝血因子相继激活的一个“瀑布”样反应过程，分为三个基本步骤：①凝血酶原激活物(也称为凝血酶原酶复合物)的形成；②在凝血酶原激活物的作用下，凝血酶原转变为凝血酶；③在凝血酶的作用下，纤维蛋白原转变成纤维蛋白(图3-8)。凝血酶原激活物由Ⅹa、血小板膜磷脂表面(PL)、Ⅴ、Ca^{2+}组合而成，其形成的关键是因子Ⅹ的激活。根据激活的途径不同，可以将凝血分成内源性凝血和外源性凝血两条途径。

1. 内源性凝血途径

内源性凝血途径是完全依靠血浆内的凝血因子逐步使因子Ⅹ激活的途径，由因子Ⅻ被激活而启动，可分为以下三个阶段：

(1)凝血酶原激活物形成：当血管内膜损伤，血液与带负电荷的内膜下结构接触，或血流与异物接触时，Ⅻ结合到相关结构表面并被激活为Ⅻa。Ⅻa激活因子Ⅺ成为Ⅺa。同时，Ⅻa还可激活前激肽释放酶为激肽释放酶，后者又正反馈激活Ⅻ，生成更多的Ⅻa。从因子Ⅻ激活到Ⅺa形成的过程，称为表面激活。表面激活过程还需有高分子激肽原的参与，作用机制尚不清楚。表面激活所形成的Ⅺa激活因子Ⅸ生成Ⅸa，这一步需要有 Ca^{2+} 存在。Ⅸa与因子Ⅷa、Ca^{2+} 在血小板膜磷脂表面（PL）上形成因子Ⅹ激活物。在此复合物中，Ⅷa因子是十分重要的辅助因子，使Ⅸa对Ⅹ的激活速度提高20万倍。Ⅹa生成后，即与PL、Ⅴ、Ca^{2+} 组合成凝血酶原激活物（Ⅹa－PL－Ⅴ－Ca^{2+}）。

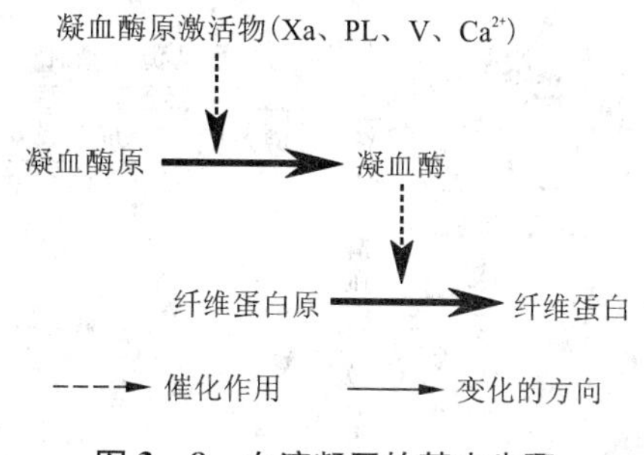

图3－8　血液凝固的基本步骤

遗传性缺乏因子Ⅷ将发生血友病A，这时凝血过程非常慢，甚至微小的创伤也出血不止。先天性缺乏因子Ⅸ时，内源性途径激活因子Ⅹ的反应受阻，血液也不易凝固，这种凝血缺陷称为血友病B。

(2)凝血酶形成：在凝血酶原激活物的作用下，血浆中的凝血酶原（因子Ⅱ）被迅速激活成凝血酶（Ⅱa）。其中Ⅴ作为一种辅因子，它本身不是蛋白酶，不能催化凝血酶原的有限水解，但可使Ⅹa激活凝血酶原的速度提高10 000倍。凝血酶是一个多功能的凝血因子，主要作用是水解纤维蛋白原。

(3)纤维蛋白的形成：凝血酶能迅速催化纤维蛋白原，使之成为纤维蛋白单体。在 Ca^{2+} 的作用下，凝血酶还能激活因子ⅩⅢ成为ⅩⅢa，后者使纤维蛋白单体变为牢固的不溶性的纤维蛋白多聚体，即不溶于水的血纤维，后者交织成网，把血细胞网罗其中形成血凝块。

2. *外源性凝血途径*

外源性凝血途径是由血液外的组织因子（Ⅲ）暴露于血液而启动的凝血过程。因子Ⅲ为磷脂蛋白质，广泛存在于血管外组织中，尤其在脑、肺和胎盘组织中特别丰富。当组织损伤时释放出因子Ⅲ，与血浆中的 Ca^{2+}、因子Ⅶa形成复合物，激活因子Ⅹ为Ⅹa，其后的反应过程与内源性凝血过程相同。此外，该复合物还可激活Ⅸ，使内源性凝血途径与外源性凝血途径联系起来共同完成凝固过程。

上述凝血过程可综合为图3－9。通常情况下，生理性止血过程中既有内源性凝血途径的激活，也有外源性凝血途径的激活，两者相互促进、同时进行。近年来研究表明，先天性缺乏内源性凝血途径的启动因子Ⅻ和前激肽释放酶或高分子量激肽原的患者，几乎没有出血症状；而缺乏外源性凝血途径的Ⅶ因子，则产生明显的出血症状。目前认为，外源性凝血途径在生理性凝血反应的启动中起关键性作用，而内源性凝血途径则在凝血反应开始后的维持和巩固中发挥重要作用。

应当强调的是：①凝血过程是一个正反馈过程，一旦启动就会连续不断地进行下去，并迅速完成；②Ca^{2+} 在凝血过程的多个环节上起促凝作用，由于它易于处理，因此在临床上可通过增加 Ca^{2+} 促进凝血或除去 Ca^{2+}（加入草酸盐等）对抗凝血；③凝血过程本质上是一种酶促连锁反应，每一步骤之间密切联系，任何一个环节受阻将会使整个凝血过程停止。

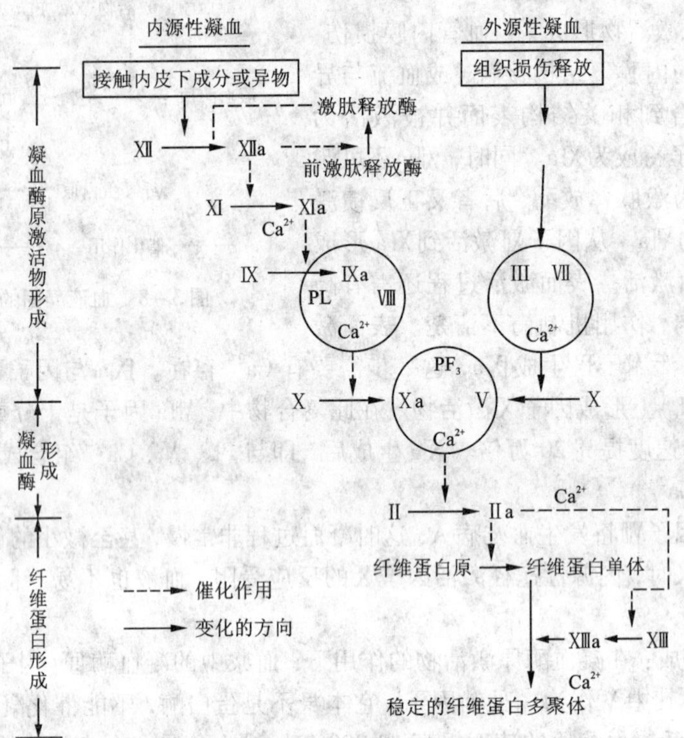

图 3-9 血液凝固过程示意图

（三）抗凝和促凝

凡是能阻断或延缓凝血过程的因素都可以抗凝。相反，能加速凝血过程的因素都可以促凝。正常情况下，血管内的血液能保持流体状态而不发生凝固。即使当组织损伤而发生生理性止血时，止血栓也只局限于病变部位，并不延及未受损部位。这主要因为：①正常情况下血管内皮光滑完整，因子Ⅻ不易被激活，血小板也不易发生黏附；②适宜流速的血液可以带走少量活化的凝血因子，使早期凝血过程不会发生；③正常人血浆中存在多种抗凝血物质，如抗凝血酶（antithrombin，AT）、肝素和蛋白质 C 系统；④体内存在着纤维蛋白溶解系统。

1. 抗凝血酶

AT 主要由肝脏合成，也可由心、肺等组织、血管内皮细胞以及巨核细胞合成。AT 含有精氨酸残基，可与凝血因子Ⅸa、Ⅹa、Ⅺa、Ⅻa 等分子的活性中心上的丝氨酸残基结合，封闭这些凝血因子活性中心而使之失活，从而阻断凝血过程。正常情况下，AT 的直接抗凝作用非常慢而弱，不能有效地抑制凝血，但它与肝素结合后，其抗凝作用可增强 2000 倍。在生理情况下，循环血浆中肝素浓度低，此时，AT 主要通过与内皮细胞表面的硫酸乙酰肝素结合而增强血管内皮的抗凝功能。

2. 肝素

肝素主要是由肥大细胞和嗜碱性粒细胞产生的一种酸性黏多糖，存在于大多数组织中，尤以肝、肺组织中含量丰富。肝素与 AT 结合后，使 AT 与凝血酶的亲和力增强约 100 倍，从而使凝血酶立即失活；肝素能抑制血小板的黏附、聚集和释放反应；肝素还可以作用于血管内皮细胞，使之释放凝血抑制物和纤溶酶原激活物，增强对凝血过程的抑制和对纤维蛋白的降解；此外，肝素还能激活血浆中的脂酶，加速血浆中乳糜微粒的清除，可减轻脂蛋白对血管内皮的损伤，有助于防止与血脂有关的血栓形成。因此，肝素是一种很强的体内、外抗凝物质，并已在临床实践中广泛应用。

3. 蛋白质C系统

主要包括蛋白质C、凝血酶调节蛋白、蛋白质S和蛋白质C的抑制物。蛋白质C是由肝脏合成的维生素K依赖因子，相对分子质量为62000。蛋白质C以无活性的酶原形式存在于血浆中，当凝血酶离开损伤部位与正常血管内皮细胞上的凝血酶调节蛋白结合后，可激活蛋白质C。激活的蛋白质C主要有以下作用：①在磷脂和Ca^{2+}存在的情况下，蛋白质C可灭活因子Ⅴ和因子Ⅷa；②阻碍因子Ⅹa与血小板表面的磷脂膜结合，从而削弱因子Ⅹa对凝血酶原的激活作用；③促进纤维蛋白溶解。血浆中的蛋白质S是活化蛋白质C的辅因子，可使激活的蛋白质C的作用大大增强。

（四）加速或延缓血液凝固的方法

在临床实际工作中常需采取一些措施，加速或延缓血液凝固。

1. 加速凝血的方法

因血液凝固属于酶促反应，因此，在一定范围内（≤42℃）升高温度，可以加速酶促反应速度，促进血液凝固。临床上进行外科手术时，常用温热的0.9%氯化钠溶液纱布或明胶海绵压迫伤口止血，因为在提高温度的同时还提供了粗糙的表面，从而加速血液凝固。此外，为防止患者在手术中大出血，常在术前注射维生素K，加速凝血。中医学中多种中草药，如三七、云南白药等都能够促进血液凝固。

2. 延缓凝血的方法

（1）降低温度：当反应系统的温度降低至10℃以下时，参与凝血过程的酶活性下降，因此可延缓血液凝固，但不能完全阻止凝血的发生。

（2）光滑的表面：可减少血小板的黏附和聚集，减弱对凝血过程的触发，因而延缓了凝血酶的形成。例如，将血液盛放在内表面涂有硅胶或石蜡的容器内，即可延缓凝血。

（3）去Ca^{2+}：由于血液凝固的多个环节都需要Ca^{2+}的参加，因此减少血液中的Ca^{2+}，可阻止血液凝固。临床上常用枸橼酸钠或草酸盐（草酸钠和草酸钾）抗凝，就是因为其可与血浆中的Ca^{2+}结合成不易解离的络合物，血浆中因缺少Ca^{2+}而不能凝固。需要注意的是，由于少量枸橼酸钠进入血液循环不会产生毒性作用，因此常用来处理输血用的血液，而草酸盐对机体有害，只能用于实验室。

三、纤维蛋白溶解

血液凝固过程中形成的纤维蛋白被分解和液化的过程，称为纤维蛋白溶解，简称纤溶。纤溶的作用是防止血栓的形成，也与组织修复、血管再生等功能有关。

纤溶系统主要包括纤维蛋白溶解酶原、纤溶酶、纤溶酶原激活物与纤溶抑制物。纤溶的基本过程可分为两个阶段，即纤溶酶原的激活与纤维蛋白（或纤维蛋白原）的降解（图3-10）。若纤溶系统活动低下，不利于血管的再通，加重血栓栓塞；若纤溶系统活动亢进，则会引起伤害性出血。因此，生理情况下，止血栓的溶解液化在空间与时间上受到严格控制。

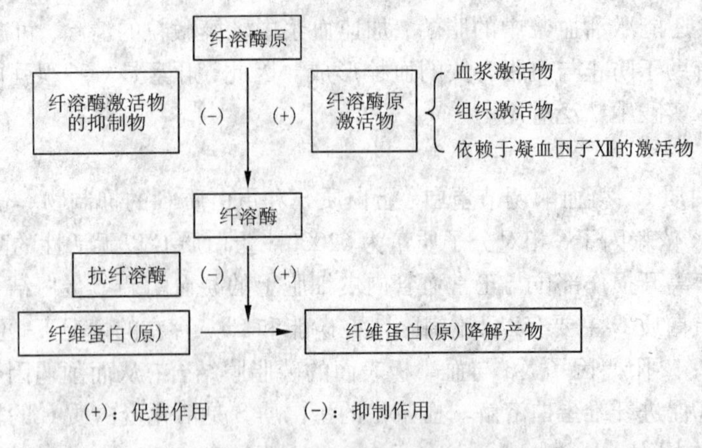

图 3-10 纤维蛋白溶解系统示意图

(一)纤溶酶原的激活

纤溶酶原主要由肝脏产生，也可在骨髓、肾和嗜酸性粒细胞内合成。正常情况下，血浆中的纤溶酶是以无活性的纤溶酶原形式存在。纤溶酶原在激活物的作用下发生有限水解，脱下一段肽链而激活成纤溶酶。根据纤溶酶原激活物来源的不同，可分为三类：

血浆激活物：由血管内皮细胞合成和释放。当血管内出现血凝块时，可使内皮细胞释放大量激活物，所释放的激活物大都吸附于血凝块上，进入血流的很少。

组织激活物：存在于多种组织中，尤以子宫、甲状腺、前列腺和肺等处含量较多，在组织损伤时释放出来，因此上述器官手术时易发生术后渗血现象。月经血因含有这类激活物而不凝固。组织激活物的主要作用是在血管外促进纤溶，以利组织修复和创伤愈合。肾合成与分泌的尿激酶就属于这一类激活物，活性很强，有助于阻止肾小管中纤维蛋白沉积，临床上已用于治疗血栓病（如脑血栓、心肌梗死）。

依赖于凝血因子Ⅻ的激活物：例如前激肽释放酶被Ⅻa激活后生成的激肽释放酶可激活纤溶酶原。这一类激活物可使凝血与纤溶相互配合，保持平衡。

(二)纤维蛋白的降解

纤溶酶是血浆中活性最强的蛋白水解酶，主要作用是将纤维蛋白或纤维蛋白原分解成许多可溶性的小分子肽，总称为纤维蛋白(原)降解产物。这些降解产物一般不会再凝固，其中一部分还有抗凝作用。

(三)纤溶抑制物及作用

纤溶抑制物存在于血浆和组织中，按其作用环节可分为两类：一类为激活物的抑制物，如血浆中的 α_2 巨球蛋白，它能与尿激酶竞争而发挥抑制纤溶酶被激活的作用；另一类为抗纤溶酶，是一种 α 球蛋白，能与纤溶酶结合形成复合物，从而使纤溶酶失去活性。

凝血与纤溶是两个相互对立又统一的功能系统。正常情况下，它们之间保持动态平衡，使机体既能实现有效的止血，又可防止血凝块堵塞血管，从而维持血液的正常流动。如果两者的平衡被打破，将导致血栓形成或出血倾向，给机体造成危害。

第四节　血型与输血

血型(blood group)通常是指红细胞膜上特异性抗原的类型。若将血型不相容的两个人的血滴放在玻片上混合，其中的红细胞即凝集成簇，这种现象称为红细胞凝集(agglutination)。红细胞凝集的本质是抗原－抗体反应，属于免疫反应，它不同于血液凝固(酶促化学反应)和红细胞叠连(物理现象)。

红细胞凝集成簇的原因是由于每个抗体上具有2～10个能与抗原结合的部位，抗体可以在若干个带有相应抗原的红细胞之间形成桥梁，使红细胞聚集成簇。在有补体存在的情况下，凝集的红细胞可发生溶血。当人体输入血型不相容的血液时，在血管内将发生红细胞凝集和溶血反应；同时，溶血后产生大量血红蛋白会损害肾小管并伴发变态反应，严重时可危及生命。因此，血型鉴定是输血及组织、器官移植成败的关键。由于血型是由遗传决定的，血型鉴定对人类学和法医学的研究具有重要意义。根据红细胞膜上所含血型抗原的不同，1995年国际输血协会认可的红细胞血型系统有23个，如ABO、Rh、MNS、Lutheran和Lewis等，其中与临床关系密切的是ABO血型系统和Rh血型系统。

一、ABO血型系统

(一)ABO血型的分型

1901年Landsteiner发现第一个人类血型系统——ABO血型系统，从此为人类揭开了血型的奥秘，使输血成为安全度较高的临床治疗手段。根据红细胞膜上是否存在凝集原A(A抗原)与凝集原B(B抗原)将血液分为4种血型：凡红细胞膜上只含A抗原者为A型；只含B抗原者为B型；若A和B两种抗原都有者为AB型；两种抗原都没有者则为O型。不同血型的人血清中含有不同的抗体，但不含有与其自身红细胞抗原相对应的抗体(表3－2)。利用抗血清检测还可以发现，ABO血型系统存在亚型，与临床关系密切的是A型中的A_1与A_2亚型，A_1型红细胞上含有A抗原和A_1抗原，而A_2型红细胞上仅含有A抗原；在A_1型血清中只含有抗B抗体，而A_2型血清中则含有抗B抗体和抗A_1抗体。同样，AB型血型中也有A_1B和A_2B两种主要亚型。虽然在我国汉族人中A_2型和A_2B型分别只占A型和AB型人群的不到1%，但由于A_1型红细胞可与A_2型血清中的抗A_1抗体发生凝集反应，而且A_2型和A_2B型红细胞比A_1型和A_1B型红细胞的抗原性弱得多，在与抗A抗体反应时，易使A_2型和A_2B型被误定为O型和B型。因此，在输血时仍应注意A_2和A_2B亚型的存在。

(二)ABO血型系统的抗体

ABO血型抗体属于天然抗体，包括抗A抗体、抗A_1和抗B抗体。天然抗体多属IgM，分子量大，不能通过胎盘。新生儿的血液中尚无ABO血型抗体，出生后2～8个月开始产生。因此，在母子血型不合的孕妇，由于体内天然的ABO血型抗体一般不能通过胎盘进入胎儿体内，不会使胎儿的红细胞凝聚破坏而发生新生儿溶血病。

(三)ABO血型的遗传

人类ABO血型是由9号染色体上的A、B和O三个等位基因即复等位基因来控制的。对每个人来说，在一对染色体上只可能出现上述三个基因中的两个，父母双方各遗传一个给子

表 3-2 ABO 血型系统中的抗原和抗体

血型		红细胞上的抗原	血清中的抗体
A 型	A_1	$A+A_1$	抗 B
	A_2	A	抗 B + 抗 A_1
B 型		B	抗 A + 抗 A_1
AB 型	A_1B	$A+A_1+B$	抗 A、抗 A_1、抗 B 均无
	A_2B	$A+B$	抗 A_1
O 型		无 A, 无 B	抗 A + 抗 A_1 + 抗 B

代，从而决定子代血型的基因型，三个基因可组成六个可能的基因型。由基因型决定红细胞血型的表现型，由于 A 和 B 基因为显性基因，O 基因为隐性基因，故血型的表现型仅四种（表 3-3）。利用血型的遗传规律，已知双亲的 ABO 血型，可以推导出其子女可能有的血型和不可能有的血型。例如，父母中有一人为 AB 型，子女可能有 A、B 和 AB 型、不可能是 O 型；若父母都为 O 型，则子女一定是 O 型。但必须注意的是，法医学上依据血型来判断亲子关系时，只能做出否定的判断，而不能做出肯定的判断。由于血细胞上有多种血型系统，测定血型的种类越多，作出否定性判断的可靠性也越高。

表 3-3 ABO 血型的基因型和表现型

基因型	表现型
OO	O
AA，AO	A
BB，BO	B
AB	AB

（四）ABO 血型的鉴定

正确鉴定血型是保证输血安全的基础。ABO 血型系统必须相合才考虑输血。血型鉴定的原则是用已知标准血清中的抗体去检测受试者红细胞膜上未知抗原的类型，根据是否发生红细胞凝集反应来确定血型。鉴定方法（玻片法）：①取洁净双凹玻片 1 张，在玻片上分别滴上 1 滴抗 A 抗体、1 滴抗 B 抗体；②75% 乙醇溶液消毒耳垂或手指后，用采血针刺破皮肤，取 1 滴血滴入盛有 1 mL 0.9% 氯化钠溶液的小试管中混匀；③在每 1 滴抗体上再加 1 滴红细胞悬浮液，轻轻摇动，使红细胞和抗体混匀；④放置 10 ~ 30 分钟，观察有无凝集现象发生；⑤根据有无凝集现象判断血型（图 3-11）。

（五）ABO 血型与输血

输血已经成为治疗某些疾病、抢救伤员生命和保证某些手术顺利进行的重要手段。但如果输血不当或发生差错，就会给患者造成严重损害，甚至死亡。为保证输血的安全和提高输血的效果，必须遵守输血的原则。输血的基本原则是保证供血者的红细胞不被受血者血清中的抗体所凝集。

1. 输血前必须鉴定血型

在准备输血时，首先必须鉴定血型，以保证供血者与受血者的ABO血型相合和Rh血型相合。

2. 必须做交叉配血试验

即使ABO血型系统中同型之间进行输血，输血前也必须进行交叉配血试验(cross-match test)。即将供血者的红细胞与受血者的血清相混合，称为交叉配血的主侧。再将受血者的红细胞与供血者的血清相混合，称为交叉配血的次侧(图3-12)。交叉配血试验的目的是避免由ABO血型系统中的亚型(如A型中的A_1型和A_2型)和ABO血型系统外的其他因素引起的凝集反应。其意义是既可复查血型鉴定的结果，又能发现供血者和受血者的红细胞或血清中是否存在其他不相容的血型抗原或血型抗体。如果主侧和次侧均无凝集反应，则为“配血相合”，可以进行输血。如果主侧凝集，则不管次侧是否凝集，即为“配血不合”，绝对不能进行输血。如果主侧不凝集而次侧凝集，称为“配血基本相合”，一般不宜进行输血，只有在紧急、无法得到同型血的情况下，才能考虑将O型血输给其他血型的人(即异型输血)，但必须坚持一少(<300 mL)、二慢、三勤看(医护人员监督)的原则。如出现输血反应，应立即停止输血。

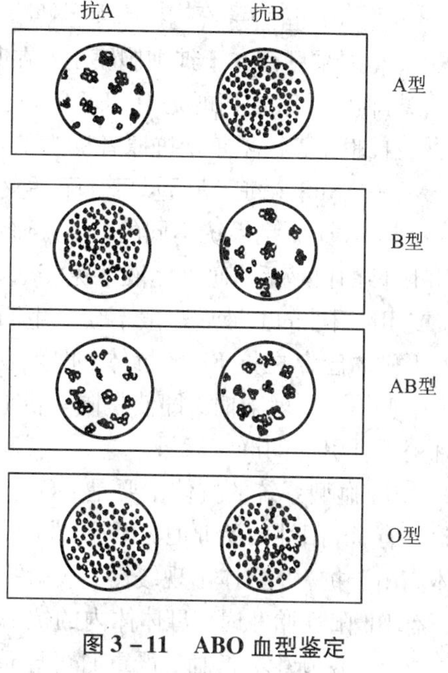

图3-11　ABO血型鉴定

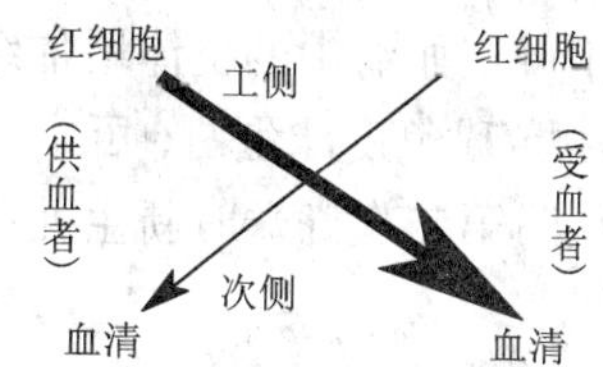

图3-12　交叉配血试验示意图

随着医学和科学技术的进步，近年来血液成分分离机的广泛应用以及分离技术和成分血的质量日益提高，输血疗法已经从原来的输全血发展为成分输血。即将人血中的各种有效成分，如红细胞、粒细胞、血小板和血浆，分别制备成高纯度或高浓度的制品，根据患者的需要，输注相应的成分。例如，严重贫血的患者，可输注浓缩的红细胞悬液；而大面积烧伤患者，主要是创面渗出丢失大量血浆，应输注血浆或血浆代用品，如右旋糖酐溶液等。由此可见，成分输血有利于增强治疗的针对性，提高疗效，减少不良反应，并节约了血源。

二、Rh血型系统

(一)Rh血型的发现与分布

1940年Landsteiner和Wiener用恒河猴(Rhesus monkey)的红细胞重复注入家兔体内后，家兔血浆中产生抗恒河猴红细胞的抗体。再用含这种抗体的血清与人的红细胞混合，发现在白种人中约85%的人红细胞可被这种血清凝集，表明这些人的红细胞上具有与恒河猴同样的抗原，因此把这种血型称为Rh阳性血型；另有约15%的人红细胞不被这种血清凝集，称为Rh阴性血型。这一血型系统称为Rh血型系统。在我国汉族和其他大部分民族的人群中，Rh阳性者约占99%，Rh阴性者只占1%左右。但是在某些少数民族中，Rh阴性者较多，如苗族为 12.3%，塔塔尔族为 15.8%。

（二）Rh 血型系统的抗原与分型

Rh 抗原只存在于红细胞膜上，在其他组织细胞和体液中不存在。已发现 40 多种 Rh 抗原，与临床关系密切的是 D、E、C、c、e 5 种。上述抗原中以 D 抗原的抗原性最强，因此，通常将红细胞膜上含有 D 抗原者称为 Rh 阳性；而红细胞膜上缺乏 D 抗原者称为 Rh 阴性。

（三）Rh 血型的特点及其临床意义

与 ABO 血型系统不同的是，人血清中不存在抗 Rh 的天然抗体。只有当 Rh 阴性者接受 Rh 阳性的血液后，通过体液性免疫才产生抗 Rh 的免疫性抗体。因此，Rh 阴性的受血者首次接受 Rh 阳性的血液后一般不会产生明显的输血反应。但再次或多次输入 Rh 阳性的血液时，由于机体已存在抗 Rh 的抗体，即可发生抗原－抗体反应，导致红细胞凝集而溶血。因此在临床上第二次输血时，即使是同一供血者的血液，也应在输血前作交叉配血试验，避免由 Rh 血型不合引起的严重后果。

Rh 血型系统的抗体主要是 IgG，分子量较小，能透过胎盘。因此，当 Rh 阴性的母亲第一胎怀有 Rh 阳性的胎儿时，Rh 阳性胎儿的红细胞可在分娩时进入母体，使母体产生抗 Rh 抗体。由于抗 Rh 抗体出现缓慢，故第一胎通常不会发生新生儿溶血。但若 Rh 阴性母亲再次怀有 Rh 阳性胎儿时，母体体内的抗 Rh 抗体可透过胎盘进入胎儿血液，导致胎儿红细胞发生凝集，出现新生儿溶血，严重时可导致胎儿死亡。对多次妊娠均造成死胎的孕妇，特别是少数民族地区的妇女，应引起高度重视。

由于母亲血清中的抗体增加缓慢，需要几个月的时间。因此，当 Rh 阴性母亲生育后，输注特异性抗 D 免疫球蛋白，可中和进入母体的 D 抗原，避免 Rh 阴性母亲所发生的变态反应，可有效预防第二次妊娠时新生儿溶血的发生。

（谢 露）

第四章　血液循环

【内容提要】 心脏最重要的功能是泵血。心室肌收缩使室内压升高超过动脉压，动脉瓣开放，心室射血入动脉。心室肌舒张使室内压下降至低于房内压，房室瓣开放，血液由心房进入心室；在心室舒张末期，心房肌收缩升高房内压进一步充盈心室。评价心脏泵血功能的指标主要有搏出量、心排血量、心指数、射血分数、心力储备和心脏做功。机体可通过调节搏出量和心率来改变心排血量。影响搏出量的因素有心室舒张末期容积或压力、心肌收缩能力和动脉血压。

心室肌细胞的静息电位主要由 K^+ 外流所致。其动作电位可分为 0、1、2、3、4 期，主要离子机制是：0 期去极：Na^+ 内流；1 期复极：K^+ 外流；2 期（平台期）：Ca^{2+} 内流与 K^+ 外流；3 期：K^+ 外流；4 期：Na^+-K^+ 泵和 Na^+-Ca^{2+} 交换等恢复细胞内外离子的正常浓度梯度。与心室肌细胞相比，浦肯野细胞动作电位的特点是 4 期发生自动去极化，主要由逐渐增强的 Na^+ 内流（If）以及进行性衰减的 K^+ 外流（Ik）引起。窦房结 P 细胞的动作电位分为 0、3、4 期，0 期去极化的机制是 Ca^{2+} 内流；3 期主要是 K^+ 外流；4 期自动去极化的机制主要是进行性衰减的 K^+ 外流，其次是逐渐增强的 Na^+ 内流（If）以及少量 Ca^{2+} 内流。

心肌的生理特性包括电生理特性（自律性、兴奋性和传导性）以及机械特性（收缩性）。窦房结的自律性最高，是心脏的正常起搏点；心脏除窦房结外的自律细胞则构成潜在起搏点。心肌细胞产生一次动作电位后其兴奋性的周期性变化依次经过：有效不应期、相对不应期和超常期。心肌兴奋性的特点是有效不应期长，使心肌不产生完全强直收缩。由窦房结发出的兴奋传到心房（优势传导通路）、房室交界区、房室束和左、右束支、浦肯野纤维网，引起心室肌兴奋和收缩。其中兴奋传导最慢的部位是房室交界，所形成的房－室延搁保证了房室不同时收缩；传导最快的是浦肯野纤维，保证了左、右心室能几乎同时兴奋、同时收缩。

动脉血压是血液流动的基本动力。形成动脉血压的前提是循环系统充盈有足够的血液，关键因素是心室射血和外周阻力，而大动脉管壁的弹性储器作用缓冲了动脉血压的波动。影响动脉血压的主要因素有搏出量、心率、外周阻力、大动脉管壁的弹性以及循环血量与血管容量的比值等。静脉回心血量取决于中心静脉压与外周静脉压之差。微循环是指微动脉与微静脉之间的血液循环，其主要功能是完成血液和细胞间的物质交换，也影响体温和回心血量。决定组织液生成的有效滤过压＝（毛细血管血压＋组织液胶体渗透压）－（血浆胶体渗透压＋组织液静水压），组织液在毛细血管动脉端生成，在静脉端与淋巴回流。

颈动脉窦和主动脉弓压力感受性反射是调节心血管活动最重要的反射，维持着动脉血压的相对稳定，属典型的负反馈。调节心血管活动的主要体液因素中，全身性体液因素如肾上腺素、去甲肾上腺素、血管紧张素、内皮素和血管升压素等具有升高血压的作用；而组胺、代谢产物和激肽等局部性体液因素则主要舒张局部血管。冠状动脉易受心脏收缩挤压，其血流量在心室舒张和舒张压较高时增加；肺循环具有阻力小、压力低和血容量变化大的特点；脑循环的血管容量变化范围小，脑组织对血液灌流量的依赖程度大。

机体的循环系统是由心血管系统和淋巴系统组成的一套连续、封闭的管道系统。由心脏、血管和存在于其内的血液组成心血管系统，是完成血液循环的主要系统；由淋巴管和淋巴器官组成的淋巴系统则在完成血液循环中起着辅助作用。血液在循环系统内按一定的方向流动称为血液循环(blood circulation)。血液循环的主要功能是：①物质运输：心脏作为动力器官驱动血液在血管内周而复始地流动，完成体内包括氧气、营养物质、代谢产物和激素以及其他的体液性因素等物质的运输；②维持机体内环境的相对稳定：血液循环通过平衡不同器官细胞外液的理化性质、运输调节器官功能活动的激素以及经肾脏进行排泄等，实现机体内环境的相对稳定；③调节体温：血液循环可将热能带给全身的组织器官，同时也可将热能带到皮肤进行散热，以保持体温的相对稳定；④内分泌功能：心脏可分泌心房钠尿肽、抗心律失常肽等，血管内皮细胞可分泌一氧化氮、内皮素等多种生物活性物质，参与机体的体液调节。

心血管系统的活动受神经、体液和自身调节。心血管系统又与呼吸、泌尿、消化和神经内分泌等多个系统相互协调，使机体更好地适应内外环境的变化。一旦心血管系统出现障碍，将严重影响机体的功能状态，甚至危及生命。

第一节 心脏的泵血功能

一、心动周期与心率

心脏的活动呈周期性。心脏的一次收缩和舒张构成一个机械活动周期，称为心动周期(cardiac cycle)。在一个心动周期中，心房和心室的机械活动均包括收缩期(systole)和舒张期(diastole)，心房和心室各有其自身的心动周期。由于心室在心脏泵血过程中起主要作用，故心动周期通常是指心室的活动周期。

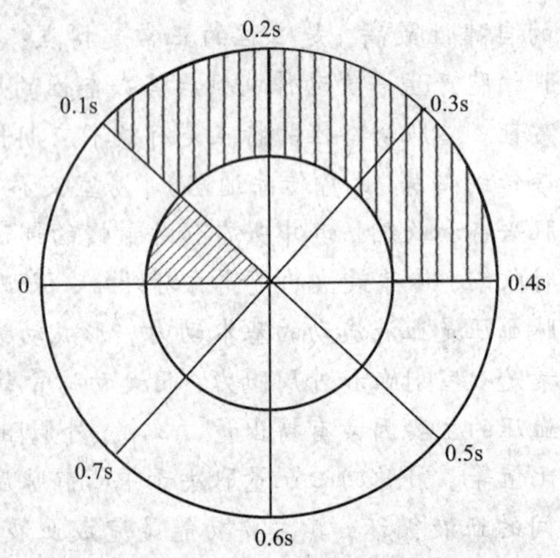

图4-1 心动周期中心房、心室活动的顺序和时间关系
内环表示心房的收缩和舒张，外环表示心室的收缩和舒张；其中线条区代表心房或心室的收缩期，空白区代表心房或心室的舒张期

心动周期持续的时间与心跳频率有关。心跳频率(heart rate，HR)简称心率，是指每分钟心脏搏动的次数。正常成人安静状态下，心率为每分钟60~100次，平均每分钟75次。心率因年龄、性别和机体状态不同而有差异。若以正常成人心率平均每分钟75次计算，则每个心动周期历时0.8秒。在心房的心动周期中，先是左、右心房收缩，持续0.1秒，随后心房舒张0.7秒；在心室的心动周期中，左、右心室收缩0.3秒，舒张期0.5秒(图4-1)。从图中可以看出：①心房和心室不同时收缩，心室收缩紧跟在心房收缩完毕后进行；②有一个心房和心室均为舒张状态的全心舒张期；③一个心动周期中的心房和心室的舒张期均长于收缩期，有利于心室充盈血液、保证心

脏的血液供应以及心脏长期有效的工作。当心率加快时，心动周期缩短，收缩期和舒张期均相应缩短，但舒张期缩短更明显。因此，心率加快时，心脏的工作时间相对延长，而休息及充盈时间相对缩短，不利于心脏的持久活动。

二、心脏的泵血过程和机制

心脏是具有泵血功能的循环动力装置，为瓣膜结构的肌性空腔脏器。在生命过程中，心脏不断地作收缩和舒张交替的活动。心脏收缩时将血液射入动脉，为血液流动提供能量；心脏舒张时接受静脉回流的血液。心脏通过节律性的收缩和舒张以及所引起的瓣膜的规律性开启和关闭，推动血液沿单一方向循环流动。

心室在心脏泵血过程中起着主要作用。左、右心室的活动几乎同步，其射血和充盈过程极为相似，排血量也几乎相等。泵血过程包括心室将血液射入主动脉和血液进入心室的充盈。心脏泵血功能的完成主要依赖于：①心脏节律性地收缩和舒张造成心室与动脉或心室与心房之间的压力差，形成推动血液流动的动力；②心脏内有 4 套单向开放的瓣膜控制着血流的方向。下面介绍心率为每分钟 75 次时左心室的泵血过程（图 4－2）。

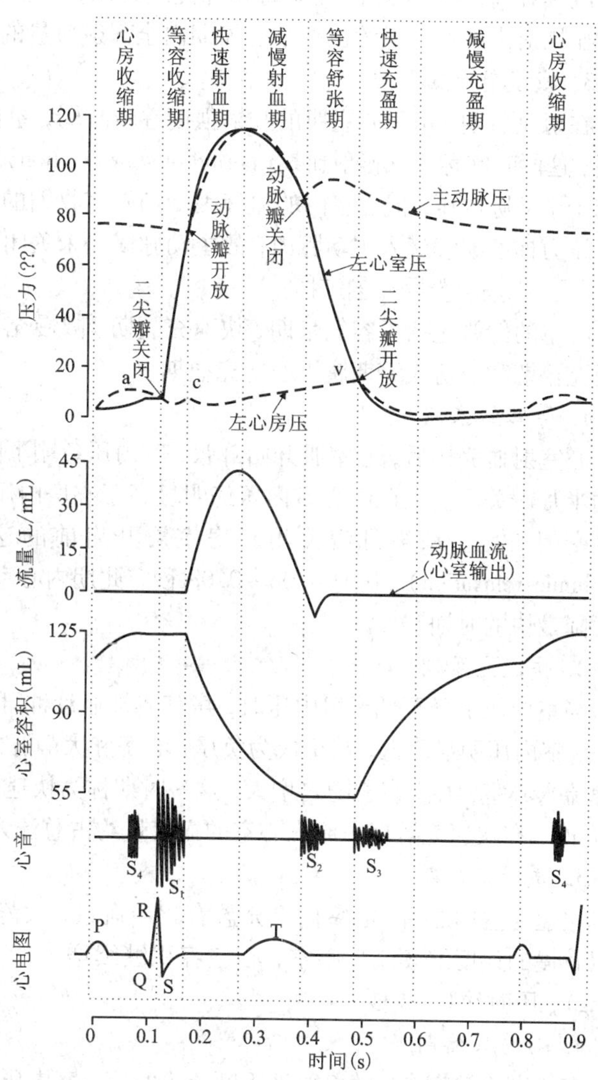

图 4－2　心动周期中各时相心室（左侧）内压力、容积和瓣膜等的变化

（一）心室收缩与射血过程

心室的收缩包括等容收缩期、快速射血期和减慢射血期。

1. 等容收缩期

心室肌开始收缩，室内压随即升高。当室内压超过房内压时，心室内血液出现向心房返流的动力推动房室瓣关闭，血液因而不会流入心房。此时室内压尚低于主动脉压，动脉瓣仍处于关闭状态。由于封闭的心室腔中充满着不可压缩的血液，心肌的强烈收缩使室内压急剧升高，但心室容积不变，这一从房室瓣关闭直到主动脉瓣开启前的时期称为等容收缩期（period of isovolumic contraction），持续约 0.05 秒。在一个心动周期中，等容收缩期是室内压升高最快的时期。当主动脉压升高或心肌收缩力减弱时，等容收缩期将延长。

2. 快速射血期

当心室肌收缩使室内压升高到超过主动脉压时，血液冲开主动脉瓣由心室射入主动脉，进入快速射血期（period of rapid ejection），历时约0.1秒。此期室内压随着心室肌的强烈收缩而继续升高，直至峰值；主动脉压亦随之升高，心室容积随着血液的射出而明显减小。快速射血期射出的血液量约占整个心缩期内全部射血量的2/3。

3. 减慢射血期

在射血后期，由于心室肌的收缩强度逐步减弱，室内压由峰值逐步下降，射血速度逐渐减慢，这段时间称为减慢射血期（period of slow ejection），历时约0.15秒。此期虽然室内压已略低于主动脉内压，但心室内的血液因受到心室收缩的挤压具有较高的动能，在惯性作用下逆着压力梯度继续流入主动脉内，故主动脉瓣仍未关闭，减慢射血期末，心室容积缩至最小。

（二）心室舒张与充盈过程

心室的舒张包括等容舒张期、快速充盈期、减慢充盈期和心房收缩期，其中快速充盈期、减慢充盈期和心房收缩期属于心室充盈期。

1. 等容舒张期

心室射血完毕后，心室肌开始舒张，室内压急剧下降，主动脉内的血液向心室方向倒流，推动半月瓣关闭。因此时心室内压仍明显高于心房内压，房室瓣依然关闭，心室又暂时成为一个密闭心腔。从半月瓣关闭到房室瓣开启前的这一时期称为等容舒张期（period of isovolumic relaxation），历时0.06～0.08秒。此期内心室肌张力迅速下降，为心动周期中室内压下降最快的时期。

2. 快速充盈期

当室内压下降至低于房内压时，房室瓣被血液冲开，心室便开始充盈。此时心室肌舒张加快，室内压明显降低，甚至成为负压；心房和大静脉内的血液顺房室压力梯度被“抽吸”而快速流入心室，心室容积随之增大，这一时期称为快速充盈期（period of rapid filling），历时约0.11秒。在快速充盈期内流入心室的血液量约占总流入量的2/3。

3. 减慢充盈期

快速充盈期之后，心室内已充盈有相当血量，大静脉、房室间的压力梯度逐渐减小，血液以较慢的速度继续流入心室，心室容积继续增大，该时期称为减慢充盈期（period of slow filling），历时约0.22秒。

4. 心房收缩期

在心室充盈期末，随着血液不断流入心室，室内压力逐渐升高，房室间的压力趋于平衡。在心室舒张期的最后0.1秒，心房开始收缩使房内压升高，称为心房收缩期（period of atrial systole）。此时，房内压高于室内压，心房内的血液继续挤入到已有相当充盈但仍处于舒张状态的心室，因此有人将心房收缩期称为主动快速充盈期。心房收缩期末的心室容积达到最大。

综上所述，心室收缩和舒张引起的室内压变化是导致心房和心室之间、心室和主动脉之间压力梯度形成的根本原因，而压力梯度又是血液流动和瓣膜启闭的直接动力。总之，心动周期中心室的收缩与舒张引起相应的压力、瓣膜、血流及容积改变，保证了心脏充盈和射血的交替进行，在心脏射血过程中心室的收缩与舒张起着主导作用。因此，临床上心室发生纤维性颤动而不能正常收缩和舒张时将危及生命。

（三）心房在心脏泵血活动中的作用

1. 心房的初级泵作用

心房心动周期的大部分时间均处于舒张状态，接纳和储存从静脉不断回流的血液。在心室收缩和射血时，这一作用非常重要。在心室舒张的大部分时间里，心房也处于舒张状态（全心舒张期），此时心房仅是静脉血液返流回心室的一条通道。只有在心室舒张期的后期心房才收缩。由于心房壁薄，收缩力量不强，收缩时间短，其收缩对心室的充盈仅起辅助作用，心房收缩时挤入到心室内的血液占心室充盈量的25%。但心房收缩使心室舒张末期容积增大，心室肌收缩前的初长度增加，心肌收缩力量加强，继而提高了心室的泵血功能。反之，若心房不能有效收缩，将使房内压增高，中心静脉压升高，不利于静脉回流，间接影响心室射血。因此，心房收缩起着初级泵的作用，有利于心脏射血和静脉回流。而在病理情况下发生房颤时，可使心室充盈减少而影响心室射血量，但其影响不及室颤严重。

2. 心动周期中心房内压的变化

在心动周期中，左心房内压力曲线依次出现a、c、v三个小的正向波（图4－2）。其形成原理是：心房收缩时房内压升高，形成a波的升支；心房舒张，房内压回降，形成a波的降支。随后心室开始收缩使房室瓣关闭，而心室内血液的推顶作用使房室瓣向心房腔凸起，造成房内压轻度上升，形成c波的升支；随着心室射血的进行，心室体积缩小，心底部下移，房室瓣被向下牵拉，使心房容积趋于扩大，房内压下降，形成c波的降支。此后，因静脉血不断回流入心房，而房室瓣尚未开启，使心房内血液量不断增加，房内压缓慢升高至心室等容舒张期结束，形成缓慢上升的v波。

上述心房内压力变化的a、c、v三个波中，只有a波是心房收缩所引起的。因此，a波可作为心房收缩的标志。右心房也出现相似的压力变化，并可传递至大静脉，使大静脉内压发生相应的波动。

三、心脏泵血功能的评价

心脏不断泵血以保证代谢的需要。心脏泵血功能或心脏的功能状态正常与否，是临床医疗实践和实验研究工作中经常遇到的实际问题。目前评价心脏泵血功能常用的指标有：

1. 每搏输出量

一侧心室每次收缩时射出的血量称为每搏输出量（stroke volume），简称搏出量，相当于心室舒张末期容积减去心室收缩末期容积。在静息状态下，健康成年人平卧时，搏出量为60～80 mL。左、右两室的搏出量基本相等。

2. 每分输出量

一侧心室每分钟射出的血量称为每分输出量（minute volume），或称心排血量（cardiac output），等于搏出量与心率的乘积。健康成年男性在静息状态下，若心率为每分钟75次，搏出量为60～80 mL，则心排血量为4.5～6.0 L/min，平均5.0 L/min。女性比同体重男性的心排血量约低10%；青年人的心排血量高于老年人；成年人在剧烈运动时心排血量可增加至25～35 L/min；而在麻醉状态下可降至2.5 L/min。

3. 心指数

心排血量是以个体为单位计算的，但身体矮小和身体高大者相比，其新陈代谢总量并不相等。因此，用心排血量的绝对值来比较不同个体的心功能显然不够全面。研究表明，人体静息时的心排血量也和能量代谢一样，不与体重成正比，而与体表面积成正比。每平方米体表面积的心排血量，称为心指数(cardiac index)。中等身材的成年人体表面积为1.6～1.7 m^2，安静和空腹时的心排血量为5～6 L/min，故心指数为3.0～3.5 L/(min·m^2)。此时的心指数，称为静息心指数，是分析比较不同个体心功能的常用指标。心指数随代谢、年龄不同而异。一般静息心指数在10岁左右时最大，可达4 L/(min·m^2)以上；以后随年龄增长而逐渐下降，到80岁时，静息心指数接近于2 L/(min·m^2)。肌肉运动时，心指数随运动强度的增加而成比例增大。妊娠、进食和情绪激动时，心指数亦增大。

4. 射血分数

从搏出量和心室舒张末期容积可以看出，每次心室收缩射血时并未将心室内的血液全部射出。搏出量占心室舒张末期容积的百分比，称为射血分数(ejection fraction)。

$$射血分数=\frac{搏出量(mL)}{心室舒张末期容积(mL)}\times 100\%$$

正常情况下，搏出量与心室舒张末期容积相适应，即当心室舒张末期容积增加时，搏出量也相应增加，故射血分数变化较小，维持在50%～65%。但在心室异常扩大，如重度主动脉瓣关闭不全的患者，其心室舒张末期容积可高达200 mL。若此时的搏出量仍为70 mL，从搏出量、心排血量和心指数三个指标来看，心脏泵血功能似乎正常。但射血分数已降低为35%，表明心室功能已经严重减退。因此，射血分数能更准确地反映心脏的泵血功能，有利于早期发现心脏泵血功能的异常。

5. 心力储备

健康人的心排血量能在运动时成倍增加，表明心脏泵血功能具有较强的储备能力。心排血量随机体代谢需要而增加的能力称为心力储备(cardiac reserve)或泵血功能储备。可用心脏每分钟能射出的最大血量，即最大心排血量来表示。例如，有些运动员在运动时的最大输出量为35 L/min，为静息时的7倍，更利于进行剧烈运动。而心功能不全的患者如果静息时的搏出量、心排血量、心指数和射血分数均接近于正常人，可不表现明显的症状；但在运动时因心排血量不能相应增加，患者可出现心悸、气促等症状，提示其心力储备降低。因此，心力储备是反映心脏健康程度的最好指标。

心力储备的大小取决于搏出量和心率提高的程度。搏出量等于心室舒张末期容积与收缩末期容积之差，因此，心力储备包括舒张期储备、收缩期储备和心率储备。正常成人静息时的心室舒张末期容积约为125 mL，搏出量为70 mL/min；由于心肌组织中胶原纤维的存在，心室腔不能扩张过大，一般只能达到140 mL左右，即舒张期储备只有15 mL。静息时的心室收缩末期容积约为55 mL，当心脏作最大收缩时心室收缩末期容积可缩小至15～20 mL，使搏出量增加35～40 mL。因而收缩期储备明显大于舒张期储备。可见，搏出量的增加主要是通过提高心肌收缩力、增加收缩期储备来实现的。

成年人在静息时的心率为每分钟75次。在不超过每分钟160～180次时，心排血量随心率加快而增加。

综上所述，心力储备以心率储备和收缩期储备最为重要。

6. 心脏做功量

心脏收缩所做的功可分为外功和内功两大类。外功是指心室收缩所产生的形成和维持一定室内压并推动血液流动(心排血量)所做的机械外功。内功是指心脏活动中用于完成离子的跨膜主动转运、产生兴奋和收缩、产生和维持心室壁张力以及克服心室内部的黏滞阻力所消耗的能量。因此，反映心脏做功量的指标主要有：

（1）心脏的效率：心脏的效率（cardiac efficiency）是指心脏所做的外功占心脏总能量消耗的百分比。心脏的能量消耗主要来自营养物质的有氧氧化，因此，可用心脏耗氧量来反映心脏总能量消耗，即

$$心脏的效率=\frac{心脏所做的外功}{心脏耗氧量}\times 100\%$$

实际上，心脏做功中内功所消耗的能量远大于外功，正常心脏的最大效率为20%～25%。在相同的机械外功时心脏的效率可出现差异，例如，动脉血压升高一倍而搏出量减少一半时，与动脉血压降低一半而搏出量增加一倍所做机械外功几乎相等，但前者的耗氧量明显增加，心脏的效率低于后者。心脏的最大效率最低可降至5%～10%。

（2）每搏功和每分功：心室一次收缩射血所做的功，或者说心脏搏动一次所做的机械功称为每搏功（stroke work），简称搏功。心脏做功所释放的能量主要为压力－容积功；少部分为动能，用于驱使心室内射出血液的快速流动，其在整个搏功中所占比例很小，可以忽略不计，因而心脏做功量可按下式计算：

$$每搏功=搏出量\times(平均动脉压-平均心房压)$$

心室每分钟收缩射血时所做的功称为每分功（minite work），简称分功，为心脏完成每分输出量所做的机械外功，即

$$每分功=每搏功\times 心率$$

右心室搏出量与左心室基本相等，但肺动脉平均压仅为主动脉平均压的1/6左右，故右心室做功量相当于左心室的1/6。在动脉压增高的情况下，心脏要射出与原先等量的血液就必须加强收缩；如果心肌收缩的强度不变，则搏出量减少。此时心肌收缩释放的能量主要用于维持血压。由此可见，在动脉血压高低不同的个体或同一个体动脉血压发生改变前后，用心脏做功量作为评价心泵血功能的指标，更为客观全面。

四、影响心脏泵血功能的因素

心排血量是反映心脏泵血功能最基本的指标，心排血量等于搏出量乘以心率。机体可通过改变搏出量和心率来调节心排血量。

（一）搏出量的调节

搏出量的多少取决于心肌收缩的强度和速度。与骨骼肌类似，心肌收缩的强度和速度也受前负荷、后负荷和心肌收缩能力的影响。

1. 前负荷

前负荷是指肌肉收缩前所承受的负荷。对于中空近球形的心脏来说，心室肌的前负荷即舒张末期的充盈量。而舒张末期充盈量的多少将决定心室肌收缩前的初长度，进而影响心肌的收缩功能。由于测定心室内压比测定心室容积方便，且在一定范围内，心室舒张末期容积与心室舒张末期压力具有良好的相关性，故在实验中常用心室舒张末期压力来反映前负荷。为分析前负荷/初长度对心脏泵血功能的影响，在动物实验中将动脉血压维持在某一稳定水平，再逐渐改变心室舒张末期压力，同时测量每搏功。以每搏功为纵坐标，左室舒张末期压力为横坐标作图，所得到的曲线称为心室功能曲线（ventricular function curve）。该实验先后

由德国生理学家 Frank 和英国生理学家 Starling 提出，故心室功能曲线又称为 Frank – Starling 曲线(图 4 – 3)。图中实线为正常心室功能曲线。对正常心室功能曲线进行分析，可以看出：①心室舒张末期压力为 12 ~ 15 mmHg 是左心室最适前负荷。在最适前负荷左侧的一段是曲线的上升支，表明随着心室舒张末期压力增加，心室的每搏功增加。正常成年人安静状态下的心室舒张末期压力为 5 ~ 6 mmHg，远小于最适前负荷，即在心室功能曲线的升支段工作，表明心室具有较大的初长度储备。②在心室舒张末期压力为 15 ~ 20 mmHg 的范围内，曲线渐趋平坦，提示前负荷 – 心室舒张末期压力在其上限范围内变动时对心室的每搏功影响较小。③当心室舒张末期压力高于 20 mmHg 时不出现如骨骼肌长度 – 张力曲线那样明显的下降支，这是因为心肌细胞内含有大量韧性较强的胶原纤维，限制了心肌的伸展；此外，体内心包也限制了心脏的扩大。只有心室发生严重病变时，心室功能曲线才会出现降支。

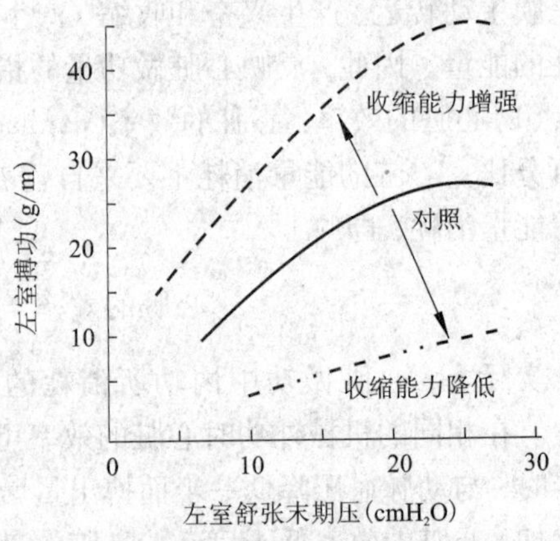

图 4 – 3 心室功能曲线

由心室功能曲线可以看出，在最适前负荷以前，每搏功或搏出量随前负荷(初长度)增加而增加。实验证明，在去除了神经和体液因素之后，该现象仍然存在。这种不需要神经和体液因素参与，由心肌细胞本身初长度的改变所引起的心肌收缩强度的变化称为异长自身调节(heterometric autoregulation)。离体研究表明，在最适前负荷时肌小节的初长度为 2.0 ~ 2.2 μm，此时粗肌丝和细肌丝处于最佳重叠状态，每一横桥附近都有能与其结合的细肌丝，活化时形成的横桥连接数最多，肌肉收缩产生的张力最大。而在肌小节未达最适前负荷(初长度)之前，随着前负荷(初长度)的增加，粗、细肌丝的有效重叠程度增加，使得肌小节以及整个心室的收缩力逐渐加强，搏出量增加，每搏功增加。

异长自身调节的生理意义在于对搏出量进行精细的调节。在体位改变使静脉回流突然增加或减少，动脉血压突然增高，或当左、右心室搏出量不平衡时出现心室充盈量微小变化时，心室可以通过异长自身调节来改变搏出量，使心室的射血量与静脉回心血量之间保持平衡、心室舒张末期压力和容积保持在正常范围内。但对于持久、剧烈的循环功能变化，则超出了异长自身调节的范畴，需要通过改变心肌收缩能力等进行调节。

2. 后负荷

后负荷是指肌肉开始收缩后才遇到的负荷。对在体心脏而言，心室收缩所产生的室内压必须克服大动脉血压的阻力才能实现射血。因此，动脉血压相当于后负荷。在心室前负荷(初长度)、心肌收缩能力和心率均不变的情况下，当动脉血压升高即心室后负荷增大时，若心室内压尚未超过动脉血压，则心室肌不会缩短。此时心室通过延长等容收缩期，增加室壁张力，使室内压急剧上升，直至峰值；由于等容收缩期延长，使射血期缩短，加上心肌收缩所释放的能量用于升高室内压的部分增多，使得射血期心肌纤维缩短速度和程度也减小。因此，搏出量将暂时减少。反之，当大动脉血压降低时，若其他条件不变，则搏出量将增加。临床上根据这一原理利用舒血管药物降低动脉血压(后负荷)，以改善心脏泵血功能。

正常人动脉血压在 80 ~ 170 mmHg 范围内变化时心排血量无明显变化。只有当动脉血压超过 170 mmHg 时心排血量才开始下降(图 4 -4)，这与体内存在的多种调节机制有关。当动脉血压升高时左心室的搏出量减少，心室内的剩余血量增加；而此时右心室仍能正常泵血，使舒张期静脉回心血量不变。因此，左心室舒张末期容积增大，初长度增加。通过异长自身调节使心肌收缩加强，搏出量增加，左心室舒张末期容积约 30 秒后恢复到原有正常水平。此时，尽管主动脉压仍维持在高水平，但搏出量不再减少。如果动脉血压长期持续升高，机体将通过增加心肌收缩能力，使机体在动脉血压升高的情况下，能够维持适当的心排血量。但这种心排血量的维持是以增加心肌收缩力为代价的，久而久之，心脏将出现逐渐肥厚的病理改变，最终导致泵血功能的减退。

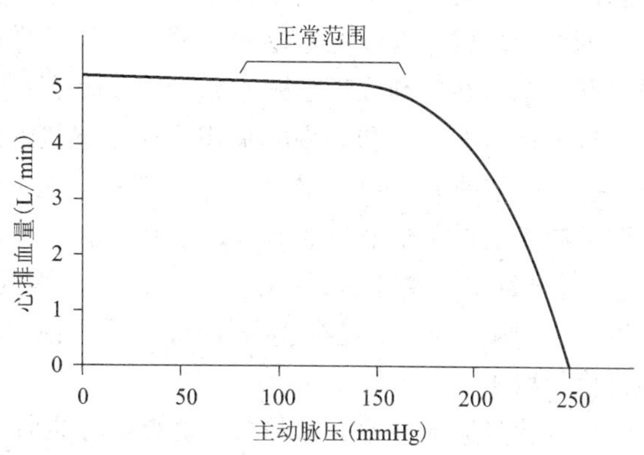

图 4 -4　主动脉血压变化对心排血量的影响

3. 心肌收缩能力

人体在运动或强体力劳动时，搏出量可成倍增加，但心室舒张末期容积不一定增大，甚至可能减小。此时，心肌收缩强度和速度的变化不再依赖于前、后负荷的改变，机体可通过改变心肌收缩能力来适应不同代谢水平的需要。心肌收缩能力(myocardial contractility)又称为心肌的变力状态(inotropic state)，是指心肌不依赖于前、后负荷而能改变其力学活动(收缩的强度与速度)的内在收缩特性。图 4 -3 所示，在完整心脏，心肌收缩能力增强时(如去甲肾上腺素作用时)，心室功能曲线向左上方移位；当心肌收缩能力下降时(如心力衰竭)，心室功能曲线向右下方移位。这种通过改变心肌收缩能力、实现心脏泵血功能的调节可在初长度保持不变的情况下发生，故称为等长调节(homometric regulation)。

心肌收缩能力受多种因素影响。凡能影响心肌细胞兴奋 - 收缩耦联过程中任一环节的因素均可影响心肌收缩能力，其中以心肌细胞兴奋时活化的横桥数目和肌球蛋白头部 ATP 酶的活性最为重要。已知初长度决定着粗、细肌丝的重叠程度，后者是形成活化横桥的前提，但并不是所形成的横桥均是有活性的横桥。同一初长度下，活化的横桥数越多，心肌收缩能力越强。能增加活化横桥数的因素主要有心肌细胞兴奋时胞质内的 Ca^{2+} 浓度以及肌钙蛋白对 Ca^{2+} 的亲和力。儿茶酚胺(去甲肾上腺素和肾上腺素)可激活心肌细胞 β 肾上腺素受体，通过 cAMP 信号途径，激活 L 型 Ca^{2+} 通道，促进 Ca^{2+} 内流；再通过钙诱导钙释放机制，使胞质 Ca^{2+} 浓度进一步升高，活化的横桥数增多，心肌收缩能力增强。钙增敏剂(茶碱)能增加肌钙蛋白对 Ca^{2+} 的亲和力，使肌钙蛋白对胞质 Ca^{2+} 的利用率增加，活化的横桥数目增多，心肌收缩能力增强。某些强心药物如洋地黄也能通过增加心肌细胞胞质中的 Ca^{2+} 浓度，继而增强心肌的收缩能力。甲状腺激素和体育锻炼能提高肌球蛋白头部的 ATP 酶活性，增强心肌收缩能力。老年人或甲状腺功能低下的患者，其肌球蛋白分子结构改变致 ATP 酶活性降低，故心肌的收缩能力减弱，搏出量减少。

(二)心率对心排血量的影响

健康成人在安静状态下，心率为每分钟 60 ~ 100 次。心率快慢可随年龄、性别和不同生理状态而出现较大的波动。新生儿的心率较快，可达每分钟130次以上；随着年龄的增加，心率逐渐减慢。成年女性的心率快于男性。经常进行体力劳动和体育运动的人，安静时心率较慢。同一个体在安静或睡眠时心率较慢，运动或情绪激动时心率加快。

心排血量是搏出量和心率的乘积。在一定范围内增快心率，心排血量增加。但如果心率过快，超过每分钟170～180次时，心室舒张期大大缩短，尤其是快速充盈期明显缩短，回心血量明显减少，心室充盈严重不足，导致搏出量显著下降时，则心排血量减少。反之，当心率过慢(每分钟少于40次)，心排血量也减少。因为心率过慢，心室舒张期过长，而心室充盈已接近最大限度，再延长心室舒张时间也不能相应增加充盈量和搏出量；同时心率又过慢，故心排血量减少。

心率变化除影响心室充盈量外，也影响心肌收缩能力。实验证明，心室肌进行等长收缩时，心室肌产生的峰值张力随刺激频率加快逐渐增加；当刺激频率在每分钟150～180次时，心室肌收缩的峰值张力达到最大值。这种心率增快引起心肌收缩能力增强的现象称为阶梯现象(staircase phenomenon 或 treppe)。其产生机制与细胞内 Ca^{2+} 浓度升高有关。心率增快时，心室肌单位时间内产生的动作电位次数增多，Ca^{2+} 内流增加，胞质中 Ca^{2+} 浓度升高，使心肌收缩能力增强。阶梯现象是心肌等长自身调节的又一表现，有利于在心率增快的条件下维持一定的搏出量。

五、心音

在一个心动周期中，心肌收缩、瓣膜开闭、血液加速与减速对心血管壁的冲击以及血液流动形成的湍流均可引起振动，所产生的声音称为心音(heart sound)。心音通过周围组织传递到胸壁，用耳朵直接贴附或用听诊器放置在胸壁上均可听到心音。用传感器将上述机械振动转换成电信号记录下来，称为心音图(phonocardiogram)。

正常心脏在一次搏动过程中可产生四个心音，即第一、第二、第三和第四心音。通过心音图均可记录到，而用听诊的方法通常只能听到第一心音和第二心音。

第一心音发生在心室收缩期，音调低，持续时间相对较长。第一心音产生于房室瓣关闭、心室收缩冲击房室瓣引起的心室壁振动以及心室射出的血液撞击动脉壁产生的振动等，在心尖搏动(第五肋间左锁骨中线)处最清楚。第一心音通常作为心室收缩期开始的标志，其强弱可反映心室收缩力量的大小。

第二心音发生在心室舒张期，音调高，持续时间短。主要产生于心室舒张时主动脉瓣和肺动脉瓣的突然关闭、血流冲击大动脉根部及心室内壁的振动。第二心音在胸骨旁第二肋间(即主动脉瓣和肺动脉瓣听诊区最清楚)，是心室舒张期开始的标志。

第三心音发生在心室快速充盈期末，是低频低振幅的心音。主要产生于快速充盈期末血流的突然减慢使心室壁和瓣膜发生振动。某些健康儿童和青年人可以听到第三心音。

第四心音出现在心室舒张晚期，主要与心房收缩所产生的振动有关，故又称为心房音(atrial sound)。正常情况下一般听不到第四心音，仅见于心音图记录。

心音可以反映心室收缩和瓣膜的功能状态。当瓣膜狭窄或关闭不全(风湿性心脏病或先天性心瓣膜病等)造成血流不畅或倒流现象时，可在第一心音或第二心音之外听到附加的声音，称为杂音。例如，二尖瓣关闭不全时，心尖区可听到收缩期吹风样杂音；二尖瓣狭窄时心尖区可听到舒张期隆隆样杂音。

第二节　心脏的生物电活动

心脏是推动血液流动的动力器官，其泵血功能的实现有赖于心肌细胞节律性的收缩和舒张。心室舒张时静脉血液回流入心脏，心室收缩时将血液射入动脉。与骨骼肌细胞一样，心肌细胞兴奋是触发收缩的始动因素。因此，掌握心肌细胞的生物电活动规律以及心肌的生理特性具有重要意义。

一、心肌细胞的生物电现象及其形成机制

心肌细胞的电活动有别于神经细胞和骨骼肌细胞，各类心肌细胞的跨膜电位差异较大(图4－5)。根据组织学、电生理特性和功能上的特点，心肌细胞可分为两大类：普通心肌细胞和特殊心肌细胞。普通心肌细胞包括心房肌和心室肌细胞，含有丰富的肌原纤维，具有收缩功能，故又称为工作心肌细胞(working cardiaomyocyte)。这类细胞不能自动产生节律性的兴奋，属于非自律细胞，但具有产生兴奋和传导兴奋的能力。另一类是特殊分化了的心肌细胞，构成心脏的特殊传导系统(cardiac specific conduction system)，包括窦房结、房室交界区、房室束、左右束支和浦肯野纤维等。这类细胞具有自动产生节律性兴奋的能力，故称为自律细胞(autorhythmic cell)；同时还具有兴奋性和传导性，但因细胞内肌原纤维稀少且排列不规则，故基本不具有收缩性。

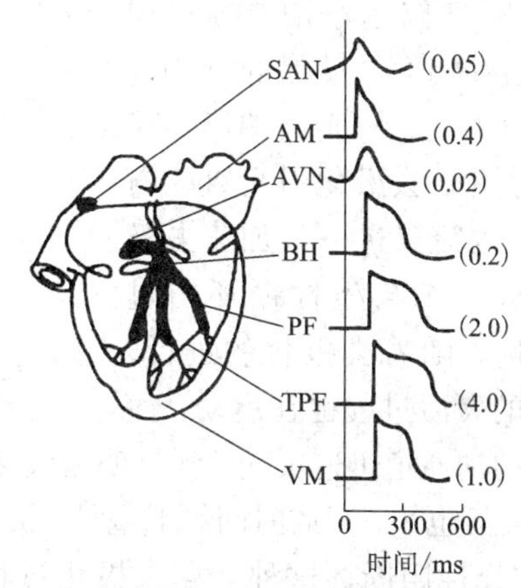

图4－5　心脏各部分的心肌细胞的跨膜电位

SAN—窦房结；AM—心房肌；AVN—结区；BH—希氏束；PF—浦肯野纤维；TPF—末梢浦肯野纤维；VM—心室肌

属于工作细胞的心房肌和心室肌细胞的跨膜电位与形成机制基本相同。下面重点介绍心室肌细胞的跨膜电位变化及其形成机制；在自律细胞中重点介绍窦房结P细胞和浦肯野纤维的跨膜电位变化及其形成机制。

(一)心室肌细胞的跨膜电位变化及其形成机制

1. 心室肌细胞的静息电位

心室肌细胞的静息电位约为－90 mV，产生机制与神经纤维类似。心室肌细胞膜上存在有大量I_{K1}通道，是内向整流钾通道(inward rectifier K^+ channel)中最常见的一种。静息状态下，心室肌细胞膜上的I_{K1}通道开放、K^+外流，形成静息电位。

2. 心室肌细胞的动作电位

与神经纤维和骨骼肌细胞的动作电位相比较，心室肌细胞的动作电位存在明显差异。表现为升支和降支不对称，复极过程复杂，动作电位持续时间长。为便于讨论，一般人为地将心室肌细胞的动作电位分为5期(图4－6)：

(1)去极化过程：又称为动作电位0期。当心室肌细胞受到刺激发生兴奋时，膜内电位由静息时的－90 mV迅速去极化到0 mV，并继续上升到＋30 mV，构成动作电位的上升支。该期具有去极速度快(最大速率可达200～400V/s)、幅度高(120 mV)、持续时间短(1～2毫

秒)的特点。

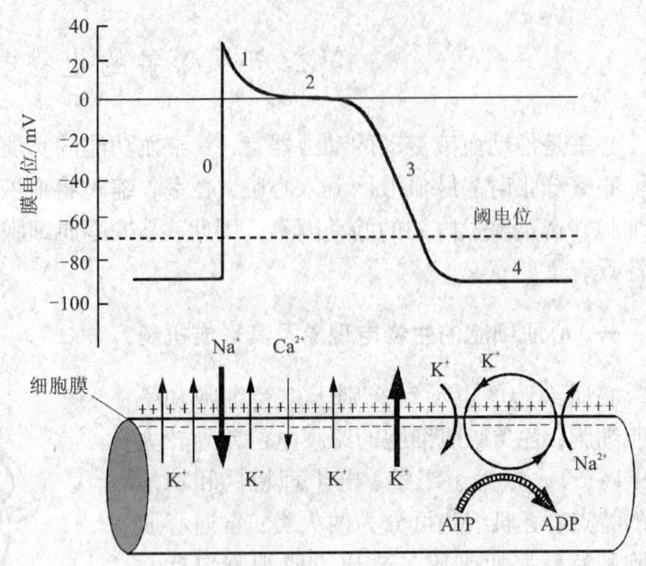

图 4-6 心室肌细胞的动作电位和主要离子流示意图

心室肌细胞动作电位 0 期形成的离子机制与神经纤维相似。其具体机制是：当心室肌细胞受到有效刺激兴奋时，先使少量钠通道开放，Na^+ 顺浓度差内流使膜电位去极化。当去极化达到钠通道的阈电位水平时(约 -70 mV)，钠通道大量激活开放，Na^+ 迅速内流，构成快钠流。在这一过程中，去极化引起 Na^+ 内流，Na^+ 内流又进一步加速去极化，形成一个再生性循环的过程。同时，随着去极化的进行，钠通道的失活过程也在启动，使开放后的钠通道迅速关闭，到 0 期去极化到达顶峰时钠通道已接近完全关闭。由于钠通道激活快，失活也快，开放时间约 1 毫秒，被称为快钠通道。快钠通道可以被河豚毒(tetrodotoxin, TTX)选择性阻断。这种 0 期去极化过程由快钠通道介导的动作电位称为快反应动作电位(fast response action potential)，因而心室肌细胞和心房肌细胞被称为快反应细胞(fast response cell)。

(2)复极化过程：指从 0 期去极化结束到恢复静息电位的过程。心室肌细胞动作电位的复极过程缓慢复杂，历时 200 ~ 300 毫秒，包括 1 期、2 期和 3 期。

①1 期：又称为快速复极初期，指膜内电位由去极的顶峰 +30 mV 迅速下降至 0 mV 左右，历时约 10 毫秒。由于 0 期的快速去极和 1 期的快速复极构成一个尖锋状图形，通常将这两部分合称为锋电位(spike potential)。

1 期复极由一过性外向电流(transient outward current, I_{to})所引起，其主要成分是 K^+ 外流，使心室肌膜电位快速下降至 0 mV。I_{to}通道在膜电位去极到 -30 ~ -40 mV 时激活开放，开放 5 ~ 10 毫秒，可被钾通道阻滞剂 4-氨基吡啶选择性阻断。

②2 期：1 期复极结束后，复极变得非常缓慢，膜电位停滞在 0 mV 左右形成平台状，故 2 期又称平台期(plateau)，历时 100 ~ 150 毫秒。平台期是心室肌细胞动作电位区别于神经纤维和骨骼肌细胞动作电位的主要特征，也是心室肌细胞动作电位持续时间长和有效不应期特别长的主要原因。

2 期复极涉及多种离子流，主要由 Ca^{2+}(和少量 Na^+)的内流和 K^+ 的外流所引起。由于 Ca^{2+}(和少量 Na^+)的内流和 K^+ 的外流所负载的电荷几乎相等而使膜电位保持 0 mV 左右，形成平台式的缓慢复极。在平台期 Ca^{2+} 的内流主要通过 L 型钙通道(long lasting calcium channel)，该通道在膜电位去极到 -40 mV 时开始激活，但其内流量要到 2 期才达到最大值，随即失活，内流量逐步减少到停止。L 型 Ca^{2+} 通道因其激活、失活和复活均慢而被称为慢通道。在平台期 K^+ 的外流主要通过延迟整流钾通道(delayed rectifier K channel, I_K通道)。I_K通道在膜电位去极到 -40 mV 时激活开放，但通道的开放速率缓慢，在 2 期中 K^+ 外流量逐步增加。Ca^{2+}内流量的逐步减少和K^+外流量的逐步增加，使2期形成一个缓慢的复极过程。当Ca^{2+}内流停止而K^+外流显著增加时，动作电位由2期（缓慢复极期）转入3期（快速复极末期）。Ca^{2+}通道阻断剂可使平台期提前结束而缩短。

③3期：又称为快速复极末期。此期内复极过程加速，膜电位由0 mV水平迅速降至静息电位的-90 mV，完成复极化过程，占时100～150毫秒。

3期复极主要是L型钙通道失活关闭，Ca^{2+}内流停止，K^+外流进行性增加。在3期之初，主要是延迟整流钾通道I_K开放、K^+外流；而当膜电位复极到-60 mV左右，I_{K1}通道又被激活，K^+外流不断加速，最终完成复极化过程。在3期中，K^+的外流造成复极，而复极化又加速K^+的外流，形成一个再生性过程，因此3期复极化越来越快。

从0期去极开始到3期复极完毕的这段时间称为心室肌细胞动作电位时程（action potential duration，APD），历时200～300毫秒。

（3）静息期：又称为动作电位4期。此期膜电位已回到静息电位，但由于在动作电位产生过程中Na^+和Ca^{2+}流入细胞、K^+流出细胞，造成细胞内外离子分布的改变。为保持心肌细胞的正常兴奋性，必须恢复细胞内外各种离子的正常浓度梯度。此时，通过心室肌细胞膜上Na^+-K^+泵泵出Na^+、摄回K^+，通过Na^+-Ca^{2+}交换以及钙泵主动排Ca^{2+}以恢复细胞内外离子分布。Na^+-Ca^{2+}交换由膜两侧Na^+内向性浓度梯度提供能量。临床上使用强心苷类药物抑制Na^+-K^+泵可使Na^+内向性浓度梯度减小，减少Ca^{2+}排出，继而升高心肌细胞内的Ca^{2+}浓度，提高心肌收缩力。

（二）浦肯野细胞的跨膜电位变化及其形成机制

浦肯野细胞的动作电位也包括0期、1期、2期、3期、4期。除4期外，0期、1期、2期、3期的形态和产生机制与心室肌细胞的动作电位相似（图4-7）。

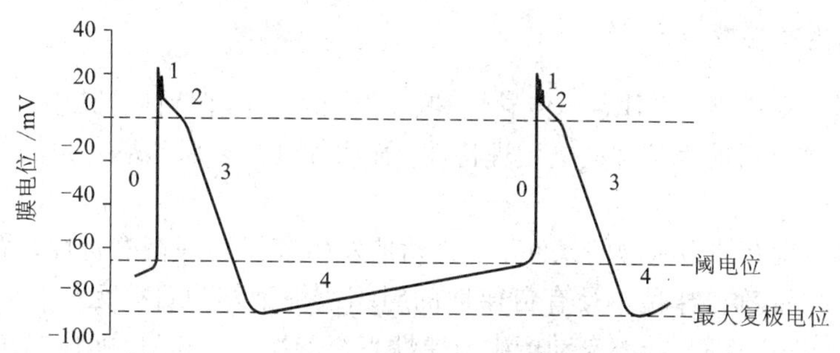

图4-7　浦肯野细胞动作电位示意图

浦肯野细胞在3期复极至最大复极电位（maximal repolarization potential）后，4期的膜电位并不稳定于该水平，而是立即开始自动去极化。当自动去极达到阈电位时即暴发一次新的动作电位。4期自动去极化是自律细胞产生自律性的基础。在浦肯野细胞上存在有允许Na^+通过的I_f通道，开放时引起Na^+内流即I_f电流。I_f通道在复极到-60 mV时自动开放，随着复极的进行，开放的Na^+通道增加；当复极到-100 mV时，Na^+通道开放的数目最大，形成4期逐渐增强的Na^+内流。这种钠离子通道因超极化而充分激活，可被铯（Cs）所阻断，因此，该通道明显不同于快钠通道。此外，延迟整流钾电流（I_K）也参与浦肯野细胞4期自动去极化的形成。I_K通道在复极化到-50 mV时去激活，造成K^+外流衰减，I_K电流逐渐减少，即相当于膜内的正电荷逐渐增多。总之，浦肯野细胞4期自动去极化的主要机制是逐渐增强的 Na^+ 内流(I_f)以及少量的 K^+ 外流衰减。

（三）窦房结P细胞的跨膜电位变化及其形成机制

窦房结内存在大量的具有起搏心脏能力的自律细胞，称为起搏细胞(pacemaker cell)，又称为P细胞。与浦肯野细胞比较，窦房结P细胞的跨膜电位明显不同。其主要特点有：①0期去极速度慢(10 V/s)、幅度低(70～85 mV)和持续时间长(7毫秒)；②最大复极电位为－70 mV、阈电位为－40 mV；③无明显的复极1期和平台期，0期之后直接进入复极3期；④4期自动去极速度(约0.1 V/s)快于浦肯野细胞(约0.02 V/s)。

窦房结P细胞动作电位的0期去极是L型钙通道开放，Ca^{2+} 内流所致。由于L型钙通道为慢钙通道，激活比较缓慢，因而0期去极速度慢。这种由慢钙通道介导0期去极化的动作电位称为慢反应动作电位(slow response action potential)，窦房结P细胞属于慢反应细胞。

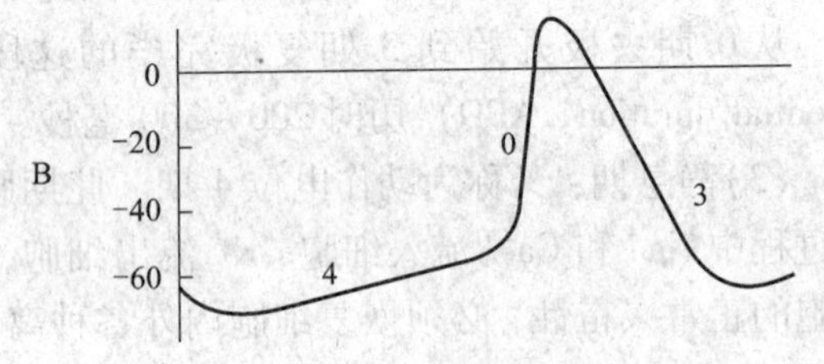

图4－8 窦房结细胞动作电位示意图

由于窦房结P细胞上很少表达 I_{to} 通道和缺少 I_{k1} 通道，故3期复极主要是由 I_K 通道开放、K^+ 外流形成。

心脏自律细胞中以窦房结P细胞的4期自动去极速率最快，故窦房结P细胞的自律性最高。其4期自动去极的机制主要是 I_K 通道的关闭引起的 K^+ 外流衰减所致；此外，逐渐增强的 Na^+ 内流(I_f)和T型钙通道的激活所引起的少量 Ca^{2+} 内流(I_{Ca-T})以及生电性的钠－钙交换等也参与了窦房结P细胞的4期自动去极。

二、心肌的生理特性

心肌细胞具有兴奋性、自律性、传导性和收缩性四种生理特性。其中，兴奋性、自律性和传导性是以生物电活动为基础的电生理特性，而收缩性是以肌丝滑行为基础的机械特性。

（一）自律性

组织、细胞在没有外来刺激的条件下，自动地发生节律性兴奋的特性，称为自动节律性(autorhythmicity)，简称自律性。具有自律性的组织或细胞称为自律组织或自律细胞。单位时间内(每分钟)组织、细胞能够自动产生节律性兴奋的次数，称为自动兴奋的频率，是衡量自律性高低的指标。

1. *心脏的起搏点*

心脏内特殊传导组织的大多数细胞具有自律性，但自律性的高低不一，以窦房结P细胞自律性最高(约每分钟100次)。但整体情况下由于受心迷走神经的影响，窦房结细胞自律性表现为每分钟70次左右；末梢浦肯野纤维网的自律性最低(约每分钟25次)，而房室交界的自律性介于两者之间(约每分钟50次)。由于窦房结的自律性最高，对心脏兴奋起着主导作用，是心脏兴奋的正常起始部位，故将窦房结称为正常起搏点(normal pacemaker)，窦房结引起的正常心跳节律称为窦性心律(sinus rhythm)。其他部位的自律组织虽有起搏能力，但因自律性低，通常受控于窦房结的节律之下，只起传导作用而不表现出本身的自律性，称为潜在起搏点(latent pacemaker)。潜在起搏点在窦房结起搏功能障碍或传出障碍时充当备用起搏点，可取代窦房结以较低频率维持心脏跳动，因而具有生理意义。但潜在起搏点一旦取代窦房结起搏，则成为异位起搏点(ectopic pacemaker)。异位起搏点所控制的一部分或整个心脏的活动，称为心律失常。

窦房结通过两种方式对潜在起搏点进行控制：

(1)抢先占领：窦房结的自律性高于其他潜在起搏点。因此，在潜在起搏点4期自动去极化尚未达到阈电位水平时，就已被窦房结传来的冲动所激动而产生动作电位，其自身的自律性不能表现出来。窦房结对其他潜在起搏点的这一效应称为抢先占领(preoccupation)。

(2)超速驱动抑制：自律细胞受到高于其自身固有频率的刺激而发生的兴奋称为超速驱动。超速驱动一旦停止，该自律细胞的自律性活动需要经过一段时间后才能呈现，这种超速驱动后自律活动暂时受到抑制的现象称为超速驱动抑制(overdrive suppression)。超速驱动的频率和自律细胞的固有频率相差越大，受抑制的时间将越长。超速驱动抑制的产生原理复杂，与心肌细胞膜上的钠－钾泵活动增强关系密切。当自律细胞受到超速驱动时，每分钟产生的动作电位数增多。这样，心肌细胞必须将流入细胞内的大量 Na^+ 及时排出，将外流的 K^+ 摄回，以保持细胞膜两侧离子的不均衡分布。而钠－钾泵运转一次，将泵出3个 Na^+、摄回2个 K^+，形成生电性外向电流；后者既对抗了自律细胞自动去极化时的内向电流，又可以导致细胞膜超极化，使最大复极电位和阈电位之间的电位差加大，自动去极化不易达到阈电位，因而出现一段时间的自律性抑制。临床上在心脏人工起搏时，若需暂时中断起搏器的工作，则应先降低驱动频率，以免发生意外。

2. 影响自律性的因素

自律细胞的4期自动去极化使膜电位从最大复极电位到达阈电位水平而表现出自律性。因此，自律性的高低，取决于4期自动去极化的速率以及最大复极电位与阈电位之间的距离。

(1)4期自动去极化的速率：心肌自律细胞4期自动去极化的速率是决定自律性高低最重要的因素。当4期自动去极化速度增快时，达到阈电位水平所需的时间缩短，单位时间内产生兴奋的次数增多，自律性增高。例如，交感神经兴奋时释放去甲肾上腺素，与心肌细胞膜上 β_1 受体结合后，加速 I_f 和 I_{Ca-L} 通道开放，加快4期自动去极化速率，加快心率。

(2)最大复极电位：如果最大复极电位绝对值变小，则与阈电位的距离缩小，使自动去极化达阈电位所需时间缩短，更容易暴发下一次动作电位，自律性升高；反之，自律性降低。例如：迷走神经兴奋时，乙酰胆碱可使心肌细胞膜对 K^+ 通透性增高，最大复极电位增大，心率减慢。

(3)阈电位水平：在4期自动去极化的速率和最大复极电位不变时，阈电位水平下移，与最大复极电位的距离缩短，自动去极化达阈电位加快，则自律性升高；反之，则自律性降低。

(二)兴奋性

心肌细胞在受到有效刺激时具有产生动作电位的能力，称为心肌细胞的兴奋性(excitability)。衡量心肌兴奋性的常用指标是刺激阈值，两者呈反变关系。

1. 决定和影响兴奋性的因素

(1) Na^+ 通道的性状：电压门控的快 Na^+ 通道可表现为激活、失活和备用三种状态。Na^+ 通道所处的状态取决于膜电位水平以及有关的时间进程，即 Na^+ 通道具有电位依从性和时间依从性。备用和失活状态时通道均为关闭，其中备用状态受刺激时可被激活开放；而失活状态的 Na^+ 通道则不能直接激活，必须复活到备用状态才能重新开放。因此，Na^+ 通道处于备用状态是细胞能产生动作电位的前提。

(2)静息电位(最大复极电位)与阈电位的距离：静息电位(最大复极电位)绝对值增大时，与阈电位的距离增大，引起兴奋所需的阈值也增大，兴奋性降低；反之，则兴奋性增高。若阈电位水平上移，与静息电位或最大复极电位之间的距离加大，引起兴奋所需的阈值增大，兴奋性降低；反之，则兴奋性增高。

2. 心肌一次兴奋过程中兴奋性的周期性变化

心肌细胞每兴奋一次，膜上的 Na^+ 通道由备用状态经历激活、失活和复活等过程，细胞的兴奋性也发生相应的周期性改变。下面以心室肌细胞为例，讨论心肌一次兴奋过程中兴奋性的周期性变化(图 4-9)。

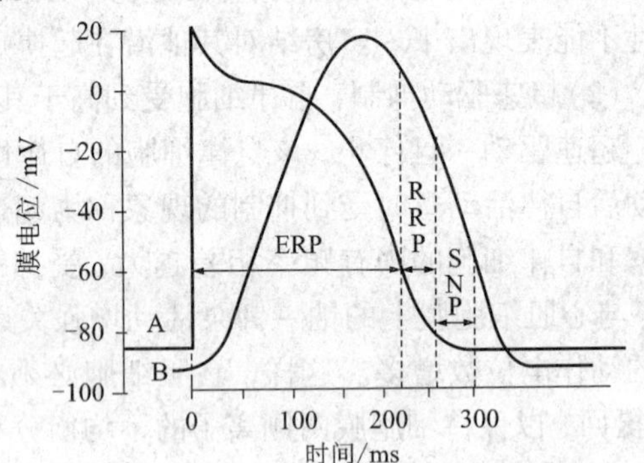

图 4-9 心室肌细胞动作电位期间的兴奋性变化及其与机械收缩的关系

曲线 A 代表心肌细胞动作电位，曲线 B 代表其收缩曲线

ERP—绝对不应期；RRP—相对不应期；SNP—超常期

(1)有效不应期：心室肌细胞受到有效刺激兴奋时，从动作电位 0 期开始到 3 期复极至 -55 mV 的这一段时期称为绝对不应期(absolute refractory period, ARP)。此时，Na^+通道几乎全部处于失活状态，兴奋性为零，对任何刺激均不产生反应。从 3 期复极的 -55 mV 到复极 -60 mV 的这一时期内，给予阈刺激不产生反应；给予阈上刺激则可产生局部反应，但不能产生动作电位，该时期称为局部反应期(local response period)。其机制是仅少部分通道复活到备用状态(局部反应期)，所产生的内向电流不足以使膜电位达到阈电位，而从 0 期去极到复极的 -60 mV 的这段时期内，无论给予心肌细胞何种刺激均不能产生新的动作电位，该时期称为有效不应期(effective refractory period, ERP)。有效不应期内心室肌细胞的 Na^+通道全部处于失活状态(绝对不应期)；或仅少部分通道复活到备用状态(局部反应期)，所产生的内向电流不足以使膜电位达到阈电位，故不能再次引起动作电位。

(2)相对不应期：在有效不应期后，膜电位从 3 期复极 -60 mV 到 -80 mV 这段时间内，给予阈刺激，心肌仍不能产生新的动作电位；但给予阈上刺激则可产生一个新的动作电位，这一时期称为相对不应期(relative refractory period, RRP)。该期内的 Na^+通道已逐渐复活回到备用状态，但其开放能力尚未恢复到正常水平，由阈刺激激活的 Na^+通道开放所引起的内向电流不足以使心肌细胞的膜电位到达阈电位；只有受到阈上刺激时才能激活足够的 Na^+通道再次产生动作电位。在相对不应期内产生的动作电位因 Na^+通道尚未全部回复到正常的备用状态，而 I_K通道尚未完全去激活，外向 K^+流仍很大，故复极化速度快，使动作电位时程短。兴奋的传导也比较慢。

(3)超常期：指 3 期复极化膜电位由 -80 mV 到 -90 mV 的时期。此时 Na^+通道基本回到备用状态，膜电位距阈电位的距离较小。在此期内给予心肌阈刺激，能产生可扩布的动作电位；同时给予强度接近于阈值的阈下刺激也可引起动作电位，表明此时心肌的兴奋性高于正常，这一时期称为超常期(supranormal period)。在超常期内因膜电位尚未达到静息电位水平，所产生的动作电位 0 期去极化的速度和幅度以及兴奋传导的速度仍低于正常。

心肌细胞在经历了超常期后，膜电位回到静息电位水平，兴奋性也恢复至正常。

3. 心肌兴奋性的周期性变化与收缩的关系

(1)心肌兴奋性的特点是有效不应期特别长：可兴奋细胞的共同特性是在兴奋过程中其兴奋性将发生周期性变化，但心肌细胞的有效不应期特别长(200～300毫秒)，一直延续到收缩活动的舒张期开始之后(图4－7)，相当于心肌的整个收缩期和舒张早期。因此，心肌在有效不应期以前不可能再接受刺激产生第二次兴奋和收缩。这一特点使得心肌不会产生完全强直收缩而始终作收缩和舒张相交替的活动，保证了泵血功能的有效完成。

(2)期前收缩与代偿间歇：正常情况下，整个心脏是按窦房结发出的兴奋节律进行活动的。如果在心室肌有效不应期之后、下一次窦房结发出的兴奋传来之前，受到一次人工刺激或者来自异位起搏点的兴奋刺激，则可在下一个心动周期的窦房结节律性兴奋传来之前提前产生一次兴奋和收缩，称为期前兴奋(premature excitation)和期前收缩(premature systole)，期前收缩又称为早搏。期前兴奋也有自己的有效不应期，当紧接在期前兴奋之后的一次窦房结的兴奋传到心室时，常常落在期前兴奋的有效不应期内成为无效刺激，不能引起心室的兴奋和收缩，直到又一次窦性兴奋传到时心室才能再次收缩。这样，在一次期前收缩之后往往出现一段较长的心室舒张期，称为代偿间歇(compensatory pause)(图4－10)。

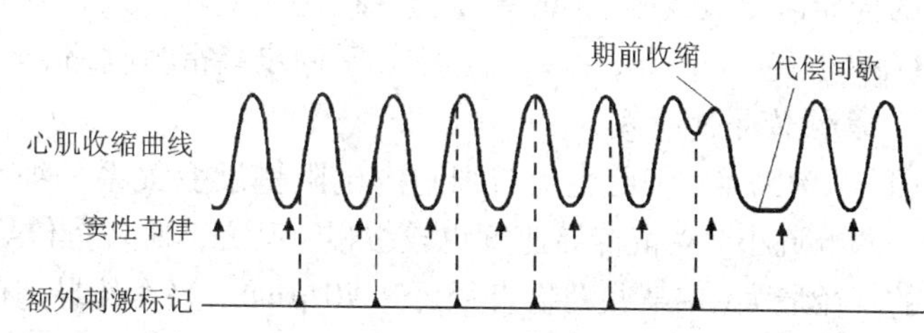

图4－10　期前收缩与代偿间歇

上排黑箭头代表窦房结冲动；下排代表额外刺激；
额外刺激a、b、c落在有效不应期内，不引起反应；
额外刺激d落在相对不应期内，引起期前收缩与代偿间歇

(三)传导性

心肌细胞传导兴奋的能力称为传导性(conductivity)。单个心肌细胞传导兴奋的原理与神经细胞相似，即以局部电流的方式传导。对于心脏整体而言，心肌细胞闰盘上有较多的缝隙连接形成细胞间的低电阻通道，局部电流易于通过，使心肌细胞的活动同步化。这样，整个心室(或心房)构成了一种功能合胞体。因此，心肌细胞膜任一部位产生的兴奋不但可以沿整个细胞膜传播，而且可以通过闰盘迅速传递到另一个心肌细胞，从而引起左、右心房或左、右心室肌的兴奋和收缩。

1. 心脏内兴奋传播的途径和特点

正常情况下从窦房结发出的兴奋通过心房肌传播到右心房和左心房，同时沿由心房肌细胞组成的“优势传导通路(preferential pathway)”迅速传播到房室交界区，经房室束和左、右束支、浦肯野纤维网传播到心内膜侧的心室肌，再向心外膜侧心室扩布，最终兴奋整个心室(图4－11)。

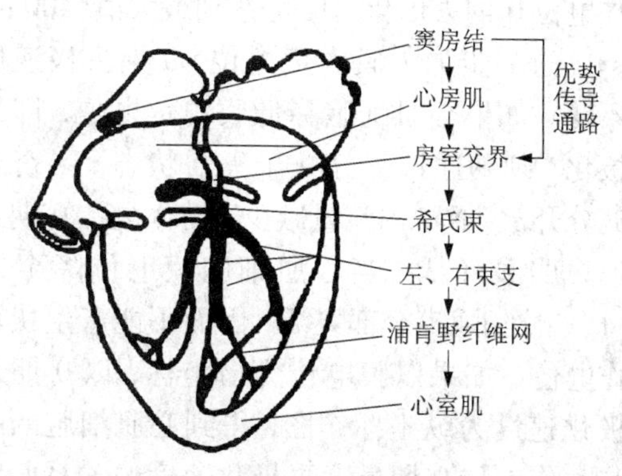

图4－11　心脏内兴奋传布途径示意图

兴奋在心脏不同部位的传播速度各异。一般心房肌的传导速度较慢(约为0.4 m/s)，而“优势传导通路”的传导速度较快(1.0

~1.2 m/s)。窦房结的兴奋可以沿着"优势传导通路"很快传播到房室交界区。兴奋在房室交界区的传导速度最慢，仅为0.02 m/s。因此，兴奋通过房室交界时将产生约0.1秒时间延搁，这一现象称为房-室延搁(atrioventricular delay)。房室交界是生理状态时兴奋由心房进入心室的唯一通道，这种缓慢传导保证了心房先收缩将血液进一步挤入心室，随后心室再开始收缩，从而避免房室收缩的重叠，有利于心脏的充盈和射血。兴奋在心室肌的传导速度约为1 m/s，房室束和左、右束支的传导速度约为2 m/s，而呈网状分布于心室壁的末梢浦肯野纤维的传导速度最快(约4 m/s)，能使由房室交界传入心室的兴奋沿着浦肯野纤维网迅速向左、右两侧心室壁传导，保证了心室几乎同步兴奋与收缩。

2. 影响传导性的因素

(1)结构因素：细胞直径与细胞内电阻呈反变关系。细胞的直径越小，电阻越大，所产生的局部电流小，兴奋传导速度也较缓慢；反之，则兴奋传导速度快。心肌中的末梢浦肯野细胞的直径最大(在某些动物直径可达70 μm)，兴奋传导速度最快；窦房结P细胞直径很小(5~10 μm)，传导速度很慢；而房室交界结区细胞的直径更小(约3 μm)，故传导速度最慢。

(2)生理因素：心肌细胞的电生理特性是影响传导性的主要因素。心肌细胞通过形成局部电流来传布兴奋。因此，局部电流的形成以及邻近未兴奋部位细胞膜的兴奋性将影响心肌的传导性。

1)动作电位0期去极化的速度与幅度：动作电位0期去极化的速度与幅度是影响心肌细胞传导性最重要的生理性因素。0期去极化速度越快，局部电流形成越快，心肌细胞兴奋传导也越快；0期去极化的幅度越大，兴奋和未兴奋部位之间的电位差越大，形成的局部电流越强，兴奋传导也越快。局部电流是由兴奋部位膜0期去极化所引起，该局部电流的形成越快越强，则促使邻近未兴奋部位细胞膜去极化达到阈电位越快，所需时间越短，传导速度越快；反之，传导速度越慢。

心肌细胞动作电位0期去极化的速度和幅度受膜电位的影响。下面以快反应动作电位为例进行说明。快反应动作电位0期去极化依赖于快钠通道的激活开放，而快钠通道开放的速率(即钠通道的效应)和数量(钠通道的可利用率)是电压依从性的，即依赖于膜电位的大小。前文已述，快钠通道有激活、失活和备用三种状态。当心肌细胞膜处于极化状态，即静息电位(或最大复极电位)为-90 mV时，快钠通道处于备用状态；此时受到有效刺激产生兴奋时，快钠通道可以充分激活开放，Na^+快速内流，动作电位0期去极化速度可达到最大值(400~500 V/s)。进一步加大膜内负电位，0期去极速度基本不变。如果心肌细胞降低膜内负电位，即部分去极化，则钠通道部分处于失活状态，兴奋时不能充分开放，Na^+内流量减少，动作电位0期去极化速率明显降低。当心肌细胞膜电位降至-55 mV时，快钠通道全部失活，因而不能产生快反应动作电位。如果以膜电位为横坐标，以0期最大去极化速度为纵坐标作图，得到心肌细胞的膜电位与动作电位0期最大去极化速度的关系曲线称为膜反应曲线(membrane response curve)。膜反应

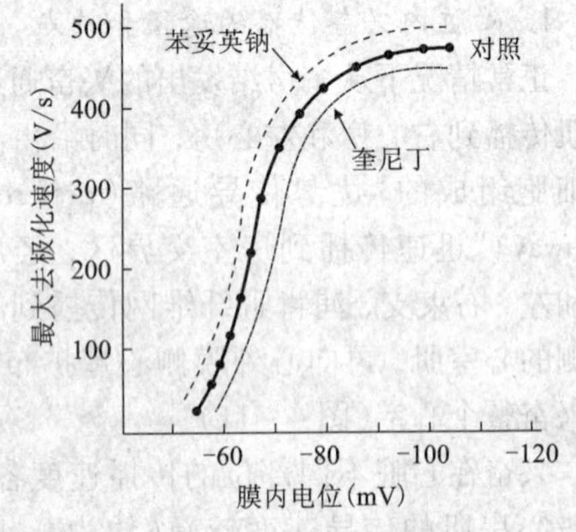

图4-12 膜反应曲线

曲线呈 S 形，较好地反映了钠通道开放的电压依从性。某些药物可影响膜反应曲线，如苯妥英钠可使膜反应曲线向左上移位，提高传导性(图 4-12)。

2)邻近未兴奋部位的兴奋性：兴奋的传导是相邻细胞膜依次兴奋的过程。因此，邻近未兴奋部位心肌细胞的静息电位与阈电位的距离必然影响兴奋的传导。当二者距离扩大时，膜去极化达阈电位水平所需的时间延长，兴奋性降低，传导速度减慢。此外，只有邻近未兴奋部位细胞膜的兴奋性正常，兴奋才能正常传导。若邻近细胞膜已接受了一个刺激产生期前兴奋，且正处于有效不应期内，其兴奋性为零，不再能接受刺激产生新的兴奋，则可导致传导阻滞。

(四)收缩性

心肌细胞内存在排列规律的粗、细肌丝，心肌接受一次阈刺激而发生收缩反应的能力称为心肌的收缩性。其收缩原理与骨骼肌基本相同，心肌的收缩也是以肌丝滑行为基础，但心肌的收缩有自身的特点。

1. “全或无”式收缩

如前所述，心肌细胞间存在低电阻的闰盘使兴奋在细胞间迅速传播，故左、右心房或左、右心室的肌细胞几乎同步兴奋、同步收缩，称为“全或无”式收缩或同步收缩。由于心房与心室之间存在纤维环和结缔组织将两者分隔开，左、右心房是一个合胞体，左、右心室是另一个合胞体，房室交界的传导纤维是联系两者的纽带。因此，窦房结兴奋后，心脏会先出现心房所有细胞收缩，之后心室所有细胞收缩。这种“全或无”式收缩或同步收缩的收缩力量大且效率高，有利于泵血。

2. 不发生强直收缩

心肌细胞发生一次兴奋后，其有效不应期特别长，相当于整个收缩期和舒张早期。因而在有效不应期内无论给予多么强大的刺激，心肌都不会再次兴奋和收缩。故心肌不会像骨骼肌那样发生多个收缩过程融合的现象。从而保证了心肌收缩和舒张的交替进行，实现心脏有序地充盈和射血。

3. 心肌收缩依赖于细胞外 Ca^{2+} 的内流

心肌细胞中储存 Ca^{2+} 的肌质网终末池不发达，Ca^{2+} 储量较少；形成的是二联管而非骨骼肌的三联管。心肌收缩时钙通道开放使 Ca^{2+} 内流，胞质中的 Ca^{2+} 浓度升高，再触发肌质网终末池释放 Ca^{2+}。因此，心肌细胞的兴奋-收缩耦联过程高度依赖于细胞外 Ca^{2+} 的内流。在心肌，经钙通道内流的 Ca^{2+} 占 10%~20%，由肌质网终末池释放的 Ca^{2+} 占 80%~90%。

心肌的生理特性大多与带电离子跨膜移动所引起的心肌细胞生物电活动有关，因而易受到细胞外液中离子浓度变化的影响，其中以 Ca^{2+} 和 K^+ 对心肌的影响最为重要。Ca^{2+} 浓度升高时心肌收缩加强。临床上常见的高血 K^+ 对心肌的主要影响是抑制，故给低血 K^+ 患者补 K^+ 时绝对禁止静脉推注，必须低浓度缓慢滴注，以防心脏骤停；低血 K^+ 对心肌的主要作用是兴奋，容易导致期前收缩与异位节律。

三、体表心电图

在一个心动周期中，由窦房结发出的兴奋，依次传播到心房和心室，引起整个心脏兴奋。心脏的这种生物电变化可以通过周围的导电组织和体液传播到体表。在体表一定部位记录到的心脏综合电变化，称为心电图(electrocardiogram，ECG)(图 4-13)。正常心电图波形及其生理意义如下：

1. P 波

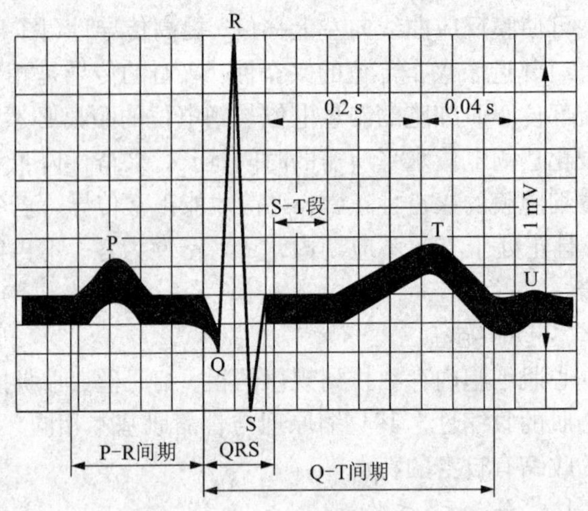

图 4-13 正常心电图波形模式图

P 波波形小而圆钝，历时 0.08～0.11 秒，波幅 0.05～0.25 mV。反映左、右心房的去极化过程。

2. QRS 波群

典型的 QRS 波群包括 3 个紧密相连的电位波动：第一个向下的波称为 Q 波，第一个向上的波称为 R 波，第二个向下的波称为 S 波。在不同导联中，这三个波不一定都出现，且波幅变化较大，QRS 波群历时 0.06～0.10 秒，代表兴奋在心室肌扩布所需的时间。QRS 波群反映了左、右心室去极化过程。

3. T 波

T 波波幅为 0.1～0.8 mV，历时 0.05～0.25 秒。T 波的方向与 QRS 波的主波方向一致，在 R 波较高的导联中 T 波的波幅不应低于 R 波的 1/10。T 波反映心室的复极过程。

4. U 波

U 波是在 T 波之后 0.02～0.04 秒可能出现的低而宽的波，方向常与 T 波一致。波幅一般小于 0.05 mV，历时 0.05～0.25 秒。其形成可能与浦肯野纤维网的复极化有关。

5. P－R 间期

是指从 P 波起点到 QRS 波起点之间的时程，历时 0.12～0.20 秒。P－R 间期代表由窦房结产生的兴奋经心房、房室交界和房室束传到心室，并引起心室开始兴奋所需要的时间，也称为房室传导时间。房室传导阻滞时，P－R 间期延长。

6. Q－T 间期

是从 QRS 波起点到 T 波终点的时程，代表心室开始兴奋去极化到完全复极回到静息状态的时间。Q－T 间期的长短与心率呈负相关。

7. S－T 段

是从 QRS 波终点到 T 波起点之间的线段。代表心室肌细胞已处于动作电位的平台期，各部分之间无电位差，曲线回到基线水平。S－T 段的移位在临床上具有重要的诊断意义。

第三节 血管生理

一、各类血管的功能特点

由心室射出的血液流经由动脉、毛细血管和静脉相互串联组成的血管系统（vascular system），再返回心房。血管的主要功能是运送血液、分配血液和物质交换等。由于血管所处部位及其组织结构的不同，其生理功能有很大差异。从生理功能的角度可将血管分为以下几类：

（一）弹性储器血管

弹性储器血管（windkessel vessel）指主动脉、肺动脉主干及其发出的最大分支。这些血管的管壁坚厚，富含弹性纤维，具有较高的顺应性和弹性。当左心室射血时，主动脉血压升高，主动脉及其大分支弹性扩张，容积增大，将一部分射出心室的血液暂时储存于大动脉中；当主动脉瓣关闭、左心室射血停止后，被扩张的大动脉管壁发生弹性回缩，使在射血期内储存的那部分血液继续流向外周。大动脉的这种功能称为弹性储器作用，使心脏间断的射血变成血管系统中连续的血流并避免动脉血压的过度变化。

（二）分配血管

指从弹性储器血管以后到分支为小动脉前的动脉管道，即中动脉。其管壁中平滑肌较多，通过收缩和舒张可以调节分配至各器官组织的血流量，故称为分配血管（distribution vessel）。

（三）阻力血管

小动脉、微动脉和微静脉的管径小，对血流的阻力大，统称为阻力血管（resistance vessel）。其中小动脉和微动脉的管壁富含平滑肌，其收缩或舒张可以使微动脉的口径发生明显变化，从而改变对血流的阻力和所在器官、组织的血流量，是产生外周阻力的主要部位。

毛细血管前括约肌（precapillary sphincter）是指环绕在真毛细血管起始部的平滑肌。它的收缩或舒张活动可以控制其后的毛细血管开放或关闭，调节毛细血管开放的数量及进入毛细血管的血流量。通常，将小动脉、微动脉和毛细血管前括约肌等血管称为毛细血管前阻力血管（precapillary resistance vessel）。

微静脉和小静脉的管径小，可对血流产生一定的阻力。其舒缩活动可影响毛细血管前阻力和毛细血管后阻力的比值，继而改变毛细血管血压以及体液在血管内和组织间的分布，又被称为毛细血管后阻力血管（postcapillary resistance vessel）。

（四）交换血管

真毛细血管（true capillary）的管壁仅由单层扁平内皮细胞构成，其外只有一薄层基膜包被，故通透性很高。多种物质都能通过真毛细血管进行转运，是血液和组织液之间进行物质交换的主要场所，故称为交换血管（exchange vessel）。

（五）容量血管

与相应的动脉比较，静脉具有数量较多、管径较粗和管壁较薄的特点，因而张力低，扩张性强，容量大。当静脉系统出现较小的压力变化时即可引起很大的容积改变。在安静状态下，全身循环血量的60%～70%容纳在静脉系统中，具有血液储存库的作用。故静脉系统又称为容量血管（capacitance vessel）。

（六）短路血管

短路血管（shunt vessel）是指在某些血管床中存在小动脉和小静脉之间的吻合支，又称为动－静脉短路（arteiovenous shunt）。它们可使小动脉内的血液不经过毛细血管而直接流入小静脉。在手指、足趾和耳郭等处的皮肤中分布大量的短路血管，参与体温调节。

二、血流动力学

血流动力学（hemodynamics）研究的是血流量、血流阻力和血压以及它们之间的相互关系。由于血液是含有血细胞及胶体物质等成分的液体，而非理想液体（理想液体是指绝对不可压缩的、完全没有黏滞性的液体），加上心血管系统具有弹性和可扩张的而非硬质的管道系统，因此血流动力学除与一般流体力学相似之外，又有其自身的特点。

（一）血流量与血流速度

血流量（blood flow）是指单位时间内流过血管某一截面的血量，即血流的容积速度，其单位为 mL/min 或 L/min。血流速度（velocity of blood flow）是指血液中的一个质点在血管内移动的线速度。当血液在血管内流动时，血流速度与血流量成正比，而与血管的横截面积成反比（图 4－14）。

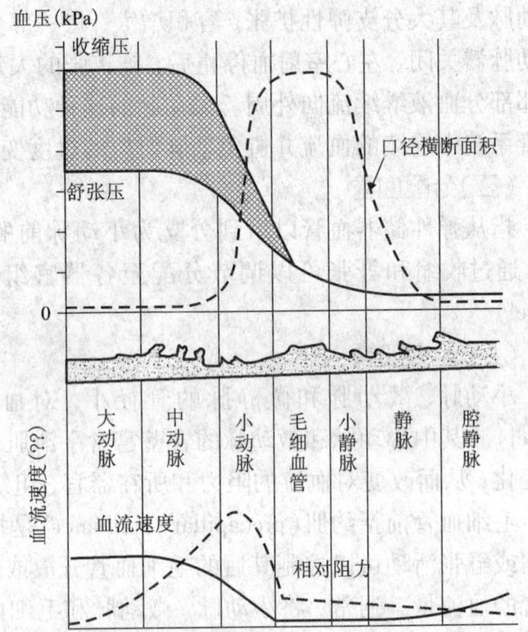

图 4－14 各段血管的血压、血流速度和血管横截面积关系示意图

1. 泊肃叶定律

法国物理学家泊肃叶研究了液体在管道系统内流动的规律，称为泊肃叶定律（Poiseuille's law），其表达式为：

$$Q = K\frac{r^4}{L}(P_1 - P_2)$$

从上式中可以看出，单位时间内液体的流量（Q）与管道两端的压力差（ΔP）以及管道半径（r）的 4 次方成正比，与管道的长度（L）成反比。该等式中的 K 为常数，等于 π/8η（η 为液体的黏滞度）。

因此，泊肃叶定律表达式又可写成：

$$Q = \frac{\pi(P_1 - P_2)r^4}{8\eta L}$$

2. 层流和湍流

血液在血管内的流动方式可分为层流（laminar flow）和湍流（turbulent flow）两类。层流是指液体中每个质点的流动方向一致，即与血管的长轴平行，但各质点的流速并不相同，在血管轴心处流速最快，越靠近管壁流速越慢（图 4－15）。泊肃叶定律适用于液体为层流的情况。湍流是指当血液的流速加快到一定程度后，血液中各个质点的流动方向不再一致，出现旋涡，故湍流又称涡流。在湍流情况下，泊肃叶定律不再适用。此时，血流量不是与血管两端的压力差成正比，而是与血管两端压力差的平方根成正比。关于湍流的形成条件，Reynolds 提出一个经验公式：

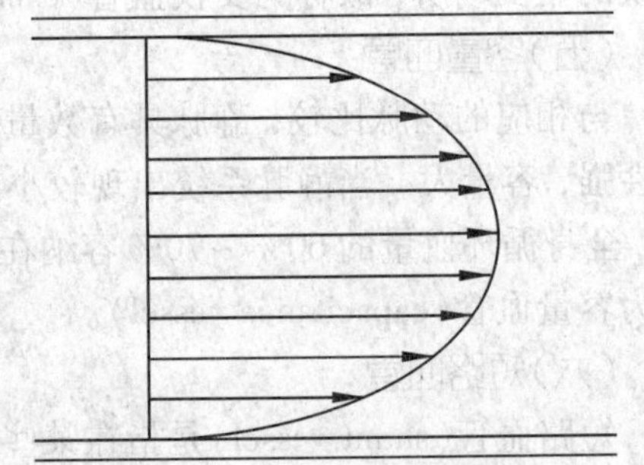

图 4－15 血液的层流和湍流

图中的箭头指示血流的方向，箭头的长度表示流速

$$Re = \frac{vD\rho}{\eta}$$

式中的 v 为血液在血管内的平均流速，D 为管腔直径，ρ 为血液密度，η 为血液黏滞度，Re 为 Reynolds 常数。一般当 Re 常数超过 2000 时就可发生湍流。因此，在血流速度快、血管口径大、血液黏滞度低的情况下，容易发生湍流。在贫血患者的血管中经常发生湍流，即与贫血患者血液的黏滞度降低、血流速度加快有关。

（二）血流阻力

血流阻力（blood resistance）是指血液在血管内流动时所遇到的阻力。产生于血液流动时血液内部以及血液与血管壁之间的摩擦，其消耗的能量通常表现为热能。该部分热能不再转换成血液的势能或动能，故血液在血管内流动时因能量的不断消耗将使推动血液流动的压力逐渐降低。

血流阻力一般不能直接测量，通常通过计算得到。血流量、血流阻力、血管两端的压力三者之间的关系与电学中电流强度与电位差和电阻之间的关系类似。根据欧姆定律，可用下式表示：

$$Q = \frac{P_1 - P_2}{R}$$

其中，Q 为血流量，$P_1 - P_2$ 为血管两端的压力差，R 为血流阻力。如果将此式与泊肃叶定律进行比较，则可得到计算血流阻力的方程式，即

$$R = \frac{8\eta L}{\pi r^4}$$

可见，血流阻力与血管的长度和血液的黏滞度成正比，与血管半径的 4 次方成反比。由于血管的长度在生理情况变化很小，因此血流阻力主要由血管口径和血液黏滞度决定。对于某一个器官来说，若血液黏滞度不变，则该器官血流量的多少主要取决于它的阻力血管口径的大小。阻力血管口径扩大时，血流阻力降低，器官血流量增加；反之，当阻力血管口径缩小时，血流阻力升高，器官血流量减少。因此，机体可以通过控制各器官阻力血管的口径而改变血流阻力，从而有效地调节各器官的血流量。

血液黏滞度是影响血流阻力的另一因素。黏滞度表示在液体流动时液体中分子间的摩擦。通常以相对黏滞度表示，全血的黏滞度为水的黏滞度的 4～5 倍。血液黏滞度主要取决于血细胞比容，血细胞比容升高，则黏滞度增大。温度对血液黏滞度也有影响，随温度降低血液黏滞度升高。因此，如果长久在寒冷环境中，血液流经露出的体表部分时，可因血液黏滞度的升高而导致局部循环障碍。

（三）血压

血压（blood pressure）是指血管内的血液对单位面积血管壁的侧压力，即侧压强。按照国际标准计量单位规定，压强的单位为帕（Pa），即牛顿/米^2（N/m^2）。但人们一般使用水银测压计来测量血压，加上血压数值相对较低，因此临床上表示血压数值的单位常用水银柱的高度即毫米汞柱（mmHg）来表示（1 mmHg = 0.133 kPa）。大静脉的压力较低，一般以厘米水柱（cmH_2O）为单位（1 cmH_2O = 0.098 kPa）。血液在流动过程中，由于血流阻力的存在消耗了大部分能量，血压逐渐降低，因此，不同部位的动脉血压存在着明显差异（图 4－14）。主动脉压最高，正常人主动脉平均压约为 100 mmHg，毛细血管血压近动脉端约为 30 mmHg，近静脉端约为 12 mmHg，在静脉中逐步降落，右心房作为体循环的终点，血压最低，接近于零。其中血液流经小动脉、微动脉时，血压降落幅度最大，因为血液流经此处所遇阻力最大，势能

消耗最多。通常所说的血压是指动脉血压。

三、动脉血压

动脉血压(arterial blood pressure)是指血液在动脉内流动时对动脉管壁的侧压强。一般所说的动脉血压是指主动脉血压。

(一)动脉血压的正常值

在一个心动周期中，动脉血压随心脏的收缩与舒张发生周期性的变化。心室收缩射血时动脉血压急剧升高，大约在收缩中期达到最高值，此时的动脉血压称为收缩压(systolic pressure，SP)；心室舒张时血压下降，约在等容收缩期末达最低值，此时的动脉血压称为舒张压(diastolic pressure，DP)。因此，也可以说，收缩压与舒张压分别是指一个心动周期中动脉血压的最高值和最低值。收缩压与舒张压之差称为脉压(pulse pressure)。在一个心动周期中各瞬间动脉血压的平均值，称为平均动脉压(mean arterial pressure)，它约等于舒张压 +1/3 脉压。正常人的血压随性别和年龄而异，一般男性高于女性、老年高于幼年。此外，在不同的生理情况下，动脉血压也有变化。如肌肉运动或情绪激动时，动脉血压可暂时升高，安静睡眠时则可降低。

测量动脉血压的方法包括直接测量法和间接测量法。直接测量法是将导管的一端插入动脉中，另一端连于 U 型检压计，从 U 型检压计两端液面的差值读出被测部位的血压值；或者连于压力换能器，将压强变化转换为电变化，通过仪器记录和显示出来。间接测量法是通过听诊器和血压计来进行测定的。由于大动脉中血压降落很小，故临床上通常测定肱动脉的血压代表主动脉血压。

临床上所指的高血压(hypertension)是以体循环动脉血压持续升高为特征的一组临床综合征，为最常见的心血管疾病之一，目前我国成人患病率约 12%。《中国高血压防治指南》2010 年修订版中规定高血压的诊断标准为：非同日三次血压测量，收缩压≥140 mmHg 或/和舒张压≥90 mmHg 者诊断为高血压。指南将血压 <120/ <80 mmHg 归为正常血压，120 ~ 139/80 ~ 89 mmHg 列为正常高值；140 ~ 159/90 ~ 99 mmHg 为 1 级高血压(轻度)，160 ~ 179/100 ~ 109 mmHg 为 2 级高血压(中度)；≥180/≥110 mmHg 为 3 级高血压(重度)；收缩压≥140 mmHg，但舒张压 <90 mmHg 列为单纯收缩期高血压。血压 <90/ <50 mmHg 视为血压低于正常水平。脉压的正常值为 30 ~ 40 mmHg，平均动脉压为 100 mmHg 左右。

(二)动脉血压的形成

参与动脉血压形成的主要因素有：

1. 心血管系统有足够的血液充盈

心血管系统充盈有足够的血量是形成动脉血压的前提条件。血液在循环系统中充盈的程度可用循环系统平均充盈压(mean circulatory filling pressure)来表示，其高低取决于循环血量与循环系统容积之间的相对关系。当血量增多(如输液)或者循环系统容积减小(如血管收缩)时，循环系统平均充盈压就升高；反之，则循环系统平均充盈压就降低。实验条件下使心脏暂时停止搏动，血流也就暂停，循环系统中各处的压力很快平衡，此时在循环系统中任何一处所测得的压力即循环系统平均充盈压，约为 7 mmHg。

2. 心室收缩射血

心室向主动脉射血是形成动脉血压的原动力。心脏的节律性泵血可将血液注入到容量较小的动脉，使动脉管壁扩张，接纳的血量增多，动脉血压升高。当心室停止射血、心室舒张时，由于大动脉管壁的弹性作用，被扩张的血管回缩，储存的弹性势能转变成舒张压以及推动血液继续向前流动的动能，动脉血压降低（图4－16）。由于心脏的间断性射血，动脉血压随心搏发生周期性的波动。

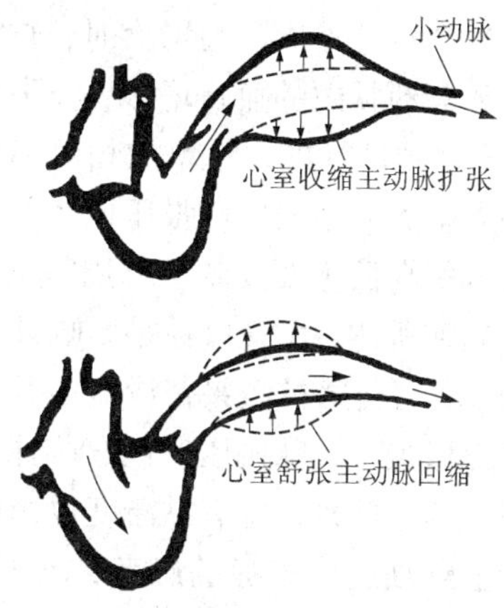

图4－16　主动脉弹性作用示意图

3. 外周阻力

血管的外周阻力（peripheral resistance）是影响动脉血压的重要因素。循环系统的外周阻力主要是指小动脉和微动脉对血流的阻力。当心室每次收缩将一定量的血液射入主动脉时，由于外周阻力的存在，只有左心室搏出量1/3的血液从主动脉和大动脉进入外周血管，其余2/3的血液将暂时存储于主动脉和大动脉中，使动脉血压升高。如果仅有心室收缩射血而没有血管的外周阻力，则心室收缩期间，射入主动脉和大动脉的血液将会迅速流至外周血管。大动脉内没有足够的血液充盈，也就无法对血管壁产生一定的压力，即导致动脉血压无法形成。因此，心室射血和血管的外周阻力是形成动脉血压的两个基本因素。

4. 主动脉和大动脉的弹性

主动脉和大动脉的弹性储器作用可降低动脉血压的波动幅度。当心室收缩射血时，主动脉和大动脉被动扩张，约有左心室搏出量2/3的血液则暂时积存于大动脉腔内。当心舒期心室停止射血后，主动脉和大动脉的血管壁弹性回缩，驱动动脉内的血液继续向前流动，并使血压维持在一定水平。可见主动脉和大动脉的弹性储器作用，使得心室间断性射出的血液变为动脉内的连续血流；同时又避免了心动周期中出现收缩压过高、舒张压过低的情况。

（三）影响动脉血压的因素

如前所述，凡是与动脉血压形成有关的各种因素都能影响动脉血压。下面分析单一因素变动时对动脉血压的影响。

1. 心脏搏出量

如果心脏搏出量增加，心室收缩期射入主动脉的血量增多，主动脉管壁所承受的侧压力增大，收缩压将明显升高。而收缩压升高后血流速度加快，在其他因素不变时，舒张期末大动脉内容纳的血量与搏出量增加之前相比也有一定程度的增加，舒张压升高，但升高幅度不如收缩压明显。因此，当心脏搏出量增加时，动脉血压的升高主要表现为收缩压的升高，故脉压增大。反之，当心脏搏出量减少时，则主要降低收缩压，脉压减小。因此，一般情况下，收缩压的高低主要反映了心脏搏出量的多少。

2. 心率

心率加快时心排血量将增加，使动脉血压升高；但心率加快时心室舒张期缩短，在心舒期内流出主动脉和大动脉的血量减少，即心舒末期主动脉和大动脉内存留的血量增多，使舒张压明显升高。由于动脉血压的升高加快了血流速度，故收缩压的升高不明显，脉压减小。反之，心率减慢时，舒张压比收缩压降低的幅度更大，脉压增大。

3. 外周阻力

当全身总外周阻力增大时，心室舒张期血液流出主动脉的速度减慢，心舒期末存留在主动脉和大动脉内的血量增多，舒张压明显升高。心室收缩期由于动脉血压升高使血流速度加快，留在主动脉的血量增加相对不多，因此收缩压的升高不明显，脉压也就相应减小。反之，当外周阻力减小时，舒张压比收缩压的降低幅度更大，故脉压加大。因此，在一般情况下，舒张压的高低主要反映了外周阻力的大小。

如前所述，血管口径是影响外周阻力的主要因素。在体内，血管口径主要受神经和体液的调节，当交感神经兴奋或血中儿茶酚胺类物质浓度升高时，将使小动脉及微动脉收缩，外周阻力增加，动脉血压升高。临床上很多治疗高血压的药物，就是通过扩张血管而达到降血压的目的。此外，血液黏滞度也影响外周阻力，而血液黏滞度主要取决于红细胞数目；因此，临床上红细胞增多症的患者，血压可能升高；而严重贫血时，红细胞数量减少，血液黏滞度降低，动脉血压可能降低。

4. 大动脉管壁的弹性

由于主动脉和大动脉的弹性储器作用，可缓冲动脉血压的变化。老年人大动脉管壁的胶原纤维增多，弹性减小，顺应性降低，大动脉的弹性储器作用减弱，将导致心脏收缩时动脉管壁不能相应扩张以及心脏舒张时不能有力回缩，故出现收缩压升高而舒张压降低，脉压增大。

5. 循环血量与血管系统容量的比值

循环系统平均充盈压的大小取决于循环血量与血管容量之间的比值。在正常情况下，循环血量和血管容量相对稳定，血管系统充盈程度的变化不大。当失血时，循环血量减少，循环系统平均充盈压降低，则动脉血压降低。如果循环血量不变而血管系统容量增大，也会造成动脉血压下降。因此，在治疗高血压病时，降低患者的血容量，也是降压的手段之一。

以上讨论影响动脉血压的因素时都是假设改变单一因素而保持其他因素不变，实际上在整体情况下是多个因素同时发生变化，需要综合分析动脉血压的变化。如老年人除大动脉管壁弹性降低外，常同时伴有小动脉、微动脉硬化，外周阻力增加，因而舒张压也升高。

(四)动脉脉搏

在一个心动周期中心室的收缩与舒张引起动脉扩张和回缩。这种起源于主动脉根部的有节律的搏动波可沿着动脉壁依次向全身各动脉传播，称为动脉脉搏(arterial pulse)。走行表浅的动脉在皮肤上可触摸到动脉搏动。脉搏的强弱与心排血量、动脉的可扩张性和外周阻力密切相关。因此，脉搏是反映心血管功能的一项重要指标。祖国医学历来十分重视通过切脉来诊断疾病。

脉搏的波形可用脉搏描记仪记录下来，其波形与描记方法和部位有关。一般桡动脉脉搏波形包括一个上升支和下降支(图 4－17)。上升支是左心室快速射血使动脉内血压迅速升高，动脉壁突然扩张所致；下降支坡度

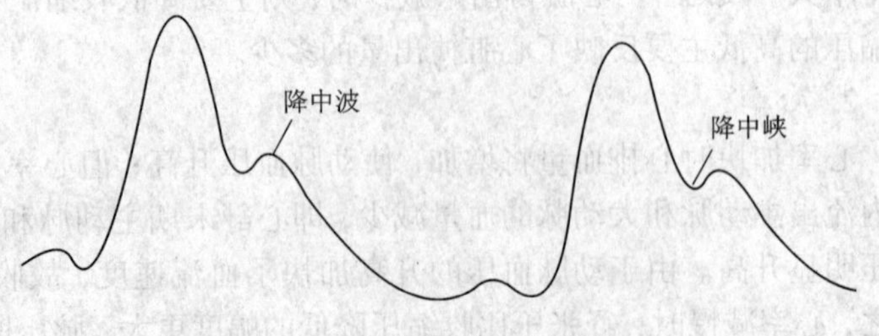

图 4－17 正常桡动脉脉搏的波形

较平坦，其前段是由于心室射血后期射血速度减慢，射出的血量少于流向外周的血量，大血管开始回缩，动脉血压逐渐下降所形成。随后，心室舒张，主动脉弹性回位而形成脉搏波降支的其余部分。在下降支中段出现的小波称降中波，降中波前面的下凹部分称降中峡。降中峡的产生是由于左心室舒张，主动脉内血液倒流，血压突然下降，管壁回缩所形成。降中波则是由于主动脉瓣关闭血流冲击在主动脉瓣上而弹回，动脉压略有升高致管壁轻度扩张而形成。脉搏波受外周阻力等多种因素的影响，如外周阻力加大，心排血量减少，射血速度变慢，则脉搏波上升支的斜率小、幅度低，下降支的下降速度较慢，坡度较平坦；反之，外周阻力减小，心排血量大，射血速度快，则上升支较陡，幅度也较大，下降支的下降速度较快，下降支较陡。主动脉瓣狭窄时，射血阻力高，脉搏波上升支的斜率和幅度都较小；而主动脉瓣关闭不全时，心舒期有部分血液倒流入心室，故下降支很陡，降中波不明显或者消失。

四、静脉血压和静脉回心血量

静脉不仅是血液回流入心脏的通道，而且由于整个静脉系统易被扩张和收缩，容量很大，可在体内起着血液储存库的作用。静脉的收缩和舒张可明显地改变静脉内的血容量，有效调节回心血量和心排血量，进而调节动脉血压，使血液循环能够适应机体在不同生理条件下的需要。

（一）静脉血压

体循环血流经过动脉系统与毛细血管网后，因不断克服外周阻力消耗能量，到达微静脉时，血压降至 15 ~ 20 mmHg。到达体循环的终点右心房时，血压最低，接近于 0 mmHg。

通常将右心房和胸腔内大静脉的血压称为中心静脉压（central venous pressure，CVP），而将各外周器官静脉的血压称为外周静脉压（peripheral venous pressure，PVP）。中心静脉压的正常变动范围为 4 ~ 12 cmH_2O。如果心脏射血力量强，能及时地将回流入心脏的血液射入动脉，则中心静脉压较低。反之，心脏射血力量减弱时则中心静脉压升高。如果静脉回流速度加快，回心血量增加，则中心静脉压也将升高。由于中心静脉压可反映回心血量及心脏射血力量与血容量之间的关系，故临床上通过测定患者的中心静脉压以了解心脏功能，并作为输液量和输液速度的参考。临床上治疗休克（动脉血压过低）输液时，除必须观察动脉血压变化外，也要观察中心静脉压的变化。如果此时中心静脉压偏低或有下降趋势，提示心脏射血功能正常，输液速度合适，如果需要还可以适当增加输液速度；如果中心静脉压高于正常并有进行性升高的趋势，则提示输液过快或心脏射血功能不全，应当立即降低输液速度，否则将出现严重的心力衰竭。

（二）重力对静脉压的影响

受地球重力场的影响，血管系统内血液本身的重力作用于血管壁，产生一定的静水压。因此，实际测定身体各部分血管（包括动脉和静脉）的血压值，除心脏射血形成的血压外，还应加上该部分血管的静水压。各部分血管静水压的高低，与人体所取的体位有关，即取决于该血管所处位置与右心房水平之间的垂直距离。平卧时，身体各部分血管大致和心脏处在同一水平，故静水压也大致相等。当机体处于直立位时，足部血管内的血压明显高于卧位，其增高的部分相当于从足至心脏这一段血柱高度形成的静水压，约 90 mmHg（图 4 - 18）。而在心脏水平以上的部分，血管内的压力比平卧时低。血管的跨壁压（transmural pressure）是指血管内血液对管壁的压力和血管外组织对管壁的压力之差，它是保持血管充盈膨胀的必要条件。静脉的管壁薄，管壁中弹性纤维和平滑肌较少，在跨壁压降低时容易发生塌陷。当人体从平卧位转变为直立位时，由于身体绝大部分容量血管都在心脏水平以下，受静水压的影响跨壁压增大，这些静脉充盈扩张，容积扩大，可比在卧位时多容纳 400 ~600 mL 血液。

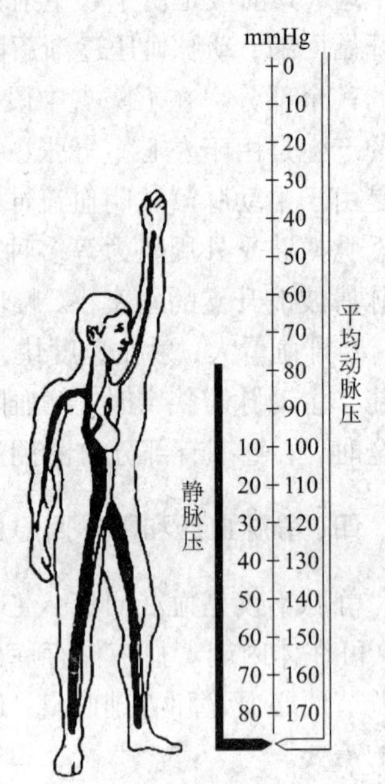

图 4 – 18 直立体位对不同部位动脉和静脉血压的影响

（三）静脉血流

1. 静脉对血流阻力的影响

在生理状态下，单位时间内回流入心脏的血量与心排血量相等。在静脉系统中，血液从微静脉到右心房的压力落差仅 15 mmHg。可见静脉对血流的阻力影响很小。

2. 静脉回心血量及其影响因素

单位时间内静脉回心血量的多少取决于外周静脉压与中心静脉压之差，以及静脉对血流的阻力。因此，凡能影响外周静脉压、中心静脉压以及静脉血流阻力的因素，都可影响静脉回心血量。

（1）体循环平均充盈压：循环系统平均充盈压是反映血管系统充盈程度的重要指标。当血量增加或容量血管收缩时，体循环平均充盈压升高，静脉回心血量增多；反之，静脉回心血量减少。

（2）心脏收缩力量：心肌收缩力是血液在心血管系统内流动的原动力。心脏收缩时将血液射入动脉，舒张时从静脉抽吸血液。如果心脏收缩力量增强，则射血时心室排空较完全，心室舒张末期压力降低，对心房和大静脉内血液的抽吸力量增大。当右心衰竭时，右心室收缩力量显著减弱，右心室射出的血液减少，则心舒期右心室内压力升高，右心房流至右心室的血液减少，导致右心房和大静脉内血液淤积，中心静脉压升高，回心血量减少。此时，患者可出现颈外静脉怒张、肝充血肿大、下肢水肿等体征。当左心衰竭时，左心房压和肺静脉压升高，引起肺淤血和肺水肿。

（3）体位改变：由于静脉壁薄，扩张性较大，体位改变时可因静脉跨壁压的改变对静脉回流产生较大影响。从卧位变为直立位时，由于重力的作用，心脏水平以下的静脉扩张，容纳的血量增多，故静脉回心血量减少；反之，静脉回心血量增多。这种变化在健康人由于神经系统的迅速调节而不易被察觉。但在长期卧床的患者，静脉管壁的扩张性较高，加之腹腔和下肢肌肉的收缩力量减弱，故由平卧位突然站立时，可因大量血液积滞在心脏水平以下的静脉，导致静脉回心血量过少，动脉血压下降，因脑供血不足而出现眩晕、眼前发黑，甚至昏厥等症状。

（4）骨骼肌的挤压作用：机体处于直立体位时，下肢肌肉运动，则肌肉收缩可挤压肌肉内和肌肉间的静脉，使静脉回心血流加快；同时由于静脉瓣膜的存在使静脉内的血液只能向心脏单方流动。因此，骨骼肌和静脉瓣膜对静脉回流起着“泵”的作用，称为“静脉泵”或“肌肉泵”。当肌肉收缩时，可将静脉内较多的血液挤向心脏；而当肌肉舒张时，静脉内压力降低，有利于微静脉和毛细血管内的血液流入静脉，使之充盈。肌肉泵的这种作用，对于在立位情况下降低下肢静脉压和减少血液在下肢静脉内潴留，增加静脉回心血量具有重要的生理意义。例如，在站立不动时，足部的静脉压为 90 mmHg，而在步行时则降低至 25 mmHg 以下。跑步时双下肢肌肉泵每分钟挤出的血液可达数升。因此，下肢肌肉泵的做功在相当程度上加速了全身的血液循环，对心脏泵血起辅助的作用。但如果肌肉长时间作紧张性收缩而非节律性的运动，长久站立工作的人，则不能充分发挥肌肉泵的作用，易造成静脉长时间的压迫而减少静脉回心血量。

(5)呼吸运动：呼吸运动能促进静脉回流，常称为呼吸泵。平静呼吸和用力吸气时，胸膜腔内压为负压，胸内负压使胸腔内大静脉的跨壁压增大而处于充盈扩张状态。吸气(特别是用力吸气)时，胸腔容积增大，胸膜腔的负压值进一步增大，胸腔内的大静脉和右心房明显扩张，故静脉回心血量增加；反之，呼气时，胸膜腔的负压值减小，静脉回心血量相应减少。需要指出，呼吸运动对肺循环静脉回流的影响和对体循环的影响不同。吸气时，随着肺的扩张，肺部的血管容积显著增大，能储留较多的血液，故由肺静脉回流至左心房的血量减少，左心室的输出量也相应减少。呼气时的情况则相反。

五、微循环

微循环(microcirculation)是指微动脉和微静脉之间的血液循环。血液循环最基本的功能是进行血液和组织之间的物质交换，这一功能在微循环完成。

(一)微循环的结构与功能

不同器官组织中的微循环的结构存在差异。一般来说，典型的微循环由微动脉、后微动脉、毛细血管前括约肌、真毛细血管、通血毛细血管(或称直捷通路)、动－静脉吻合支和微静脉等部分组成(图 4－19)。

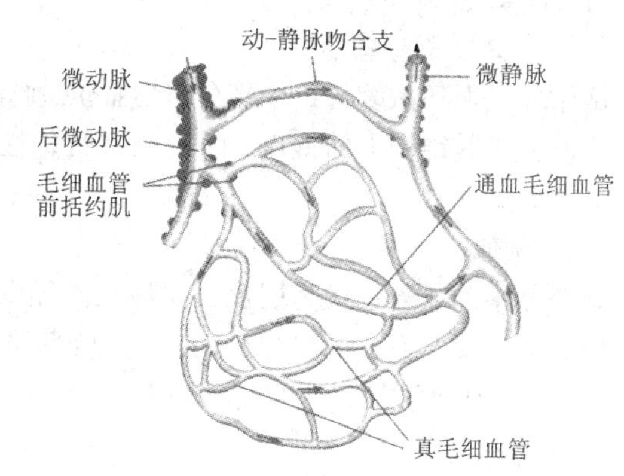

图 4－19　微循环结构模式图

微动脉是小动脉的终末部分，管壁中含有环行的平滑肌，其舒缩活动可控制微血管的血流量，在微循环中起“总闸门”的作用。后微动脉是比微动脉管径更细的血管，是其直接延续的分支，管壁只有单层平滑肌细胞。真毛细血管一般从后微动脉以直角方向分出，是物质交换的场所。在真毛细血管的起始端，通常由 1～2 个平滑肌细胞形成一个环，即毛细血管前括约肌。毛细血管前括约肌的舒缩活动决定进入真毛细血管的血流量，在微循环中起“分闸门”的作用。“总闸门”和“分闸门”通过调节毛细血管前阻力，控制着灌入微循环的血量。

通血毛细血管是后微动脉的直接延伸，其管壁平滑肌逐渐稀少直至消失。通血毛细血管经常处于开放状态，血流速度较快，其主要功能是使血液能快速进入静脉。动－静脉短路是吻合微动脉和微静脉的通道。微静脉起始端有物质交换功能。较大的微静脉管壁有平滑肌，是微循环的后阻力血管，在微循环中起“后闸门”的作用。微静脉的功能在于其舒缩状态可影响毛细血管血压，进而影响组织液的生成和静脉回心血量。

从微动脉到微静脉有如下三条通路：

1. 迂回通路

迂回通路(circuitous channel)由微动脉、后微动脉、毛细血管前括约肌、真毛细血管和微静脉组成。由于真毛细血管穿插于细胞间隙中，故其数量多、容量大、流域广、血流速度慢；真毛细血管管壁薄、通透性大，是血液和组织液之间进行物质交换的场所，故迂回通路又称为“营养通路”。

2. 直捷通路

直捷通路(thoroughfare channel)是指血液从微动脉经后微动脉和通血毛细血管进入微静脉的通路。直捷通路经常处于开放状态，血流速度较快，其主要功能在于使一部分血液能迅速回流至心脏，保证心脏有足够的静脉回心血量。直捷通路在骨骼肌组织的微循环中较为多见。

3. 动－静脉短路

动－静脉短路(arteriovenous shunt)由微动脉、动－静脉吻合支和微静脉组成。动－静脉吻合支管壁厚、血流速度快，不能进行物质交换。动－静脉短路在皮肤分布较多，当体内需要大量散热时能大量开放，皮肤血流量增多，皮肤温度升高，有利于机体散热；反之，则有利于保存热量。因此，动－静脉短路对体温调节有一定作用。在某些病理状态下，例如感染性和中毒性休克时，动－静脉短路大量开放，经过真毛细血管网的血液进一步减少，将导致组织缺血、缺氧更加严重。

(二)微循环的生理特点

微循环是循环系统的组成部分，其血压、血流和血管床的变化规律与整个循环系统基本相同。但由于其结构上的特点，因而又有特殊性，表现为血压低、血流慢、潜在容量大和灌流量易变等。

1. 血压低

微循环中的血流一般为层流。血液在流经微循环血管网时，由于不断克服阻力，血压逐渐降低。微动脉对血流的阻力最大，血压降落也最大。一般在毛细血管动脉端，血压为30～40 mmHg，毛细血管静脉端的血压为10～15 mmHg。

2. 血流慢

血流速度除取决于心室射血的动力外，还与各段血管总横截面积成反比。毛细血管分支多，数量极大。尽管单根毛细血管的口径很小，但总横截面积很大，因而血流极慢。毛细血管内的血流速度为0.3～0.7 mm/s，约为主动脉中血流速度的1/500。发生休克时，毛细血管大量开放，总横截面积增加，血流更慢，造成大量血液淤滞于微循环内，进一步加重病情。

3. 潜在容量大

安静时只有20%的毛细血管被开放。人体全身约有400亿根毛细血管，总长度达6万～11万千米，占全身血管总长度的90%以上。据报道，人肝脏的毛细血管若全部开放，几乎可容纳全身的循环血量。可见微循环的潜在容量极大。

4. 灌流量易变

多种因素可导致微循环灌注量发生很大的变化。

(三)微循环的调节

微动脉、后微动脉、毛细血管前括约肌和微静脉的管壁均含有平滑肌，其舒缩活动可直接影响到微循环的血流量。

微动脉和微静脉主要受交感缩血管神经的支配。此外，也受血管紧张素Ⅱ、去甲肾上腺素等全身性缩血管活性物质以及组织胺等局部缩血管活性物质的调节。当交感神经兴奋时，微动脉和微静脉收缩。前已述及，微动脉是毛细血管前阻力血管，在微循环中起“总闸门”作用。微动脉收缩时，毛细血管前阻力增大，在提高动脉血压的同时却可使微循环灌入量减少。微静脉是毛细血管后阻力血管，在微循环中起“后闸门”的作用。微静脉收缩，毛细血管后阻力增大，使毛细血管血压升高，有利于组织液生成；同时又使静脉回心血量减少。交感神经缩血管纤维兴奋时，微动脉的收缩要比微静脉明显；微静脉对去甲肾上腺素等缩血管物质的敏感性较微动脉低，而对缺氧与酸性代谢产物的耐受性比微动脉高。

后微动脉，特别是毛细血管前括约肌一般不受神经支配，其舒缩活动主要受全身性缩血管活性物质和局部代谢产物的调节。毛细血管前括约肌在全身性缩血管活性物质如肾上腺素、去甲肾上腺素和血管紧张素Ⅱ等影响下，产生一定程度的紧张性收缩，使真毛细血管关闭。此时，多种代谢产物如 CO_2、H^+、腺苷、乳酸和 K^+ 等堆积。当浓度增加到一定程度时，该处的微动脉和毛细血管前括约肌舒张，真毛细血管开放，局部血流量增多，可为组织提供更多的 O_2，同时带走代谢产物；随后毛细血管前括约肌与后微动脉在全身性缩血管物质的作用下又处于收缩状态，毛细血管关闭(图4－20)。一般每分钟交替5～10次，即安静状态下同一时间内的骨骼肌组织中只有20%～25%的真毛细血管处于开放状态。当某一器官的活动增加，代谢旺盛时，该器官的血流量将大增，其原因就是局部代谢产物发挥的舒血管效应。

总之，微循环除受神经和体液因素调节之外，更重要的是局部代谢产物的调节。

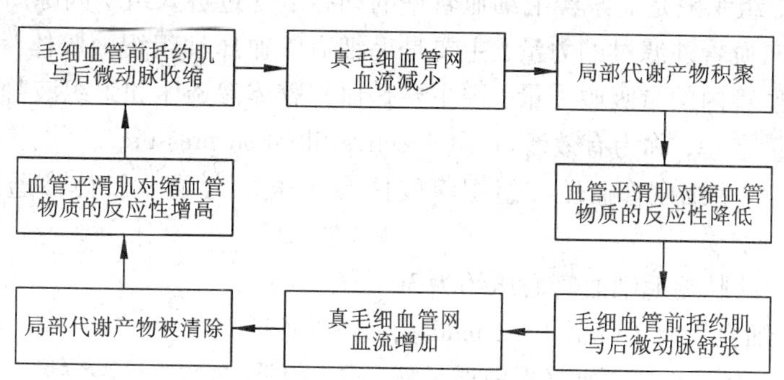

图4－20　微循环血流量调节示意图

(四)血液和组织液之间的物质交换

组织间隙是指组织、细胞之间的空间，为组织液所充满，是组织、细胞直接所处的环境。组织、细胞通过细胞膜与组织液进行物质交换。组织液与血液之间则通过毛细血管壁发生物质交换。因此，组织、细胞和血液三者之间的物质交换需以组织液为中介。血液和组织液之间的物质交换主要方式有：

1. *扩散*

扩散是指液体中溶质分子顺浓度梯度进行的不耗能转运过程，是血液和组织液之间进行物质交换的最主要方式。水溶性物质如 Na^+、葡萄糖等可通过毛细血管壁上的孔隙进行扩散；脂溶性物质如 O_2 和 CO_2 等，则可以直接通过毛细血管壁的内皮细胞进行扩散。溶质分子扩散的速度远高于毛细血管血流速度，因此，虽然血液流经毛细血管的时间短暂，但血浆和组织液中的各种物质仍有足够的时间进行交换。

2. 滤过和重吸收

滤过(filtration)是指由于管壁两侧静水压和胶体渗透压的差异使液体由毛细血管内向组织间隙移动的现象；而液体由组织间隙向毛细血管内移动的现象称为重吸收(reabsorption)。虽然血液和组织液之间通过滤过和重吸收方式发生的物质交换仅占总物质交换的很小一部分，但在组织液的生成和回流过程中起重要作用。

3. 吞饮

吞饮(pinocytosis)是指在毛细血管内皮细胞一侧的液体被毛细血管壁内皮细胞膜包围并摄入细胞内，形成小的吞饮囊泡。吞饮囊泡被运送至毛细血管壁内皮细胞的另一侧，并以出胞的方式被排出到细胞外。这也是血液和组织液之间通过毛细血管壁进行物质交换的一种方式。一般认为，较大的分子如血浆蛋白等通过这种方式进行交换。

六、组织液的生成

组织液(interstitial fluid)存在于组织、细胞的间隙内，绝大部分呈胶冻状，不能自由流动，因而不会因重力作用而流到身体的低垂部分，也不能抽出；组织液中有极小一部分呈液态，可自由流动。组织液中的各种离子成分与血浆相同，但其中的蛋白质浓度明显低于血浆。

(一)组织液的生成与回流

生理情况下，组织液是血浆经毛细血管壁的动脉端滤过进入组织间隙所形成的。促使液体经毛细血管壁向血管外滤过的力量，主要是毛细血管血压和组织液胶体渗透压；液体从血管外回流入毛细血管内的重吸收力量，则主要是血浆胶体渗透压和组织液静水压。滤过的力量与重吸收的力量之差，称为有效滤过压(effective filtration pressure)。可用下式表示：

有效滤过压=(毛细血管血压+组织液胶体渗透压)-(血浆胶体渗透压+组织液静水压)

一般情况下，动脉端毛细血管血压约为30 mmHg，静脉端毛细血管血压降低至12 mmHg，血浆胶体渗透压约25 mmHg。血浆蛋白质虽然较难滤过毛细血管，但仍有少量血浆蛋白质可经毛细血管壁进入组织液，由此形成的组织液胶体渗透压约15 mmHg。组织液的静水压约为10 mmHg。从图4-21可见，毛细血管动脉端的有效滤过压=(30+15)-(25+10)=10 mmHg，为正值；而毛细血管静脉端的有效滤过压=(12+15)-(25+10)=-8 mmHg，为负值。因此，在毛细血管动脉端为净滤过，静脉端为净回收。其结果是，在毛细血管动脉端滤过的液体，约90%可在毛细血管静脉端重吸收入血；约10%进入毛细淋巴管，形成淋巴液。后者经淋巴系统又回到循环系统中。最终，组织液的生成与回流达到动态平衡。

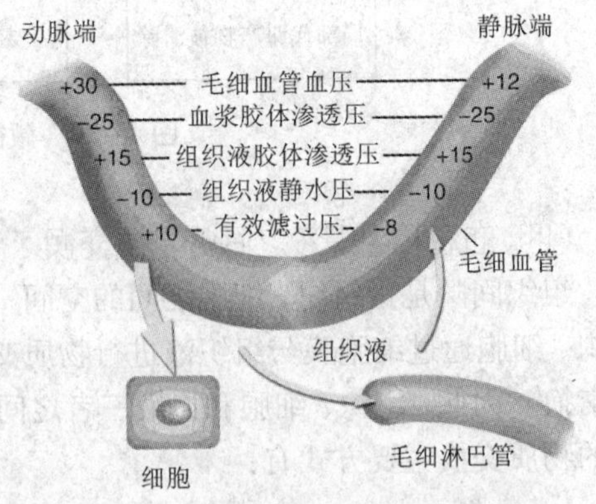

图4-21 组织液生成与回流示意图

+代表液体滤出毛细血管的力量；

-代表液体吸收回毛细血管的力量

（二）影响组织液生成的因素

正常情况下，组织液不断生成，又不断回流入血管，两者之间保持动态平衡。因此，血量和组织液量能维持相对稳定。当这种动态平衡遭到破坏时，发生组织液生成过多或回流量减少，组织间隙中出现过多的液体潴留，形成组织水肿（edema）。凡是决定和影响有效滤过压的因素均会影响组织液的生成。

1. 毛细血管血压

毛细血管血压与毛细血管前、后阻力有关。毛细血管前阻力血管扩张时，毛细血管血压升高，则有效滤过压升高，组织液生成增多。在运动着的肌肉或发生炎症的部位，均可出现这种现象。毛细血管后阻力血管收缩时，也可使组织液生成增加。例如，右心衰竭时，静脉回流受阻，毛细血管血压逆行性升高，有效滤过压增大，使组织液生成过多，出现组织水肿。

2. 血浆胶体渗透压

血浆胶体渗透压升高，则有效滤过压降低，组织液生成减少；反之，血浆胶体渗透压降低，则有效滤过压增大，组织液生成增多。临床上严重营养不良时合成白蛋白的原料氨基酸不足、肝脏疾患导致白蛋白合成减少或肾脏疾病时白蛋白丢失都可使血浆胶体渗透压降低，有效滤过压增大，组织液生成增多，出现组织水肿。

3. 毛细血管壁的通透性

若毛细血管壁的通透性增加，经毛细血管滤过到组织间隙中的血浆蛋白质增多，使组织液胶体渗透压升高，血浆胶体渗透压降低，有效滤过压增大，组织液生成增多，出现组织水肿。如临床上烧伤、过敏反应等情况下，可引起局部或全身水肿。

4. 淋巴回流

由于一部分组织液是经淋巴管回流入血的，因此，如果因肿瘤压迫或淋巴管炎症使淋巴回流受阻，在受阻部位远端的组织可出现水肿，例如临床上丝虫病患者的下肢水肿。

七、淋巴液的生成和回流

淋巴管系统是循环系统的组成部分，是组织液回流入血的重要辅助系统。毛细淋巴管的盲端起始于组织间隙，相互吻合成网，并逐渐汇合成大的集合淋巴管。淋巴管收集全身的淋巴液，最后由右淋巴导管和胸导管导入静脉。

（一）淋巴液的生成及回流

组织液进入淋巴管即成为淋巴液（lymph）。毛细淋巴管比毛细血管的通透性更大，管壁由单层内皮细胞构成，没有基膜，也无周细胞。相邻内皮细胞的边缘像瓦片般互相覆盖，形成向管腔内开放的单向活瓣。组织液通过这种活瓣进入毛细淋巴管而不能返回组织液（图 4－22）。生理条件下，组织液进入毛细淋巴管的动力来自于组织液和毛细淋巴管内淋巴液之间的压力差。因此，当组织液压力升高时，淋巴液的生成将增多。周围组织对淋巴管的压迫和按摩也能推动淋巴流动。

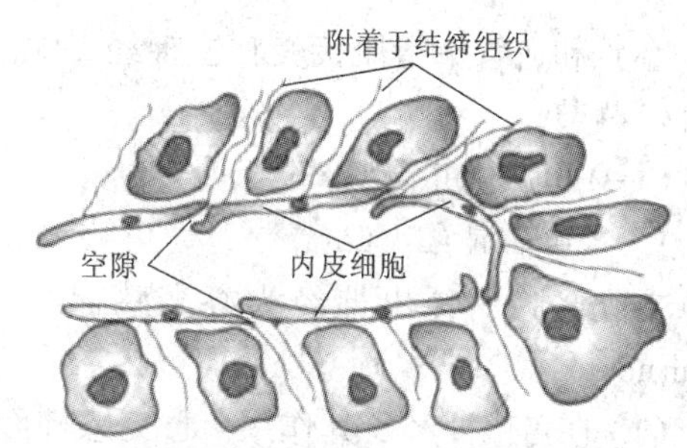

图 4－22　毛细淋巴管壁结构示意图

正常成年人安静时每小时约有 120 mL 的淋巴液进入血液循环，其中约 100 mL 的淋巴液通过胸导管导入静脉。而来自右侧头颈部、右臂和右胸部的约 20 mL 淋巴液经由右淋巴导管导入静脉。人体每天生成 2 ~4 L 的淋巴液，大致相当于全身的血浆总量。

(二)淋巴回流的生理意义

1. 回收组织液蛋白质

淋巴液回流最主要的生理功能是将组织液中的蛋白质逆浓度差带回至毛细淋巴管，再通过淋巴循环进入血液。一般来说，经毛细血管滤过到组织液的蛋白质约占血浆总蛋白质的 50%，淋巴回流是组织液中的蛋白质重新回到血液中的唯一途径。人体每天有 75 ~200 g 的蛋白质由淋巴液带回血液，从而维持血浆蛋白的正常水平，并使组织液中的蛋白质浓度保持在较低水平。

2. 运输脂肪及其他营养物质

小肠对营养物质的吸收可以通过小肠绒毛的毛细淋巴管进行。由肠道吸收的脂肪 80% ~90% 经过毛细淋巴管，最终进入血液循环。此外，少量胆固醇和磷脂也经淋巴管吸收而进入血液循环。因此来自小肠的淋巴液呈白色乳糜状。

3. 调节血浆与组织液之间的平衡

尽管淋巴液回流的速度缓慢、总量少，但每天有 2 ~4 L 的组织液以淋巴液的形式回流入血。因此，淋巴回流在组织液与血量的平衡中发挥作用。

4. 防御和免疫功能

淋巴回流过程中，具有吞噬作用的巨噬细胞能清除淋巴液中不被毛细血管重吸收的红细胞和细菌等异物。同时，淋巴结中的淋巴细胞和浆细胞还参与机体的免疫反应，具有一定的防御和免疫作用。

第四节 心血管活动的调节

人体在不同的生理状态下，各器官组织的代谢水平不同，对血流量的需要各异。机体可通过神经与体液机制对心脏和血管的活动进行调节，协调各器官之间的血流分配，以满足不同情况下机体代谢的需要。

一、神经调节

心肌和血管平滑肌接受自主神经支配。机体可通过多种心血管反射来实现对心血管活动的神经调节。

(一)心脏和血管的神经支配

1. 心脏的神经支配

支配心脏的传出神经为心交感神经(cardiac sympathetic nerve)和心迷走神经(cardiac vagal nerve)。

(1)心交感神经及其作用：心交感神经的节前神经元位于脊髓第 1 ~5 胸段的中间外侧柱，其轴突末梢释放的递质为乙酰胆碱，后者能激活节后神经元膜上的 N_1 型胆碱能受体。心交感节后神经元位于星状神经节或颈交感神经节内。节后神经元的轴突组成心脏神经丛，支配心脏的窦房结、房室交界、房室束、心房肌和心室肌。两侧心交感神经对心脏的支配有所差别。右侧心交感神经主要支配窦房结，左侧心交感神经主要控制房室交界。在功能上，右侧心交感神经兴奋时以引起心率加快的效应为主，而左侧心交感神经兴奋则引起传导加快和心肌收缩能力加强的效应为主。

心交感节后神经元末梢释放的递质是去甲肾上腺素，后者与心肌细胞膜上的 β_1 肾上腺素能受体结合，可加快心率，称为正性变时作用(positive chronotropic action)；加快房室交界传导，称为正性变传导作用(positive dromotropic action)；增强心房肌和心室肌的收缩能力，称为正性变力作用(positive inotropic action)。刺激心交感神经可使心缩期缩短，收缩期室内压上升的速率加大，室内压峰值增高，心舒早期室内压下降的速率加大。这些变化也有利于心室舒张期的充盈。交感神经末梢释放的去甲肾上腺素和循环血液中的儿茶酚胺都能作用于心肌细胞膜上的 β_1 肾上腺素能受体，从而激活腺苷酸环化酶，使细胞内 cAMP 的浓度升高，继而激活蛋白激酶和细胞内蛋白质的磷酸化过程，使心肌膜上的钙通道激活，增加心肌动作电位平台期 Ca^{2+} 的内流，细胞内肌浆网释放的 Ca^{2+} 也增加，使心肌收缩能力增强，搏出量增加。同时，去甲肾上腺素也能加快肌钙蛋白对 Ca^{2+} 的亲和力，促进肌浆网对 Ca^{2+} 的摄取和心肌细胞的 $Na^+ - Ca^{2+}$ 交换，加快心肌舒张时胞质中 Ca^{2+} 的清除，加速心肌的舒张过程。交感神经兴奋引起的传导速度加快，可使心室肌各部分肌纤维的收缩更趋同步化，也有利于心肌收缩力的加强。

心交感神经对心肌的效应，除通过 β_1 肾上腺素能受体实现外，也可通过心肌的 α 肾上腺素能受体来介导。激活心肌的 α 肾上腺素能受体主要引起正性变力效应，而心率的变化则不显著；此外，室内压上升和下降的速率并无明显加快。心肌 α 肾上腺素能受体的生理意义可能在于，当 β_1 肾上腺素能受体功能受损时(例如长期使用 β 受体拮抗药)，心肌 α 肾上腺素能受体能继续对交感神经和儿茶酚胺发生反应。心肌 α 肾上腺素能受体还可能在心肌缺血后再灌注引起的心律失常中起一定的作用。

(2)心迷走神经及其作用：支配心脏的副交感神经节前纤维行走于迷走神经干中。这些节前神经元的胞体位于延髓的迷走神经背核和疑核，在不同的动物中有种属差异。在胸腔内，心迷走神经纤维和心交感神经一起组成心脏神经丛，并和交感纤维伴行进入心脏，与心内神经节细胞发生突触联系。心迷走神经的节前和节后神经元都是胆碱能神经元。节后神经纤维支配窦房结、心房肌、房室交界、房室束及其分支。心室肌也有迷走神经支配，但纤维末梢的数量远较心房肌少。两侧心迷走神经对心脏的支配也有差别，但不如两侧心交感神经支配的差别显著。右侧迷走神经对窦房结的影响占优势；左侧迷走神经对房室交界的作用占优势。

心迷走神经节后纤维末梢释放的乙酰胆碱作用于心肌细胞膜上的 M 型胆碱能受体，可导致心率减慢，心房肌不应期缩短，房室传导速度减慢，心房肌收缩能力减弱，即具有负性变时作用(negative chronotropic action)、负性变传导作用(negative dromotropic action)和负性变力作用(negative inotropic action)。刺激迷走神经时也能使心室肌收缩减弱，但其效应不如心房肌明显。迷走神经减弱心肌收缩能力的机制是由于其末梢释放的乙酰胆碱作用于 M 胆碱能受体后，抑制腺苷酸环化酶，因此，细胞内 cAMP 浓度降低，肌浆网释放 Ca^{2+} 减少。

一般情况下，心迷走神经和心交感神经对心脏的作用是相拮抗的。在多数情况下，心迷走神经的作用比交感神经的作用更占优势。在动物实验中如同时刺激心迷走神经和心交感神经，常出现心率减慢效应。

2. 血管的神经支配

除真毛细血管外，其余血管壁均有平滑肌分布，绝大多数血管平滑肌都受自主神经支配。不同血管的平滑肌的生理特性有所不同，有些血管平滑肌有自发的肌源性活动，而另一些血管平滑肌很少有肌源性活动。毛细血管前括约肌上神经分布很少，其舒缩活动主要受局部组织代谢产物的影响。支配血管平滑肌的神经纤维可分为缩血管神经纤维(vasoconstrictior nerve fiber)和舒血管神经纤维(vasodilator nerve fiber)两大类，统称为血管运动神经纤维(vasomotor nerve fiber)。

(1)缩血管神经纤维：缩血管神经纤维都是交感神经纤维，故一般称为交感缩血管纤维(sympathetic vasoconstrictor nerve fiber)。其节前神经元位于脊髓胸$_1$~腰$_3$段的中间外侧柱内，末梢释放的递质为乙酰胆碱；而节后神经元位于椎旁和椎前神经节内，末梢释放的递质为去甲肾上腺素。血管平滑肌细胞有 α 和 $β_2$ 两类肾上腺素能受体。去甲肾上腺素与 α 肾上腺素能受体结合，使血管平滑肌收缩；与 $β_2$ 肾上腺素能受体结合，则使血管平滑肌舒张。因去甲肾上腺素与 α 受体结合的能力较与 $β_2$ 受体结合的能力强，故缩血管纤维兴奋时表现出缩血管效应。

体内几乎所有的血管平滑肌都受交感缩血管纤维支配，但不同部位血管的缩血管纤维的分布密度各异。如皮肤血管中缩血管纤维分布最密，骨骼肌和内脏的血管次之，冠状血管和脑血管中分布较少。在同一器官中，动脉壁的缩血管纤维的密度高于静脉，以微动脉的分布密度最高，但后微动脉中神经分布很少，毛细血管前括约肌则没有神经纤维分布。

人体内多数血管仅接受交感缩血管纤维的单一神经支配。安静状态下，交感缩血管神经纤维持续发放 1~3 次/s 的低频冲动，称为交感缩血管紧张(sympathetic vasoconstrictor tone)。这一紧张性活动可使血管平滑肌保持一定程度的收缩状态。交感缩血管紧张增强时，血管平滑肌进一步收缩；交感缩血管紧张减弱时，血管平滑肌收缩程度降低，即血管舒张。在不同的生理状况时，交感缩血管纤维兴奋可使血管口径在很大范围内发生改变，从而调节不同器官的血流阻力和血流量。当支配某一器官血管床的交感缩血管纤维兴奋时，则该器官血管床的血流阻力增高，血流量减少；同时该器官毛细血管前阻力和毛细血管后阻力的比值增大，毛细血管血压降低，减少组织液的生成而有利于重吸收；此外，该器官血管床的容量血管收缩，静脉回流增加。

(2)舒血管神经纤维：体内有一部分血管接受缩血管纤维和舒血管纤维的双重支配。舒血管神经纤维主要有：

1)交感舒血管神经纤维：动物实验发现，支配骨骼肌微动脉的交感神经中除有缩血管纤维外，还有舒血管纤维。交感舒血管纤维末梢释放的递质为乙酰胆碱，阿托品可阻断其效应。交感舒血管纤维在平时没有紧张性活动，只有在动物情绪激动和发生防御反应时才发放冲动，使骨骼肌血管舒张，血流量增多。在人体内可能也有交感舒血管纤维存在。

2)副交感舒血管神经纤维：少数器官如脑膜、唾液腺、胃肠外分泌腺和外生殖器等中的血管平滑肌除接受交感缩血管纤维支配外，还接受副交感舒血管纤维支配。例如面神经中有支配软脑膜血管的副交感纤维，迷走神经中有支配肝血管的副交感纤维，盆神经中有支配盆腔器官和外生殖器血管的副交感纤维等。副交感舒血管纤维末梢释放的递质为乙酰胆碱，后者与血管平滑肌的 M 型胆碱能受体结合，使血管舒张。副交感舒血管纤维的活动只对器官组织局部血流起调节作用，对循环系统总的外周阻力影响很小。

3）脊髓背根舒血管纤维：皮肤伤害性感觉传入纤维在外周末梢可出现分支。当皮肤受到伤害性刺激时，感觉冲动沿传入纤维向中枢传导，同时可在末梢分叉处沿其他分支到达受刺激部位邻近的微动脉，使微动脉舒张，局部皮肤出现红晕。这种仅通过轴突外周部位完成的反应称为轴突反射，这种神经纤维也称背根舒血管纤维。其释放的递质可能是P物质，也可能是组胺或ATP。

3．心脏和血管的非肾上腺素能非胆碱能神经

在心脏和脊神经节感觉神经元等自主神经元中，除了以传统的去甲肾上腺素（肾上腺素能神经）和乙酰胆碱（胆碱能神经）作递质外，还以其他物质作为递质，或者与其他递质共存的神经元，统称为非肾上腺素能非胆碱能神经。

在心脏中存在多种以肽类物质作为递质的神经纤维，如神经肽Y、血管活性肠肽、降钙素基因相关肽、阿片肽等，这些神经纤维也称为肽能神经。目前对于分布在心脏的肽神经元的生理功能还不完全清楚，但心脏内肽能神经纤维的存在表明这些肽类递质也可能参与对心肌和冠状血管作用，如降钙素基因相关肽有加快心率的作用等。

（二）心血管中枢

神经系统对心血管功能的调节是通过各种神经反射来实现的。通常将发动心血管活动和调节心血管活动的神经细胞群，统称为心血管中枢（cardiovascular center）。控制心血管活动的神经元分布于中枢各级水平，共同协调心血管系统的活动，使心血管系统的活动与全身整体功能活动的需要相匹配。

1．延髓心血管中枢

一般认为，心血管活动的基本中枢位于延髓，早在19世纪70年代于整体动物实验发现：在延髓以上的部位横断脑干后，血压无明显变化，刺激坐骨神经引起的升血压反射依然存在；但如果将横断水平逐步移至脑干尾端时，动脉血压就逐渐降低，刺激坐骨神经引起的升血压反射效应也逐渐减弱；当横断水平往脊髓水平下移至延髓闩部时，动脉血压明显降低至40 mmHg左右。这些结果显示，心血管的正常紧张性活动不是起源于脊髓，而是起源于延髓。因为只要保留了延髓及其以下中枢部分神经核群的完整，就可以维持心血管正常的紧张性活动，并完成一定的心血管反射。

延髓心血管中枢神经元包括位于延髓内的心迷走神经元和控制心交感神经以及交感缩血管神经活动的神经元。延髓心血管中枢神经元的特点有：①它们均有紧张性（tonicity）活动（生理学中将持续性活动称为紧张），表现为安静状态下相应的神经纤维上有持续的低频放电，分别称为心迷走紧张（cardiac vagal tone）、心交感紧张（cardiac sympathetic tone）和交感缩血管紧张。②控制心迷走神经与控制心交感神经和交感缩血管神经活动的神经元之间，存在着交互抑制作用，即交感中枢紧张性活动增加时，迷走中枢的紧张性活动降低；反之，交感中枢紧张性活动降低时，迷走中枢的紧张性活动增加。③中枢的紧张性可随呼吸周期变化。吸气时，控制交感神经的神经核群紧张性增加，而迷走中枢的紧张性降低；呼气时，则完全相反。因此，表现为心率随呼吸周期的改变而改变。

一般认为，延髓心血管中枢至少包括以下四个部位：

（1）缩血管区：指位于延髓头端的腹外侧部（称为C1区）的神经元，其轴突下行到脊髓的中间外侧柱，释放递质兴奋心交感节前神经元，引起交感缩血管神经正常的紧张性活动。此外，心交感紧张也起源于此区神经元。

(2)舒血管区：指位于延髓尾端腹外侧部(称为 A1 区，在 C1 区的尾端)的神经元，它们以去甲肾上腺素为递质，活动加强时可抑制缩血管区(C1 区)神经元的活动，降低交感缩血管神经元的紧张性，引起血管舒张。

(3)传入神经接替站：指延髓孤束核的神经元，接受来自颈动脉窦、主动脉弓和心肺感受器经舌咽神经和迷走神经传入的冲动，换元后发出传出纤维至延髓和中枢神经系统中其他部位的神经元，进而影响心血管活动。

(4)心抑制区：指位于延髓的迷走神经背核和疑核中的心迷走神经元。

2. 延髓以上的心血管中枢

在延髓以上的脑干部分以及小脑和大脑中，亦存在与心血管活动有关的神经元。它们在心血管活动调节中所起的作用更为高级，特别是表现在对心血管活动和机体其他功能之间的复杂性整合。下丘脑是一个非常重要的整合部位，在调节体温、摄食、水平衡和情绪反应等活动中，均发生相应的心血管活动变化。如电刺激下丘脑的“防御反应区”，立即引起动物的警觉状态，同时出现一系列心血管活动的变化，主要是心率加快、心搏加强、心排血量增加、皮肤和内脏血管收缩、骨骼肌血管舒张。这些反应显然与机体所处的状态相协调，以适应防御、搏斗或逃跑等行为的需要。大脑的一些部位，特别是边缘系统的结构，如颞极、额叶的眶面、扣带回的前部、杏仁、隔、海马等，能影响下丘脑和脑干其他部位的心血管神经元的活动，并和机体各种行为的改变相协调。大脑新皮质的运动区兴奋时，除引起相应的骨骼肌收缩外，还能引起该骨骼肌的血管舒张。刺激小脑的一些部位也可引起心血管活动的反应。如刺激小脑顶核可引起血压升高，心率加快。顶核的这种效应可能与姿势和体位改变时伴随的心血管活动变化有关。

(三)心血管反射

当机体处于不同的生理状态，如学习、运动或休息，或机体内、外环境发生改变时，可引起各种心血管反射(cardiovascular reflex)，使心肌收缩能力、心排血量和各器官血管的缩舒状态以及动脉血压发生改变。心血管活动的神经反射一般都能很快完成，其生理意义在于使循环功能尽快地适应于当时机体所处的状态或环境的变化。

1. 颈动脉窦和主动脉弓压力感受性反射

当外周动脉的血压突然升高时，可引起压力感受性反射(baroreceptor reflex)，导致心率减慢，心肌收缩能力降低，外周阻力减少，血压回降。这一反射也称为减压反射。

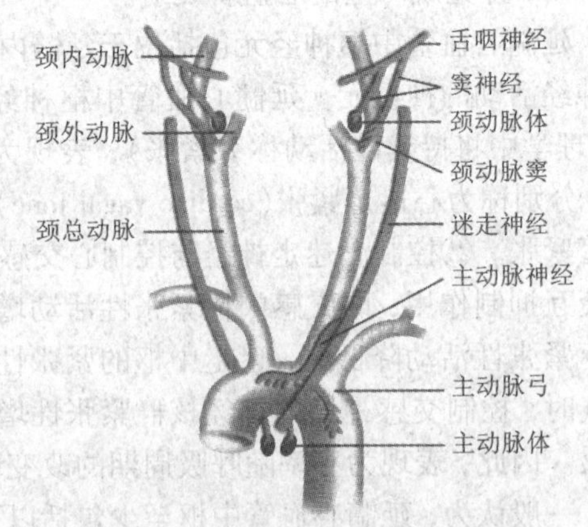

图 4-23 颈动脉窦区与主动脉弓区的压力感受器和化学感受器示意图

(1)压力感受器：压力感受性反射的感受器是位于颈动脉窦和主动脉弓血管外膜下的感觉神经末梢，又称为动脉压力感受器(baroreceptor)(图 4-23)。动脉压力感受器不能直接感受动脉血压的压力改变，而是感受因动脉血压变化所致的血管壁机械性牵张程度的变化(即血管壁的张力变化)。当动脉血压升高时，动脉管壁被牵张的程度增大，导致血管壁的张力增加，压力感觉器发放的神经冲动随即增多。在一定范围内，压力感受器的传入冲动频率与动脉管壁张力增加的程度成正比。由图 4－24 可见，在一个心动周期内，随着动脉血压的波动，窦神经的传入冲动频率也发生相应变化。

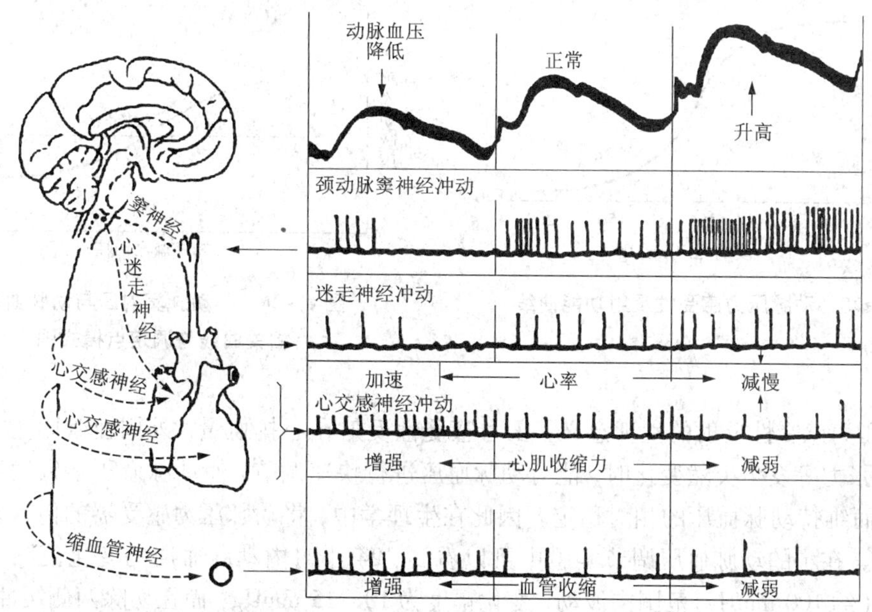

图 4－24　颈动脉窦压力感受性反射发生过程中传入与传出神经的活动

(2)传入神经及其中枢联系：颈动脉窦压力感受器的传入神经纤维组成颈动脉窦神经，后者加入舌咽神经，进入延髓孤束核；主动脉弓压力感受器的传入神经纤维行走于迷走神经干内(兔的主动脉弓压力感受器传入神经自成一束，与迷走神经伴行，称为减压神经)，同样进入延髓达孤束核。压力感受器的神经冲动到达孤束核后，可通过延髓内的神经通路抑制延髓头端腹外侧部 C1 区的血管运动神经元，使交感神经紧张性活动减弱；亦可与延髓内其他神经核团和脑干其他部位如脑桥、下丘脑等的一些神经核团发生联系，使交感神经的紧张性活动减弱；此外，压力感受器的传入冲动到达孤束核后，与迷走神经背核和疑核发生联系，使迷走神经的紧张性活动增加。

(3)反射效应：当动脉血压升高时，压力感受器受到牵张刺激，其传入纤维上发放的神经冲动增多，到达延髓心血管中枢后，通过上述中枢调节机制，使心交感中枢紧张性和交感缩血管中枢的紧张性减弱，心迷走中枢紧张性增加，其效应为心率减慢，心肌收缩能力减弱，心排血量减少，外周血管阻力降低，动脉血压下降。反之，随着动脉血压降低，压力感受器传入冲动减少，交感中枢紧张性增加，迷走中枢紧张性减弱，使心率加快，心肌收缩能力加强，心排血量增加，外周血管阻力升高，动脉血压回升。由此可见，压力感受器反射，是一个双向调节反射。

在动物实验中将颈动脉窦区和体循环分离，但仍保留它通过窦神经与中枢的联系。通过人为地改变颈动脉窦区的灌注压，可引起体循环动脉压的变化，两者之间的关系称为压力感受性反射功能曲线(图 4－25)。图中曲线的中间部分变化较为陡峭，向两端渐趋平坦。当窦内压在 100 mmHg 左右发生变动时，压力感受性反射较为敏感，纠正偏离正常水平血压的能力强；而偏离正常水平越远，该反射纠正异常血压的能力越低。该结果提示，当动脉血压在一定范围内变化时，压力感受器反射具有较好的调节能力。

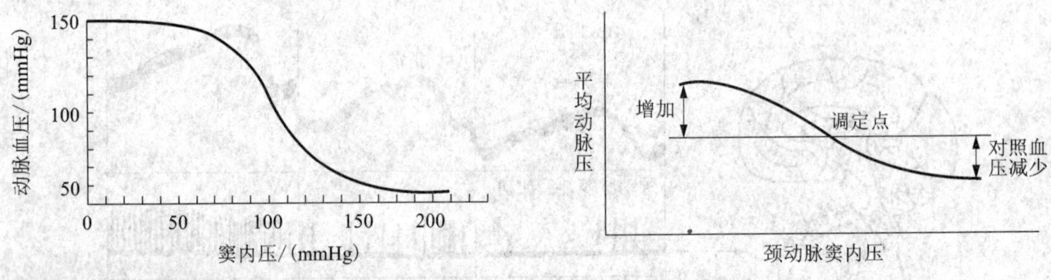

图4-25 动脉压力感受性反射功能曲线

图4-26 颈动脉窦内压与动脉血压相关曲线与调定点模式图

(4)压力感受性反射的生理意义：压力感受性反射在心排血量、外周血管阻力、血容量和血管壁张力等发生突然变化时，能对动脉血压进行快速调节，使动脉血压不致发生剧烈的波动，从而维持动脉血压的相对稳定。因此在生理学中，将动脉压力感受器的传入神经称为缓冲神经。在狗的动脉血压调节实验中可以看到，24小时内动脉血压的变化范围一般在平均动脉压(约100 mmHg)范围内波动，变化幅度为10～15 mmHg；而在切除两侧缓冲神经后，狗的动脉血压经常出现很大的波动，其变动范围可超过平均动脉压上下的50 mmHg。但在切除缓冲神经的动物，一天中血压的平均值并不明显高于正常，因此认为压力感受性反射在动脉血压的长期调节中并不起重要作用，即压力感受器反射对迅速变化的动脉血压起作用，对持续变化的高血压不敏感。在慢性高血压患者或实验性高血压动物中，压力感受性反射功能曲线向右移位。这种现象称为压力感受性反射的重调定(resetting)，表示在高血压的情况下压力感受性反射的工作范围发生改变，即在较正常高的血压水平上进行工作，故动脉血压维持在比较高的水平(图4-26)。因此，压力感受器反射不能防止高血压的发生，也不能纠正已经发生了的高血压。压力感受性反射重调定的机制比较复杂。重调定可发生在感受器的水平，也可发生在反射的中枢部分，其具体机制有待深入探究。

2. 心肺感受器引起的心血管反射

在心房、心室和肺循环大血管壁存在多种感受器，总称心肺感受器(cardiopulmonary receptor)，其传入纤维行走于迷走神经干内。兴奋心肺感受器的适宜刺激有两类：①心脏和血管壁的机械牵张刺激：当心房、心室或肺循环大血管中压力升高或血容量增多时，心脏或血管壁受到牵张，这些机械或压力感受器就发生兴奋。与颈动脉窦和主动脉弓压力感受器相比较，心肺感受器位于循环系统压力较低的部分，故称为低压力感受器，而动脉压力感受器相应地称为高压力感受器。在生理情况下，心房壁的牵张主要是由血容量增加引起，故心房壁的牵张感受器也称为容量感受器。②化学刺激：如前列腺素、缓激肽，以及某些药物，如藜芦碱等。大多数心肺感受器兴奋后所引起的效应是，心交感中枢紧张性减弱，心迷走中枢紧张增加，最终使心率减慢，心肌收缩能力下降，外周阻力降低，动脉血压下降。在实验动物中观察到，心肺感受器兴奋时，肾交感神经活动的抑制特别明显，使肾血流量增加，肾脏的排水量和排钠量明显增多。提示心肺感受器引起的反射在调节血容量和体液的容量及成分中有重要生理意义。心肺感受器的传入冲动还可抑制血管升压素(抗利尿激素)的释放，该激素释放减少可导致肾脏的排尿增多，使血容量减少。

3. 颈动脉体和主动脉体化学感受性反射

在颈总动脉分叉处和主动脉弓区域，存在颈动脉体和主动脉体化学感受器(chemoreceptor)。血液中的某些化学成分发生变化时，如缺氧、CO_2分压过高和H^+浓度过高等，均可兴奋颈动脉体和主动脉体。由于颈动脉体和主动脉体的适宜刺激是血液中的化学物质，故称之为颈动脉体和主动脉体化学感受器。这些化学感受器受到刺激后，其信号冲动分别经颈动脉窦神经和迷走神经传入至延髓的孤束核，然后改变延髓内呼吸神经元和心血管活动神经元的紧张性。

生理情况下，颈动脉体和主动脉体的化学感受性反射的主要效应是呼吸加深加快(详见第五章)。在动物实验中，如果人为地维持呼吸频率和呼吸幅度不变，则化学感受器的传入冲动对心血管活动的直接效应是使心率减慢，心肌收缩能力降低，心排血量减少，冠状动脉舒张，骨骼肌和内脏血管收缩(使体内的血液发生重新分配)。由于外周血管阻力增大的作用超过心排血量减少的作用，故血压升高。在动物保持自然呼吸的情况下，化学感受器受刺激时引起的呼吸加深加快，可间接地引起心率加快，心排血量增加，外周血管阻力增大，血压升高。在正常情况下，化学感受性反射对心血管活动和血压的调节作用不强。但在低氧、窒息、失血、动脉血压过低和酸中毒，以及潜水等情况下，参与对心血管活动的调节。因此，与颈动脉窦、主动脉弓压力感受性反射相比，化学感受器反射的生理意义主要在于参与机体应激状态下循环功能的调节，以维持血压，保证心、脑等重要器官的血液供应。

4. 躯体感受器引起的心血管反射

刺激躯体各部位传入神经，也可引起各种心血管反射。反射活动的效应主要取决于感受器的性质、刺激的强度和刺激频率等因素。用低到中等强度的低频电脉冲刺激骨骼肌传入神经，可记录到降血压效应；用高强度、高频率电刺激皮肤的传入神经时，则记录到升压效应。一般情况下，肌肉张力变化，皮肤温热和寒冷刺激，以及各种理化刺激都能引起心血管反射活动。中医针刺治疗某些心血管疾病的生理基础，就在于激活肌肉或皮肤的一些心血管感受器，使传入神经纤维上的活动增加，通过中枢神经系统内复杂的整合机制，使心血管活动得到调整。

5. 其他感受器引起的心血管反射

除上述反射外，扩张肺、胃、肠和膀胱等空腔器官，挤压睾丸等，常可引起心率减慢和外周血管舒张等效应。这些内脏感受器的传入神经纤维行走于迷走神经或交感神经内。脑缺血亦可通过相应的反射途径引起心血管反射，调节心血管活动及动脉血压。当脑血流量减少或脑缺血时，心血管中枢的神经元通过启动脑缺血反应，使交感缩血管中枢的紧张性显著加强，外周血管强烈收缩，动脉血压明显升高。

二、体液调节

心血管活动的体液调节是指血液和组织液中一些化学物质对心血管活动的调节作用。这些体液因素中，有些是通过血液运输的，可广泛地作用于全身的心血管系统，属于全身性体液调节；有些则在组织细胞中生成后，主要通过组织液作用于局部的血管，对局部组织的血流起调节作用，属于局部性体液调节。

(一)肾素-血管紧张素系统

肾素(renin)是由肾球旁细胞合成和分泌的一种酸性蛋白酶。血浆中的肾素可水解肝脏合成和释放的血管紧张素原，生成十肽的血管紧张素Ⅰ(angiotensin Ⅰ, AngⅠ)，后者在血管紧张素转换酶(angiotensin - converting enzyme, ACE)的作用下水解成八肽的血管紧张素Ⅱ(angiotensin Ⅱ, AngⅡ)。AngⅡ在血浆和组织中的血管紧张素酶A的作用下，脱去一个氨基酸残基，形成七肽血管紧张素Ⅲ(angiotensin Ⅲ, Ang Ⅲ)。血管紧张素Ⅱ和血管紧张素Ⅲ作用于血管平滑肌和肾上腺皮质等细胞的血管紧张素受体，引起相应的生理效应。

当各种原因引起肾血流灌注减少时，肾素分泌就会增多。血浆中 Na^+ 浓度降低时，肾素分泌也增加。肾素分泌受神经和体液机制的调节，详见第八章。

血管紧张素Ⅰ对心血管系统的作用不明显，仅有轻微的刺激肾上腺髓质释放肾上腺素和去甲肾上腺素的作用。血管紧张素Ⅱ是已知收缩血管作用很强的活性物质之一，其主要作用有：①兴奋血管平滑肌AngⅡ受体(AT1受体)，使全身微动脉收缩，增加外周阻力；使静脉收缩，增加回心血量。②作用于交感神经节后纤维，促进去甲肾上腺素的释放；③作用于中枢神经系统内的一些神经元，如加强交感缩血管中枢紧张性，使外周血管的阻力升高；增加促肾上腺皮质激素(ACTH)的释放，产生口渴感，使人和动物产生饮水行为，增加血液容量；促进抗利尿激素的释放，水钠排泄减少。④与血管紧张素Ⅲ共同促进肾上腺皮质释放醛固酮。后者可促进肾小管对水钠的重吸收，增加循环血量。同时，血管紧张素Ⅱ还具有直接促进肾小管对水钠的重吸收的作用。综上所述，血管紧张素Ⅱ的总效应是升高血压。

生理情况下，循环血液中存在低浓度的血管紧张素Ⅱ，可能对维持交感缩血管紧张性活动具有一定意义。而在大量失血、失水等情况下，血压迅速下降，肾血流量减少，刺激肾近球细胞大量分泌肾素，增加血液中血管紧张素Ⅱ和血管紧张素Ⅲ的含量，最终促使血压回升和血量的增加。

血管紧张素Ⅲ的缩血管效应仅为血管紧张素Ⅱ的10%~20%，但其刺激肾上腺皮质合成和释放醛固酮的作用则较强。

近年来对肾素-血管紧张素系统有了进一步的认识。已发现两个重要的新成员：与血管紧张素转换酶同源分子血管紧张素转换酶2(ACE_2)，以及血管紧张素转换酶2的酶切产物血管紧张素(1-7)[Ang(1-7)]。ACE_2 几乎分布在整个循环系统以及局部组织器官中，以肺组织中含量最高。Ang(1-7)由七个氨基酸残基组成，主要由血管紧张素Ⅰ转化而来，少数由血管紧张素Ⅱ转化而来。在体内，血管紧张素Ⅱ也是由血管紧张素Ⅰ转化生成的。因此，血管紧张素(1-7)和血管紧张素Ⅱ这两种活性物质都来自于血管紧张素Ⅰ这一前体物质。生理状态下血浆血管紧张素(1-7)和血管紧张素Ⅱ的浓度相近。血管紧张素(1-7)的生理作用，在许多方面与血管紧张素Ⅱ相拮抗，如血管紧张素(1-7)通过作用于Mas受体，抑制血管紧张素Ⅱ对血管平滑肌的收缩作用，导致血管平

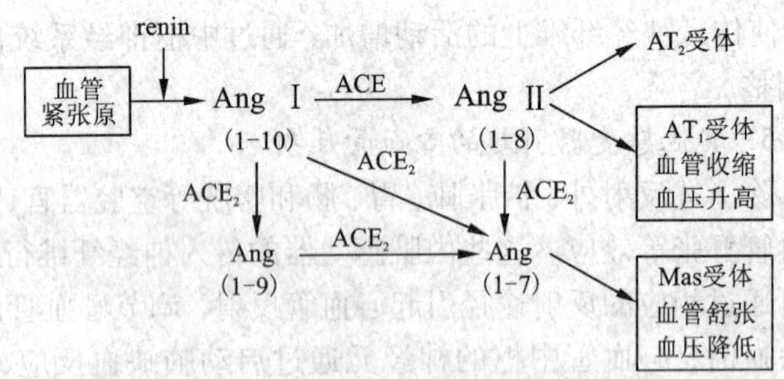

图4-27 肾素-血管紧张素系统

滑肌舒张，降低血压等，二者共同调节着血管平滑肌收缩－舒张功能的平衡（图4－27）。

（二）肾上腺素和去甲肾上腺素

肾上腺素、去甲肾上腺素和5－羟色胺均属于儿茶酚胺。在循环血液中，前两者的含量高，起主要的调节作用。循环血液中的肾上腺素和去甲肾上腺素主要由肾上腺髓质的嗜铬细胞合成与分泌，其中肾上腺素约占80%，去甲肾上腺素约占20%。肾上腺素能神经末梢因缺乏儿茶酚胺氧位甲基移换酶，故不能合成肾上腺素，而只能合成和释放去甲肾上腺素，所释放的去甲肾上腺素在局部发挥作用，大部分被单胺氧化酶所破坏，仅有极小一部分进入血液循环。血液中的肾上腺素和去甲肾上腺素对心脏以及血压的作用，主要取决于受体的分布及其与相应受体的结合能力。

肾上腺素能激活α受体和β受体。在心脏，肾上腺素主要兴奋β_1受体，产生正性的变时、变力和变传导作用，增加心肌的收缩能力和心排血量；在血管，肾上腺素的总效应取决于血管平滑肌上α_1和β_2受体分布密度。皮肤、肾脏和胃肠道的血管平滑肌以α_1受体为主，因此，α_1受体兴奋时引起血管收缩；而以β_2受体为主的骨骼肌和肝脏的血管，兴奋时则引起血管舒张。此外，肾上腺素与不同受体的结合能力不同，即血管β_2受体比α_1受体对低浓度的肾上腺素更为敏感。因此，小剂量的肾上腺素以兴奋β_2受体为主，引起骨骼肌和肝脏的血管舒张，且该舒血管作用可超过肾上腺素对其他部位的缩血管效应，故全身总外周阻力降低；而大剂量的肾上腺素对α_1受体的作用明显加强，引起体内大多数血管收缩，总外周阻力增加。

去甲肾上腺素与血管的α_1受体的结合能力最强，与心肌β_1受体的结合能力次之，与血管平滑肌的β_2受体结合的能力非常弱。因此，静脉注射去甲肾上腺素可使全身血管广泛而强烈的收缩，外周阻力增加，动脉血压升高。而血压的迅速升高又使压力感受性反射活动加强，导致心迷走神经活动增强，抑制心脏活动，其效应超过去甲肾上腺素对心脏的直接兴奋效应，故机体表现为心率减慢。因此，临床上，常将肾上腺素作为强心药，去甲肾上腺素作为升压药。

（三）血管升压素

血管升压素（vasopressin）产生于下丘脑的视上核和室旁核。这些神经元的轴突行走在下丘脑垂体束中并进入垂体后叶，其末梢释放的血管升压素作为垂体后叶激素进入血循环，因而又称垂体后叶加压素；血管升压素的主要作用是促进肾集合管对水的重吸收，故又称为抗利尿激素（见第八章）。在循环系统中，血管升压素与血管平滑肌上的相应受体结合，产生很强的缩血管效应，是已知的最强的缩血管物质之一。生理情况下，血管升压素的主要作用是抗利尿效应，而对血压的调节作用不明显。只有当血管升压素血浆浓度明显高于正常时才引起血压升高，这与血管升压素能提高压力感受性反射的敏感性，因而能缓冲升血压有关。但在禁水、失水、失血等情况下，心房和肺血管的容量感受器传入冲动减少，血管升压素释放增加，这对维持体内细胞外液量、血浆渗透压和血压的稳态均起着重要作用。

（四）血管内皮细胞分泌的血管活性物质

血管内皮细胞（vascular endothelial cell）除了构成衬在心脏和血管腔面的单层细胞组织，还可以生成并释放多种血管活性物质来完成多种生理功能，如促进血管平滑肌生长、抗凝血和调节血管张力。近年来，血管内皮细胞对血管张力的调节作用越来越受重视。内皮细胞可以通过合成多种舒张或收缩因子作用于血管平滑肌，使其舒张或收缩，这些物质分别被称作内皮源性舒张因子或内皮源性收缩因子，对正常血管舒缩功能的平衡起着重要的调节作用。

1. 血管内皮细胞生成的舒血管物质

血管内皮细胞生成和释放多种舒血管物质。血管内皮细胞的前列环素合成酶可以合成前列环素（也称前列腺素 I_2，即 PGI_2）。血管内血流的切变应力变化可促使血管内皮细胞释放 PGI_2，它通过降低平滑肌细胞内 Ca^{2+} 浓度，使血管舒张。

血管内皮细胞生成的另一类舒血管物质更重要，即内皮舒张因子（endothelium derived relaxing factor，EDRF）。EDRF 的化学结构尚未完全弄清，但多数人认为可能是一氧化氮（NO）。NO 以弥散方式进入相邻的平滑肌细胞内，并与平滑肌细胞中血红素的亚铁离子结合，激活鸟苷酸环化酶（guanine cyclase，GC），使细胞内 cGMP 水平增高，游离 Ca^{2+} 浓度降低，从而导致血管舒张。血流对血管内皮细胞产生的切应力变化可引起 EDRF 的释放；低氧也可使血管内皮细胞释放 EDRF。此外，血管内皮细胞表面存在着一些受体，例如 P 物质受体、ATP 受体、5－羟色胺受体、M 型胆碱能受体等，这些受体被相应的物质激活后，可释放 EDRF。有些缩血管物质，如去甲肾上腺素、血管升压素、血管紧张素Ⅱ等，也可使血管内皮细胞释放 EDRF，后者可减弱缩血管物质对血管平滑肌的直接收缩效应。在离体实验中证实，将乙酰胆碱作用于血管内皮细胞完整的血管环，引起血管环舒张；而将血管内皮细胞去除后，乙酰胆碱则不能使血管舒张。

内皮依赖性超极化因子（endothelium dependent hyperpolarizing factor，EDHF）为舒血管因子。乙酰胆碱、缓激肽、腺苷和血流切应力等刺激血管时，激活相关受体，使血管内皮细胞 Ca^{2+} 浓度升高，从而激活小、中电导型钙依赖钾通道，K^+ 外流，血管内皮细胞超极化，释放 EDHF，随后经多种机制，平滑肌细胞超极化，血管舒张。

2. 血管内皮细胞生成的缩血管物质

血管内皮细胞也可产生多种缩血管物质，称为内皮缩血管因子（endothelum－derived vasoconstrictor factor，EDCF）。在缩血管物质中研究比较深入的是内皮素（endothelin，ET）。内皮素是由 21 个氨基酸残基组成的多肽，具有三种异构体，即 ET－1、ET－2 和 ET－3，人血管内皮细胞只生成 ET－1，它是已知最强的缩血管物质之一。给动物注射内皮素后可引起持续一小时以上的升血压效应。内皮素通过与血管平滑肌上特异性受体结合后，促进肌质网释放 Ca^{2+}，引起血管平滑肌强烈收缩。生理情况下，血流对血管内皮细胞的切应力可促进内皮素的合成与分泌。

尾加压素Ⅱ（urotensin，UT Ⅱ）是一种具有生长抑素样环状结构，由 12 个氨基酸残基组成的血管收缩性多肽。哺乳类动物的尾加压素Ⅱ主要分布在神经系统延髓、脊髓前角，最近有实验证明在人的心血管系统也存在尾加压素Ⅱ。人的尾加压素Ⅱ对猴子动脉的血管收缩作用非常强烈，比 ET－1 强 6～28 倍，是迄今为止发现的最强的缩血管物质。尾加压素Ⅱ对心血管的作用较为复杂，其作用机制是通过增加细胞内 Ca^{2+} 浓度实现的。

（五）激肽释放酶－激肽系统

激肽（kinin）是一类具有舒血管活性的多肽类物质，最常见的有血管舒张素（kallidin）和缓激肽（bradykinin），可参与对血压和局部组织血流的调节。激肽是由激肽原在激肽释放酶的作用下分解而成。

激肽释放酶可分为：①血浆激肽释放酶，使高分子量激肽原水解成为九肽的缓激肽；②组织激肽释放酶，使低分子量激肽原水解成为十肽的血管舒张素，后者可在氨基肽酶作用下脱去一个氨基酸残基而成为缓激肽。激肽可通过血管内皮细胞释放 NO 而使血管平滑肌舒张，并增加毛细血管通透性，是已知最强烈的舒血管物质；但激肽对机体其他部位平滑肌的作用则是引起收缩。

（六）心房钠尿肽

心房钠尿肽（atraial natriuretic peptide，ANP）是由心房肌合成和释放的一类多肽。当心房壁受到牵拉、血容量增多或头低足高的体位时，血浆心房钠尿肽浓度都会升高。心房钠尿肽主要作用于肾脏内相应的受体，抑制 Na^+ 的重吸收，具有强大的排钠和排水作用，故有钠尿肽之称。心房钠尿肽可舒张血管，降低外周阻力；也可使心脏每搏输出量减少，心率减慢，心排血量减少；此外，心房钠尿肽还能抑制肾素和醛固酮的释放，以及抑制脑内血管升压素的释放。上述作用都可导致体内细胞外液量减少，血压降低。

（七）其他活性物质

1. 前列腺素（prostaglandin，PG）

前列腺素是一类种类多、活性强以及功能复杂的二十碳不饱和脂肪酸，体内分布广泛。不同类型的前列腺素对于血管平滑肌的作用各异，如前列腺素 E_2 和前列腺环素等具有强烈的舒血管作用，而前列腺素 $F_{2\alpha}$ 则使静脉收缩。

前列腺素对循环系统的主要作用有：①影响交感神经末梢神经递质的释放，并调节其他激素对血管的效应；②前列腺素 E_2 可作用于神经－平滑肌接头处交感神经末梢的相应受体，抑制交感神经末梢释放递质；③调节动脉血压，在维持动脉血压的稳定中具有重要作用；④某些生理或病理情况下，局部组织所分泌的前列腺素可舒张局部血管，调节局部血流量。

2. 组胺（histamine）

组氨酸在脱羧酶的作用下生成组胺。机体内多种组织，尤其是皮肤、肺和肠黏膜的肥大细胞中含有大量的组胺。在组织受损或发生炎症和过敏反应时，均能释放组胺。后者具有强烈的舒血管作用，且能使毛细血管和微静脉管壁的通透性增大，组织液生成增多，导致局部水肿。

3. 阿片肽（opioid peptide）

人体内的阿片肽有三类，即 β－内啡肽、脑啡肽和强啡肽。垂体释放的 β－内啡肽和促肾上腺皮质激素一起被释放入血液。β－内啡肽进入脑内后，作用于与心血管活动有关的核团，使交感紧张性减弱，心迷走紧张性增强，导致血压降低。内毒素以及失血等可增加 β－内啡肽的分泌与释放，这可能是引起循环休克的原因之一；脑啡肽作用于外周血管的相应受体，引起血管舒张。此外，阿片肽还可作用于交感缩血管纤维末梢的接头前阿片受体，减少去甲肾上腺素分泌。

三、组织血流量的自身调节

体内各器官的血流量一般取决于组织器官的代谢活动，即代谢活动越强，耗氧越大，血流量也就越多。机体对各器官血流量的调节，主要是通过调控器官阻力血管的口径来实现的。除了上述的神经调节和体液调节机制外，还有局部组织内的调节机制。而这种局部调节机制存在于组织器官或血管本身，故又称为自身调节。一般认为主要有以下两类：

（一）代谢性自身调节机制

局部组织中，多种代谢产物（如 CO_2、H^+、腺苷、ATP 和 K^+ 等）积聚或氧分压降低，使局部血管舒张，血流量增多。由此，组织获取了较多的氧，代谢产物被血流带走，局部血管又转为收缩。如此周而复始，形成负反馈自身调节。这种效应不仅决定了局部组织在同一时间处在开放状态的真毛细血管占其总数的百分比值，还决定了局部组织的血液灌流量。各组织器官代谢活动越强，耗氧越多，血流量也就越多。

(二)肌源性自身调节机制

生理条件下，体内的血管平滑肌细胞经常保持一定的紧张性收缩，称为肌源性活动。当血管平滑肌受到外力牵张时，其肌源性活动加强。因此，当供应某一器官的血管内灌注压突然升高时，血管跨壁压增大，血管平滑肌受到的牵张刺激增加，肌源性活动加强，该现象在毛细血管前阻力血管段特别明显，结果使该器官的血流阻力增大，该器官的血流量不致因灌注压的升高而明显增多，器官血流量保持相对稳定。相反，当器官血管的灌注压突然降低时，阻力血管舒张，血流量也不会因此而明显减少，该器官的血流量保持相对稳定。肌源性自身调节现象在肾血管表现尤为明显，在脑、心、肝、肠系膜和骨骼肌的血管也存在着这种现象，但在皮肤的血管中很少见到。

四、动脉血压的长期调节

神经反射对动脉血压的调节主要是在短时间内血压发生变化的情况下起调节作用。当动脉血压在较长时间内(如数天，数月或更长)发生变化时，神经反射的效应常常不足以将血压调节到正常水平。在动脉血压的长期调节中起重要作用的是肾。也就是说，肾脏通过对体内细胞外液量的调节而对动脉血压起长期的调节作用。因而有学者将这种调节机制称为肾－体液调控系统(renal－body fluid system)。此调控系统的活动过程如下：当体内细胞外液量和血容量增多时，血容量和循环系统容量之间的相对比值发生改变，使动脉血压升高；当动脉血压升高时，能直接导致肾排水和排钠明显增加，将过多的体液和血钠排出体外，从而使血压恢复到正常水平。如果体内细胞外液量减少时，控制系统的活动向相反的过程进行，即肾排水和排钠减少，使体液量和动脉血压恢复。

肾－体液调控体系调节血压的效能取决于一定的血压变化能引起多大程度的肾排水排钠变化。动物实验证明，动脉血压只要发生很小的变化，就可导致肾排尿量的明显变化。动脉血压从正常水平100 mmHg(13.33 kPa)升高10 mmHg(1.33 kPa)，肾排尿量可增加数倍，从而使细胞外液量减少，动脉血压下降。反之，动脉血压降低时，肾排尿明显减少，使细胞外液量增多，血压回升。因此，从长期的观点来看，动脉血压维持稳定的基础就是体液摄入量和排出量之间的平衡，使体液和血容量维持在正常水平。

体内一些生理性和病理性因素可以改变肾－体液调控系统的活动，其中较重要的是血管升压素和肾素－血管紧张素－醛固酮系统。如前所述，血管升压素在调节体内细胞外液量中起重要作用。血管升压素使肾集合管增加对水的重吸收，导致细胞外液量增加。当血量增加时，血管升压素减少，使肾排水增加，使细胞外液量得以恢复。血管紧张素Ⅱ除引起血管收缩，血压升高外，还能促使肾上腺皮质分泌醛固酮。醛固酮能使肾小管对 Na^+ 的重吸收增加，并分泌 K^+ 和 H^+，在重吸收 Na^+ 时也重吸收水，故细胞外液量和体内的 Na^+ 量增加，血压升高。如果肾脏功能不正常，过量的水钠摄入就可造成明显的血压升高，这就是高血压发生的机制之一。此外，肾脏和心脏的内分泌在动脉血压的长期调节中也起作用。一侧肾脏缺血时，该侧肾脏不仅排水、排钠量减少，而且肾素分泌增加，使血管紧张素Ⅱ生成增多，后者的增多又可使正常的肾单位减少对水和 Na^+ 排出，最后使体内的水钠发生潴留，动脉血压升高。在血容量增加时，心房钠尿肽水平代偿性升高，使肾脏排钠、排水量增加，从而有利于血容量的恢复。

总之，血压调节是复杂的过程。机体总是作为一个整体，启动相应的机制对各种刺激作出反应。每一种机制都在一个方面发挥调节作用，但不能完成全部的、复杂的调节。神经调节一般是快速的、短期的和精细的调节，主要是通过对阻力血管半径，以及心脏活动的调节来实现的；而长期的调节则主要是通过肾对细胞外液量和血容量的调节来实现的。

第五节　器官循环

心脏泵出的血液流经血管分布到各个器官。体内每一器官的血流量取决于主动脉压和中心静脉压之间的压力差以及该器官阻力血管的舒缩状态。由于各器官的结构和功能各不相同，器官内部的血管分布又各有特征，因此其血流量的调节除服从前已述的一般规律外，还有其本身的特点。本节主要讨论心、肺和脑等几个主要器官的循环特点。

一、冠脉循环

冠脉循环（coronary circulation）是指心脏的血液循环。心脏处于终身连续活动状态，耗能大，所需要的营养物质和氧全部由冠脉循环提供。因此，冠脉循环对保证心脏功能极其重要。

（一）冠脉循环的解剖特点

心肌的血液供应来自左、右冠状动脉。左冠状动脉主要供应左心室的前部，右冠状动脉主要供应左心室的后部和右心室。左冠状动脉的血液流经毛细血管和静脉后，主要经由冠状窦回流入右心房，而右冠状动脉的血液则主要经较细的心前静脉直接回流入右心房。此外还有一小部分冠脉血液可通过心最小静脉直接流入左、右心房和心室腔内。

冠脉循环的解剖特点：①左、右冠状动脉主干行走于心脏表面，其小分支常以垂直于心脏表面的方向穿入心肌，并在心内膜下层分支成网。这样的血管走行使得冠脉血管在心肌收缩时容易受到压迫，血流量减少，尤其是在左心室更为明显。②心肌的毛细血管网分布极为丰富，通常一根心肌纤维有一根毛细血管供血，即心肌纤维数与毛细血管数的比例为1∶1；在心肌横截面上，每平方毫米内有2500～3000根毛细血管，以保证心肌与血液间物质交换的迅速完成。当心肌发生病理性肥厚时，毛细血管数量并不随肌纤维直径增大而增加，故肥厚心肌容易发生供血不足。③冠状动脉之间有侧支相互吻合，但侧支较细小，血流量很少，不利于建立侧支循环。如果冠状动脉突然发生阻塞，侧支循环往往需要较长时间才能建立（一般在8～12小时），因此常可导致心肌梗死。但冠脉阻塞如果是缓慢进行的，则侧支可逐渐扩张，建立新的、有效的侧支循环，起到代偿作用。

（二）冠脉循环的生理特点

1．途径短，血压较高，血流快

冠脉循环的血液从主动脉根部，经全部冠状血管流回右心房，只需几秒钟就可完成。由于冠状动脉直接开口于主动脉根部，且血流途径短，并直接流入较小血管中，血压仍能维持在较高的水平。

2. 冠脉循环的血流量大

在安静状态下，人体冠脉血流量为每 100 g 心肌 60 ~ 80 mL/min。心脏的重量约占人体体重的 0.5%，但中等体重的成人安静时，冠脉血流量却占心排血量的 4% ~5%，为 200 ~ 250 mL/min。冠脉血流量的多少主要取决于心肌的活动，在运动中心肌活动加强，冠脉达到最大舒张状态时，血流量可增加 4 倍，达每 100 g 心肌 300 ~400 mL/min。而骨骼肌占成人体重的 40%，安静状态下其血流量仅占心排血量的 20%，每 100 g 骨骼肌仅为 4 mL/min，远远小于心肌的血流量。

3. 心肌的供血以心舒期为主

由于心缩期的动脉压高于心舒期，通常组织、器官的血液供应在心缩期大于心舒期。但心肌的供血却主要在心舒期。因为冠状血管的大部分分支深埋于心肌内，心肌收缩产生的压迫将使血流受阻。在左心室等容收缩期，心室肌强烈收缩压迫左冠状动脉致血流量突然急剧减少，甚至发生倒流。在左心室快速射血期，冠状动脉血压随主动脉压升高，但因心肌收缩压迫血管，冠脉血流量只有少量增加；到减慢射血期时，血压下降而心肌的挤压作用尚在，血流量再次下降。等容舒张期开始时，心肌挤压冠脉的作用减弱或消失，冠脉血流阻力减小，此时主动脉压仍较高，故冠脉血流量快速增加，在舒张的早期达到最高峰，然后随着主动脉压下降而逐渐减少。总之，在整个心动周期中，心舒期冠脉血流量大于心缩期，且心舒期长于心缩期，因此心脏的供血主要是在心舒期。一般而言，左心室在收缩期血流量只有舒张期的 1/5 ~1/3（图 4 - 28）。当心肌收缩加强时，心缩期血流量所占的比例更小。安静情况下，右心室收缩期的血流量和舒张期的血流量相差不多。此外，动脉舒张压升高时，冠脉血流量增多。由此可见，动脉舒张压的高低以及心舒期的长短是影响冠脉血流量的重要因素。

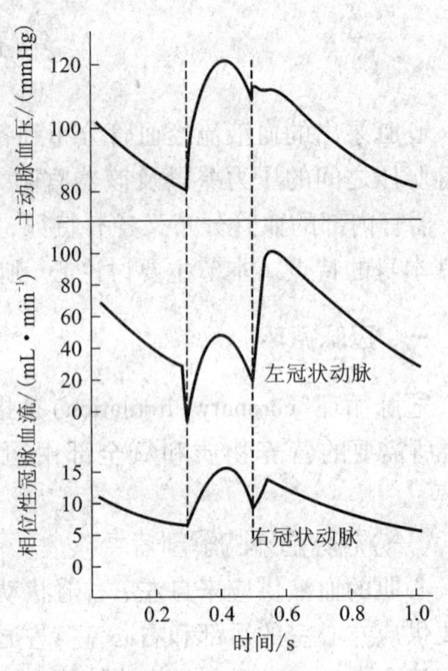

图 4 - 28 一个心动周期中左、右冠状动脉血流的变化

4. 心肌摄氧能力强（安静时动 - 静脉血含氧量差大，氧储备少）

通常情况下，动脉中血氧含量约为 20 mL/100 mL，经过组织气体交换后形成的静脉血含氧量降低。因为不同器官从血液中摄取及利用氧的速度和数量不同，血液在流经不同的器官后，动、静脉血的氧差各异。在安静状态下，动脉血流经骨骼肌后，静脉血的含氧量为 15 mL/100 mL，即被骨骼肌摄取和利用了的氧为 5 mL；经过皮肤时，静脉血的含氧量为 19 mL/100 mL；在相同条件下，动脉血流经心脏后，静脉血的含氧量仅为 8 mL/100 mL，即被心肌摄取和利用了的氧为 12 mL。因此，人体耗氧增加时，心肌靠提高从单位血液中摄取氧的潜力较小，主要是依靠扩张冠状动脉增加血流量来解决。故冠脉循环缺血时，极易导致心肌缺氧。

（三）冠脉血流量的调节

对冠脉血流量进行调节的各种因素中，最重要的是心肌本身的代谢水平。交感和副交感神经也支配冠脉血管平滑肌，但它们的调节作用是次要的。

1. 心肌代谢水平对冠脉血流量的调节

心肌收缩的能量来源几乎唯一地依靠有氧代谢。当心肌耗氧量增加或心肌组织中的氧分压降低时，机体通过舒张冠脉血管增加血流量，满足心肌对氧的需求。实验证明，冠脉血流量与心肌氧消耗量成正比，在去除神经和激素影响的情况下，这种关系依然存在。目前认为，冠脉血管舒张并非由于低氧本身，而是由某些心肌代谢产物的增加所致。

心肌组织中氧分压降低使冠脉血管舒张是由于某些代谢产物引起的，在各种代谢产物中，腺苷起主要作用。当心肌代谢增强而使局部组织中氧分压降低时，心肌细胞中 ATP 分解为 ADP 和 AMP。存在于冠脉血管周围间质细胞中 5′－核苷酸酶，可使 AMP 分解而产生腺苷，腺苷对小动脉有强烈的舒张作用。心肌的其他代谢产物如 H^+、CO_2、乳酸、缓激肽、前列腺素 E 等也有舒张冠脉的作用。

2. 神经调节

冠状动脉受迷走神经和交感神经的支配。

冠状动脉平滑肌有 α 和 β 肾上腺素能受体。α 肾上腺素能受体介导血管收缩；β 肾上腺素能受体介导血管舒张。刺激交感神经，可使冠脉先收缩后舒张。初期出现的冠脉收缩乃由于交感神经激活冠脉平滑肌的 α 肾上腺素能受体，使血管收缩；而后期出现冠脉舒张，则因交感神经兴奋，激活心肌的 β 肾上腺素能受体，使心率加快、心肌收缩加强、耗氧量增加、代谢加速、代谢产物增多所造成的继发反应。如给予 β 受体阻滞药后，刺激交感神经只表现为 α 肾上腺素能受体兴奋，产生冠脉收缩反应。平时此缩血管作用往往被强大的继发性舒血管作用所掩盖，因此交感神经兴奋常引起冠脉舒张。

迷走神经对冠脉的直接作用是使冠脉舒张，但在完整机体内刺激迷走神经，对冠脉流量影响较小，这可能是由于迷走神经抑制心脏活动，减慢心率，降低心肌代谢率，故舒张冠脉血管的作用被减弱，故刺激迷走神经对冠脉血流量影响较小。

总之，在整体条件下，心肌本身的代谢水平是冠脉血流量的主要调节因素。冠脉血流受神经因素的影响在很短时间内就被心肌代谢水平的改变所引起的血流变化所掩盖。

3. 体液调节

与交感神经的效应类似，肾上腺素和去甲肾上腺素不仅可作用于冠脉血管的 α 肾上腺素能受体或 β 肾上腺素能受体，引起冠脉血管收缩或舒张，还可通过增强心肌的代谢活动和耗氧量使冠脉血流量增加。甲状腺激素增多时，心肌代谢增强，耗氧量加大，使冠脉舒张，血流量增加。血管紧张素Ⅱ和大剂量血管升压素能使冠状动脉收缩，冠脉血流减少。前列环素可舒张冠状动脉。

二、肺循环

肺循环(pulmonary circulation)是指右心室射出的静脉血通过肺泡毛细血管，进行气体交换后形成动脉血，进入左心房的血液循环。其功能是使血液在流经肺毛细血管时与肺泡气进行气体交换。此外，气管、支气管以及肺所需的营养物质由体循环的分支，即肺内的支气管动脉提供。肺循环和支气管循环在末梢部分有少量吻合，有一部分支气管静脉血可通过吻合支直接进入肺静脉和左心房，使已完成气体交换的动脉血中混入占心排血量 1% ~2% 的静脉血。

(一)肺循环的生理特点

肺循环与体循环相串联，其血流量与体循环总血流量相等，即右心室的每分输出量与左心室几乎相同。肺动脉及其分支都较粗短，管壁较薄。肺循环的全部血管均位于胸膜腔内，而胸膜腔内的压力低于大气压。这些因素决定了肺循环有不同于体循环的功能特点。

1. 肺循环途径短，外周阻力小

肺循环血流途径明显短于体循环，肺动脉主干长4 cm，随即分为左、右两支，且肺动脉的分支短而管径较粗，管壁薄，其厚度仅为主动脉的1/3，可扩张性大，血管的总截面积大，肺循环的血管均处在低于大气压的胸腔内，因此肺循环血流阻力较小，约为体循环的1/8。肺循环动脉和静脉对血流的阻力大致相等。

2. 循环血压较低

因右心室的收缩能力弱，肺循环的血压较低，仅为体循环的1/6～1/5。在正常人，右心室收缩压平均约为22 mmHg，舒张压为0～1 mmHg；肺动脉收缩压和右心室收缩压相同，平均为22 mmHg，舒张压为8 mmHg，平均压约13 mmHg。用间接方法可测得肺循环毛细血管平均压为7 mmHg。肺循环的终点，即肺静脉和左心房内压力为1～4 mmHg，平均约2 mmHg，可见肺循环的血压低。由于肺毛细血管血压（7 mmHg）低于血浆胶体渗透压（25 mmHg）（即有效滤过压为负值），因此肺泡间隙中基本上没有组织液。此外，由于肺部组织液的压力为负压，使肺泡膜与毛细血管壁互相紧密相贴，有利于肺泡与血液之间的气体交换。在左心衰竭时，肺静脉压及肺毛细血管血压升高，可导致液体积聚在肺泡或肺组织间隙中而形成肺水肿（pulmonary edema）。

3. 肺循环的血容量波动大

与体循环相比较，肺血管的顺应性大，循环血容量波动大。平静时肺部的血容量约为450 mL，占全身血量的9%。由于肺组织和肺血管的可扩张性大，故肺部血容量的变化范围较大。在用力呼气时，肺部血容量减少至约200 mL；而在深吸气地可增加到约1000 mL。由于肺的血容量较多，而且变化范围较大，故肺循环血管起着储血库的作用。当机体失血时，肺循环可将一部分血液转移至体循环，起代偿作用。

肺循环的血容量随着呼吸周期的变化而产生周期性波动，并对左心室输出量和动脉血压产生影响。在吸气时，胸腔内负压增大，由腔静脉回流入右心房的血量增多，右心室搏出量增加。同时，肺扩张可使肺循环的血管扩张，容纳较多的血液，导致肺静脉回流左心房的血液减少，左心室搏出量减少。但经几次心搏后，扩张的肺血管充盈，肺静脉回流入左心房的血液则逐渐增多。呼气进行过程中则发生相反的变化。因此，在吸气相的前半期动脉血压降低，到吸气相的后半期开始逐渐回升；呼气相的前半期动脉血压继续升高，呼气相的后半期又开始逐渐降低。呼吸周期中出现的这种动脉血压周期性波动称为动脉血压的呼吸波。

（二）肺循环血流量的调节

1. 神经调节

肺循环血管受交感神经和迷走神经支配。刺激交感神经对肺血管的直接作用是引起收缩和血流阻力增大。但在整体情况下，交感神经兴奋时体循环的血管收缩，将一部分血液挤入肺循环，使肺循环内血容量增加。循环血液中的儿茶酚胺也有同样的效应。刺激迷走神经可使肺血管舒张，但作用较弱。乙酰胆碱也能使肺血管舒张，但在流经肺部后即分解失活。

2. 肺泡气的氧分压

肺泡气的氧分压对肺部血管的舒缩活动有明显的影响。无论急性或慢性的低氧都能使肺部血管收缩，血流阻力增大。这与缺氧引起全身组织小血管舒张的效应不同。引起肺血管收缩的原因是肺泡气的氧分压低而不是血管内血液的氧张力低。当一部分肺泡内气体的氧分压低时，这些肺泡周围的微动脉收缩。在肺泡气的 CO_2 分压升高时，低氧引起的肺部微动脉的收缩更加显著。可见肺循环血管对局部低氧发生的反应和体循环血管不同。长期居住在高海拔地区的人，常可因肺动脉高压使右心室负荷长期加重而导致右心室肥厚。

3. 血管活性物质对肺血管的影响

肾上腺素、去甲肾上腺素、血管紧张素Ⅱ、血栓素 A_2、内皮素和前列腺素 $F_{2\alpha}$ 等均能使肺循环的微动脉收缩。5－羟色胺和组胺能使肺循环的微静脉收缩。乙酰胆碱、缓激肽、异丙肾上腺素等使肺血管舒张，但在流经肺循环后即分解失活。

三、脑循环

脑循环(cerebral circulation)的血液由椎动脉和颈内动脉供应。两侧椎动脉在颅内形成基底动脉，与两侧颈内动脉汇合形成颅底动脉环，再由此分支供给脑各部。大脑半球的前2/3 脑区由颈内动脉供血，大脑半球的后 1/3 脑区及小脑和脑干由椎动脉供血。脑静脉注入静脉窦，然后，主要通过颈内静脉注入上腔静脉。脑循环主要是为脑组织供氧、供能、排出代谢产物以维持脑的内环境恒定。脑组织对缺氧极为敏感，脑供血停止数秒即可导致意识的丧失。

(一)脑循环的特点

1. 血流量大、耗氧量多

脑是人体功能调节的最高级中枢，脑组织的代谢率高，所需能量几乎完全来源于糖的有氧分解。因此，脑组织血液供应十分丰富。在安静情况下，整个脑的血流量约为 750 mL/min，平均每分钟每 100 g 脑组织高达 50～60 mL。脑重量虽仅占人体体重的 2%，但其血流量却占心排血量的 15% 左右。在安静情况下，每 100 g 脑每分钟耗氧 3～3.5 mL；整个脑的耗氧量约占全身总耗氧量的 20%。当脑循环血流量小于 40 mL/(100g·min)时，就会出现脑缺血等临床症状。

2. 血流量变化小

脑位于颅腔内，颅腔壁为一骨性结构，容积较为固定，颅腔由脑、脑血管以及脑脊液所填充，三者容积总和也较为固定，并且与颅腔容积基本一致。由于脑组织和脑脊液是不可能被压缩也不可能被扩张的，故脑血管的收缩和舒张受到较大的限制，血流量的变化较小。因此，脑的血液供应增加主要依靠提高脑循环的血流速度。

3. 脑血流分布不均匀

虽然全脑血流量相对稳定，但脑内血流分布与脑功能密切相关。近些年通过正电子发射断层摄影术、磁共振成像等监测不同状态下的脑血流供应情况，观察到灰质的平均血流量为 69 mL/(100g·min)，而白质仅为 28 mL/(100g·min)。此外，在不同外周功能状态影响下，脑内血液供应向相关脑区集中。如握拳时，对侧大脑皮质运动区的血流量显著增加。即脑的各部位的血流量与该处脑组织的代谢程度有关。

4. 脑循环的吻合支少

脑循环的吻合支少，故一旦栓塞，不易建立侧支循环。

5. 多种物质不易进入脑组织

由于存在血－脑脊液屏障(blood－cerebrospinal fluid barrier)和血－脑屏障(blood－brain barrier)，限制了血液中的物质自由进出脑组织。

（二）脑血流量的调节

1. 脑血管的自身调节

由于脑血管的舒缩受到限制，故脑的血流量取决于脑的动脉和静脉之间的压力差，以及脑血管的血流阻力。正常情况下，颈内静脉压接近右心房压，变化较小，故颈动脉压对脑血流量起着决定作用。脑血流量随着颈动脉压升高而相应增加；反之，随颈动脉压降低而降低。

正常情况下，脑循环的灌注压为 80 ~ 100 mmHg。当灌注压在 60 ~ 140 mmHg 的范围内变动时，可通过自身调节机制保持脑血流量恒定。平均动脉压降低到 60 mmHg 以下时，则脑血流量减少，可引起脑功能障碍。反之，当平均动脉压超过脑血管自身调节上限时，脑血流量明显增加，严重时可导致脑水肿的发生（图 4 – 29）。

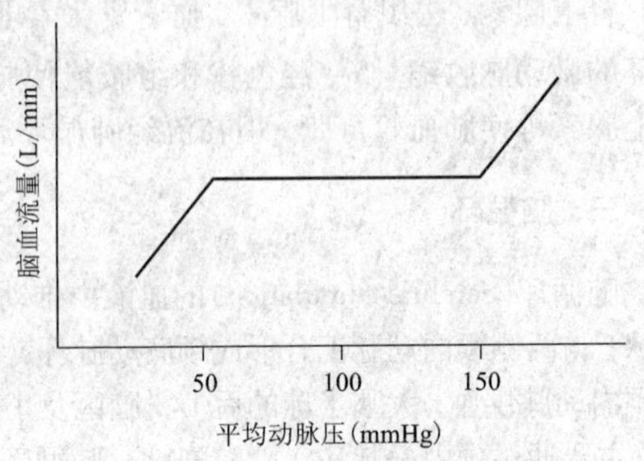

图 4 – 29 脑血流量的的自身调节

2. CO_2 和 O_2 分压对脑血流量的影响

血液 CO_2 分压升高时，使细胞外液 H^+ 浓度升高，H^+ 引起脑血管舒张，脑血流阻力减小，血流量增加。但在整体情况下，高 CO_2 分压又可通过化学感受性反射，排出 CO_2 和吸入 O_2 来引起血管收缩。因此，在一般组织器官中，如皮肤、骨骼肌、肾脏等，中度的 CO_2 分压升高对血流量的影响很小。过度通气时，CO_2 呼出过多，动脉血 CO_2 分压过低，脑血流量减少，可引起头晕等症状。血液 O_2 分压降低时，也能使脑血管舒张。

3. 脑组织的代谢对脑血流的影响

脑各部分的血流量与该部分脑组织的活动程度有关。不同部分的脑组织在同一时间的血流量是不同的，当脑的某一部分活动加强时，该部分的血流量就增多。如写字时，对侧大脑皮质运动区的血流量增加。代谢活动增强引起局部脑血流增加的机制，可能是由于代谢产物如 H^+、K^+、乳酸、腺苷增加，CO_2 分压升高，以及 O_2 分压降低等因素引起脑血管舒张。

4. 神经调节

脑血管受交感缩血管纤维和副交感舒血管纤维支配。颈上神经节发出的肾上腺素能纤维，其末梢分布至脑的动脉和静脉、软脑膜血管及少量脑实质血管；起自蓝斑的肾上腺素能神经元轴突末梢可支配脑实质内小血管的活动。同时，副交感胆碱能神经末梢也支配脑血管。此外，脑血管还有血管活性肠肽等神经肽能纤维末梢分布。神经对脑血管活动的调节作用不是很明显。刺激或切除支配脑血管的交感或副交感神经，脑血流量没有明显变化。在多种心血管反射中，脑血流量均变化很小。

（三）脑脊液的生成和吸收

脑脊液存在于脑室系统、脑周围的脑池和蛛网膜下隙内，可看作脑和脊髓的组织液和淋巴。成年人的脑脊液总量约 150 mL，每天生成的脑脊液约 800 mL，为脑脊液总量的 5 ~6 倍。但同时有等量的脑脊液被吸收入血液，可见脑脊液的更新率较高。

脑脊液主要由侧脑室、第三脑室和第四脑室的脉络丛分泌。侧脑室内的脑脊液经室间孔流入第三脑室，再经过导水管进入第四脑室，然后进入蛛网膜下隙。除脉络丛外，室管膜细胞也能分泌脑脊液。软脑膜血管和脑的毛细血管滤过的液体，一部分被重吸收，其余的则沿着血管周围间隙进入蛛网膜下隙，成为脑脊液的一部分。脑脊液主要通过蛛网膜绒毛被吸收入静脉的血液内。蛛网膜绒毛有活瓣状的细微的管道，其直径为 4 ~ 12 μm。当蛛网膜下隙的压力高于静脉窦的压力时，这些管道就开放。这时，脑脊液（包括其中所含的蛋白质分子甚至小的颗粒如红细胞等）可进入静脉窦血液。当蛛网膜下隙的压力低于静脉窦压力时，管道关闭，液体不能由静脉窦向蛛网膜下隙倒流。脑脊液压力的高低取决于其生成和吸收之间的平衡关系。正常人取卧位时，脑脊液压平均为 10 mmHg。当脑脊液吸收发生障碍时，脑脊液压升高，可影响脑血流和脑的功能。

脑脊液的主要功能是：①保护作用：脑脊液在脑、脊髓和颅腔、椎管之间起缓冲的作用，因而对脑组织具有保护性意义。当脑受到外力冲击时，可因脑脊液的缓冲而大大减少脑的震荡。②是脑和血液之间进行物质交换的媒介。③回收蛋白质：脑组织中没有淋巴管，由毛细血管漏出的少量蛋白质，主要经过血管周围间隙进入蛛网膜下隙的脑脊液中，然后通过蛛网膜绒毛回入血液。④浸泡着脑：因浮力作用而使脑的重量减轻到仅 50g 左右，减轻了脑对颅底部神经及血管的压迫。

（四）血 - 脑脊液屏障和血 - 脑屏障

脑脊液与血浆的成分不同。脑脊液中含蛋白质极少，葡萄糖含量为血浆的 60%，K^+、HCO_3^- 和 Ca^{2+} 的浓度比血浆中的低，但 Na^+ 和 Mg^{2+} 的浓度较血浆中的高。提示脑脊液是通过主动转运过程形成的，而且血液中的一些大分子物质难以进入脑脊液。可见，在血液与脑脊液之间存在一道血 - 脑脊液屏障。这一屏障的结构基础由无孔的毛细血管壁和脉络丛中的特殊载体系统组成。

血 - 脑脊液屏障是指存在于血液和脑脊液之间限制物质自由交换的特殊屏障，其结构基础为无孔的毛细血管壁和脉络丛细胞中运输各种物质的特殊转运载体系统。脑脊液形成与组织液形成的原理不完全相同，主要由脑室的脉络丛和室管膜细胞分泌产生。由于脑毛细血管壁无孔，血液和脑脊液之间的物质交换不能进行扩散转运，而是通过各种物质载体系统主动转运。比如血液中一些大分子物质难以进入脑脊液，多种离子也很难通过这种屏障，但 O_2、CO_2 等脂溶性物质则易通过，表现为选择性地通透。

血 - 脑脊液屏障和血 - 脑屏障的存在，对于保持脑组织周围化学环境的稳定，防止有害物质侵入脑内具有重要的生理意义。例如，脑脊液中的 K^+ 浓度总维持低于血浆的正常水平，不因血浆 K^+ 浓度的增高而增高，以保证脑内神经元的兴奋性不会因血钾浓度而改变。循环血液中的肾上腺素、去甲肾上腺素和乙酰胆碱等不易进入脑脊液，从而避免了这些物质对脑组织功能的干扰。

需要注意的是，血 - 脑脊液屏障和血 - 脑屏障可防止血中有毒物质侵入脑组织，对于保持脑组织周围环境的稳定有重要意义。但脑损伤、脑肿瘤等可导致毛细血管的通透性增高，引起脑脊液的理化性质、血清学和细胞学特性的改变。临床用药时应考虑这些屏障的存在，如不易通过血 - 脑屏障的药物可直接注入脑脊液，使之能较快地进入脑组织。

（管荼香　文志斌　刘永平　李淑芬）

第五章 呼 吸

【内容提要】 呼吸是指机体与外界环境之间的气体交换过程。呼吸的全过程包括外呼吸、气体在血液中的运输和内呼吸三个相互衔接而同时发生的环节。

由呼吸肌的节律性收缩与舒张产生的呼吸运动是实现肺通气的原动力，而肺内压与大气压之差是实现肺通气的直接动力。胸膜腔内压是指胸膜腔内的压力，其生理意义有：维持肺泡的扩张状态，促进静脉血和淋巴液的回流。肺通气的阻力包括弹性阻力和非弹性阻力；其中肺泡表面张力是最主要的弹性阻力，肺泡Ⅱ型上皮细胞能分泌肺表面活性物质，后者具有降低肺泡表面张力、减小吸气阻力、增加肺顺应性，维持肺泡容积的稳定性以及防止肺水肿等作用。

肺活量是反映静态肺通气功能的指标。第一秒用力呼气量是评价肺通气功能的较好指标。肺泡通气量是反映肺通气效率的最好指标。

肺换气和组织换气的动力来自于气体的分压差。影响肺换气的主要因素有气体的分压差、溶解度、分子量和温度，呼吸膜的面积和厚度以及通气/血流比值。

O_2 和 CO_2 的主要运输形式分别是 HbO_2 与碳酸氢盐。

呼吸运动的基本中枢位于延髓，而正常呼吸节律的形成有赖于延髓与脑桥的共同配合。血液中 CO_2、O_2、H^+ 是影响呼吸的主要因素。当血液中 PCO_2 增高、H^+ 浓度增高或 PO_2 降低时，可通过刺激外周化学感受器或(和)中枢化学感受器兴奋延髓呼吸中枢，使呼吸加深加快。肺牵张反射可阻止吸气过深过长，加快呼吸频率。

机体在进行新陈代谢的过程中，细胞不断消耗 O_2 并产生 CO_2，这种机体与外界环境之间的气体交换过程，称为呼吸(respiration)。由于体内储存的 O_2 仅能维持机体正常代谢约 6 分钟，为维持机体内环境的相对稳定，机体必须不断通过呼吸从外界环境摄取 O_2，排出代谢产生的 CO_2。因此，呼吸是维持机体生命活动所必需的基本生理过程之一。呼吸一旦停止，生命即将终结。

在人和高等动物，呼吸的全过程由三个相互衔接并同时进行的环节组成(图 5－1)，即外呼吸，包括肺通气(肺与外界环境之间的气体交换过程)和肺换气(肺泡与肺毛细血管血液之间的气体交换过程)；气体在血液中的运输；内呼吸(组织细胞与组织毛细血管血液之间的气体交换以及细胞内的生物氧化过程)。由于肺通气是整个呼吸过程的基础，狭义的呼吸通常仅指呼吸运动。

第一节 肺通气

肺通气(pulmonary ventilation)是指肺与外界环境之间的气体交换过程。实现肺通气的结构基础包括呼吸道、肺泡和胸廓等。呼吸道是肺通气时气体进出肺的通道，同时还具有加温、加湿、过滤和清洁以及引起防御反射等保护作用。肺泡是肺泡气与血液气进行交换的主要场所。呼吸肌舒缩引起胸廓节律性的扩大和缩小是实现肺通气的原动力。气体进出肺取决于推动气体流动的动力和阻止气体流动的阻力的相互作用，动力必须克服阻力才能实现肺通气。

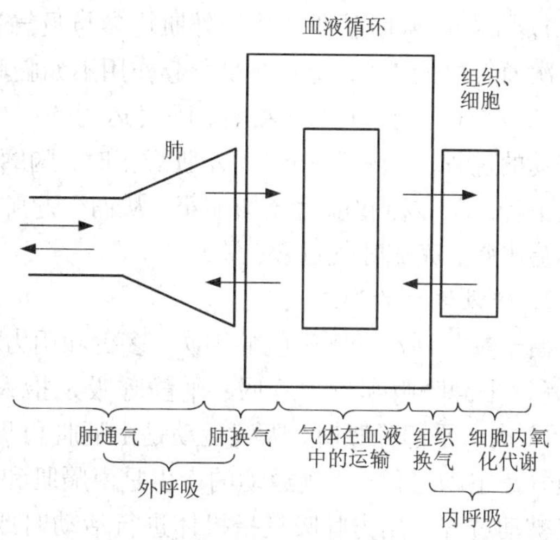

图5－1　呼吸全过程示意图

一、肺通气的动力

气体进出肺取决于肺泡与外界环境之间的压力差。通常情况下，外界环境的压力，即大气压是相对稳定的。因此，气体能否进出肺取决于肺内压的变化。肺位于密闭的胸廓中，通过呼吸道与外界相通；但肺自身没有骨骼肌，无主动收缩和舒张的能力，其容积的改变是通过胸廓的扩大和缩小引起的，而胸廓的扩大和缩小又是通过呼吸肌的收缩和舒张引起。可见，肺内压与大气压之差是实现肺通气的直接动力，而呼吸肌收缩和舒张引起的呼吸运动是肺通气的原动力。

（一）呼吸运动

呼吸肌的收缩和舒张引起胸廓节律性的扩大和缩小，称为呼吸运动（respiratory movement），包括吸气运动和呼气运动。凡能使胸廓扩大产生吸气运动的肌肉称为吸气肌，主要有膈肌和肋间外肌；能使胸廓缩小产生呼气运动的肌肉称为呼气肌，主要有肋间内肌和腹壁肌群。此外，还有一些辅助吸气肌，如胸锁乳突肌、斜角肌等，只有在用力吸气时才参与呼吸运动。

1. 呼吸运动的过程

（1）吸气运动：平静呼吸时，吸气运动的产生主要是由膈肌和肋间外肌的收缩而实现。膈肌位于胸腔和腹腔之间，构成胸腔的底部、腹腔的顶部。静息时膈肌呈穹窿状向上隆起。当膈肌收缩时，穹窿部下降，使胸腔上下径增大，胸腔容积增大。由于胸廓呈圆锥形，下部横截面积比上部横截面积大得多，因此膈肌稍有下降便使胸腔容积显著增大。肋间外肌起于上一肋骨下缘，斜向前下方走行，止于下一肋骨上缘。因脊柱的位置是固定的，而胸骨和肋骨可以移位，故肋间外肌收缩时，肋骨和胸骨上举，同时肋骨下缘向外侧偏转，从而使胸腔的前后径和左右径增大，胸腔容积增大。因此，由于膈肌和肋间外肌的收缩，使胸腔的上下径、左右径和前后径均增大，引起胸

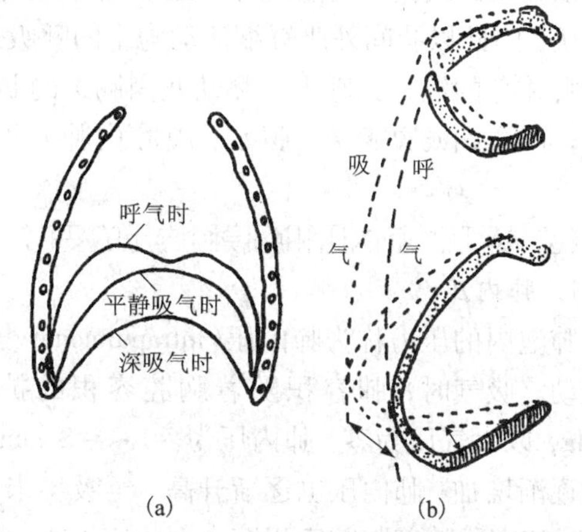

图5－2　呼吸肌活动引起的胸腔容积变化示意图

（a）膈肌和腹肌收缩引起的胸腔容积变化；

（b）肋间外肌和肋间内肌收缩引起的胸腔容积变化

腔容积增大，肺容积也随之增大，肺内压下降低于大气压，气体进入肺内，完成吸气过程(图5－2)。平静呼吸时膈肌和肋间外肌均参与吸气过程，其中膈肌收缩引起的胸腔容积增大约占一次通气量的4/5，肋间外肌所起作用不如膈肌重要。

(2)呼气运动：平静呼吸时，呼气运动的产生是由膈肌和肋间外肌的舒张所引起，是一个被动的过程。当膈肌和肋间外肌舒张时，胸廓和肺因其自身的弹性回缩力而回位，使胸腔的上下径、左右径和前后径均缩小，从而引起肺容积的减小，肺内压升高大于大气压，肺内气体流出肺，完成呼气过程(图5－2)。

2．呼吸运动的形式

由于参与活动的呼吸肌的主次、多少和用力程度不同，呼吸运动可呈现不同的形式。

(1)平静呼吸和用力呼吸：平静呼吸是指人在安静时平稳而均匀的自然呼吸，每分钟12～18次。平静呼吸时，吸气运动是由膈肌和肋间外肌收缩引起的，肌肉收缩需要做功，因此吸气是主动过程；呼气运动的产生是由膈肌和肋间外肌的舒张所致，肌肉不需做功，故呼气是被动过程。用力呼吸是指机体进行活动时或吸入气中 CO_2 含量增加、O_2 含量减少时所出现的一种加深加快的呼吸运动。用力吸气时，除膈肌和肋间外肌加强收缩外，胸锁乳突肌、斜角肌等辅助吸气肌也参与收缩，使胸腔容积和肺容积进一步扩大，肺内压较平静吸气时更低，与大气压之间的压力差更大，则吸入肺内的气体更多。同时，用力呼气时，除吸气肌群舒张外，肋间内肌和腹壁肌群等呼气肌也参与收缩。肋间内肌走行方向与肋间外肌相反，收缩时使肋骨和胸骨下移，肋骨还向内侧旋转，使胸腔前后径和左右径缩小；腹肌收缩可压迫腹腔器官，推动膈肌上移，同时牵拉下部肋骨向下向内移位，使胸腔上下径缩小，肋间内肌和腹壁肌的收缩使胸腔容积和肺容积进一步缩小，肺内压升得更高，从而加强呼气。可见，用力呼吸时，吸气和呼气均为主动过程。在某些病理情况下，即使用力呼吸仍不能满足机体需要，患者可出现鼻翼扇动和胸部困压感，临床上称为呼吸困难。

(2)腹式呼吸和胸式呼吸：膈肌的收缩和舒张引起腹腔内器官位移，造成腹部的起伏，这种以膈肌舒缩活动为主的呼吸运动称为腹式呼吸。肋间外肌收缩和舒张时主要表现为胸部的起伏，因此以肋间外肌舒缩活动为主的呼吸运动称为胸式呼吸。正常成人一般呈腹式和胸式呼吸并存的混合式呼吸。婴幼儿因胸廓的肋骨倾斜度小，位置趋于水平，主要表现为腹式呼吸。而孕妇或腹膜炎、腹水、腹腔内肿瘤等患者，因膈肌活动受限，则主要表现为胸式呼吸。

(二)呼吸时肺内压和胸膜腔内压的变化

1．肺内压

肺泡内的压力称为肺内压(intrapulmonary pressure)。在呼吸运动过程中，肺内压呈周期性波动。吸气时，肺容积随着胸腔容积的扩大而增大，肺内压下降并低于大气压1～2 mmHg，以大气压为零，肺内压为－1～－2 mmHg，外界气体经呼吸道进入肺泡。随着肺内气体的逐渐增加，肺内压也逐渐升高，至吸气末，肺内压升高至与大气压相等，吸气停止。呼气时，肺容积随着胸腔容积缩小而相应缩小，肺内压逐渐升高并高于大气压1～2 mmHg，即肺内压为＋1～＋2 mmHg，肺内气体经呼吸道呼出体外。随着肺内气体的减少，肺内压逐渐降低，至呼气末，肺内压又降至与大气压相等，呼气停止[图5－3(b)]。在呼吸过程中，肺内压变化的幅度与呼吸运动的深浅、缓急和呼吸道是否通畅有关。

由上可见，呼吸过程中由于肺内压的周期性变化，所形成的肺内压与大气压之间的压力

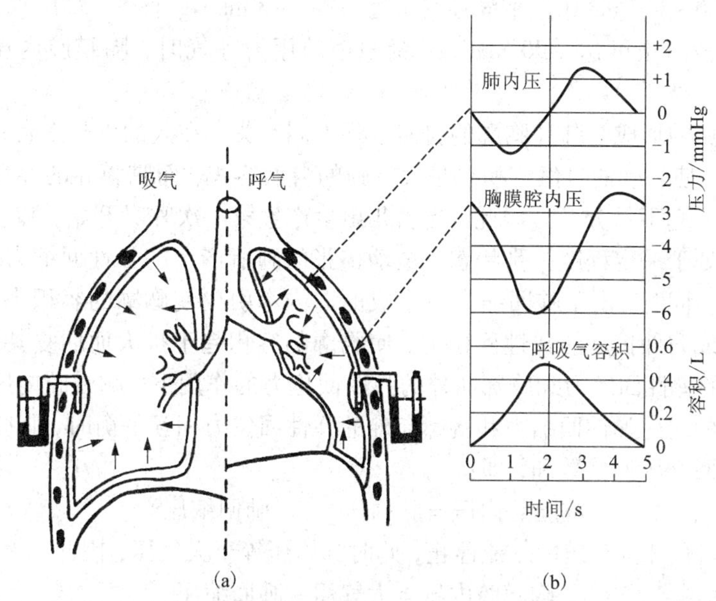

图 5-3 呼吸时肺内压、胸膜腔内压及呼吸气容积的变化(b)及胸膜腔内压的直接测量(a)示意图

差是推动气体进出肺的直接动力。根据这一原理，在自然呼吸停止时，可用人工的方法建立肺内压和大气压之间的压力差来维持肺通气，称为人工呼吸(artificial respiration)。人工呼吸可分为正压法和负压法两类。正压呼吸是人为地提高气道开口处的压力，使之高于肺内压，将气体压入肺内，形成吸气，借助胸廓的弹性回缩形成呼气，常见的有呼吸机正压通气和口对口人工呼吸。人为节律性举臂压背或挤压胸廓为负压人工呼吸。在实施人工呼吸时，无论正压或负压法，首先要注意保持呼吸道通畅。

2. 胸膜腔内压

前已述及，在呼吸运动过程中肺容积随胸廓容积的变化而变化，使肺内压与大气压之间产生压力差，是实现肺通气的直接动力。但肺与胸廓是两个独立的器官，且肺自身不能自主运动，因此，肺随胸廓运动而产生的张缩是由胸膜腔的结构特点和胸膜腔内压决定的。

胸膜腔是存在于肺和胸廓之间的潜在的密闭腔隙，左右各一。由紧贴于肺表面的脏层胸膜与紧贴于胸廓内壁的壁层胸膜所构成。腔内无气体，只有少量浆液。这一薄层浆液一方面在两层胸膜之间起润滑作用，减小呼吸运动中两层胸膜互相滑动的摩擦阻力；另一方面浆液分子之间的内聚力可使两层胸膜紧贴在一起而不易分开，从而使肺和胸廓两个弹性体耦联在一起，肺随胸廓的运动而运动。胸膜腔内的压力称为胸膜腔内压(intrapleural pressure)。测定胸膜腔内压的方法有两种：一是直接法，将与检压计相连的穿刺针头刺入胸膜腔内后，检压计的液面表示胸膜腔内压数值[图 5-3(a)]，测定时须注意避免损伤脏层胸膜和肺。二是间接法，让受试者将一带有薄壁气囊的导管吞下至下胸段食管，测量呼吸过程中的食管内压来间接表示胸膜腔内压的变化。间接法简单、安全，所测压力与直接测量值基本一致。

平静呼吸时，胸膜腔内压始终低于大气压。若将大气压的值定为零，则胸膜腔内压为负值。因此，通常将胸膜腔内压称为胸内负压，其值随呼吸运动而发生周期性变化。正常成人

平静吸气末为 -10 ~ -5 mmHg，平静呼气末为 -5 ~ -3 mmHg[图5 -3(b)]。当紧闭声门用力吸气时，胸膜腔内压可达 -90 mmHg；紧闭声门用力呼气时，胸膜腔内压升高可达110 mmHg。

胸膜腔内负压的形成与肺和胸廓的自然容积不同有关。在人的生长发育过程中，胸廓的生长速度快于肺，使胸廓的自然容积总是大于肺的自然容积，而胸膜腔的存在使脏层胸膜和壁层胸膜紧贴在一起不易分开。因此，当胎儿出生产生第一次呼吸开始，肺总是受到胸廓的牵拉作用而始终处于一定程度扩张状态。被动扩张的肺所产生的弹性回缩力使肺趋于缩小，恢复其自然容积。同时，由于肺回缩力所形成的向内牵引也使胸廓的容积小于其自然容积。这将使得胸廓形成向外扩展的弹性回位力，使胸廓的容积趋于扩大而回复其自然容积位置。因此，在肺向内的弹性回缩力和胸廓向外的弹性回位力的作用下，胸膜腔内压低于大气压而形成负压。当肺的向内弹性回缩力和胸廓向外的弹性回位力相互平衡时，胸膜腔内压的数值等于肺内压与肺回缩压的代数和，即：

胸膜腔内压 = 肺内压 + (- 肺回缩压)

在吸气末和呼气末，气道内气流停止，此时肺内压等于大气压，因此

胸膜腔内压 = 大气压 - 肺回缩压

若以大气压为零，则

胸膜腔内压 = - 肺回缩压

可见胸膜腔负压的大小实际上是由肺回缩压决定的。在生理情况下，即使是呼气而胸廓缩小时，肺仍然处于扩张状态而表现出回缩倾向。因此，平静呼吸过程中胸膜腔内压总是保持为负值，只是在吸气时随着肺的扩张程度增大，肺回缩压增高，胸膜腔内负压增大；呼气时因肺的扩张程度降低，肺回缩压降低，胸膜腔内负压减小。

胸膜腔负压的生理意义主要是维持肺泡的扩张状态。此外，胸膜腔负压可使胸腔内壁薄而扩张性大的上、下腔静脉和胸导管等管道扩张，从而促进静脉血和淋巴液的回流。胸膜腔负压形成的必要条件是胸膜腔保持密闭。若因外伤等原因造成开放性气胸时，此时胸膜腔内压等于大气压，使肺扩张的跨肺压消失，肺将因自身的向内回缩力而塌陷，且不再能随胸廓的运动而发生节律性的扩张和缩小。因而使肺的通气功能障碍、静脉血和淋巴液的回流受阻。开放性气胸治疗的关键是使胸膜腔密闭以恢复胸内负压。

综上所述，肺内压与大气压之差是实现肺通气的直接动力，而由呼吸肌的舒缩产生的呼吸运动是肺通气的原动力。胸膜腔负压的存在，是保证肺处于扩张状态并随胸廓的运动而张缩，使原动力转化为直接动力的关键。

二、肺通气的阻力

肺通气过程中遇到的阻碍气体流动的力称为肺通气的阻力，可分为弹性阻力和非弹性阻力。弹性阻力在气流停止的静止状态下仍然存在，属于静态阻力，约占平静呼吸时总通气阻力的70%。非弹性阻力包括气道阻力、惯性阻力和黏滞阻力，其中以气道阻力为主；它们只在气体流动时才会发生，故称为动态阻力，约占总通气阻力的30%。

(一)弹性阻力和顺应性

弹性阻力(elastic resistance)是指弹性物体受到外力作用变形时产生的对抗变形的力。肺和胸廓都是弹性体，因此，肺通气的弹性阻力包括肺弹性阻力和胸廓弹性阻力。弹性阻力的

大小可用顺应性的大小来衡量。顺应性(compliance)是指弹性体的可扩张性，它反映了弹性体在外力作用下发生变形的难易程度。顺应性的大小可用单位跨壁压(ΔP)的变化所引起的容积变化(ΔV)来表示，单位是 L/cmH_2O。

$$顺应性(C)=\frac{容积变化(\Delta V)}{压力变化(\Delta P)}\ (L/cmH_2O)$$

顺应性与弹性阻力成反变关系，弹性阻力越小，则顺应性越大，在外力作用下容易发生变形；反之，弹性阻力越大，则顺应性越小，在外力作用下不易发生变形。

1. 肺的弹性阻力和顺应性

吸气时由于肺扩张变形所产生的回缩力，称为肺弹性阻力。肺的弹性阻力可用肺的顺应性(compliance of lung，C_L)，即外力作用下肺扩张的难易程度表示。

$$肺顺应性(C_L)=\frac{肺容积变化(\Delta V)}{跨肺压力变化(\Delta P)}\ (L/cmH_2O)$$

式中跨肺压是指肺内压与胸膜腔内压之差。健康成年人肺顺应性约为 0.2 L/cmH_2O。

肺弹性阻力来自两个方面，一是肺泡内表面液－气界面形成的表面张力，约占肺弹性阻力的 2/3；二是肺组织本身的弹性纤维产生的弹性回缩力，约占肺弹性阻力的 1/3。

(1)肺泡表面张力和肺表面活性物质：根据离体动物肺实验证实，向离体肺内充气使其扩张比向肺内充生理盐水使其扩张所需的压力要大得多，前者约为后者的 3 倍。这是因为在充气时肺泡内衬液和肺泡气之间存在液－气界面，从而产生表面张力。球形液－气界面形成的表面张力的合力方向指向肺泡中心，是使肺泡趋于缩小的回缩力，成为肺泡扩张的阻力。而充生理盐水时，肺泡内因液－气界面消失，表面张力也随之消失，只有肺组织自身的弹性纤维产生的弹性阻力起作用。因此，肺泡表面张力是肺弹性阻力的主要成分。肺泡表面张力的存在对呼吸产生的不利影响有：①阻碍肺泡扩张，降低肺顺应性，增加吸气阻力。②使相通的大小肺泡的容积不稳定。正常成人的肺约由 3 亿个大小不等的肺泡构成，其半径可相差 3～4 倍。根据 Laplace 定律 $P=2T/r$，其中 P 是肺泡内的压强，T 是表面张力系数，即单位长度的表面张力；r 是肺泡半径。在表面张力系数 T 不变的条件下，肺泡内压强 P 将随肺泡半径的增大而降低，使小肺泡的压力大，大肺泡的压力小，当大小肺泡连通时将使小肺泡内的气体流入大肺泡，导致小肺泡塌陷，大肺泡过度膨胀。③增加肺部组织液的生成，可产生肺水肿。因肺泡表面张力可使肺泡缩小，肺组织间隙扩大，静水压降低，肺毛细血管有效滤过压增加，组织液生成增多，导致肺组织间隙和肺泡腔内水分潴留，产生肺水肿。但在正常人体肺泡内，肺泡表面张力要远比预计值小得多，原因是在肺泡液体层表面存在着肺表面活性物质。

肺表面活性物质(pulmonary surfactant)是由肺泡Ⅱ型上皮细胞合成并释放的一种复杂的脂蛋白复合物，主要成分是二棕榈酰卵磷脂(dipalmitoyl phospharidyl choline，DPPC)和肺表面活性物质结合蛋白(surfactant-associated protein，SP)。DPPC 属双嗜性分子，一端是非极性疏水的脂肪酸，另一端是易溶于水的极性端。因此，DPPC 分子垂直排列于肺泡液－气界面，极性端插入液体层，非极性端朝向肺泡腔，形成单分子层分布在肺泡液－气界面上，其密度可随肺泡的张缩而变化。SP 有四种类型，即 SP－A、SP－B、SP－C 和 SP－D，参与调节肺表面活性物质的功能和分泌等。

肺表面活性物质可减弱液体分子间的相互吸引力，从而起到降低肺泡表面张力作用。肺表面活性物质的生理意义主要在于消除肺泡表面张力的不利影响：①减小吸气阻力，增加肺的顺应性，减少吸气做功。②维持大小肺泡容积的稳定性（图 5－4）。因肺表面活性物质的密度可随肺泡半径的改变而变化。在小肺泡或呼气时，肺表面活性物质的密度较大，分布密集，降低表面张力的作用较强，因而肺回缩力较小，肺泡不致塌陷；而在大肺泡或吸气时，肺表面活性物质的密度较小，分布稀疏，降低表面张力的作用较弱，肺泡回缩力较大，使肺泡不致过度膨胀，从而使大小肺泡内压和容积保持相对稳定。③减少肺组织液的生成，防止肺水肿。肺表面活性物质可降低肺泡表面张力，从而减弱肺泡表面张力对肺毛细血管内液体的吸引力，防止液体过多渗入肺间质和肺泡，使肺泡保持"相对的干燥"。

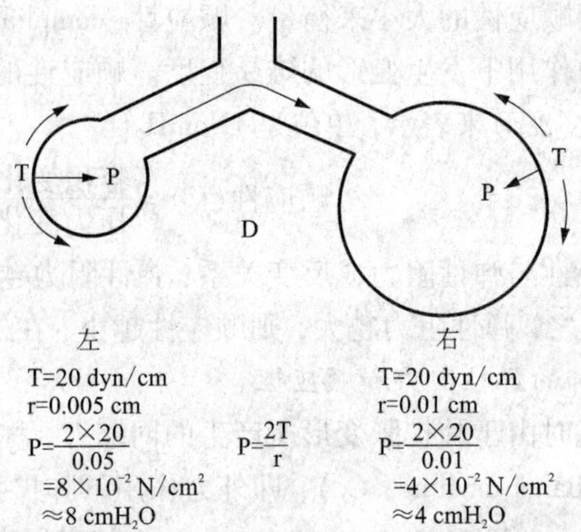

图 5－4 相连通的大小不同的肺泡内压及气流方向示意图

正常情况下，肺表面活性物质不断产生又不断灭活。若肺组织缺血缺氧等损伤了肺泡Ⅱ型上皮细胞，将使肺表面活性物质的合成和分泌减少，表面张力增大，吸气阻力增大，出现呼吸困难，甚至发生肺不张或肺水肿。胎儿的肺泡Ⅱ型上皮细胞在妊娠 6～7 个月时开始分泌表面活性物质至肺泡上皮表面，之后逐渐增多至分娩前达高峰。早产儿常因肺泡Ⅱ型上皮细胞发育尚未成熟，缺乏肺表面活性物质，而导致肺不张、肺水肿和肺泡内表面透明质膜形成，影响肺通气和气体交换，发生新生儿呼吸窘迫综合征，严重者可致死亡。为减少上述情况的发生，可通过产前检测羊水中肺表面活性物质的含量，预测新生儿发生该病的可能性，继而采取预防措施。当肺表面活性物质过低时，可通过延长妊娠时间或使用促胎肺成熟的药物，如糖皮质激素促进肺表面活性物质合成。对于新生儿或早产儿可给予外源性肺表面活性物质进行替代治疗。

（2）肺弹性回缩力：肺弹性回缩力主要来自肺组织本身所含的弹性纤维和胶原纤维等弹性组织。在一定范围内，肺扩张愈大，肺弹性回缩力也愈大，即弹性阻力愈大。

肺的弹性阻力是吸气的阻力，呼气的动力。在某些病理情况，如肺充血、肺水肿、肺组织纤维化或肺表面活性物质减少时，肺的弹性阻力增大，肺顺应性减小，肺不易扩张，导致吸气阻力增大，患者表现为吸气困难；而肺气肿时，肺弹性纤维大量破坏，肺回缩力减小，弹性阻力减小，肺顺应性增大，患者表现为呼气困难。上述情况均导致肺通气功能降低。

2. 胸廓弹性阻力和顺应性

胸廓弹性阻力来自胸廓的弹性成分。胸廓是一个双向弹性体，其弹性回位力的方向视胸廓所处的位置而改变。当胸廓处于自然位置时（平静吸气末，肺容量约为肺总量的 67%），胸廓弹性回位力为零，不表现出胸廓弹性阻力。当胸廓小于其自然容积时（平静呼气时，肺容量小于肺总量的 67%），胸廓被牵拉向内而容积缩小，其弹性回位力向外，形成吸气的动力，呼气的阻力。当胸廓大于其自然容积时（深吸气时，肺容量大于肺总量的 67%），胸廓被牵拉向外而容积扩大，其弹性回位力向内，成为吸气的阻力，呼气的动力。因此，胸廓的弹性阻力可以是吸气的阻力，也可以是吸气的动力。胸廓的弹性阻力可用胸廓的顺应性(compliance of chest wall，C_{chw})表示，

$$\text{胸廓顺应性}(C_{chw})=\frac{\text{胸腔容积的变化}(\Delta V)}{\text{跨胸壁压的变化}(\Delta P)}\ (L/cmH_2O)$$

式中跨胸壁压为胸膜腔内压与胸壁外大气压之差。正常人胸廓的顺应性也是0.2 L/cmH_2O。胸廓顺应性可因肥胖、胸廓畸形、胸膜增厚和腹内占位病变等而降低。

3. 肺和胸廓的总弹性阻力与顺应性

肺和胸廓是相互串联的两个弹性体，其总弹性阻力是两者弹性阻力之和。因弹性阻力是顺应性的倒数，故可用下列公式计算肺和胸廓的总弹性阻力：

$$\frac{1}{C_{L+chw}}=\frac{1}{C_L}+\frac{1}{C_{chw}}=\frac{1}{0.2}+\frac{1}{0.2}$$

式中C_{L+chw}为肺和胸廓总的顺应性，C_L为肺顺应性，C_{chw}为胸廓顺应性。据测定，正常成人的肺顺应性和胸廓的顺应性均为0.2 L/cmH_2O。因此，肺和胸廓的总顺应性约为0.1 L/cm H_2O。

(二)非弹性阻力

非弹性阻力(inelastic resistance)包括惯性阻力、黏滞阻力和气道阻力，它们均属于动态阻力。惯性阻力是指气流在发动、变速、换向时，因气流和组织的惯性所产生的阻碍肺通气的阻力。黏滞阻力来自呼吸时组织相对位移所产生的摩擦力，如肺与胸廓间、肺叶之间产生的摩擦力。黏滞阻力与呼吸运动的速率呈正比，吸气量大、吸气速度快，黏滞阻力增加。平静呼吸时，惯性阻力和黏滞阻力都很小。气道阻力(airway resistance)是指气流经过呼吸道时，气体分子间以及气体分子与气道管壁间的摩擦力，是非弹性阻力的主要成分，占非弹性阻力的80%～90%。气道阻力增加是临床通气障碍疾患的常见病因。

影响气道阻力的主要因素有气流速度、气流形式和气道管径的大小。气流速度快，阻力大；气流速度慢，阻力小。气流形式有层流和湍流，层流阻力小，湍流阻力大。气流速度过快或气流突然换向以及气道内有黏液、渗出物、肿瘤或异物造成气道不规则时，容易发生湍流，通气阻力增大。如在大气道(气道口径>2 mm)，特别是主支气管以上的气道(鼻、咽、喉和气管)，由于总横截面积小，气流速度快，且管道弯曲而不规则，易形成湍流，因此是产生气道阻力的主要部位。故对某些严重通气不良患者作气管切开术，可大大降低气道阻力，从而有效改善肺通气。小气道(气道口径<2 mm)总横截面积约为大气道的30倍，且以层流为主，气流速度缓慢，其阻力仅占总气道阻力的10%左右。在层流时，气道阻力与气道半径的四次方呈反比，故气道管径的大小是影响气道阻力的主要因素。气道管径主要受以下四方面因素的影响。

1. 跨壁压

跨壁压是指呼吸道内外的压力差。呼吸道内压力高，跨壁压增大，气道管径被动扩大，气道阻力变小；反之，则气道阻力增大。

2. 肺实质对气道壁的牵引

小气道的弹力纤维和胶原纤维与肺泡壁的纤维彼此穿插，这些纤维像帐蓬的拉线一样对气道发挥牵引作用，以保持那些没有软骨支持的细支气管的通畅。

3. 自主神经的调节

呼吸道平滑肌受交感和迷走神经的双重支配。迷走神经兴奋时释放乙酰胆碱与平滑肌的

M 受体结合，使气道平滑肌收缩，管径变小，阻力增加；同时乙酰胆碱还可使气道黏膜腺体分泌增多，气道阻力增加。交感神经兴奋时释放去甲肾上腺素作用于 β_2 受体，使平滑肌舒张，管径变大，阻力降低，临床上常用拟肾上腺素能药物解除支气管痉挛，缓解呼吸困难，近年来发现呼吸道平滑肌的舒缩还受自主神经释放的非乙酰胆碱的共存递质的调制，如神经肽（血管活性肠肽、神经肽 Y、速激肽等）。它们或作用于接头前受体调节递质的释放，或作用于接头后调节对递质的反应，或直接改变效应器的反应。

4．化学因素的影响

儿茶酚胺类物质可使气道平滑肌舒张；前列腺素 $F_{2\alpha}$ 可使气道平滑肌收缩，而前列腺素 E_2 使气道平滑肌舒张；过敏反应时由肥大细胞释放的组胺和慢反应物质使支气管平滑肌收缩；吸入 CO_2 浓度的增加可以刺激支气管和肺的 C 类纤维，反射性地引起支气管收缩，气道阻力增加。此外，气道上皮细胞可合成和释放内皮素，使气道平滑肌收缩。哮喘患者肺内合成和释放内皮素增加，提示内皮素可能参与哮喘的病理生理过程。

在上述四种因素中，前三种均随呼吸而发生周期性变化，气道半径也因而出现周期性改变。吸气时半径增大，阻力下降。吸气时气道阻力下降的原因是：①肺容积增大，肺实质对气道壁的外向牵引作用增强，使细支气管的管径增大；②胸内压降低，呼吸道内外的跨壁压增大，使管径被动扩大；③交感神经的紧张性增高，使气道平滑肌舒张，管径变大。呼气时发生相反的变化，使气道口径变小，阻力增大，故支气管哮喘患者呼气比吸气更为困难。

三、肺通气功能的评价

肺通气过程受呼吸肌收缩活动、肺和胸廓的弹性特征以及气道阻力等多种因素的影响。呼吸肌麻痹、肺和胸廓的弹性发生变化、气胸和呼吸道阻塞等都可造成肺通气障碍，其中呼吸肌麻痹、肺和胸廓的弹性改变、气胸均使肺的扩张受限，发生限制性通气不足；而在支气管平滑肌痉挛、气道内异物、气管和支气管黏膜腺体分泌过多以及气道受压迫引起气道半径减小或呼吸道阻塞时，可出现阻塞性通气不足。对患者进行肺通气功能的测定有助于明确肺通气功能受损并鉴别肺通气功能降低的类型。

（一）肺容积

肺容积是指肺内气体的容积。包括潮气量、补吸气量、补呼气量和余气量四部分（图 5－5）。

1．潮气量

每次呼吸时吸入或呼出的气体量称为潮气量（tidal volume，TV）。正常成人平静呼吸时为 400～600 mL，平均约 500 mL。潮气量的大小受呼吸肌收缩的强度、胸廓和肺的机械特性以及机体代谢水平的影响。

2．补吸气量或吸气储备量

平静吸气末，再尽力吸气所能吸入的气体量称为补吸气量（inspiratory reserve volume，IRV）或吸气储备量。正常成人为 1500～2000 mL，补吸气量反映吸气的储备能力。

3．补呼气量或呼气储备量

平静呼气末再尽力呼气所能呼出的气体量称为补呼气量（expiratory reserve volume，ERV）或呼气储备量。正常成年人为 900～1200 mL。补呼气量可反映呼气储备能力。

4．余气量

最大呼气末仍存留在肺内不能呼出的气体量称为余气量（residual volume，RV）。正常成

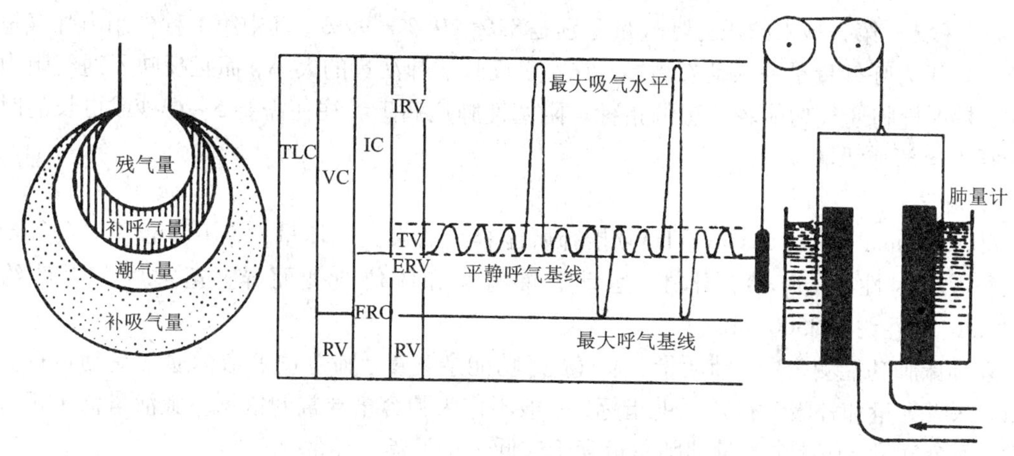

图 5-5 肺容积和肺容量图解

ERV—补呼气量；FRC—功能余气量；IC—深吸气量；IRV—补吸气量；
RV—余气量；TLC—肺总量；TV—潮气量；VC—肺活量

人为 1000 ~ 1500 mL。余气量过大，表示肺通气功能不良。老年人、支气管哮喘和肺气肿患者肺的弹性回缩力减小，余气量增加。

（二）肺容量

肺容量是指肺容积中两项或两项以上的联合气体量，包括深吸气量、功能余气量、肺活量和肺总量四种指标。

1. 深吸气量

从平静呼气末作最大吸气时所能吸入的气体量称为深吸气量（inspiratory capacity，IC）。为补吸气量和潮气量之和，是衡量最大通气潜力的重要指标。胸廓、胸膜、肺组织和呼吸肌等发生病变，均可使深吸气量减少而降低最大通气潜力。

2. 功能余气量

平静呼气末存留于肺内的气体量称为功能余气量（functional residual capacity，FRC），是补呼气量与余气量之和，正常成人约为 2500 mL。功能余气量的生理意义是：缓冲呼吸过程中肺泡气 PO_2 和 PCO_2 的过度变化，从而保证肺泡内和血液中的 PO_2 及 PCO_2 不会随呼吸运动而出现大幅度的波动，有利于肺换气。肺气肿患者的功能余气量增大；肺纤维化、肺弹性阻力增大的患者，功能余气量减小。

3. 肺活量和用力呼气量

最大吸气后再尽力呼气所能呼出的最大气体量称为肺活量（vital capacity，VC），肺活量是潮气量、补吸气量和补呼气量三者之和。正常成年男性约 3500 mL，女性约 2500 mL。肺活量的大小反映一次呼吸时肺的最大通气能力，是衡量肺通气功能的常用指标。但肺活量存在较大的个体差异，与身材、性别、体位和呼吸肌强弱等因素有关，故一般只作自身比较。此外由于测定肺活量时不限制呼气的时间，一些肺组织弹性下降（如肺气肿）或气道阻力增大（如支气管哮喘）的患者，虽肺通气功能受损，但若延长呼气时间，其肺活量仍可达正常范围。因此，肺活量难以充分反映肺组织的弹性状态和气道的通畅程度。为此提出用力呼气量（forced expiratory volume，FEV）或时间肺活量的概念。用力呼气量是指一次最大吸气后，用力尽快呼气，然后计算第 1、2、3 秒末累计呼出气体量占肺活量的百分数。正常成人第 1 秒末、第2秒末、第3秒末的用力呼气量分别是83%、96%、99%，其中第1秒末用力呼气量最有意义。用力呼气量是一项动态指标，它不仅反映了肺活量的大小，而且反映了通气阻力的变化，是评价肺通气功能较理想的指标。阻塞性肺疾病患者往往需要5~6秒或更长的时间才能呼出全部肺活量。

4. 肺总量

肺总量(total lung capacity, TLC)指肺所能容纳的最大气体量，等于肺活量与余气量之和。其大小因性别、年龄、身材、运动锻炼情况和体位改变而异。正常成年男性约为5000 mL，女性约为3500 mL。

在临床肺功能测定中，肺活量、余气量、功能余气量、肺总量等指标通常受到重视。潮气量、深吸气量和补吸气量是辅助指标，一般不作为肺容量异常的依据。肺活量低于正常为异常；而余气量、功能余气量和肺总量高于或低于正常皆为异常。

(三)肺通气量和肺泡通气量

1. 每分肺通气量

肺通气量(minute ventilation volume)指每分钟吸入或呼出的气体总量，等于潮气量乘以呼吸频率。正常成人平静状态下呼吸频率为每分钟12~18次，潮气量为500 mL，则每分肺通气量为6000~9000 mL。每分肺通气量可因性别、年龄、身材和活动量等不同而异，因此进行个体间比较时，应在基础状态下采用每平方米体表面积计算的通气量为指标。

剧烈活动和从事重体力劳动时，每分肺通气量增大。尽力作深而快的呼吸时，每分钟吸入或呼出的最大气体量称为最大随意通气量(maximal voluntary ventilation, MVV)。它反映单位时间内充分发挥全部通气能力所能达到的通气量，是估计一个人能进行多大运动量的生理指标之一。测定时，一般只测10秒或15秒的最深最快的呼出或吸入气量，再换算成每分钟的最大通气量。最大通气量一般可达每分钟150 L，25倍于肺通气量。对平静呼吸时的每分通气量与最大通气量进行比较，可了解通气功能的储备能力，通常用通气储量百分比表示。

$$\text{通气储量百分比}=\frac{\text{最大通气量}-\text{每分平静通气量}}{\text{最大通气量}}\times 100\%$$

通气储量百分比的正常值等于或大于93%。肺或胸廓顺应性降低，呼吸肌收缩力量减弱或气道阻力增大等因素均可使最大随意通气量减小。

2. 无效腔和肺泡通气量

从鼻到终末性细支气管是气体进出肺的通道，气体在此处不能与血液发生气体交换，称为解剖无效腔，正常成人的容积约为150 mL。进入肺泡内的气体也可因血液在肺内的分布不均而未能与血液进行气体交换，未能发生气体交换的这部分肺泡容积称为肺泡无效腔(alveolar dead space)。解剖无效腔与肺泡无效腔合称为生理无效腔(physiology dead space)。健康人平卧时生理无效腔等于或接近于解剖无效腔。

由于无效腔的存在，每次吸入的新鲜空气不能全部到达肺泡与血液进行气体交换。因此，为计算真正有效的气体交换量，应以肺泡通气量为准。肺泡通气量(alveolar ventilation)指每分钟吸入肺泡的新鲜空气量，即肺泡通气量=(潮气量-无效腔气量)×呼吸频率。平静呼吸时，潮气量为500 mL，无效腔气量为150 mL，每次吸入肺泡的新鲜空气量为350 mL。若功能余气量为2 500 mL，则每次呼吸时仅使肺泡内的气体更新1/7左右。若潮气量减少或功能余气量增加，均可使肺泡气体的更新率降低，不利于肺换气。由表5-1可见，当潮气量减半而呼吸频率加倍、或潮气量加倍而呼吸频率减半时，肺通气量保持不变，但肺泡通气量却发生明显变化。因此，在一定范围内，深而慢的呼吸较浅而快的呼吸通气效率更高。

表 5－1 不同呼吸频率和潮气量时的肺通气量与肺泡通气量

呼吸形式	呼吸频率（次/min）	潮气量（mL）	肺通气量（mL/min）	肺泡通气量（mL/min）
平静呼吸	16	500	8000	5600
浅快呼吸	32	250	8000	3200
深慢呼吸	8	1000	8000	6800

第二节 呼吸气体的交换

呼吸气体的交换包括肺泡与肺毛细血管血液之间以及组织细胞与组织毛细血管血液之间 O_2 和 CO_2 的交换。前者称为肺换气，后者称为组织换气。

一、气体交换的原理

根据物理学原则，气体分子总是不停地进行无定向运动。当不同区域之间存在分压差时，气体分子总是从分压高处向分压低处发生净移动，直至两处分压差相等为止，这一过程称为气体的扩散。单位时间内气体的扩散量称为气体扩散速率（diffusion rate，D）。气体扩散速率受多种因素的影响，如下式所示：

$$D \propto \frac{\Delta P \cdot T \cdot A \cdot S}{d \cdot \sqrt{MW}}$$

式中 ΔP 为某气体的分压差；T 为温度；A 为气体扩散的面积；S 为气体分子的溶解度；d 为气体分子扩散的距离；MW 为气体的分子量。

（一）气体分压差

在混合气体中，某种气体分子运动所产生的压力称为该气体的分压。混合气的总压力等于各气体分压之和。在温度恒定时，每一气体的分压取决于它自身的容积百分比和混合气的总压力。气体的分压可按下式计算

气体分压＝混合气体的总压力×该气体所占的容积百分比

气体在两个区域之间的分压差（ΔP）是气体扩散的动力，分压差越大，气体扩散速率越大；反之，分压差越小则气体扩散速率越小。空气、肺泡气、血液、组织中的氧分压和二氧化碳分压见表 5－2。

表 5－2 海平面上空气、肺泡气、血液及组织中 O_2 和 CO_2 的分压（mmHg）

项目	空气	肺泡气	动脉血	混合静脉血	组织
PO_2	159	102	100	40	30
PCO_2	0.3	40	40	46	50

(二)气体的分子量与溶解度

气体的扩散速率与该气体分子量(MW)的平方根成反比。O_2 和 CO_2 的分子量分别是 32 和 44，按分子量计算 O_2 的扩散速率比 CO_2 大。如果扩散发生在气相和液相之间，则气体扩散速率还与气体在溶液中的溶解度(S)成正比。溶解度是某种气体在单位分压下溶解于单位体积溶液中的毫升数。一般以 1 个大气压、38℃时，100 mL 液体中溶解的气体毫升数来表示气体的溶解度。溶解度与分子量的平方根之比称为扩散系数(diffusion coefficient)，它取决于气体分子本身的特性。CO_2 和 O_2 在血浆中的溶解度分别是 51.5 mL/100 mL 和 2.14 mL/100 mL，即 CO_2 在血浆中的溶解度为 O_2 的 24 倍。即在单位分压差下，CO_2 的扩散系数是 O_2 的 20 倍。因此临床上缺 O_2 比 CO_2 潴留更为常见。

(三)扩散的面积和距离

气体扩散的速率与扩散面积(A)成正比，与扩散距离(d)成反比。

(四)温度

气体扩散的速率与温度(T)成正比。在人体体温相对恒定，故温度因素可忽略不计。

二、肺换气

(一)肺换气过程

如图 5-6 所示，肺泡气的 PO_2(102 mmHg)高于混合静脉血的 PO_2(40 mmHg)，而肺泡气的 PCO_2(40 mmHg)低于混合静脉血的 PCO_2(46 mmHg)。因此，当肺动脉的混合静脉血流经肺毛细血管时，在气体分压差的作用下，O_2 由肺泡扩散入血液，CO_2 则由血液向肺泡扩散，完成肺换气过程。其结果是使肺毛细血管中含 O_2 较少、含 CO_2 较多的静脉血变成含 O_2 较多、含 CO_2 较少的动脉血。O_2 和 CO_2 在血液与肺泡之间的扩散速率极快，不到 0.3 秒即可达到平衡。通常情况下，血液流经肺毛细血管的时间约为 0.7 秒，因此，当血液流经肺毛细血管全长的 1/3 时肺换气过程基本完成，表明肺换气有很大的储备能力。

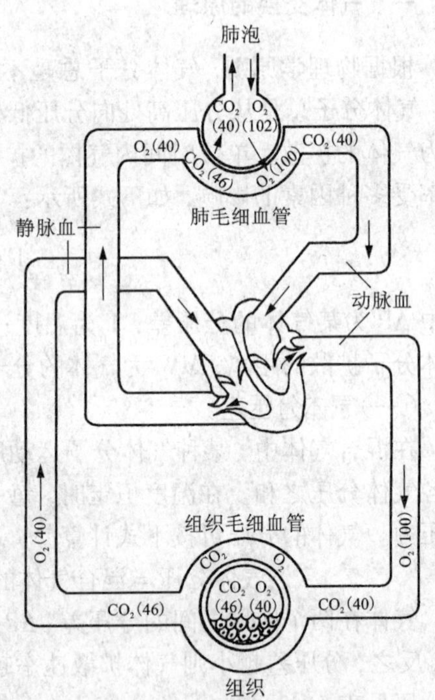

图 5-6 肺换气和组织换气示意图

图中数字为气体分压 mmHg

在正常安静状态下，肺动脉血的含 O_2 量为 15 mL/100 mL，经过肺部换气后升至 20 mL/100 mL，CO_2 则由 52 mL/100 mL 降至 48 mL/100 mL。即每 100 mL 静脉血液流经肺毛细血管后摄取了 5 mL O_2，同时释放了 4 mL CO_2。正常情况下，体循环动脉血的 PO_2 稍低于肺静脉血，主要是因为混入了来自支气管静脉的少量静脉血。

(二)影响肺换气的因素

前已述及，气体分压差、扩散面积、扩散距离和温度等因素均可影响气体扩散速率。这里进一步讨论呼吸膜及肺通气/血流比值对肺换气的影响。

1. 呼吸膜的厚度和面积

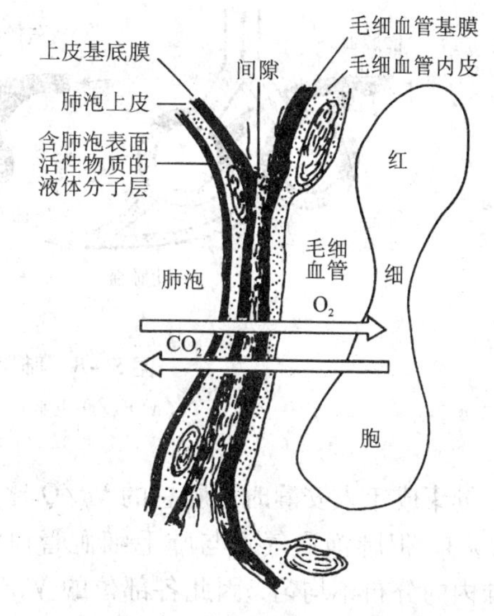

图 5-7 呼吸膜结构示意图

肺泡气在与肺毛细血管血液之间进行气体交换时，必须通过肺泡与肺毛细血管之间的气-血屏障，即呼吸膜。呼吸膜由六层结构组成(图 5-7)：含肺表面活性物质的液体层、肺泡上皮细胞层、肺泡上皮基底膜层、肺泡上皮基底膜与毛细血管基膜之间的间隙、毛细血管基膜和毛细血管内皮细胞层。呼吸膜的总厚度平均约 0.6 μm，有的部位仅 0.2 μm，气体易于扩散通过。肺毛细血管平均直径约为 5 μm，红细胞需要挤过肺毛细血管，因此红细胞膜通常与毛细血管壁相接触，O_2 和 CO_2 不需经过大量的血浆层就可到达红细胞或进入肺泡，扩散距离短，交换速度快。气体扩散速率与呼吸膜厚度成反比关系，呼吸膜越厚，单位时间内交换的气体量越少。因此，使呼吸膜增厚或扩散距离增加的疾病，如肺纤维化、肺水肿等，都将降低气体扩散速率，减少气体扩散量。

气体的扩散速率与扩散面积成正比。正常成人的两肺约有 3 亿个肺泡，总扩散面积达 70 m^2，平静呼吸时，用于气体扩散的呼吸膜面积约为 40 m^2，因此有很大的储备面积。劳动或运动时，肺泡毛细血管开放的数量和开放的程度增加，使有效扩散面积大大增加，气体扩散量增多，以适应机体代谢的需要。在病理情况下，如肺不张、肺实变、肺气肿、肺叶切除、肺毛细血管关闭或阻塞的患者，均可使呼吸膜的扩散面积减小，气体扩散量减少。

2. 通气/血流比值

通气/血流比值(ventilation/perfusion ratio，V_A/Q)是指每分肺泡通气量(V_A)和每分肺血流量(Q)的比值。正常成人安静时，肺泡通气量约为 4.2 L/min，每分肺血流量约为 5.0 L/min，则 $V_A/Q=0.84$。此时肺泡通气量与肺毛细血管血流量之间的匹配最适宜[图 5-8(a)]，气体交换效率最高。若通气/血流的不匹配，则会导致肺换气效率降低。如果 V_A/Q 比值增大，意味着通气过剩或血流相对不足，部分肺泡气体未能与血液气体充分交换，使肺泡无效腔增大，见于肺血管栓塞等疾患[图 5-8(c)]。反之，V_A/Q 比值减小，则意味着通气量不足或血流相对过多，部分血液流经通气不良的肺泡，混合静脉血中的气体得不到充分更新，未能完全成为动脉血就流回心脏，犹如形成了功能性动-静脉短路，见于支气管痉挛等疾患[图 5-8(b)]。可见，无论 V_A/Q 比值增大或减小，都将妨碍有效的气体交换，导致机体缺 O_2 和 CO_2 潴留，但以缺 O_2 更明显。这是因为：①动、静脉血液之间 PO_2 差远大于 PCO_2 之差，故动-静脉短路时，动脉血 PO_2 下降的程度大于 PCO_2 升高的程度；②CO_2 的扩散系数是 O_2 的 20 倍，故 CO_2 的扩散较 O_2 为快，不易潴留；③动脉血的 PO_2 下降和 PCO_2 升高，均刺激呼吸中枢，使呼吸加深加快，增加肺泡通气量，有助于 CO_2 的排出，却几乎无助于 O_2 摄取，这是由氧解离曲线和 CO_2 解离曲线的特点所决定的。肺气肿患者，因细支气管的阻塞和肺泡壁的破坏，上述两种 V_A/Q 异常都可以存在，致使肺换气速率受到极大损害，是造成肺换气功能异常最常见的疾病之一。因此，通气/血流比值可作为衡量肺换气功能的一个指标。

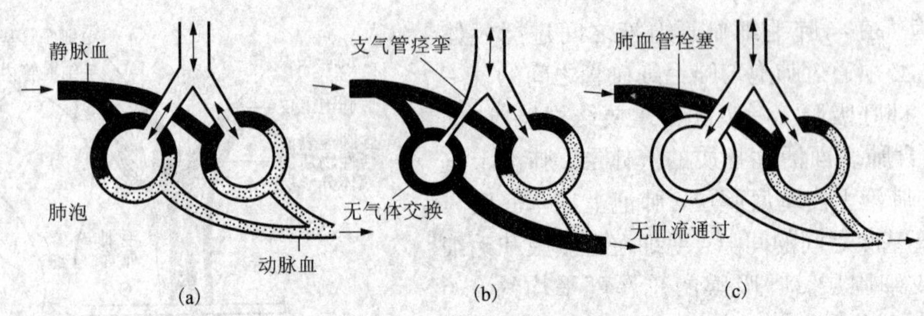

图 5-8　肺通气/血流比值变化示意图

(a) V_A/Q 正常；(b) V_A/Q 减小；(c) V_A/Q 增大

健康成年人安静时全肺总的 V_A/Q 比值约为 0.84。但肺泡通气量与肺毛细血管血流量在肺内的分布不均匀，因此各部位的 V_A/Q 比值并不相同。例如，人在直立位时，由于重力等因素的作用，肺尖部的肺泡通气量和血流量均小于肺底部，尤以血流量减少更为显著，故肺尖部 V_A/Q 比值较大，可达 3.3；而肺底部肺泡通气量和血流量均增加，以血流量增加更为显著，V_A/Q 比值可低至 0.63（图 5-9）。虽然正常情况下肺泡通气量和血流量分布不均，导致肺不同部位的 V_A/Q 比值有差异，但由于呼吸膜的面积远远超过肺换气的实际需要，因而并不影响正常的气体交换效率。

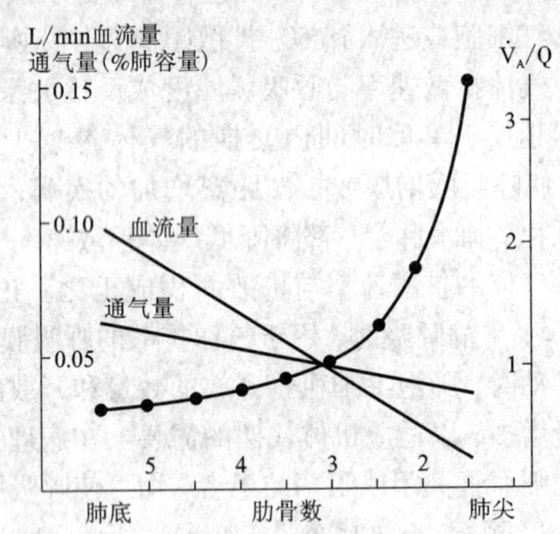

图 5-9　正常人直立时肺通气和血流量的分布

三、组织换气

(一)组织换气过程

组织换气是指发生在血液、组织液和组织细胞之间的气体交换过程。由于组织中细胞的有氧代谢不断消耗 O_2 和产生 CO_2，使组织内 PO_2（30 mmHg）低于动脉血的 PO_2（100 mmHg），PCO_2（50 mmHg）高于动脉血的 PCO_2（40 mmHg）。当动脉血流经组织毛细血管时，在分压差的推动下，O_2 由血液向组织细胞扩散，CO_2 则从组织细胞向血液扩散，完成组织换气（图 5-6），结果使动脉血变成了含 O_2 少而含 CO_2 较多的静脉血。

(二)影响组织换气的因素

影响组织换气的因素主要有组织细胞代谢水平、毛细血管血流量及通透性、气体扩散距离等。当组织细胞代谢增强时，血液与组织间的 PO_2 差和 PCO_2 差增大，同时组织代谢产生的腺苷和 H^+ 增多，使毛细血管开放数量增加，局部毛细血管血流量增加，有利于气体交换。组织水肿时，组织细胞与毛细血管之间的距离增大；同时，组织毛细血管受压，血流量减少，均可妨碍气体交换。

第三节　气体在血液中的运输

肺换气摄取的 O_2 通过血液循环被运输到机体各组织器官，供细胞利用；细胞代谢产生的 CO_2 经组织换气进入血液后经血液循环运输到肺泡排出体外。因此，气体在血液中的运输是实现气体交换的重要中间环节。O_2 和 CO_2 在血液中的运输形式有两种，即物理溶解和化学结合。

气体在溶液中溶解的量与分压和溶解度成正比，和温度成反比。温度38℃时，1个大气压下，O_2 和 CO_2 在100 mL血液中溶解的量分别是2.36 mL和48 mL。按此计算，静脉血 PCO_2 为46 mmHg，则每100 mL血液含溶解的 CO_2 为2.9 mL；动脉血 PO_2 为100 mmHg，每100 mL血液含溶解的 O_2 为0.31 mL。可是，血液中实际的 O_2 和 CO_2 含量比这数字大得多（表5－3），血液中 O_2 或 CO_2 物理溶解的量很少，显然单靠溶解形式来运输 O_2 和 CO_2 不能适应机体代谢的需要，主要依靠化学结合的方式运输。虽然血液中物理溶解的气体量很少，但其作用却很重要，因为气体必须先溶解在血液中，才能发生化学结合；而化学结合的气体也必须先解离成溶解状态后才能从血液中逸出。物理溶解和化学结合两者之间处于动态平衡。

表5－3　血液中 O_2 和 CO_2 的含量（mL/100 mL血液）

项目	动脉血			混合静脉血		
	物理溶解	化学结合	合计	物理溶解	化学结合	合计
O_2	0.31	20.0	20.31	0.11	15.2	15.31
CO_2	2.53	46.40	48.93	2.91	50.0	52.91

一、氧的运输

（一）物理溶解

血液中物理溶解的 O_2 量很少，约占血液总 O_2 含量的1.5%，而化学结合的 O_2 量占98.5%。O_2 的化学结合形式是氧合血红蛋白（HbO_2）。血红蛋白（hemoglobin，Hb）是红细胞内的色蛋白，其分子结构特征使其成为有效的运 O_2 工具。Hb还参与 CO_2 的运输，故Hb具有重要的气体运输作用。

（二）化学结合

血液中的 O_2 主要以氧合Hb（HbO_2）形式运输。O_2 与Hb的结合的特征有：

1．可逆性和快速性

O_2 与Hb的结合是可逆的、反应迅速、不需酶的催化，反应的方向取决于 PO_2 的高低。当血液流经 PO_2 高的肺部时，Hb与 O_2 结合，形成 HbO_2；当血液流经 PO_2 低的组织时，HbO_2 迅速解离，释放 O_2，成为去氧Hb，反应式如下：

$$Hb + O_2 \underset{PO_2\text{低(组织)}}{\overset{PO_2\text{高(肺部)}}{\rightleftharpoons}} HbO_2$$

2. O_2 与 Hb 的结合是氧合反应

Hb 中的 Fe^{2+} 与 O_2 结合后仍是二价铁，故 O_2 与 Hb 的结合反应是氧合，而不是氧化。

3. Hb 与 O_2 结合的量

每一 Hb 分子由 1 个珠蛋白和 4 个血红素（又称亚铁原卟啉）组成。每个珠蛋白有 4 条多肽链，每条与 1 个血红素结合构成一个亚单位。每个血红素则由 4 个吡咯基构成一个环，中心含 1 个 Fe^{2+}。Fe^{2+} 能与进入其中的 O_2 结合形成氧合血红蛋白（oxyhemoglobin，HbO_2）。因此，1 分子 Hb 可以结合 4 分子 O_2。即 1 g Hb 可以结合 1.39 mL O_2。正常情况下，红细胞中含有少量不能结合 O_2 的高铁 Hb 以及其他能影响 Hb 与 O_2 结合的因素，因此 1 g Hb 实际结合的量 O_2 低于 1.39 mL，通常按 1.34 mL 计算。100 mL 血液中，Hb 所能结合的最大 O_2 量称为 Hb 的氧容量。该值受 Hb 浓度的影响。而 Hb 实际结合的 O_2 量称为 Hb 的氧含量，其值受 PO_2 的影响。Hb 氧含量与 Hb 氧容量的百分比称为 Hb 氧饱和度。例如，Hb 浓度在 15 g/100 mL 血液时，Hb 的氧容量为 $15 \times 1.34 = 20.1$ mL/100 mL 血液，如 Hb 的氧含量是 20.1 mL，则 Hb 氧饱和度是 100%；如果 Hb 氧含量实际是 15 mL，则 Hb 氧饱和度约为 $15/20 \times 100\% = 75\%$。通常情况下，血浆中溶解的 O_2 极少，故可忽略不计，因此，Hb 氧容量、Hb 氧含量和 Hb 氧饱和度可分别视为血氧容量（oxygen capacity）、血氧含量（oxygen content）和血氧饱和度（oxygen saturatino）。

HbO_2 呈鲜红色，Hb 呈紫蓝色。当每升血液中去氧血红蛋白含量达到 50 g 以上时，体表毛细血管丰富的部位如皮肤、甲床、口唇及黏膜等处可出现青紫色，称为发绀。发绀常表示机体缺氧。但也有例外，如某些严重贫血患者，因血液中去氧血红蛋白含量不到 50 g/L，虽有缺氧但不出现发绀。反之，某些红细胞增多的人（如高原性红细胞增多症），血液中去氧血红蛋白的含量超过 50 g/L，人体可出现发绀，但不一定缺氧。此外，在一氧化碳（CO）中毒时，CO 与 Hb 结合形成大量的一氧化碳血红蛋白（HbCO），使血红蛋白失去运输 O_2 的能力，患者出现严重缺氧，但皮肤、黏膜不出现发绀，而呈现特有的樱桃红色。

4. Hb 与 O_2 的结合或解离曲线呈 S 形

Hb 与 O_2 的结合或解离曲线呈 S 形与 Hb 的变构效应有关。目前认为 Hb 有两种构型：去氧 Hb 为紧密型（T 型），氧合 Hb 为疏松型（R 型）。当 O_2 与 Hb 的 Fe^{2+} 结合后，盐键逐步断裂，Hb 分子逐步由 T 型变为 R 型，对 O_2 的亲和力逐步增加，R 型 Hb 的 O_2 亲和力约为 T 型的 500 倍。也就是说，Hb 的 4 个亚单位无论在结合 O_2 或释放 O_2 时，彼此间有协同效应，即 1 个亚单位与 O_2 结合后，由于变构效应的结果，其他亚单位更易与 O_2 结合；反之，当 HbO_2 的 1 个亚单位释出 O_2 后，其他亚单位更易释放 O_2。因此，Hb 氧离曲线呈 S 形。

（三）氧解离曲线及影响因素

1. 氧解离曲线

氧解离曲线（oxygen dissociation curve）是表示氧分压与血氧饱和度之间关系的曲线（图 5-10）。即在不同 PO_2 下 O_2 与 Hb 的结合和解离情况。在一定范围内，血氧饱和度与氧分压呈正相关，但并非完全的线性关系，而是呈近似 S 形的曲线。根据氧解离曲线的 S 形变化趋势及功能意义，该曲线分为三段。

（1）氧解离曲线上段：相当于 PO_2 在 60～100 mmHg 之间时的血氧饱和度。此段曲线较平坦，是 Hb 与 O_2 结合的部分，表明血液 PO_2 的变化对血氧饱和度影响不大。如 PO_2 为 100

mmHg 时，血氧饱和度约为 97.4%，血 O_2 含量约为 19.4 mL/100 mL；如将吸入气 PO_2 提高到 150 mmHg，Hb 氧饱和度为 100%，只增加了 2.6%，血 O_2 含量约为 20.0 mL/100 mL，增加不到 1 mL。这就解释了为何 V_A/Q 不匹配时，增加肺泡通气量几乎无助于 O_2 的摄取。当 PO_2 降至 60 mmHg 时，血氧饱和度仍可维持在 90%。因此，在高原地区生活或患某些呼吸系统疾病的人，即使吸入气或肺泡气 PO_2 下降，只要 PO_2 不低于 60 mmHg，血氧饱和度仍可维持在 90% 以上，血液仍能携带足够的 O_2，不致发生明显的低氧血症。但这不利于发现呼吸系统和心血管疾病引起的早期缺氧。

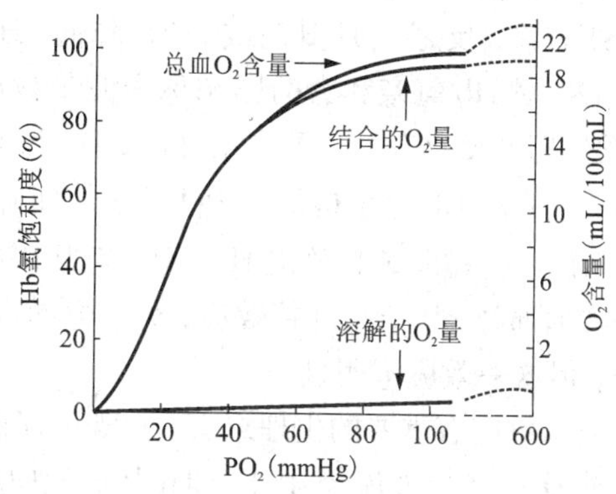

图 5－10　氧解离曲线

测定条件：温度 37℃，血液 pH7.4，PCO_2 40 mmHg，Hb 浓度 15 g/100 mL

（2）氧解离曲线中段：相当于 PO_2 在 40～60 mmHg 之间时的血氧饱和度，该段曲线较陡直，是 HbO_2 释放 O_2 的部分。表明在此范围内，PO_2 稍有下降，血氧饱和度就明显降低，较多的氧将从氧合血红蛋白中解离出来。氧解离曲线的这一特点有利于对低氧环境的组织细胞供 O_2。如 PO_2 为 40 mmHg 时，相当于混合静脉血的 PO_2，血氧饱和度为 75%，血氧含量约 14.4 mL/100 mL。即每 100 mL 动脉血流经组织时释放出 5 mL O_2。血液流经组织时释放出的 O_2 容积占动脉血氧含量的百分数称为氧利用系数（utilization coefficient of oxygen）。安静时，心排血量约 5 L，每分钟耗氧量约为 250 mL，因此 O_2 的利用系数约为 25%。

（3）氧解离曲线下段：相当于 PO_2 在 15～40 mmHg 之间时的血氧饱和度。该段曲线最陡，也是 HbO_2 释放 O_2 的部分。当剧烈运动时，组织耗氧量增多，PO_2 可降至 15 mmHg，HbO_2 进一步解离，血氧饱和度降至更低水平，血氧含量仅约 4.4 mL/100 mL，即每 100 mL 血液可释放 15 mL O_2 供组织利用，氧的利用系数可提高到 75%，是安静时的 3 倍。可见该段曲线可反映血液中 O_2 的储备。

2. 影响氧解离曲线的因素

Hb 与 O_2 的结合和解离可受多种因素影响使 Hb 对 O_2 的亲和力发生变化，氧离曲线位置偏移。通常用 P_{50} 表示血红蛋白对 O_2 的亲和力。P_{50} 是使 Hb 氧饱和度达 50% 时的 PO_2，正常为 26.5 mmHg。P_{50} 增大，表明 Hb 对 O_2 的亲和力降低，需更高的 PO_2 才能达到 50% 的 Hb 氧饱和度，曲线右移；P_{50} 降低，表示 Hb 对 O_2 的亲和力增加，达 50% Hb 氧饱和度所需的 PO_2 降低，曲线左移。影响 Hb 与 O_2 亲和力或 P_{50} 的因素有血液的 pH、PCO_2、温度和有机磷化合物等（图 5－11）。

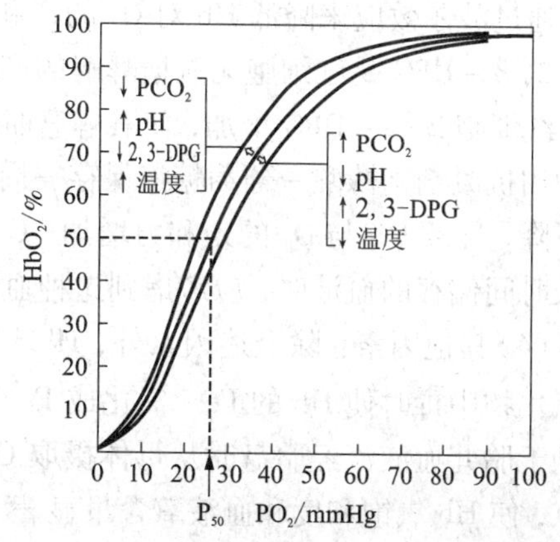

图 5－11　影响氧解离曲线位置的主要因素

(1)pH 与 PCO_2 的影响：pH 降低或 PCO_2 升高，Hb 对 O_2 的亲和力降低，P_{50}增大，氧解离曲线右移；反之，pH 升高或 PCO_2 降低，Hb 对 O_2 的亲和力增加，P_{50}降低，氧解离曲线左移。酸度对 Hb 氧亲和力的影响称为波尔效应(Bohr effect)。波尔效应的机制与 pH 改变时 Hb 发生构型变化有关。酸度增加时，H^+ 与 Hb 多肽链某些氨基酸残基的基团结合，加速盐键形成，促使 Hb 分子构型变为 T 型，从而降低了 Hb 对 O_2 的亲和力，曲线右移；酸度降低时，则促使盐键断裂释放出 H^+，Hb 变为 R 型，对 O_2 的亲和力增加，曲线左移。PCO_2 改变时一方面通过 pH 产生间接效应；另一方面也通过 CO_2 与 Hb 结合而直接影响 Hb 与 O_2 的亲和力，但这一效应不明显。

波尔效应有重要的生理意义，它既可促进肺毛细血管的氧合，又有利于组织毛细血管血液释放 O_2。当血液流经肺时，CO_2 从血液向肺泡扩散，血液 PCO_2 下降，H^+ 浓度也降低，两者均使 Hb 对 O_2 的亲和力增加，曲线左移，在任一 PO_2 下 Hb 氧饱和度均增加，血液运 O_2 量增加。当血液流经组织时，CO_2 从组织扩散进入血液，血液 PCO_2 和 H^+ 升高，Hb 对 O_2 的亲和力降低，曲线右移，促使 HbO_2 解离向组织释放更多的 O_2。

(2)温度的影响：温度升高，Hb 对 O_2 的亲和力降低，P_{50}增大，氧解离曲线右移，促使 O_2 释放；反之，温度降低，氧解离曲线左移，不利于 O_2 的释放。温度对氧解离曲线的影响可能与温度影响了 H^+ 活度有关。温度升高 H^+ 活度增加，降低了 Hb 对 O_2 的亲和力。当组织代谢活跃使局部组织温度升高，CO_2 和酸性代谢产物增加时，有利于 HbO_2 解离，组织可获得更多的 O_2 以适应其代谢的需要。临床低温麻醉手术时，低温有利于降低组织的耗 O_2 量。值得注意的是，当组织的温度降至 20℃时，即使 PO_2 仅 40 mmHg，Hb 的氧饱和度仍能维持在 90% 以上，此时可由于 HbO_2 对 O_2 的释放减少而导致组织缺 O_2，而血液因氧含量较高而呈红色，因此容易疏忽组织缺 O_2 的情况。

(3)2，3－二磷酸甘油酸：红细胞中含有丰富的磷酸盐，如 2，3－二磷酸甘油酸(2，3－diphosp-oglyceric acid，2，3－DPG)、ATP 等，特别是 2，3－DPG 在调节 Hb 和 O_2 的亲和力中作用重要。2，3－DPG 浓度升高时，Hb 对 O_2 的亲和力降低，P_{50}增大，氧解离曲线右移；反之，2，3－DPG 浓度降低，Hb 对 O_2 的亲和力增加，氧解离曲线左移。其机制可能是 2，3－DPG 与 Hb 的 β 链形成盐键，促使 Hb 变成 T 型的缘故。此外，2，3－DPG 可以提高 H^+ 浓度，通过波尔效应来降低 Hb 对 O_2 的亲和力。

2，3－DPG 是红细胞无氧糖酵解的产物。高原低氧、贫血、慢性缺氧等情况，糖酵解加强，红细胞 2，3－DPG 增加，使氧解离曲线右移，有利于 O_2 的释放，改善组织的缺氧。在血库中用抗凝剂枸橼酸－葡萄糖液保存三周后的血液，糖酵解停止，红细胞内的 2，3－DPG 含量下降，导致 Hb 与 O_2 的亲和力增加，O_2 不容易解离出来。所以临床上给患者输入大量经过长时间储存的血液时，应考虑到这种血液在组织中释放 O_2 的能力。

(4)其他因素：除上述因素外，Hb 与 O_2 的结合还受自身性质的影响。亚硝酸盐中毒时或氰化物中毒时使 Hb 的 Fe^{2+} 氧化成 Fe^{3+}，失去运 O_2 能力。胎儿 Hb 和 O_2 的亲和力较高，有助于胎儿血液流经胎盘时从母体摄取 O_2。CO 可与 Hb 结合，占据了 Hb 分子中 O_2 的结合位点，使 Hb 氧饱和度和血液氧含量显著下降。CO 与 Hb 的亲和力是 O_2 的 250 倍，这意味着在极低的 PCO 下，CO 即可取代 HbO_2 中的 O_2。此外，CO 还有一极为有害的效应，即当 CO 与 Hb 分子中某个血红素结合后，将增加其余 3 个血红素对 O_2 的亲和力，使氧解离曲线左移，妨碍 O_2 的解离。故 CO 中毒既妨碍 Hb 与 O_2 的结合，又妨碍 O_2 的解离，危害极大。

二、二氧化碳的运输

（一）物理溶解

物理溶解的 CO_2 较少，仅占血液 CO_2 总运输量的5%。

（二）化学结合

CO_2 的化学结合形式有碳酸氢盐和氨基甲酰血红蛋白两种，前者约占 CO_2 总运输量的88%，后者约占7%。

1. 碳酸氢盐

血液流经组织时，组织细胞生成的 CO_2 首先扩散入血浆。进入血浆的 CO_2 绝大部分又迅速扩散入红细胞，在碳酸酐酶的催化下，CO_2 与 H_2O 结合生成 H_2CO_3，H_2CO_3 解离成 HCO_3^- 和 H^+，使红细胞内 HCO_3^- 浓度升高。红细胞内碳酸酐酶含量丰富，该反应的速度极为迅速，不到1秒即可达到平衡。由于红细胞膜对负离子的通透性较高，HCO_3^- 除一部分与细胞内的 K^+ 结合成 $KHCO_3$ 外，大部分顺浓度差通过红细胞膜扩散进入血浆，红细胞内负离子因此减少。因红细胞膜不允许正离子自由通过，故血浆中的 Cl^- 则向红细胞内扩散，以维持膜两侧电荷的平衡，这一现象称为氯转移。红细胞内生成的 HCO_3^- 与血浆中的 Cl^- 通过红细胞膜上的 HCO_3^- - Cl^- 转运体进行跨膜交换，可避免 HCO_3^- 在红细胞内的堆积，有利于 CO_2 的运输。因红细胞膜对正离子的通透性极小，因此上述反应中 HCO_3^+ 解离出的 H^+ 不能伴随 HCO_3^- 外移，而主要与Hb结合被缓冲（图5-12）。由此可见，进入血浆的 CO_2 主要以 $NaHCO_3$ 形式在血浆中运输。另有小部分溶解于血浆的 CO_2 与水结合，生成 H_2CO_3，又解离成 HCO_3^- 和 H^+。HCO_3^- 主要与血浆中的 Na^+ 结合，生成 $NaHCO_3$，H^+ 被血浆缓冲系统缓冲，血浆 pH 不发生明显变化。但血浆中缺乏碳酸酐酶，使该反应过程缓慢，需数分钟才能达到平衡。

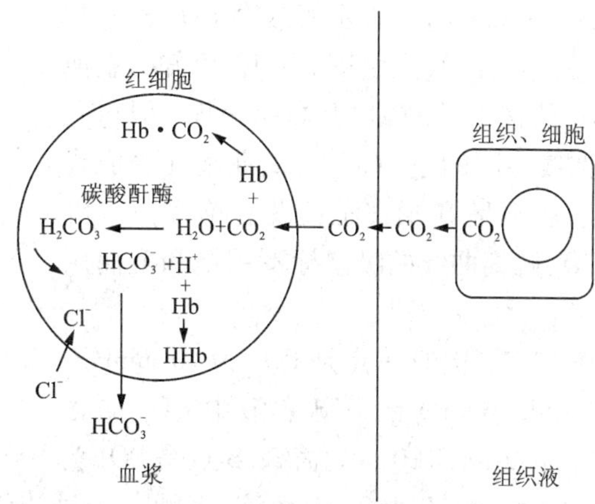

图5-12　CO_2 在血液中的运输示意图

在红细胞内发生的上述反应迅速而可逆，反应的方向取决于 PCO_2 的高低。当血液流经肺部时，由于肺泡气的 PCO_2 低于静脉血，血浆中溶解的 CO_2 扩散入肺泡，红细胞内的 HCO_3^- 与 H^+ 生成 H_2CO_3，碳酸酐酶又加速 H_2CO_3 分解成 CO_2 与 H_2O，血浆中的 HCO_3^- 进入红细胞以补充消耗了的 HCO_3^-，Cl^- 则扩散出红细胞。CO_2 扩散入血浆后再向肺泡扩散，最后排出体外。

2. 氨基甲酰血红蛋白

进入红细胞内的 CO_2，一部分还可直接与 Hb 的氨基结合，生成氨基甲酰血红蛋白（HHbNHCOOH）。该反应不需酶的催化，反应迅速、可逆，反应的方向取决于 PO_2，反应式如下：

$$HbNH_2O_2 + H^+ + CO_2 \underset{\text{在肺部}}{\overset{\text{在组织}}{\rightleftharpoons}} HHbNHCOOH + O_2$$

调节这一反应的主要因素是氧合作用。HbO_2 与 CO_2 结合生成 HHbNHCOOH 的能力比 Hb 小。在组织，HbO_2 解离释放出 O_2 变成 Hb，Hb 与 CO_2 结合生成大量 HHbNHCOOH；在肺部，PO_2 较高，Hb 与 O_2 结合生成 HbO_2，促使 HHbNHCOOH 解离释放出 CO_2 而扩散入肺泡。虽以氨基甲酰血红蛋白形式运输的 CO_2 仅占 CO_2 运输总量的7%，但在肺部排出的 CO_2 中却有17.5%是从氨基甲酰血红蛋白释放的，可见该运输形式对 CO_2 排出具有重要意义。

(三)CO_2 解离曲线

CO_2 解离曲线（carbon dioxide dissociation curve）是表示血液中 CO_2 含量与 PCO_2 关系的曲线。由图5－13可知，血液中 CO_2 的含量随 PCO_2 升高而增加，但与氧解离曲线不同的是，CO_2 解离曲线几乎成线性关系而不呈S形，而且没有饱和点。因此，CO_2 解离曲线的纵坐标不用饱和度而用浓度来表示。

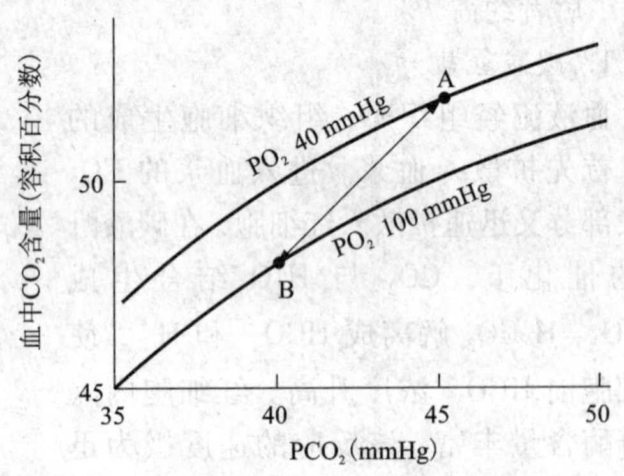

图5－13 CO_2 解离曲线

图5－13中的A点是 PO_2 为40 mmHg、PCO_2 为45 mmHg的静脉血液中 CO_2 的含量，约为52 mL/100 mL血液；B点是 PO_2 为100 mmHg、PCO_2 为40 mmHg的动脉血液中 CO_2 含量，约为48 mL/100 mL血液。可见，血液流经肺部时，每100 mL血液释出4 mL CO_2。

(四)氧与Hb的结合对 CO_2 运输的影响

O_2 与Hb结合可促使 CO_2 释放，而去氧Hb则容易与 CO_2 结合，这一现象称为霍尔登效应（Haldane effect）。从图5－13可以看出，在相同 PCO_2 下，动脉血（HbO_2 多）携带的 CO_2 比静脉血少。这主要是因为 HbO_2 酸性较强，而去氧Hb酸性较弱，所以去氧Hb易与 CO_2 结合生成HHbNHCOOH，也易于与 H^+ 结合，使 H_2CO_2 解离过程中产生的 H^+ 被及时中和，有利于反应向右进行，提高了血液运输 CO_2 的量。因此，在组织中，由于 HbO_2 释出 O_2 而变成去氧Hb，经霍尔登效应促使血液摄取并结合 CO_2；在肺部，则因Hb与 O_2 结合，促使 CO_2 释放。可见 O_2 和 CO_2 的运输不是孤立进行的，而是相互影响的。CO_2 通过波尔效应影响 O_2 与Hb的结合和释放，O_2 又通过霍尔登效应影响 CO_2 与Hb的结合和释放。

第四节 呼吸运动的调节

呼吸运动是由呼吸肌的舒缩完成的节律性运动，其节律性起源于呼吸中枢。呼吸运动的深度和频率可随机体内外环境的改变而发生相应变化，以适应机体代谢的需要。例如在肌肉运动时，机体耗 O_2 量和 CO_2 生成量均增加，此时呼吸运动加深、加快，肺通气量增加，以摄取更多 O_2，排出更多 CO_2 来满足机体代谢活动增强的需要。呼吸节律的形成及其与机体代谢水平的适应，是通过中枢神经系统的调节来实现的。

一、呼吸中枢与呼吸节律的形成

（一）呼吸中枢

在中枢神经系统内产生和调节呼吸运动的神经细胞群称为呼吸中枢（respiratory center）。呼吸中枢广泛分布于大脑皮质、间脑、脑桥、延髓和脊髓等部位，它们在呼吸节律的产生和调节中所起的作用不同。正常呼吸节律的形成是在各级中枢的相互协调、相互制约下实现的。

在对呼吸中枢定位的诸多实验中，最具有意义的是1923年由英国的生理学家Lumsden对猫脑干进行系列切割的研究（图5－14）。该实验观察到，若在动物的延髓和脊髓之间横断，动物的呼吸运动立即停止，且不再恢复。若在中脑和脑桥之间横断脑干，仅保留低位脑干（延髓与脑桥）与脊髓的联系，动物的呼吸节律无明显变化，由此说明低位脑干是产生呼吸节律的基本部位。如果在脑桥上、中部之间横切，动物的呼吸将变深变慢；如再切断双侧迷走神经，吸气时间大大延长；这一结果提示脑桥上部有抑制吸气活动的中枢结构，称为呼吸调整中枢。来自肺部的迷走传入冲动也有抑制吸气的作用，当延髓失去来自脑桥上部和迷走神经传入这两方面的抑制作用后，吸气活动不能及时被中断，出现长吸呼吸。若再在脑桥和延髓之间横切，则出现一种不规则的呼吸节律，即呈喘息样呼吸，表现为不规则的呼吸节律。这些结果表明脑桥中下部可能存在兴奋吸气活动的长吸中枢。在20世纪20～50年代期间形成了三级呼吸中枢理论学说，即在延髓内有喘息中枢，产生最基本的呼吸节律；在脑桥中下部有长吸中枢，对吸气活动产生紧张性易化作用；在脑桥上部有呼吸调整中枢，对长吸中枢产生周期性抑制作用，三者共同形成正常的呼吸节律。后来的研究肯定了关于延髓有呼吸节律基本中枢和脑桥上部有呼吸调整中枢的结论，但未能证实脑桥中下部存在长吸中枢。

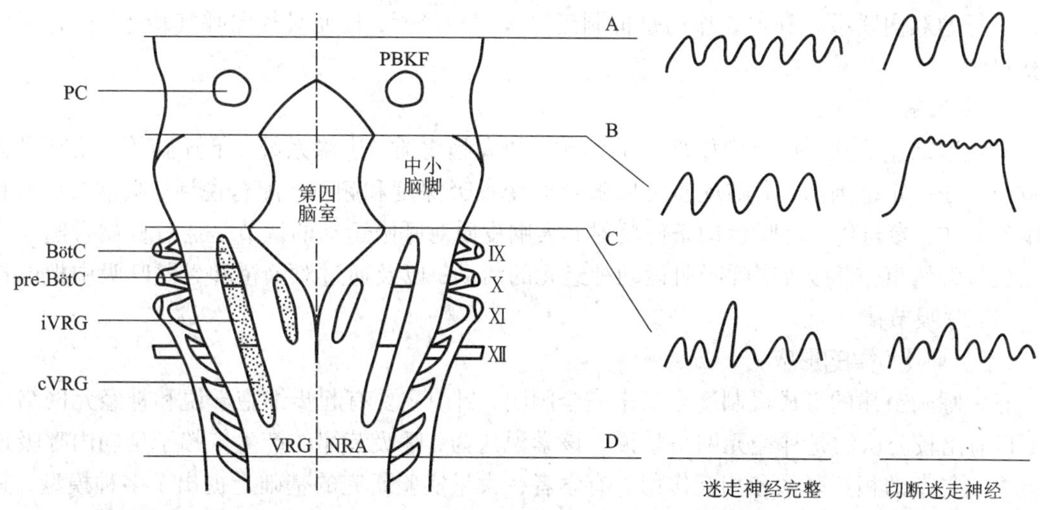

图5－14　脑干呼吸神经核团（左）和在不同平面横切脑干后呼吸运动的变化（右）

BötC—包钦格复合体；cVRG—尾段腹侧呼吸组；DRG—背侧呼吸组；iVRG—中段腹侧呼吸组；NRA—后疑核；NTS—孤束核；PBKF—臂旁内侧核和Kölliker-Fuse（KF）核；PC—呼吸调整中枢；pre-BötC—前包钦格复合体；VRG—腹侧呼吸组；Ⅸ、Ⅹ、Ⅺ、Ⅻ分别为第9、10、11、12对脑神经；A、B、C、D—为脑不同平面横切近年来，用微电极等新技术研究发现，在中枢神经系统内有与呼吸周期相关的神经元节律性放电，这些神经元被称为呼吸相关神经元或呼吸神经元。根据其自发放电的时间分为：在吸气相放电的吸气神经元，在呼气相放电的呼气神经元，在吸气相放电并延续至呼气相的吸气-呼气神经元，在呼气相放电并延续到吸气相的呼气-吸气神经元，后两类神经元均系跨时相神经元。

1. 脊髓

脊髓中支配呼吸肌的运动神经元位于第3~5颈段（支配膈肌）和胸段（支配肋间肌和腹肌等）脊髓前角。脊髓不能产生节律性呼吸运动，但是联系高位脑和呼吸肌的中继站以及整合某些呼吸反射的初级中枢。

2. 延髓呼吸中枢

在延髓，呼吸神经元主要集中在延髓背侧和腹侧两组神经核团内，分别称为背侧呼吸组（dorsal respiratory group，DRG）和腹侧呼吸组（ventral respiratory group，VRG）。背侧呼吸组的神经元分布在延髓的背内侧部，相当于孤束核的腹外侧部，该部位主要含吸气神经元，其主要作用是使吸气肌收缩，引起吸气。腹侧呼吸组神经元分布在延髓的腹外侧区，从尾端到头端相当于后疑核、疑核和面神经后核以及它们的邻近区域，含有多种类型的呼吸神经元，其主要作用是引起呼气肌收缩，产生主动呼气，还可调节咽喉部辅助呼吸肌的活动以及延髓和脊髓内呼吸神经元的活动。20世纪90年代初以来，有学者发现，在VRG中相当于疑核头端的平面存在一个称为包钦格复合体（pre-Bötzinger complex，pre-BötC）的区域，该区域可能是哺乳动物呼吸节律起源的关键部位。

3. 脑桥呼吸调整中枢

脑桥内呼吸神经元相对集中于臂旁内侧核和与其相邻的Kölliker-Fuse（KF）核，合称为PB-KF核群。是呼吸调整中枢所在部位，主要含呼气神经元，它们与延髓呼吸神经元之间存在广泛的双向联系。其主要作用是抑制延髓吸气神经元，促使吸气向呼气转化，防止吸气过长过深。

4. 高位脑

呼吸运动还受脑桥以上中枢部位的影响，如大脑皮质、边缘系统、下丘脑等，尤其是大脑皮质。在一定范围内，大脑皮质可以随意改变呼吸深度和频率，配合说话、唱歌、咳嗽和吞咽等动作，参与建立呼吸运动条件反射。大脑皮质对呼吸运动的调节是通过皮质脊髓束或皮质红核脊髓束，直接改变呼吸肌运动神经元的活动；以及通过对脑桥和延髓呼吸中枢的作用，调节呼吸节律。

（二）呼吸节律的形成

正常呼吸节律的形成机制迄今尚未完全阐明，目前主要有起步细胞学说和神经元网络学说，目前比较公认的是神经元网络学说。该学说认为，呼吸节律的产生依赖于延髓内呼吸神经元之间复杂的相互联系和相互作用。有学者在大量实验研究的基础上提出了多种模型，其中最有影响的是20世纪70年代提出的中枢吸气活动发生器和吸气切断机制模型（图5-15），该模型认为延髓内存在一些起中枢吸气活动发生器和吸气切断机制作用的神经元。当中枢吸气活动发生器自发地兴奋时，其冲动沿轴突传至脊髓吸气肌运动神经元，吸气肌收缩，产生吸气。吸气切断机制神经元接受来自吸气神经元、脑桥呼吸调整中枢和肺牵张感受器三方面的传入冲动（冲动沿迷走神经传入）而兴奋，从而抑制中枢吸气活动发生器神经元的活动，使吸气活动及时终止，即吸气被切断，转为呼气。如此周而复始，形成正常呼吸节律。

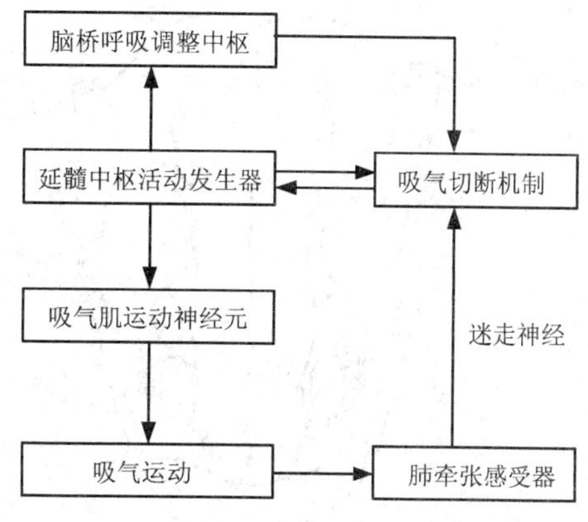

图 5－15 呼吸节律形成机制示意图

二、呼吸运动的反射性调节

呼吸中枢接受各种感受器传入的冲动实现对呼吸运动的反射性调节，使呼吸的频率、深度和形式发生适应性改变。呼吸反射主要有以下几种：

（一）化学感受性反射

化学感受性反射是指动脉血或脑脊液中的 PO_2、PCO_2 以及 H^+ 浓度的变化通过化学感受器反射性调节呼吸运动，从而维持机体内环境中这些化学因素的相对稳定和机体代谢活动的正常进行。

1. 化学感受器

参与呼吸调节的化学感受器按其所在部位的不同分为外周化学感受器和中枢化学感受器。

（1）外周化学感受器：外周化学感受器包括颈动脉体和主动脉体，它们感受血液中 PO_2、PCO_2 和 H^+ 浓度的变化。当动脉血中 PO_2 降低、PCO_2 或 H^+ 浓度升高时，颈动脉体和主动脉体受到刺激产生兴奋，冲动分别经窦神经（舌咽神经的分支）和迷走神经传入延髓呼吸中枢，反射性地引起呼吸加深加快和心血管活动的变化。虽然颈动脉体、主动脉体二者均参与呼吸和循环的调节，但颈动脉体主要调节呼吸，而主动脉体在循环调节方面更为重要。

（2）中枢化学感受器：中枢化学感受器位于延髓腹外侧浅表部位，左右对称，分为头、中、尾三个区［图 5－16（a）］。头端和尾端区均有化学感受性，中间区不具有化学感受性；但局部阻滞或损伤中间区后动物通气量降低，并使头端、尾端区受刺激时引起的通气量增加的反应消失，提示中间区可能是头端区和尾端区传入冲动向脑干呼吸中枢投射的中继站。中枢化学感受器的有效刺激是脑脊液或局部细胞外液中的 H^+ 浓度，而非 CO_2 本身。但血液中的 CO_2 能迅速通过血－脑屏障进入脑脊液，在碳酸酐酶的作用下与 H_2O 结合成 H_2CO_3，继而解离出 H^+，从而刺激中枢化学感受器，再引起呼吸中枢兴奋［图 5－16（b）］。由于脑脊液中碳酸酐酶含量很少，CO_2 与水的水合反应很慢，故中枢对 CO_2 的反应有一定的时间延迟。血液中的 H^+ 不易通过血－脑屏障，因而血液 pH 的变化对中枢化学感受器的作用不大，也较缓慢。中枢化学感受器不感受缺 O_2 的刺激，但对 H^+ 的敏感性比外周化学感受器高。中枢化学感受器的作用可能是调节脑脊液的 H^+ 浓度，使中枢神经系统的 pH 环境相对稳定。

2. CO_2、H^+ 和低 O_2 对呼吸运动的调节

（1）CO_2 对呼吸运动的调节：CO_2 是调节呼吸运动最重要的生理性化学因素，对呼吸调节起着经常性作用。如果机体过度通气，体内 CO_2 浓度过低可出现呼吸暂停，表明血液中保持一定浓度的 CO_2 是维持呼吸中枢正常兴奋性的必要条件。在一定范围内增加吸入气中的 CO_2 浓度，肺泡气中 PCO_2 随之升高，动脉血中 PCO_2 也升高，引起呼吸加深、加快，肺通气

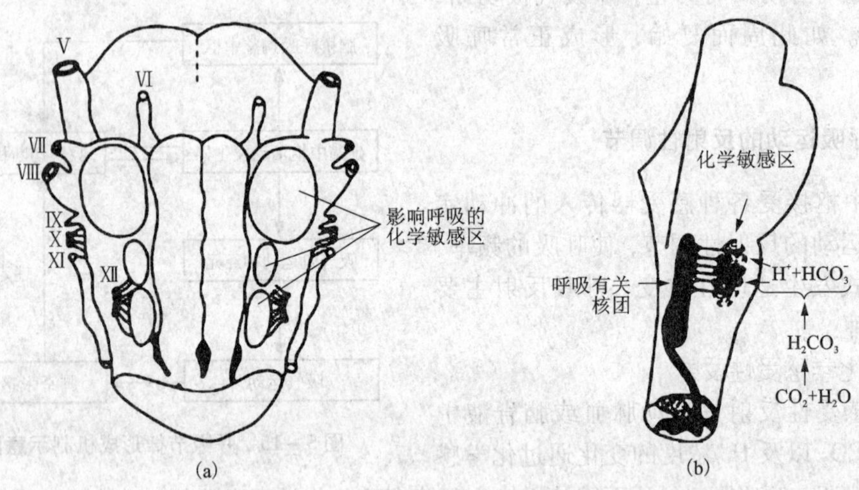

图 5－16 中枢化学感受器示意图

(a)延髓腹外侧浅表部位的中枢化学感受区；(b)血液或脑脊液升高刺激呼吸运动的中枢机制

V、VI、VII、VIII、IX、X、XI、XII分别为第 5、6、7、8、9、10、11、12 对脑神经

量增加，使 CO_2 排出增加，肺泡气和动脉血中的 PCO_2 又恢复到正常水平(图 5－17)。但吸入气中 CO_2 含量超过一定水平时，肺通气量不再相应增加，则血液中 PCO_2 显著升高，使中枢神经系统的活动受到抑制，引起头痛、头昏、呼吸困难，甚至昏迷，出现 CO_2 麻醉。

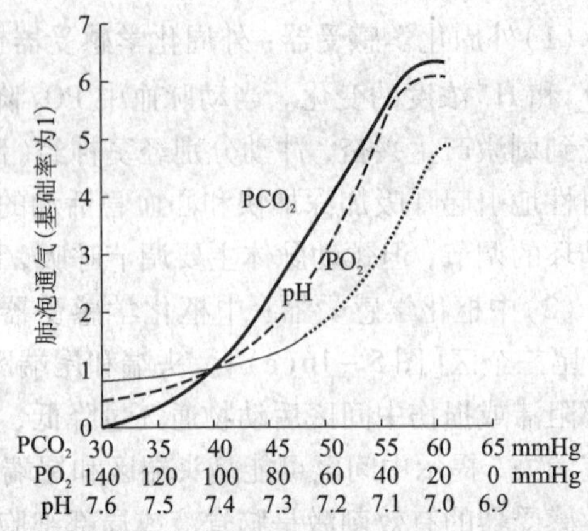

图 5－17 改变动脉血 PCO_2、PO_2、pH 任一因素而维持其他因素正常时的肺泡通气反应

CO_2 刺激呼吸运动是通过两条途径实现的：一是通过刺激中枢化学感受器再兴奋呼吸中枢；二是刺激外周化学感受器，冲动经窦神经和迷走神经传入延髓，二者反射性引起呼吸加深、加快，肺通气量增加。实验表明，切断颈动脉体和主动脉体化学感受器的传入神经后，CO_2 引起的通气反应仅下降约 20%。动脉血 PCO_2 只需升高 2 mmHg 即可刺激中枢化学感受器，出现肺通气加强的反应，而刺激外周化学感受器，则需升高 10 mmHg。可见，中枢化学感受器在 CO_2 引起呼吸兴奋中起主要作用。但因中枢化学感受器对 CO_2 的反应较慢，因此，当动脉血中 PCO_2 突然升高时，外周化学感受器在引起快速呼吸反应中可起重要作用。当中枢化学感受器受到抑制、对 CO_2 的敏感性降低或产生适应后，则外周化学感受器起重要作用。

(2)H^+ 对呼吸运动的调节：动脉血液中 H^+ 浓度升高时，可引起呼吸运动加深、加快，肺通气量增加；H^+ 浓度降低时，呼吸运动受到抑制，肺通气量降低(图 5－17)。H^+ 对呼吸运动的调节是通过外周化学感受器和中枢化学感受器实现的。中枢化学感受器对 H^+ 的敏感性约为外周化学感受器的 25 倍，但由于 H^+ 不易通过血－脑屏障，限制了它对中枢化学感受器的作用。因此，血液中的 H^+ 对呼吸运动的调节主要是通过刺激外周化学感受器起作用。

（3）低 O_2 对呼吸运动的调节：吸入气中 PO_2 降低时，肺泡气和动脉血 PO_2 随之降低，反射性地引起呼吸运动加深、加快，肺通气量增加（图 5－17）。通常在动脉血 PO_2 下降至 80 mmHg 以下时，肺通气量才出现可觉察到的增加。可见，动脉血 PO_2 的改变对正常呼吸运动的调节作用不大。但在某些特殊情况下，如严重肺气肿、肺心病患者，因肺换气功能障碍，导致低 O_2 和 CO_2 潴留，长时间的 CO_2 潴留能使中枢化学感受器对 CO_2 的刺激作用产生适应；而外周化学感受器对低 O_2 刺激的适应很慢，此时低氧对外周化学感受器的刺激成为兴奋呼吸运动的主要刺激因素。因此，在给慢性肺通气或肺换气功能障碍所引起低 O_2 的患者氧疗时，如果吸入纯氧，会导致低 O_2 对外周化学感受器的刺激作用解除，反而引起呼吸暂停，故在临床上应采取低浓度持续给 O_2。

低 O_2 对呼吸运动的刺激作用完全是通过外周化学感受器实现的。切断动物外周化学感受器的传入神经后，低 O_2 对呼吸运动的刺激效应消失。低 O_2 对中枢的直接作用是抑制，并且这种抑制作用可随低 O_2 程度加重而加强。在轻、中度低 O_2 时，通过外周化学感受器对呼吸中枢的兴奋作用可抵消低 O_2 对呼吸中枢的直接抑制作用，使呼吸中枢兴奋，呼吸运动加强，肺通气量增加。但在严重缺氧时，来自外周化学感受器的兴奋作用不足以抵消低 O_2 对呼吸中枢的直接抑制作用时，则导致呼吸运动减弱甚至停止。

3．CO_2、H^+ 和低 O_2 在呼吸运动调节中的相互作用

图 5－17 显示的是只改变 CO_2、H^+ 和 O_2 三个因素中的一个因素，保持其他两个因素不变时，它们各自对肺通气效应的影响。然而，在自然呼吸情况下，一个因素的改变往往会引起另外一个因素或两个因素相继发生改变或几个因素同时改变。三者之间相互影响，此时的肺泡通气效应是它们综合作用的结果（图 5－18）。例如，当血液中 CO_2 增加时，H^+ 浓度也随之升高，两者对呼吸的刺激产生协同效应，使肺泡通气效应比 CO_2 增多单因素的作用更明显；当 H^+ 浓度增加时，刺激呼吸运动引起肺通气量增大，增加 CO_2 的排出，血液中 CO_2 减少，从而部分抵消 H^+ 的刺激作用，使肺泡通气效应比 H^+ 浓度增高单因素的作用小；血液 PO_2 降低时，可因肺通气量增加排出较多的 CO_2，导致血液 PCO_2 和 H^+ 浓度降低，从而减弱低氧对呼吸的刺激效应。

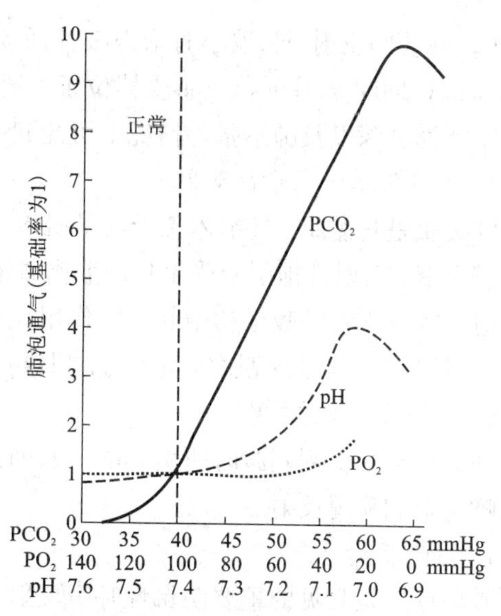

图 5－18　改变动脉血 PCO_2、PO_2、pH 三因素之一而不控制另外两个因素时的肺泡通气反应

（二）机械感受性反射

1．肺牵张反射

1868 年 Breuer 和 Hering 观察到，在麻醉动物，肺扩张或向肺内充气，可引起吸气抑制；而肺缩小或从肺内抽气则引起吸气加强。切断迷走神经，上述反应消失，表明上述现象是由

迷走神经参与的反射性反应。这种由肺扩张或肺萎陷引起吸气抑制或吸气兴奋的反射称为肺牵张反射(pulmonary stretch reflex)或黑－伯反射(Hering－Breuer reflex)。肺牵张反射包括肺扩张反射和肺萎陷反射两种形式。

(1)肺扩张反射：肺扩张时引起吸气抑制的反射称为肺扩张反射(pulmonary inflation reflex)。感受器位于气管到细支气管的平滑肌中，对机械牵拉刺激敏感，其兴奋阈值低、适应慢。当吸入肺内气量达到一定容积时，牵拉支气管和细支气管而使感受器兴奋，传入冲动经迷走神经传入延髓，在延髓内通过一定的神经联系，使吸气切断机制兴奋，促使吸气转为呼气。肺扩张反射的生理意义在于阻止吸气过长过深，加速吸气向呼气转换，与脑桥呼吸调整中枢共同调节呼吸频率与深度。在动物实验中，切断双侧迷走神经，则动物的吸气延长、呼吸深而慢。

肺扩张反射有明显的种属差异。兔的肺扩张反射最敏感，而人的敏感性最低。在新生儿期，这一反射较明显，但在出生4～5天后肺扩张反射的敏感性显著减弱。在成年人，潮气量要超过1500 mL才能引起肺扩张反射，因此平静呼吸时，肺扩张反射一般不参与呼吸运动的调节。但在某些病理情况下，如肺炎、肺充血、肺水肿及肺栓塞等，由于肺顺应性降低，肺不易扩张，吸气时对气道牵张感受器的刺激作用增强，传入冲动增多，可引起该反射，使呼吸变浅变快。

(2)肺萎陷反射：肺缩小时增强吸气活动或促进呼气转为吸气的反射，称为肺萎陷反射(pulmonary deflation reflex)。感受器位于气道平滑肌内，该反射在平静呼吸时不参与调节，但在防止呼气过深以及肺不张等情况下可能起一定作用。

2. 呼吸肌本体感受性反射

呼吸肌是骨骼肌，其本体感受器是肌梭。当肌梭受到牵张刺激而兴奋时，冲动经背根传入脊髓中枢，反射性地引起受牵拉的肌肉收缩，呼吸运动增强，称为呼吸肌本体感受性反射。该反射在维持正常呼吸运动中起一定作用，尤其在运动状态或气道阻力加大时，可反射性地加强呼吸肌的收缩力，克服气道阻力，以维持正常肺通气功能。

(三)防御性呼吸反射

呼吸道黏膜受到刺激时所引起的一系列保护性呼吸反射，称为防御性呼吸反射，其主要有咳嗽反射和喷嚏反射。

1. 咳嗽反射

咳嗽反射是常见的重要防御性呼吸反射。系因喉、气管和支气管的黏膜受到物理、化学性刺激时而引起的一系列协调、有序的反射性效应。感受器受刺激发生的兴奋经迷走神经传入延髓呼吸中枢，反射性地引起深吸气，继而紧闭声门，呼吸肌强烈收缩，使肺内压迅速升高，然后突然开启声门，气体快速由肺内冲出，同时将肺及呼吸道内异物或分泌物排出。

2. 喷嚏反射

喷嚏反射类似于咳嗽反射，不同的是刺激作用于鼻黏膜的感受器，冲动由三叉神经传入中枢，反射性引起腭垂下降，舌压向软腭，而不是声门关闭，呼出气从鼻腔喷出，以清除鼻腔中的刺激物。

三、周期性呼吸

（一）陈－施呼吸

陈－施呼吸（Cheyne－Stokes respiration）又称为潮式呼吸，其特征是呼吸由浅慢变为深快又由深快变为浅慢，随后出现一段呼吸暂停，如此周而复始。每个潮式呼吸周期可长达30秒至2分钟，呼吸暂停可持续5～30秒。

目前认为陈－施呼吸产生的基本机制是因为某种原因使呼吸受到刺激时，使肺通气量增加，呼出过多的CO_2，导致肺泡气PCO_2下降，血液PCO_2也下降，片刻之后，这种低PCO_2血液到达脑部，可使呼吸中枢因缺少足够的CO_2刺激而受到抑制，呼吸变慢、变浅甚至停止；呼吸的抑制又使血液PCO_2升高，PCO_2升高的血液到达脑部后，又刺激呼吸中枢，呼吸又复变快变深，再次使PCO_2下降，呼吸再受抑制。上述过程周而复始，周期性进行，产生陈－施呼吸。陈－施呼吸主要出现于下列情况：①肺－脑循环时延长（如心力衰竭），此时脑PCO_2升高，增强了对呼吸的刺激，触发了陈－施呼吸。②呼吸中枢反馈增益增加。反馈增益是指一定程度的PCO_2或pH变化所引起的通气变化，通气变化大，则增益大。低氧或某种脑干损伤可出现增益增大，导致陈－施呼吸。

（二）比－奥呼吸

比－奥呼吸（Biot respiration）的特点是一次或多次强呼吸后，随之是长时间的呼吸停止，接着又再次出现一次或多次强呼吸。其周期在10～60秒。其机制可能与呼吸中枢受损有关，常见于脑膜炎、脑损伤、脑脊液压力升高。

（李雪飞　成春英）

第六章 消化与吸收

【内容提要】 消化器官包括消化道和消化腺，对食物进行机械性和化学性消化并具有吸收功能。消化道平滑肌有其独特的生理特性，其生物电活动包括静息电位、基本电节律和动作电位。消化道受自主神经支配。副交感神经兴奋可使消化道活动增强，消化腺分泌增加；交感神经兴奋则使消化道活动减弱，消化腺分泌减少。内在神经丛是一个完整的相对独立的调节系统，可完成局部反射。胃肠道可以分泌多种胃肠激素，其中重要的胃肠激素有促胃液素、促胰液素、缩胆囊素和抑胃肽。胃液的主要成分为盐酸、胃蛋白酶原、内因子和黏液。胃液分泌的调节包括兴奋性因素和抑制性因素。乙酰胆碱、促胃液素和组胺促进胃液分泌。消化期胃液分泌分为头期、胃期和肠期，其中头期分泌量大、酸度高、消化力强。抑制胃液分泌的因素主要有盐酸、脂肪和高张溶液，通过肠-胃反射和肠抑胃素抑制胃的运动和分泌。胃与小肠共有的运动形式是紧张性收缩和蠕动，胃与小肠特有的运动形式分别是容受性舒张和分节运动。胃排空是指食糜由胃排入十二指肠的过程。其特点是间断进行。胰液是最重要的消化液，含有胰淀粉酶、胰脂肪酶、胰蛋白酶和糜蛋白酶等，可消化三大营养物质。胰液分泌受神经和体液调节，体液因素主要有促胰液素和缩胆囊素。胆汁是唯一不含消化酶的消化液，其中的胆盐对脂肪消化和吸收起重要作用。胆汁的分泌与排放受神经和体液调节，促进胆汁分泌和排放的因素有缩胆囊素，促胰液素，促胃液素和胆盐。小肠是消化和吸收的主要部位。糖和蛋白质的吸收形式分别为单糖和氨基酸，均为继发性主动重吸收，经血液途径吸收。

第一节 概 述

生命活动中时刻进行着新陈代谢，需要从外界不断地摄取营养物质和能量。人体所需的营养物质包括蛋白质、脂肪、糖类、维生素、无机盐和水，均来自于食物。人体的消化系统由消化道和消化腺组成，消化道包括口腔、咽、食管、胃、小肠、大肠、直肠和肛管；消化腺包括唾液腺、肝、胰和散在分布于消化道内的腺体。消化系统的主要生理功能是对食物进行消化和吸收，为机体的新陈代谢提供必要的营养物质和能量。食物中的无机盐、水和大多数维生素可以直接吸收利用，而蛋白质、脂肪和糖类都以结构复杂的大分子形式存在，不能被人体直接利用，必须在消化道内加工成结构简单、易溶于水的小分子物质，如氨基酸、甘油、脂肪酸和葡萄糖等才能通过消化道黏膜被吸收。

消化(digestion)是食物中所含的营养成分(糖、蛋白质和脂肪)在消化道内被分解为可吸收的小分子物质的过程。消化的方式分为两种：一种是机械性消化(mechanical digestion)，即通过消化道肌肉的运动，将食物磨碎，并使其与消化液充分混合，同时将其向消化道远端推送；另一种消化方式是化学性消化(chemical digestion)，即通过消化液中各种消化酶的作用，将食物中的大分子物质(糖、蛋白质和脂肪)分解为可吸收的小分子物质。通常这两种消化方式相互配合，同时进行，共同完成对食物的消化。经过消化后的小分子物质，以及维生素、无机盐和水透过消化道黏膜进入血液和淋巴的过程称为吸收(absorption)。消化和吸收是两个相辅相成、紧密联系的过程。不能被消化和吸收的食物残渣，最终形成粪便，通过肛门排出体外。

食物在消化过程中不仅是被消化的对象，而且它对消化器官也是一种有效的刺激物，对消化器官的功能起触发和调节作用。消化系统除对食物进行消化和吸收外，消化器官还具有重要的内分泌功能和免疫功能。

一、消化道平滑肌的生理特性

在整个消化道中，除口、咽、食管上段和肛门外括约肌的肌肉属于骨骼肌外，其余都是平滑肌。消化道平滑肌细胞之间存在缝隙连接。平滑肌的舒缩活动与食物的机械性消化、化学性消化以及吸收过程密切相关，细胞间的缝隙连接可使电信号在细胞间传递而进行同步性活动。

(一)消化道平滑肌的一般生理特性

消化道平滑肌和其他肌肉组织一样，也具有兴奋性、传导性和收缩性，不少平滑肌还有自律性，但由于其结构、生物电活动和功能不同又具有其自身的特点。

1. 兴奋性低，收缩缓慢

与骨骼肌和心肌相比，消化道平滑肌的兴奋性较低，收缩缓慢，收缩的潜伏期、收缩期和舒张期所占的时间长，而且变异很大。

2. 自律性较低且较不规则

消化道平滑肌离体后置于适宜环境中，仍能进行节律性收缩，但变异性较大，通常每分钟数次至十余次，远不如心肌那样规则。

3. 具有一定的紧张性

消化道平滑肌经常保持微弱的持续收缩状态，即具有一定的紧张性。消化道平滑肌的紧张性有利于消化道(如胃、肠)保持一定的形状和位置，并使消化管腔内保持基础压力；平滑肌的各种收缩活动均是在紧张性的基础上发生的。

4. 伸展性大

消化道平滑肌能根据实际需要而作很大程度的伸展。这一特性使中空的容纳器官(特别是胃)能容纳较多食物而不发生明显的压力变化。

5. 对化学、温度及机械牵张刺激较为敏感

消化道平滑肌对电刺激不敏感，而对化学、温度及机械牵张刺激较为敏感。例如，微量的乙酰胆碱可使之收缩增强，迅速改变温度和轻度突然牵拉都可引起强烈收缩等。消化道平滑肌的这种对化学、温度和机械牵张刺激的敏感性与其所处的环境有关，因为消化道内容物对平滑肌的牵张、温度和化学刺激是引起内容物推进或混合的自然刺激因素。

(二)消化道平滑肌的电生理特性

消化管平滑肌的电活动比骨骼肌要复杂得多，其电变化可分为静息电位、慢波电位和动作电位。

1. 静息电位

消化道平滑肌的静息电位波动幅度较大，为 $-50 \sim -60$ mV。其产生机制主要为 K^+ 向膜外扩散，Na^+-K^+泵的生电作用也是平滑肌静息电位形成的重要因素之一。

2. 慢波

消化道平滑肌细胞可在静息电位的基础上产生自发性去极化和复极化，形成缓慢的节律性电位波动，由于其频率较慢，故称为慢波(slow wave)电位，又称为基本电节律(basic electrical rhythm, BER)。慢波的波幅为5～15 mV，持续时间由数秒至十几秒，不同部位消化道平滑肌的慢波频率不同，胃约3次/min，十二指肠11～12次/min，回肠末端8～9次/min。

慢波起源于纵行肌与环行肌之间的Cajal细胞。Cajal细胞既非神经细胞，又非平滑肌细胞，是一种兼有成纤维细胞和平滑肌细胞特性的间质细胞，与纵、环两层平滑肌细胞形成缝隙连接。此细胞能产生节律性电活动(慢波)，并以电紧张形式快速传播到平滑肌，因而被认为是胃肠活动的起搏细胞。实验证明，慢波活动受自主神经的调节，交感神经活动增强时，慢波的幅度变小；副交感神经活动增强时，其幅度增加。但在去除平滑肌的神经支配或用药物阻断神经冲动后，慢波依然存在，提示慢波的产生并不依赖于神经的支配。慢波产生的离子机制尚未完全阐明，可能与细胞膜上生电性钠泵的周期性抑制有关。给予抑制钠泵的药物哇巴因后，胃肠平滑肌的慢波电位消失。当钠泵的活动暂时受抑制时，平滑肌细胞膜便发生去极化；当钠泵活动恢复时，膜电位便又回到原来的水平。

慢波本身一般不引起平滑肌收缩，但它可使膜电位接近于阈电位，使动作电位易于产生。

3. 动作电位

消化道平滑肌在慢波的基础上，若受到各种理化因素的刺激后，可进一步去极化。当慢波去极化达到阈电位水平(约－40 mV)时，便会产生每秒1至数个动作电位。消化道平滑肌动作电位的时程较骨骼肌长(10～20毫秒)，幅值较低。其去极化相主要由大量Ca^{2+}和少量Na^{+}内流引起，内流的Ca^{2+}又可引起平滑肌收缩，因此，动作电位的频率越高，平滑肌收缩幅度越大。平滑肌动作电位的复极化与骨骼肌相同，都是通过K^{+}的外流，所不同的是，平滑肌的K^{+}外流与Ca^{2+}内流在时间进程上几乎相同，因此，锋电位的幅度低，且大小不等。

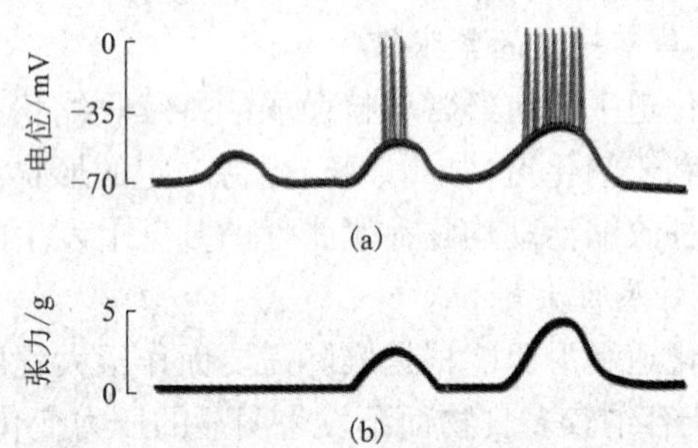

图6－1 消化道平滑肌的电活动与收缩之间的关系

上面的曲线为细胞内电极记录的基本电节律，在曲线第二和第三个波的去极化期出现数目不等的动作电位；下面的曲线为肌肉收缩，收缩波只出现在有动作电位时，动作电位数目越多，收缩的幅度也越大

综上所述，消化道平滑肌的慢波、动作电位和肌肉收缩三者之间是紧密联系的。平滑肌的收缩是继动作电位之后产生的，而动作电位则是在慢波去极化基础上产生的，动作电位频率越快则引起的平滑肌收缩越强，因此，慢波上动作电位的数目可作为平滑肌收缩力大小的指标。因此，慢波被认为是平滑肌的起步电位，虽然不能直接触发平滑肌收缩，但它是决定肌肉收缩频率、传播速度和方向的控制波(图6－1)。

二、消化腺的分泌功能

在消化道附近有唾液腺、肝和胰腺，在消化道黏膜内还有多个散在的腺体，它们向消化道内分泌多种消化液，包括唾液、胃液、胆汁、胰液、小肠液和大肠液。成人每日分泌消化液的总量为6～8 L，其主要成分是水、无机盐和多种有机物(包括各种消化酶、黏液、抗体等)，特别是多种消化酶，完成对食物的化学性消化(表6－1)。消化液的主要功能为：①稀释食物，使之与血浆的渗透压相等，以利于吸收；②改变消化腔内的pH，以适应消化酶活性的需要；③水解复杂的食物成分为可吸收的形式；④通过分泌黏液、抗体和大量液体，保护消化道黏膜，防止物理性和化学性的损伤；⑤进入体内的某些异物可随消化液排出体外，因而消化液具有排泄功能。

消化腺的分泌过程是腺细胞主动活动的过程，包括从血液内摄取原料、在细胞内合成并经浓缩，以酶原颗粒和囊泡等形式储存以及需要时将分泌物由细胞内排出等一连串的复杂活动。对消化腺分泌细胞的刺激－分泌耦联的研究表明，腺细胞膜上往往存在着多种受体，不同的刺激物与相应的受体结合，可引起细胞内一系列的生化反应，最终导致分泌物的释放。

表6－1　消化液的成分及其作用

消化液	分泌量(L/d)	pH	主要成分	酶的底物	酶的水解产物
唾液	1.0～1.5	6.6～7.1	黏液		
			α－淀粉酶	淀粉	麦芽糖
胃液	1.5～2.5	0.9～1.5	黏液、盐酸		
			胃蛋白酶(原)	蛋白质	胨、胨、多肽
			内因子		
胰液	1.0～2.0	7.8～8.4	HCO_3^-		
			胰蛋白酶(原)	蛋白质	寡肽
			糜蛋白酶(原)	蛋白质	氨基酸
			羧基肽酶(原)	肽	氨基酸
			核糖核酸酶	RNA	单核苷酸
			脱氧核糖核酸酶	DNA	单核苷酸
			α－淀粉酶	淀粉	麦芽糖、寡糖
			胰脂肪酶	甘油三酯	脂肪酸、甘油、甘油一酯
			胆固醇酯酶	胆固醇酯	脂肪酸、胆固醇
			磷脂酶	磷脂	脂肪酸、溶血磷脂
胆汁	0.8～1.0	7.8～8.6	胆盐		
			胆固醇		
			胆色素		
小肠液	1.0～3.0	7.6	黏液		
			肠激酶	胰蛋白酶原	胰蛋白酶
大肠液	0.5	8.3	黏液		
			HCO_3^-		

三、消化道的神经支配

大部分消化道，除口腔、食管上段及肛门外括约肌受躯体神经支配外，都受副交感和交感神经的双重支配，它们与消化道壁内存在的复杂的神经网络 - 内在神经系统（肠神经系统）一起，共同调节消化道平滑肌的运动、腺体分泌和血管运动。

（一）内在神经系统

胃肠道内在神经系统（intrinsic nervous system）是指存在于消化道壁内的神经元和神经纤维组成的复杂神经网络，包括位于纵行肌与环行肌之间的肌间神经丛（myenteric plexus）或称欧氏神经丛和位于环行肌与黏膜层之间的黏膜下神经丛（submucosal plexus）或称麦氏神经丛（图 6－2）。这些神经丛含神经元总数约 10^8 个，包括运动神经元、感觉神经元以及中间神经元。各种神经元之间通过短的神经纤维形成网络联系，组成一个结构和功能十分复杂、相对独立而完整的网络整合系统，因而有“肠脑”之称。内在神经系统释放的神经递质和调质的种类很多，包括NO、ACh、5－羟色胺（5－HT）及众多的肽类，如脑啡肽、血管活性肠肽（VIP）、P 物质等。总之，内在神经系统将消化道壁内的各种感受器、效应器、外来神经和壁内神经元紧密联系在一起，其中黏膜下神经丛主要参与调节胃肠腺体及内分泌细胞的分泌，肌间神经丛主要参与消化道运动的控制。虽然内在神经系统能独立行使其功能，但外来神经的活动可进一步加强或减弱其活动。

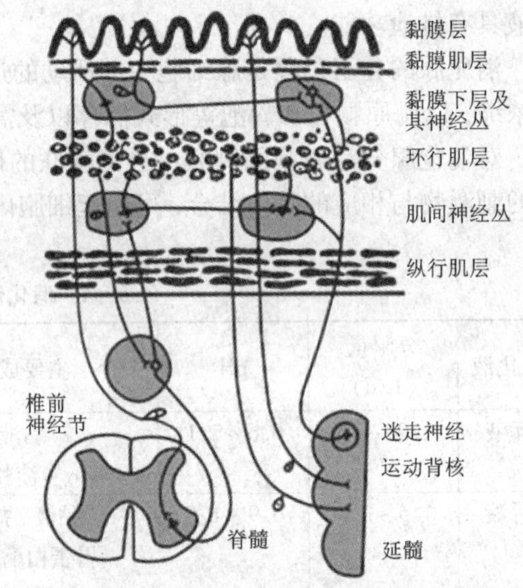

图 6－2　消化道内在神经系统与自主神经系统

（二）自主神经系统

支配胃肠道的自主神经系统主要包括交感和副交感神经。副交感神经包括迷走神经和盆神经，前者分布于横结肠及其以上的消化道，后者分布于降结肠及其以下的消化道。其节前纤维直接进入胃肠组织，与肌间神经丛和黏膜下神经丛的神经元形成突触，发出节后纤维支配腺细胞、上皮细胞和平滑肌细胞。胃肠副交感神经的节后纤维主要为胆碱能纤维，兴奋时通常引起胃肠道运动增强，腺体分泌增加，而消化道括约肌松弛。

交感神经纤维发自脊髓胸腰段侧角，在腹腔神经节、肠系膜神经节或腹下神经节更换神经元后，分别终止于内在神经系统中的胆碱能神经元（抑制其释放 ACh）或直接支配胃肠道平滑肌、血管平滑肌及胃肠道腺细胞。交感神经兴奋主要引起胃肠道运动减弱，腺体分泌抑制和血流量减少，而消化道括约肌收缩。

交感神经与副交感神经都是混合神经，例如，迷走神经中有 80% 的纤维是传入纤维，这些纤维传导冲动到延髓，延髓发出的传出冲动又经迷走神经中的传出纤维传到胃肠道，以调节它们的功能（图 6－3）。

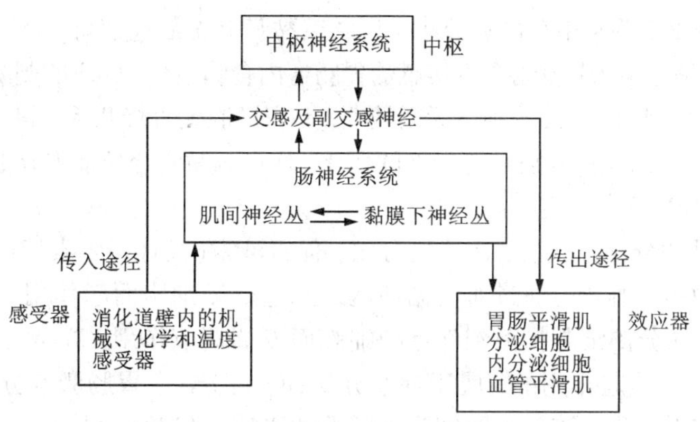

图6-3　消化系统的局部和中枢反射通路

四、消化道的内分泌功能

消化器官的功能除了受神经调节外，还受激素的调节。在胃肠道黏膜下存在着40多种内分泌细胞，消化道内所含的内分泌细胞数远大于体内所有内分泌腺所含的细胞总数。因此，消化道不仅是个消化器官，也是目前所知的体内最大的内分泌器官。由消化道黏膜内分泌细胞合成和释放的具有生物活性的化学物质，统称为胃肠激素(gastrointestinal hormones 或 gut hormone)。由于这些激素几乎都是肽类，故又称为胃肠肽(gastrointestinal peptides)。胃肠激素的调节是神经调节的重要补充，甚至对某些消化器官的活动调节起主导作用。迄今已发现和鉴定的胃肠激素达30多种，其中最主要的有5种，它们的主要生理功能及引起其释放的因素见表6-2。

表6-2　几种消化道激素的分布、作用和引起释放的刺激物

激素名称	在消化道的分布		主要生理作用	引起释放的刺激物
	部位	细胞		
促胃液素	胃窦 十二指肠	G	促进胃酸和胃蛋白酶原分泌、使胃窦和幽门括约肌收缩、延缓排空、促进胃肠上皮细胞生长	蛋白消化产物、迷走神经递质、扩张胃
促胰液素	十二指肠 空肠	S	刺激胰液与胆汁中 HCO_3^- 和水的分泌，抑制胃酸分泌和胃肠运动，收缩幽门括约肌	盐酸、脂肪酸、蛋白质消化产物、脂肪酸
缩胆囊素	十二指肠 空肠	I	刺激胰液分泌和胆囊收缩，增强小肠和结肠运动，抑制胃排空，增强幽门括约肌的收缩，松弛 Oddi 括约肌	蛋白消化产物、脂肪酸
抑胃肽	十二指肠 空肠	K	刺激胰岛素分泌、抑制胃酸和胃蛋白酶原分泌、抑制胃运动	葡萄糖、氨基酸、脂肪酸
促胃动素	十二指肠 空肠	M_0	刺激胃和小肠运动	迷走神经、脂肪、盐酸

（一）胃肠道内分泌细胞

胃肠道的内分泌细胞常单个散在分布于胃肠道黏膜上皮细胞之间，分为两类：①开放型细胞：细胞顶端有微绒毛突入胃肠腔，直接感受胃肠道内食物成分和pH的刺激，分泌颗粒集中于细胞基底部；②闭合型细胞：细胞顶端无微绒毛，和胃肠腔无直接联系，胃肠腔的机械作用（如压力）、温度变化以及组织液和血液等局部的变化，均可刺激闭合型细胞分泌。

（二）胃肠激素的分泌方式

胃肠激素常见的分泌方式有：①远距分泌：促胃液素（又称胃泌素）和促胰液素等多肽类胃肠激素直接释放进入血液，通过血液循环运送到远处靶细胞而起作用；②旁分泌：胃肠激素通过细胞间隙，从分泌细胞扩散到邻近靶细胞而发挥调节作用；③神经分泌：胃肠激素作为神经递质或神经调质起作用的，属于神经分泌；④自分泌：胃肠激素分泌到细胞外，扩散到细胞间隙，再作用于分泌该激素的细胞胞膜上的受体而发挥作用；⑤腔分泌：内分泌细胞将胃肠激素直接分泌入胃肠腔内发挥作用，称为腔分泌。

（三）胃肠激素的作用

胃肠激素的生理作用广泛，其对消化器官的作用主要体现在：①调节消化腺的分泌和消化道的运动：胃肠激素对相应的器官、组织产生不同的调节作用；一种激素可调节多个消化器官的功能，而一个消化器官又受多种胃肠激素的影响。如促胃液素既能刺激胃酸、胰酶、胆汁、小肠液等的分泌，又能促进食管和胃的括约肌以及消化道平滑肌的收缩；而胃酸的分泌既可为促胃液素、缩胆囊素所促进，又可被促胰液素、抑胃肽所抑制。②营养作用：某些胃肠激素具有促进胃肠道组织的代谢和生长作用，即营养作用。例如，促胃液素能刺激胃泌酸部和十二指肠黏膜的蛋白质、RNA和DNA的合成，从而促进其生长。在临床上观察到，切除胃窦的患者血清促胃液素水平下降，同时可发生胃黏膜萎缩；相反，在患有促胃液素瘤的患者，血清促胃液素水平很高，这种患者多有胃黏膜增生和肥厚。③调节其他激素的释放：如缩胆囊素能促进胰岛素等的释放，加强由促胰液素引起降钙素的释放；消化道释放的抑胃肽对胰岛素的分泌具有很强的刺激作用；口服葡萄糖比静脉注射同样剂量的葡萄糖引起更多的胰岛素分泌；生长抑素能抑制促胰液素等的释放。

（四）脑－肠肽

研究发现，有些最初在胃肠道发现的肽也存在于中枢神经系统中；而一些原来认为存在于中枢神经系统的神经肽也存在于消化道中。这些双重分布的肽被称为脑－肠肽（brain－gut peptide）。现已知的脑－肠肽有促胃液素、缩胆囊素、P物质、生长抑素和神经降压素等20多种激素。目前对双重分布的某些脑－肠肽功能的研究正在深入。脑－肠肽具有广泛的生物学活性，如调节消化管活动和消化腺分泌、调节代谢、调节摄食活动、调节免疫功能、细胞保护作用和调节行为活动等。

（五）APUD细胞

胃肠内分泌细胞都具有摄取胺前体、进行脱羧而产生肽类和活性胺的能力，具有这种能力的细胞称为APUD细胞（amine precursor uptake and decarboxylation cell）。神经系统、甲状腺、肾上腺髓质和垂体等组织中也含有APUD细胞。

（六）消化道的血液循环特点

1．消化道的血供特点

消化道是机体最大的储血器官。在静息状态下，消化系统（包括胃、肠、肝、胰、脾）的血流量约占心排血量的1/3。在进餐后，小肠绒毛及其邻近的黏膜下层的血流量可增加至平时的8倍以上，胃肠壁肌层的血流量也随之增加，直至2～4小时后才降至进餐前的水平。可见，消化道的血流量与局部组织的活动水平密切相关。

2. 影响消化道血流量的因素

消化期消化道血流量增多的原因很多。由于消化系统活动增强，可使消化道组织的代谢率增加，导致局部代谢产物(如腺苷)生成增加，因而血管舒张；由于食物的刺激，消化道可释放多种胃肠激素，如缩胆囊素、促胃液素和促胰液素等，以及血管活性物质，如血管舒张素和缓激肽等，这些物质均具有舒血管作用。此外，消化道血流量也受神经调节。副交感神经兴奋时，局部血流量增加；交感神经兴奋时，则消化道血管收缩，血流量减少，但数分钟后，血流量即可恢复，基本可维持胃肠的供血需要。这是由于血管收缩造成组织缺血、缺氧，使局部代谢产物增加所致。

第二节　口腔内消化

消化过程从口腔开始。食物在口腔内通过咀嚼运动被磨碎，被唾液湿润形成食团便于吞咽，同时由于唾液淀粉酶的作用，食物中的淀粉开始分解。食物在口腔内停留的时间很短暂，只有15～20秒，但可为胃肠内的消化创造有利条件。

一、咀嚼与吞咽

(一)咀嚼

咀嚼(mastication)是由咀嚼肌按一定的顺序收缩而实现的，是一种受大脑皮质支配的复杂的反射性动作。咀嚼是食物消化的第一步，它的作用是：①磨碎、混合和湿润食物，使之易于吞咽，也可减少大块、粗糙食物对胃肠黏膜的机械性损伤；②使食物与唾液淀粉酶接触，开始淀粉的化学性消化；③反射性地引起胃、胰、肝、胆囊的活动，为食物的下一步消化准备有利条件。龋齿患者不仅严重阻碍咀嚼进而影响消化、吸收，还能引起牙髓炎、牙周炎、颌骨周围炎，甚者影响全身健康。

(二)吞咽

吞咽(swallowing)是指食团由口腔经咽、食管进入胃的过程，是一种复杂的神经反射动作。根据食团通过的部位，可将吞咽过程分为三期：

口腔期：指食团从口腔进入咽。主要通过舌的运动将食团从舌背推入咽部，这些运动是在大脑皮质控制下的随意运动，因此又称为随意期。

咽期：指食团由咽到食管上段。咽期的基本过程包括：食团刺激软腭和咽部的触觉感受器，神经冲动经迷走神经和舌下神经反射性的引起咽部肌肉收缩，喉头提高并前移，鼻、口、喉通道关闭，防止食物进入气管或逆流鼻腔；食管上括约肌舒张，使食团从咽进入食管。咽期由一系列快速反射动作协调完成，历时不到1秒。此期呼吸被反射性抑制。

食管期：食团沿食管下移入胃，是主要由食管蠕动完成的反射性活动，食团刺激软腭、咽和食管等部位的感受器，兴奋通过三叉神经、舌咽神经和迷走神经传入到延髓的基本反射中枢，传出冲动通过迷走神经传到食管而引起。当食团经过食管上括约肌后，引起该括约肌反射性收缩，食管产生由上而下的蠕动，将食团推送入胃。蠕动(peristalsis)是指空腔器官

（如食管）平滑肌的顺序收缩，形成一种向前推进的波形运动。蠕动波起源于咽上缩肌，在吞咽的咽期传到食管，再沿食管向胃的方向传播，通常7～10秒便可推动食团入胃。如果此蠕动波未能将食物推入胃中而暂时滞留于食管内，食团对食管的扩张刺激，通过局部肌间神经丛及迷走－迷走反射，将再次发动蠕动（继发蠕动），猛推残留于食管或从胃反流的食物入胃。咽期和食管期都是不随意反射动作。因此，当吞咽中枢受损，可导致吞咽功能障碍。

在食管和胃之间，没有解剖学上的括约肌，但存在有一个高压区，宽1～3 cm，其内压力比胃内压高5～10 mmHg，可阻止胃内容物逆流入食管，起到了类似生理性括约肌的作用，故称为食管下括约肌（lower esophageal sphincter，LES）。当LES静息压异常降低或自发性松弛频繁，或者胃内压增高情况下会发生胃食管反流，过多的胃、十二指肠内容物反流入食管引起烧心等症状，同时导致食管炎和咽、喉、气道等食管以外的组织损害。

二、唾液及其分泌

人的口腔内有三对主要的大唾液腺，即腮腺、颌下腺和舌下腺，还有众多散在的小唾液腺，唾液是这些腺体分泌的混合液。

（一）唾液的性质和成分

唾液为无色无味黏稠的液体，呈弱酸性（pH 6.6～7.1），每天分泌量为1.0～1.5 L。其中水分约占99%，无机物有Na^+、K^+、Ca^{2+}、HCO_3^-、Cl^-和一些气体分子等，这些离子的浓度随唾液分泌速度而变化。有机物主要为黏蛋白、球蛋白、氨基酸、唾液淀粉酶、溶菌酶等。

（二）唾液的作用

唾液的生理作用有：①湿润口腔和食物，以引起味觉并易于吞咽。②清除口腔中食物的残渣，冲淡和中和进入口腔的有害物质，对口腔起清洁和保护作用。③唾液中的溶菌酶和免疫球蛋白有杀灭细菌与病毒的作用，唾液缺乏的人（口腔干燥症），龋齿及颊黏膜慢性感染的发生率比正常人高。④唾液中含有唾液淀粉酶，可将淀粉分解为麦芽糖。此酶的最适pH为7.0，故随食物进入胃后还可以继续作用一段时间，当pH＜4.5后唾液淀粉酶失活。⑤排泄功能：进入体内的某些物质如铅、汞等可部分随唾液排出，有些致病微生物（如狂犬病毒）也可以从唾液排出。因此，经唾液可传播一些疾病。

（三）唾液分泌的调节

不同情况下唾液腺的分泌速率差异很大。安静状态时的分泌量约为0.5 mL/min，起着湿润口腔的作用，称为基础分泌。进食时，最高可达4 mL/min。唾液分泌的调节完全是神经反射性的，包括条件反射和非条件反射。通常在进食时，两种调节同时存在。

在进食之前，食物的形状、颜色、气味和环境刺激，甚至想到或谈论食物时均可引起条件反射性的唾液分泌。进食过程中，食物对口腔黏膜的机械、温度和化学刺激则引起非条件反射性的唾液分泌。酸性食物是使唾液分泌的最强刺激物。恶心引起大量富含黏液的唾液分泌，而睡眠、疲劳、失水和恐惧通过抑制延髓唾液分泌中枢，使唾液分泌减少。条件反射的传入纤维在第Ⅰ、Ⅱ、Ⅷ对脑神经中，非条件反射的传入纤维在第Ⅴ、Ⅶ、Ⅸ、Ⅹ对脑神经中。唾液分泌的初级中枢是延髓的上涎核和下涎核，其高级中枢位于下丘脑及大脑皮质的味觉及嗅觉感受区。支配唾液腺分泌的传出神经为副交感神经（在第Ⅶ、Ⅸ对脑神经中）和交感神经，以前者的作用为主（图6－4）。副交感神经兴奋时唾液分泌量大，但含有机物少，同时伴有唾液腺血管扩张，分别为副交感神经末梢释放ACh和血管活性肠肽所引起。阿托品可阻断 ACh 的作用，使唾液分泌减少。交感神经兴奋(递质为去甲肾上腺素)时，唾液分泌量少，但富含有机物，同时唾液腺血管收缩。

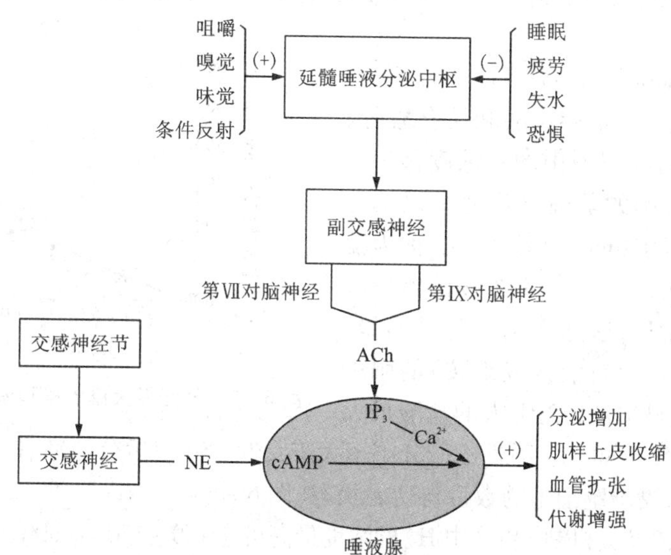

图 6－4　唾液分泌的神经调节

第三节　胃内消化

胃是消化道中最膨大的部分，具有暂时储存食物的功能。成人胃的容量为 1～2 L。食物在胃内受到胃液的化学性消化和胃壁肌肉运动的机械性消化。

一、胃液及其分泌

(一)胃的分泌细胞

从功能上通常将胃分为头区和尾区，头区包括胃底和胃体的上端，而胃体的下端和胃窦合称为尾区。胃黏膜是一个复杂的分泌器官，含有三种管状外分泌腺和多种内分泌细胞。

1. *外分泌细胞*

胃黏膜的外分泌细胞构成外分泌腺。胃的外分泌腺主要有三种，即①贲门腺：分布在胃与食管连接处的宽 1～4cm 的环状区内，为黏液腺，分泌稀薄的碱性黏液；②泌酸腺：分布在占全胃黏膜约 2/3 的胃底和胃体部，由壁细胞、主细胞和黏液颈细胞组成，它们分别分泌盐酸、胃蛋白酶原和黏液；③幽门腺：分布在幽门部，主要分泌碱性黏液。胃液是由这三种腺体和胃黏膜上皮细胞的分泌物构成的。除上述三种胃腺外，还有分布于胃的所有区域的上皮细胞，它们分泌黏稠的黏液，是构成胃表面黏液层的主要成分。

2. *内分泌细胞*

胃黏膜内还含有多种内分泌细胞，主要有：①G 细胞：分布于胃窦部，分泌促胃液素和 ACTH 样物质；②D 细胞：分布于胃底、胃体和胃窦部，分泌生长抑素，生长抑素对促胃液素和胃酸的分泌起抑制作用；③肠嗜铬样细胞：分布于胃泌酸区黏膜内，能合成和释放组胺。

(二)胃液的性质、成分和作用

纯净的胃液(gastric juice)是无色酸性液体，pH 为0.9~1.5，正常成人每日分泌量为1.5~2.5 L。胃液的成分除水分外，主要有盐酸(又称胃酸)、胃蛋白酶原、黏液和内因子。

1. 盐酸

盐酸(hydrochloric acid, HCl)是由泌酸腺中的壁细胞分泌的，包括游离酸和结合酸(与蛋白质结合)，两者在胃液中的总浓度称为胃液的总酸度。胃液中的盐酸含量通常以单位时间内分泌的毫摩尔(mmol)数表示，称为盐酸排出量。正常成人空腹时的盐酸排出量很少，为0~5 mmol/L，这称为基础酸排出量。在食物或某些药物(促胃液素或组胺)的刺激下，盐酸排出量明显增加，正常人的盐酸最大排出量可达20~25 mmol/L。男性的酸分泌率大于女性，50岁后分泌率有所下降。一般认为盐酸排出量主要取决于壁细胞的数目与功能状态(图6-5)。

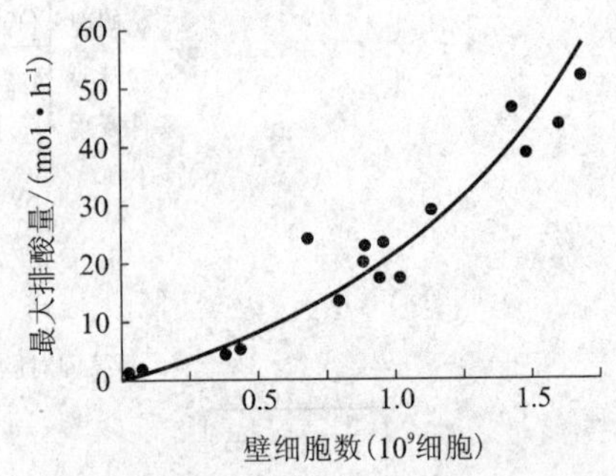

图6-5 盐酸最大排出量和壁细胞数目的关系

(1)盐酸的分泌及其机制：胃液中H^+的浓度最高可达150~170 mmol/L，比血浆中H^+浓度高300万~400万倍。由此可知，壁细胞分泌H^+是逆着巨大的浓度梯度主动进行的，需要消耗能量，能量来源于有氧代谢。H^+的分泌是依靠壁细胞顶端膜上的质子泵实现的。质子泵位于壁细胞顶端膜内陷形成的分泌小管膜上，是一种转运蛋白，具有转运H^+和催化ATP水解的功能，其实质是H^+-K^+-ATP酶。每水解一分子的ATP，可促使一个H^+从壁细胞胞浆分泌至分泌小管腔内，同时一个K^+从分泌小管腔进入细胞浆。壁细胞分泌的H^+是由胞质中的水解离生成的，H^+在顶端膜上质子泵的作用下，主动分泌到分泌小管腔内。同时，顶端膜上的K^+通道和Cl^-通道也开放，进入细胞内的K^+又经K^+通道进入分泌小管腔，细胞内的Cl^-通过Cl^-通道进入分泌小管腔，与H^+形成HCl，当需要时，HCl则由壁细胞分泌入胃腔。

壁细胞含有丰富的碳酸酐酶。当H^+被质子泵泵出后，留在胞质中的OH^-便和CO_2在碳酸酐酶的催化下形成HCO_3^-。胞质内的HCO_3^-则通过壁细胞基底侧膜上的$Cl^--HCO_3^-$逆向转运体，与来自血浆中的Cl^-进行交换，被转运到细胞外而进入血液，与Na^+形成$NaHCO_3$，而血浆中的Cl^-则进入壁细胞，再通过分泌小管顶端膜上特异性的Cl^-通道进入小管腔，不断地与H^+结合形成HCl(图6-6)。因此，餐后大量胃酸分泌的同时，血和尿的pH往往升高，出现所谓的餐后碱潮。质子泵已被证实是各种因素引起胃酸分泌的最后通路。选择性抑制质子泵的药物(如奥美拉唑)在临床用来有效地抑制胃酸分泌，治疗胃酸分泌过多引起的消化性溃疡。

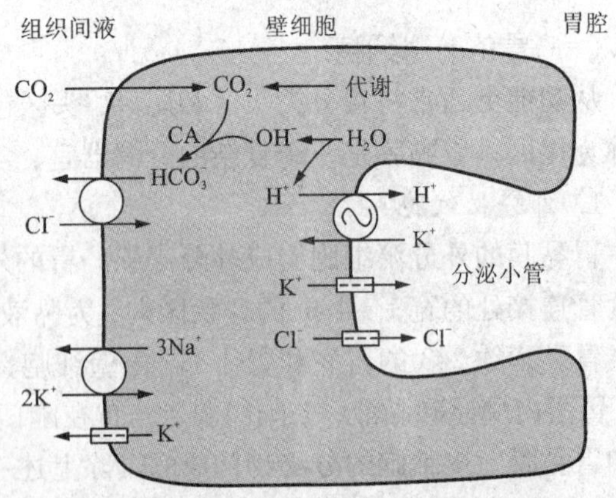

图6-6 壁细胞分泌盐酸的基本过程

(2)盐酸的生理作用有：①激活胃蛋白酶原，使之转变为有活性的胃蛋白酶，并为胃蛋白酶提供适宜的酸性环境；②使食物中的蛋白质变性，易于被蛋白酶水解；③杀死随食物进入胃内的细菌，保持胃与小肠相对无菌的状态；④盐酸进入小肠内可引起促胰液素的释放，从而促进胰液、胆汁和小肠液的分泌；⑤盐酸造成的酸性环境有利于铁和钙在小肠内吸收。因此，胃大部切除患者易发生缺铁性贫血。

2. 胃蛋白酶原

胃蛋白酶原(pepsinogen)是胃液中最重要的消化酶，主要由泌酸腺的主细胞分泌，黏液颈细胞、贲门腺和幽门腺的黏液细胞及十二指肠近端的腺体也能分泌胃蛋白酶原。分泌入胃腔的胃蛋白酶原没有活性，在胃酸或已激活的胃蛋白酶作用下，分离出 1 个小分子多肽后，转变为具有活性的胃蛋白酶(pepsin)。胃蛋白酶能水解蛋白质的多肽链，其主要产物是䏡和胨，并产生少量的多肽或氨基酸。胃蛋白酶作用的最适 pH 为 2.0 ~ 3.5，随着 pH 的升高，胃蛋白酶的活性即降低，当 pH >5.0 时，胃蛋白酶便失活。

3. 黏液和碳酸氢盐

胃的黏液(mucus)是由胃黏膜表面的上皮细胞、泌酸腺的黏液颈细胞以及贲门腺和幽门腺共同分泌的，其主要成分为糖蛋白。由于黏液具有较高的黏滞性和形成凝胶的特性，可在正常人胃黏膜表面形成一个厚约 500 μm 的凝胶层，能减少粗糙坚硬食物对胃黏膜的机械性损伤。胃黏液的作用有：①润滑作用，有利于食糜在胃内的往返运动；②保护胃黏膜免受坚硬食物的机械性损伤；③黏液呈中性或弱碱性，可降低胃液的酸度，减弱胃蛋白酶的活性；④由于黏液具有较高的黏滞性，在胃黏膜表面形成的黏液层能减慢胃腔中的 H^+ 向黏膜层扩散速度。胃内 HCO_3^- 主要由胃黏膜的非泌酸细胞分泌，仅有少量的 HCO_3^- 是从组织间液渗入胃内的。基础状态下，胃 HCO_3^- 的分泌速率仅为 H^+ 分泌速率的 5%，进食时分泌速率增加，通常与 H^+ 分泌速率的变化平行。

研究表明，黏液与胃黏膜分泌的 HCO_3^- 共同构成厚 500 ~ 1000 μm 的凝胶层，能更有效地保护胃黏膜，称为黏液 - 碳酸氢盐屏障(mucus bicarbonate barrier)(图 6 - 7)。它的主要作用是：当胃腔内的 H^+ 向胃壁扩散时，通过凝胶层的速度比通过水层要慢得多，H^+ 与上皮细胞分泌的 HCO_3^- 在黏液层中相遇，发生表面中和作用，使黏液层内出现 pH 梯度，即在靠近胃腔面的一侧，pH 约为 2.0，呈强酸性；而在靠近黏膜上皮细胞的一侧，pH 约为 7.0，呈中性或偏碱性。这不但避免了 H^+ 对胃黏膜的直接侵蚀，而且使胃蛋白酶原在该处不能激活，从而有效地防止了胃液对胃黏膜本身的消化作用。

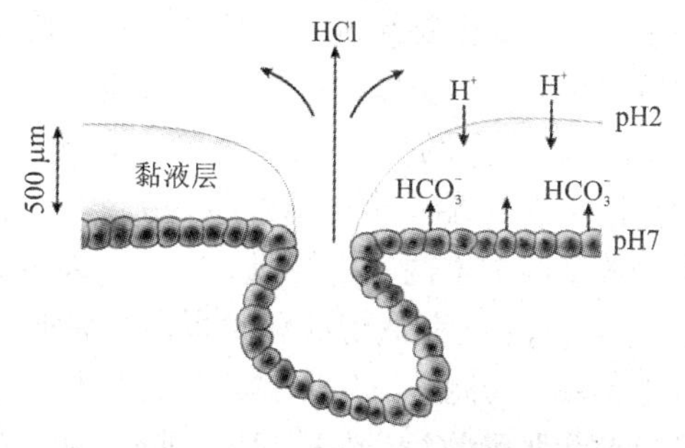

图 6 - 7　胃黏液 - 碳酸氢盐屏障

正常情况下，胃酸和胃蛋白酶不会消化胃黏膜本身。除了上述的黏液 - 碳酸氢盐屏障外，胃上皮细胞之间存在的紧密连接也起重要作用，它们对 H^+ 相对不通透，可防止胃腔内的 H^+ 向黏膜层内扩散。因此，胃上皮细胞的顶端膜和相邻细胞之间存在的紧密连接构成了胃黏膜屏障。同时，胃黏膜能合成与释放大量的前列腺素(PGE_2、PGI_2)，它们可抑制胃酸、胃蛋白酶原分泌，刺激黏液、碳酸氢盐分泌，使胃黏膜微血管扩张，增加胃黏膜血流，因此有助于维持胃黏膜的完整和受损的胃黏膜的修复。

多种因素，如乙醇、胆盐、阿司匹林类药物(可抑制胃内前列腺素合成)、肾上腺素(抑制 HCO_3^- 分泌)以及耐酸的幽门螺杆菌感染等，均可破坏或削弱胃黏膜屏障，易造成胃黏膜损伤(胃炎或溃疡)。

4. 内因子

壁细胞还分泌一种分子量约6万的糖蛋白，称为内因子(intrinsic factor)。内因子发挥作用是通过两个活性部位实现的，其中一个活性部位与维生素 B_{12} 结合，形成内因子－维生素 B_{12} 复合物，从而保护了维生素 B_{12} 不被小肠内水解酶破坏；另一个活性部位则与回肠黏膜上皮细胞的特异性受体结合，促进维生素 B_{12} 的吸收。壁细胞受损或减少时，内因子分泌减少，维生素 B_{12} 的吸收减少，引起巨幼红细胞性贫血。胃大部切除者必须由胃肠外补充维生素 B_{12}。而各种引起胃液分泌的刺激，如刺激迷走神经、组胺和促胃液素，都可致内因子分泌增多。

(三)胃液分泌的调节

在消化间期(空腹)时，胃只分泌少量的黏液、胃蛋白酶原和胃酸，称为基础胃液分泌或消化间期胃液分泌。强烈的情绪刺激使消化间期的胃液分泌明显增加，且为高酸度、高胃蛋白酶原的胃液。有人认为，这可能是产生应激性溃疡的一个因素。进食后胃液分泌量增多，是神经、体液调节的综合结果。

1. 刺激胃液分泌的内源性物质

(1)乙酰胆碱：乙酰胆碱(ACh)是由大部分支配胃的迷走神经节后纤维末梢及部分肠壁内在神经末梢释放的递质。ACh可直接作用于壁细胞上的胆碱能 M_3 受体而刺激胃酸分泌，该作用可被M受体拮抗剂阿托品所阻断。ACh还可刺激G细胞和肠嗜铬样(ECL)细胞，使它们分别释放促胃液素和组胺，间接引起壁细胞分泌胃酸；同时也能引起主细胞分泌胃蛋白酶原和黏液细胞分泌黏液。

(2)促胃液素：促胃液素(gastrin)又称胃泌素，是由胃窦及小肠上段黏膜G细胞分泌的一种多肽激素，主要经血液循环到达壁细胞，通过与膜的缩胆囊素－B/促胃液素受体结合而刺激胃酸分泌，其受体拮抗剂为丙谷胺。体内的促胃液素以多种分子形式存在，主要有含34个氨基酸残基的大促胃液素(G－34)和含17个氨基酸残基的小促胃液素(G－17)。促胃液素的活性由C末端4个氨基酸残基决定，临床上使用的五肽促胃液素即由天然促胃液素C末端4个氨基酸加上丙氨酸组成，具有与天然促胃液素相同的生理活性。促胃液素的作用比较广泛，主要有：①刺激胃酸和胃蛋白酶原的分泌；②刺激ECL细胞分泌组胺，间接促进壁细胞分泌胃酸；③促进消化道黏膜的生长和刺激胃、肠、胰的蛋白质合成，即营养作用；④加强胃肠运动和胆囊收缩，促进胰液、胆汁的分泌。

(3)组胺：组胺是由胃泌酸区黏膜中的ECL细胞分泌的，可通过局部组织液扩散作用于壁细胞上的组胺受体(H_2 受体)，具有很强的刺激胃酸分泌的作用。H_2 受体阻断剂甲氰咪胍及其类似物可阻断组胺与壁细胞结合而抑制胃酸分泌。ECL细胞膜上含有促胃液素受体和M受体。因此，促胃液素及ACh可通过各自受体刺激ECL细胞释放组胺，组胺再作用于壁细胞上的 H_2 受体，促进壁细胞分泌盐酸，同时组胺还可提高壁细胞对ACh或促胃液素的敏感性。

ACh、促胃液素和组胺与壁细胞上各自的受体结合后，通过不同的信号转导途径，刺激壁细胞泌酸(图6－8)。其中组胺通过 G_s 蛋白中介，激活AC－cAMP系统，升高cAMP水平；ACh和促胃液素则激活PLC－IP_3/DG系统使细胞内 Ca^{2+} 储库内的 Ca^{2+} 释放。cAMP和 Ca^{2+}

通过激活蛋白激酶，使更多的 Cl^- 通道和 H^+-K^+-ATP 酶分子镶嵌于壁细胞的分泌小管膜上，从而增加 HCl 分泌。上述三种物质之间还存在着相互加强作用。临床上使用甲氰咪胍治疗消化性溃疡时，不仅可阻断壁细胞对组胺的反应，而且还能降低壁细胞对促胃液素和 ACh 的敏感性。

刺激胃酸分泌的物质或因素还有钙、乙醇、咖啡因及低血糖等。引起壁细胞分泌盐酸的大多数刺激均能促进主细胞分泌胃蛋白酶原及黏液细胞分泌黏液。ACh 是主细胞分泌胃蛋白酶原的强刺激物；促胃液素也可直接作用于主细胞；H^+ 可通过壁内神经丛反射性地刺激胃蛋白酶原的释放；十二指肠黏膜分泌的促胰液素和缩胆囊素也能刺激胃蛋白酶原的分泌。

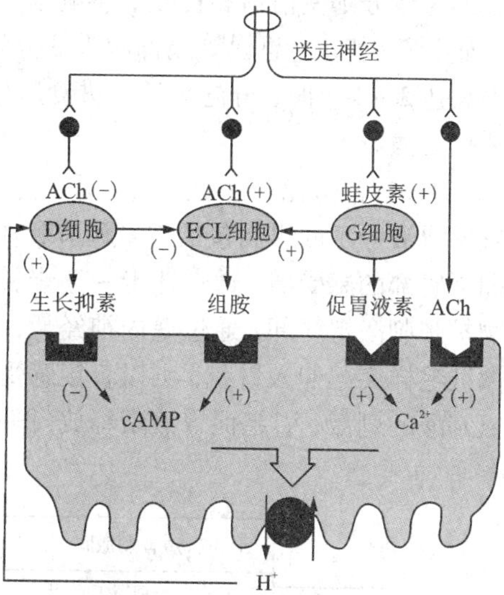

图 6-8　组胺、促胃液素、乙酰胆碱对壁细胞的作用及相互关系

2. *抑制胃酸分泌的内源性物质*

胃体和胃窦黏膜内的 D 细胞可释放一种十四肽的激素，称为生长抑素。主要通过以下途径抑制胃酸分泌：①抑制壁细胞的腺苷酸环化酶，降低胞浆 cAMP 水平而抑制胃酸分泌；②抑制胃窦 G 细胞释放促胃液素；③抑制 ECL 细胞释放组胺，从而间接抑制胃壁细胞分泌盐酸。进食后，特别是进食蛋白质和脂肪类食物后生长抑素分泌增加。此外，由小肠上部的 S 细胞释放的促胰液素以及前列腺素、表皮生长因子都能抑制促胃液素和胃酸分泌。

3. *消化期胃液分泌的调节*

进食后胃液分泌的调节机制，可按感受食物刺激的部位人为分成 3 个时期来分析，即头期、胃期和肠期。进食时这 3 个时期几乎同时开始、相互重叠。

(1)头期胃液分泌：由进食动作引起，传入冲动均来自头部感受器(眼、耳、鼻、口腔、咽、食管)。头期胃液分泌的机制曾用假饲方法进行研究，先将狗的食管切断，并在胃部造瘘，食物经口进入食管后，随即从食管切口流出体外而不能入胃(称为假饲)，但可引起胃液分泌。假饲引起的胃液分泌机制包括条件反射和非条件反射。前者是与食物有关的形象、气味、声音等刺激作用于视、嗅、听感受器，分别由第Ⅰ、Ⅱ、Ⅷ对脑神经传入中枢引起的；后者是咀嚼、吞咽食物的过程，刺激了口腔、咽喉等处的化学和机械感受器而引起的，由第Ⅴ、Ⅶ、Ⅸ、Ⅹ对脑神经传入。反射中枢位于延髓、下丘脑、边缘系统及大脑新皮质。迷走神经是这些反射共同的传出神经。当切断支配胃的迷走神经后，假饲就不再引起胃液分泌。

迷走神经兴奋引起的胃液分泌是通过两种机制实现的，一是直接刺激壁细胞；二是刺激 G 细胞及 ECL 细胞，分别释放促胃液素和组胺，间接促进胃液分泌。研究表明，支配 G 细胞的迷走神经节后末梢释放一种肽类物质——蛙皮素或称促胃液素释放肽(gastrin-releasing peptide，GRP)作为递质，而不是乙酰胆碱。蛙皮素的作用不被阿托品所阻断。可见，迷走神经兴奋刺激头期胃液分泌存在两种机制，即直接的胆碱能机制和由促胃液素中介的神经-体液调节机制。在人类的头期胃液分泌中，迷走神经直接的胆碱能机制更为重要。

头期胃液分泌受情绪和食欲的影响很大。食物的色、香、味可通过神经作用促进胃液的分泌，而疼痛、忧虑、恐惧等能抑制胃液分泌，使食欲减退。一般情况下，头期胃液分泌持续时间可长达2~4小时，分泌量约占进食后分泌量的30%，酸度及胃蛋白酶原的含量均很高，因而消化力强。

(2)胃期胃液分泌：食物进入胃后，食物的机械和化学刺激可进一步刺激胃液分泌。

胃期胃液分泌的机制包括神经调节和体液调节。其主要途径为：①食物的扩张刺激兴奋胃体和胃底部的感受器，通过迷走－迷走神经长反射和壁内神经丛的短反射引起胃液分泌；②食物扩张刺激胃窦部，通过壁内神经丛，兴奋G细胞，引起促胃液素释放；③G细胞的顶端有微绒毛样突起伸入胃腔，可以直接感受胃腔内食物的化学刺激，主要是蛋白质分解产物肽和氨基酸的刺激，引起促胃液素释放(图6－9)。

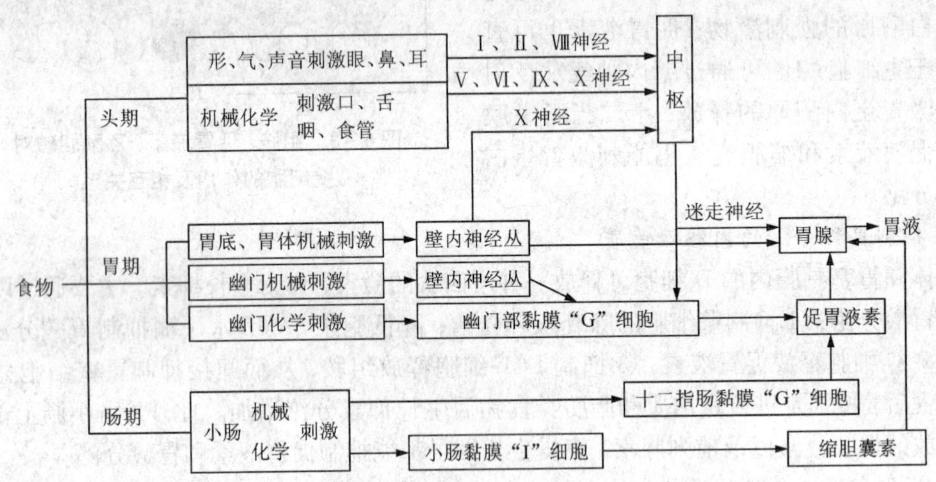

图6－9 进食促进胃液分泌的机制

胃期胃液分泌持续时间长，可达3~4小时，其特点是分泌量大，胃期分泌的胃液量约占进食后总分泌量的60%，酸度很高，但胃蛋白酶原的含量较头期少，故消化力比头期弱。

(3)肠期胃液分泌：食糜进入十二指肠后继续引起胃液分泌。分泌的机制主要是食物的机械扩张刺激及食物的消化产物作用于十二指肠黏膜可使其释放促胃液素、肠泌酸素等胃肠激素，通过血液循环作用于胃。此外。小肠内的消化产物氨基酸被吸收后通过血液循环作用于胃腺，也能刺激胃液分泌。在切除外来神经后，食物对小肠的刺激仍可引起胃液分泌，提示在肠期胃液分泌调节中，神经调节的作用不大，主要是体液调节的结果。肠期胃液分泌的特点是：量少，约占进食后胃液分泌总量的10%，总酸度和胃蛋白酶原的含量也较少。

4. 胃液分泌的抑制性调节

在消化期内，胃液分泌受兴奋性和抑制性因素共同调节。抑制胃液分泌的因素除精神、情绪因素和上述抑制胃酸分泌的几种物质外，主要还有盐酸、脂肪和高张溶液三种。

(1)盐酸：当胃窦部pH≤1.2~1.5时，对胃酸分泌可产生抑制作用。其机制之一是盐酸直接抑制胃窦黏膜中的G细胞，减少促胃液素的释放；另一个原因是盐酸引起胃黏膜内D细胞释放生长抑素，后者间接地抑制促胃液素和胃液的分泌。临床上胃黏膜萎缩的患者胃酸分泌很低，他们血浆中促胃液素浓度却比正常人高2~30倍；如向这种患者胃内注入盐酸，使胃窦酸化，血浆促胃液素浓度即下降，表明胃内容物的酸度在对促胃液素释放以及进而影响胃液分泌中具有重要作用。

当十二指肠内的 pH≤2.5 时，对胃酸分泌也产生抑制作用。已知胃酸可刺激十二指肠黏膜释放促胰液素，后者对促胃液素引起的胃酸分泌有明显的抑制作用。此外，十二指肠球部在盐酸刺激下还可释放出一种抑制胃酸分泌的肽类激素——球抑胃素，但球抑胃素的化学结构尚未确定。

盐酸是胃腺活动的产物，它对胃腺活动又产生抑制作用，因而是胃腺分泌的一种负反馈调节因子，这对防止胃酸过度分泌、保护胃肠黏膜具有重要的生理意义。

(2)脂肪：脂肪进入小肠后可明显抑制胃液的分泌。我国生理学家林可胜先生早在 20 世纪 30 年代发现脂肪可刺激十二指肠和空肠上部黏膜释放抑制胃液分泌的激素，命名为肠抑胃素。近些年的研究表明，肠抑胃素并不是一个单独的激素，而是一类激素，可能包括抑胃肽、促胰液素、神经降压素等多种激素。它们经血液循环到胃后，可直接或间接地(通过生长抑素)抑制 G 细胞释放促胃液素，导致胃酸分泌的抑制。

(3)高张溶液：十二指肠内的高张溶液可通过两种途径抑制胃液分泌，一是激活小肠内渗透压感受器，通过肠 - 胃反射抑制胃液分泌；二是通过刺激小肠黏膜释放一种或几种胃肠激素而抑制胃液分泌。

二、胃的运动

胃具有储存食物和将胃内容物排入十二指肠的功能。头区(胃底和胃体上 1/3)的运动较弱，其主要功能是容纳和暂时储存食物，调节胃内压及促进液体的排空；尾区(胃体其余 2/3 和胃窦)运动较明显，其功能是磨碎进入胃内的食团，使之与胃液充分混合，以形成食糜，并加快固体食物的排空。

(一)胃的运动形式及其调节

1. 容受性舒张

当咀嚼和吞咽时，食物对咽、食管等处感受器的刺激可反射性地引起胃头区肌肉的舒张，并使胃腔容量由空腹时的约 50 mL 增大到进食后的 1.5 L，胃壁肌肉的这种活动称为容受性舒张(receptive relaxation)，是胃特有的运动形式。虽然胃随着胃内容物的增加而伸展，但胃内压升高不明显。胃容受性舒张的生理意义是容纳和储存食物，同时保持胃内压基本不变，从而防止食糜过早排入小肠，有利于食物在胃内的消化。胃的容受性舒张是通过迷走 - 迷走反射调节实现的，切断人和动物的双侧迷走神经，容受性舒张即不再出现。在这个反射中，迷走神经传出通路是抑制性纤维，其末稍释放的递质既非乙酰胆碱，也非去甲肾上腺素，而可能是某种神经肽(如 VIP 或 NO)。

头区的胃壁比较薄，收缩力较弱，且很少发生收缩，故食物入胃后不致很快与胃液混合，而是分层分布于胃的内表面，即先入胃的在外层，后入胃的在中央，暂时不与胃黏膜接触，因此饭后服药可减少药物对胃黏膜的直接刺激。

2. 紧张性收缩

消化道平滑肌经常处于微弱的持续收缩状态，称为紧张性收缩(tonic contraction)。胃紧张性收缩使胃内具有一定的基础压力，有助于胃液渗入食物内部进行化学性消化，并可协助食糜向十二指肠方向推送；同时还可使胃保持一定的形状和位置，不致出现胃下垂。

3. 蠕动

进食后5分钟左右，胃开始出现明显的蠕动。蠕动起始于胃体的中部，每分钟约3次，每个蠕动波约需1分钟到达幽门。因此，进食后胃的蠕动通常是一波未平，一波又起。蠕动波开始时较小，在向幽门推进过程中波幅和波速越来越大，接近幽门时达最大。在蠕动波及其产生的压力作用下，胃窦内容物被推向幽门，同时幽门括约肌开放，少量食糜(1～2 mL)排入十二指肠内，这种作用也被称为"幽门泵"。并非每一个蠕动波都到达幽门，有些蠕动波到胃窦后即行消失。一旦收缩波超越胃内容物，并到达胃窦终末时，由于胃窦终末部的有力收缩，部分胃内容物将被反向地推回到近侧胃窦和胃体部。这种运动使食糜和胃液充分混合，食糜中的块状食物被反复研磨，形成微小颗粒。胃蠕动的生理意义在于对食物进行机械性和化学性消化，并将食糜由胃排入十二指肠。

(二)胃排空及其影响因素

1. 胃排空的过程

一般在食物入胃后5分钟即有食糜排入十二指肠。食物由胃排入十二指肠的过程称为胃排空(gastric emptying)。胃排空的速度因食物的种类、性状和胃的运动而异。流体食物较固体食物排空快；切碎的、颗粒小的食物比大块的食物快；等渗溶液比非等渗液体快。在三种主要食物中，糖类排空最快，蛋白质次之，脂肪类排空最慢。混合食物由胃完全排空通常需要4～6小时。

近端胃紧张性收缩及远端胃收缩是胃排空的动力，而幽门及十二指肠的收缩是胃排空的阻力。胃排空的速率取决于胃内压与十二指肠内压之差。因此，胃排空的速率受胃和十二指肠两方面因素的控制。

2. 影响胃排空的因素

(1)胃内促进排空的因素：①胃内食物量。一般来说，胃排空的速率与胃内食物量的平方根成正比。胃内容物扩张胃壁的机械刺激，通过壁内神经反射或迷走－迷走神经反射促进胃运动，加速胃排空。②食物的扩张刺激和某些化学成分，主要是蛋白质消化产物，可引起胃窦部黏膜释放促胃液素。促胃液素不仅能刺激胃酸分泌，还有利于增加胃内压，促进胃排空。

(2)十二指肠内抑制排空的因素：①肠－胃反射。在十二指肠壁上存在多种感受器，酸、脂肪、渗透压及机械扩张等都可刺激这些感受器，反射性地抑制胃运动，使胃排空减慢，这种反射称为肠－胃反射。肠－胃反射对胃酸的刺激特别敏感，当小肠内pH降到3.5～4.0时，反射即可引起，抑制胃的运动和胃排空，从而可延缓酸性食糜进入十二指肠。②胃肠激素。大量的食糜，特别是胃酸和脂肪进入十二指肠后，可引起小肠黏膜释放多种激素，如缩胆囊素、促胰液素、抑胃肽等，这些激素可抑制胃的运动和胃排空，统称为肠抑胃素。当进入十二指肠的酸性食糜被中和，渗透压降低以及食物的消化产物被吸收后，对胃运动的抑制性影响被消除，胃运动又逐渐增强，于是又推送另一部分食糜进入十二指肠。如此反复进行。可见胃的排空是间断性的，与上段小肠内的消化、吸收相适应。

若胃排空的抑制机制发生异常，可导致胃排空过快或过慢，持续时间过长则易引起十二指肠溃疡或胃溃疡。胃大部切除或胃空肠吻合患者，进食应少量多餐，如一次进食过多，由于缺少胃排空抑制机制，过量胃内容物快速进入小肠，超过小肠吸收速度，高渗透压的肠内容物吸引肠壁的水分进入肠腔可导致腹泻，严重时可致血容量减少和低血压。

（三）非消化期的胃运动

人在空腹时，胃呈现以间歇性强力收缩伴有较长的静息期为特征的周期性运动，并向肠道方向扩布。胃肠道在消化间期的这种运动称为移行性复合运动(migrating motor complex，MMC)，其意义是将上次进食后遗留的残渣和积聚的黏液等推送到十二指肠，为下次进食做准备，进食后这种运动消失。MMC一个周期为90～120分钟，可分为四个时相(图6－8)：Ⅰ相，只能记录到慢波电位，不出现胃肠收缩，持续40～60分钟；Ⅱ相，出现不规则的收缩，持续时间为30～45分钟；Ⅲ相，出现规则的高振幅收缩，持续5～10分钟；Ⅳ相，从Ⅲ相转入下一周期Ⅰ相的过渡期，持续约5分钟。目前一般认为Ⅰ相与NO有关，Ⅲ相与促胃动素的分泌有关。Ⅲ相的强力收缩通过胃肠道时，可将胃肠内容物消除干净，起着"清道夫"的作用。消化间期胃肠运动如发生减退，可引起功能性消化不良及肠道内细菌过度繁殖等病症。

（四）呕吐

呕吐(vomiting)是经过一系列复杂的反射活动，将胃肠内容物从口腔强力驱出的动作。机械性和化学性刺激作用于舌根、咽部、胃、大小肠、胆总管、泌尿生殖道等处的感受器或颅内压增高、头部旋转运动等都可引起呕吐。呕吐中枢位于延髓网状结构的背侧。来自身体多个部位感受器的传入冲动均可到达呕吐中枢，发动呕吐反射。在延髓呕吐中枢附近第四脑室底存在一个特殊的化学感受区，体内代谢的改变，如糖尿病酸中毒、肝肾衰竭、中枢催吐药、乙醇、麻醉剂等，均可刺激该化学感受区，继而兴奋呕吐中枢。

呕吐是一种具有保护意义的防御性反射，可将胃内有害的物质排出。但长期剧烈的呕吐会影响进食和正常的消化活动，使大量的消化液丢失，造成体内水、电解质和酸碱平衡的紊乱。

（五）胃运动的调节

1. 神经调节

迷走神经兴奋时通过其末梢释放乙酰胆碱，使胃的慢波和动作电位频率增加，胃蠕动加强加快。交感神经兴奋时通过其末梢释放去甲肾上腺素，使胃的慢波和动作电位频率降低，胃蠕动减弱。正常情况下，迷走神经的作用占优势。食物对胃壁的机械、化学刺激，可通过内在神经丛的局部活动使平滑肌紧张性加强，蠕动波传播速度加快。

2. 体液调节

促胃液素和促胃动素可使胃的慢波与动作电位频率加快，胃蠕动加强加快。缩胆囊素、促胰液素、抑胃肽等则抑制胃的运动。

第四节　小肠内消化

食糜由胃进入小肠后，即开始小肠内消化。小肠内消化是整个消化过程中最重要的阶段。食物消化和吸收的主要部位在小肠，口腔内消化和胃内消化为小肠内消化打基础。食糜在小肠内停留的时间随食物的性质而有不同，一般为3～8小时，并将受到小肠内多种消化液(胰液、胆汁和小肠液)的化学性消化和小肠运动的机械性消化，使营养物质彻底分解，成为可以被吸收的小分子物质。食物通过小肠后，消化、吸收过程基本完成。未被消化的食物残渣被推送到大肠，形成粪便排出体外。

一、胰液的分泌

胰腺由外分泌腺和内分泌腺两部分组成。胰液是由胰腺外分泌腺的腺泡细胞及小导管细胞分泌的，其中含有多种消化酶，是最重要的消化液。

(一)胰液的成分和作用

胰液是一种无色、无臭的液体，pH 为7.8~8.4，每日分泌量为1~2 L，渗透压与血浆相等。胰液的成分包括水、无机物和有机物。

1. 胰液的无机成分与作用

无机物主要由小导管的上皮细胞分泌，其中主要阳离子是 Na^+ 和 K^+，它们在胰液中的浓度比较恒定，并与血浆中 Na^+ 和 K^+ 浓度相近。胰液中的阴离子主要是 HCO_3^- 和 Cl^-，它们在胰液中的浓度随胰液分泌速率的变化而变化。在一定范围内，分泌速率越高，HCO_3^- 浓度也越高，而 Cl^- 浓度则降低。胰液中 HCO_3^- 浓度最高时可达145 mmol/L，比血浆中的浓度高5倍。胰液中 HCO_3^- 的主要作用是中和进入十二指肠的胃酸，保护肠黏膜免受强酸的侵蚀；此外，HCO_3^- 造成的弱碱性环境也为小肠内多种消化酶的活动提供了适宜的pH。

2. 胰液的无机成分与作用

胰液的有机物主要是消化酶，含有分解三大类营养物质的各种酶，如蛋白水解酶、淀粉酶、脂肪酶等。

(1)蛋白水解酶：胰液中的蛋白水解酶主要有胰蛋白酶(trypsin)、糜蛋白酶(chymotrypsin)和羧基肽酶，它们均以不具活性的酶原形式存在于胰液中，胰蛋白酶原在肠液中肠激酶(enterokinase)的作用下，转变为有活性的胰蛋白酶，此外，胃酸、胰蛋白酶本身以及组织液也能使胰蛋白酶原激活。胰蛋白酶是胰液中含量最多的酶。糜蛋白酶原在胰蛋白酶作用下转变为有活性的糜蛋白酶。胰蛋白酶和糜蛋白酶的作用相似，均能分解蛋白质为㖭和胨。当两者共同作用于蛋白质时，则可将蛋白质水解为小分子的多肽和氨基酸，多肽可被羧基肽酶进一步分解为氨基酸。

正常胰液中还含有核糖核酸酶、脱氧核糖核酸酶等核酸水解酶，均以酶原形式存在，可被胰蛋白酶激活后将相应的核酸水解为单核苷酸。

(2)胰淀粉酶：胰淀粉酶(pancreatic amylase)属于α-淀粉酶，不需激活就有活性，可将淀粉、糖原及大多数碳水化合物水解为糊精、麦芽糖及麦芽寡糖，但不能水解纤维素。最适pH为6.7~7.0。在小肠内，淀粉与胰液接触约10分钟即可全部被水解，故胰淀粉酶的水解高效、迅速。

(3)胰脂肪酶：胰脂肪酶(pancreatic lipase)属于糖蛋白，最适pH为7.5~8.5，是以活性形式分泌的，它可将脂肪水解为脂肪酸、甘油一酯及甘油，这一作用需要辅脂酶(colipase)的参与。辅脂酶与胆盐微胶粒具有较高的亲和力，该特性使胰脂肪酶、辅脂酶和胆盐形成复合物，有利于胰脂肪酶附着在脂肪颗粒表面，增加胰脂肪酶的水解效果。胰液中还含有胆固醇酯酶及磷脂酶 A_2，分别水解胆固醇酯及卵磷脂，生成胆固醇、溶血磷脂。

由于胰液中含有水解三种主要营养成分的消化酶，因而是最重要的消化液。当胰液缺乏时，即使其他消化液分泌正常，食物中的脂肪和蛋白质仍不能完全消化与吸收，常产生脂肪泻，同时脂溶性维生素A、D、E、K的吸收亦受到影响，但不影响糖的消化和吸收。一般正常情况下，胰液中的蛋白质水解酶是以酶原形式分泌的，因而并不消化胰腺本身。加上胰腺腺泡细胞还同时分泌胰蛋白酶抑制物，它可与胰蛋白酶、糜蛋白酶结合而形成无活性的化合物，从而防止胰腺自身被消化。但胰液中胰蛋白酶抑制物含量少，作用有限。当暴饮、暴食或胰腺导管梗阻、痉挛时，胰液大量分泌使胰腺管内的压力升高，引起小导管和腺泡破裂，胰蛋白酶原大量溢入胰腺间质，并被组织液激活，对胰腺组织本身进行消化，引起急性胰腺炎。该疾病是胰酶在胰腺内被激活后引起胰腺组织自身消化的化学性炎症。胰酶的激活作用开始较慢，以后越来越快，因此，严重的急性胰腺炎可以在几个小时内将全部胰腺消化，引起休克，甚至导致死亡。

（二）胰液分泌的调节

胰液分泌的调节也分为头期、胃期和肠期，头期主要是神经调节，胃期和肠期主要是体液调节（图 6－10）。

1．头期胰液分泌

给动物假饲，可引起酶多但液体量少的胰液分泌。这是由于食物直接刺激口咽等感受器通过神经反射所引起，其传出神经为迷走神经，递质为 ACh；切断迷走神经或注射阿托品阻断乙酰胆碱的作用都可显著减少胰液分泌。迷走神经释放的 ACh 主要作用于腺泡细胞，对导管细胞的作用较弱。因此，迷走神经兴奋引起胰液分泌的特点是酶含量很丰富，水分和 HCO_3^- 则较少。此外，迷走神经还可通过促进胃窦和小肠黏膜释放促胃液素，后者通过血液循环作用于胰腺，间接引起胰液分泌，但这一作用很小。头期胰液的分泌量只占消化期胰液分泌量的 20%。

2．胃期胰液分泌

食物扩张胃，通过迷走－迷走反射，引起酶多但液体量少的胰液分泌。扩张胃以及蛋白质的消化产物也可刺激胃窦和小肠黏膜释放促胃液素，间接引起酶多但液体量少的胰液分泌。此期的胰液分泌只占消化期胰液分泌量的 5%～10%。

3．肠期胰液分泌

食糜进入十二指肠和上段空肠后，各种食糜成分，特别是蛋白质、脂肪的水解产物对胰液分泌具有很强的刺激作用，促胰液素和缩胆囊素是食糜进入小肠后调节胰液分泌的两种主要胃肠激素。肠期胰液分泌是消化期胰腺分泌反应的最重要时相，此期的胰液分泌量最多，占整个消化期胰液分泌的 70%，HCO_3^- 和酶含量也高。同时，消化产物刺激小肠黏膜通过迷走神经介导的迷走－迷走反射，也可在这一时相引起胰液分泌。

（1）促胰液素（secretin）：促胰液素又称为胰泌素，是小肠黏膜内 S 细胞分泌的由 27 个氨基酸残基组成的直链多肽，当其分子完整时表现出的作用最强。食糜中的盐酸是引起促胰液素释放的最强刺激因素，引起其释放的 pH 阈值为 4.5。当 pH 降到 3.0 时可引起大量的释放。蛋白质分解产物和高浓度的长链脂肪酸也可引起促胰液素释放，糖类则无刺激作用。促胰液素通过血液循环作用于胰腺小导管的上皮细胞，使其分泌水分和 HCO_3^- 增多，而酶的含量则不高。HCO_3^- 可以中和进入十二指肠的酸性食糜，使胃蛋白酶活性降低或失活，保护小肠黏膜不被侵蚀，并给胰酶作用提供适宜的 pH。此外，促胰液素还可促进肝胆汁分泌，抑制胃酸分泌和促胃液素的释放。

（2）缩胆囊素（cholecystokinin，CCK）：又称促胰酶素，是十二指肠及空肠黏膜的 I 细胞释放的由 33 个氨基酸组成的多肽。食糜中的蛋白质消化产物（胨、胨、肽、氨基酸等）、脂肪分解产物（脂肪酸、甘油一酯等）以及胃酸等可刺激 CCK 释放，而糖类则无作用。CCK 通过血液循环作用于胰腺腺泡细胞，分泌含酶多的胰液，此作用和迷走神经的作用类似，但作用更强。CCK 的作用有：①促进胰腺腺泡分泌多种消化酶；②促进胆囊平滑肌强烈收缩，促使胆囊胆汁排出；③对胰腺组织具有营养作用，促进胰腺组织蛋白质和核糖核酸的合成。

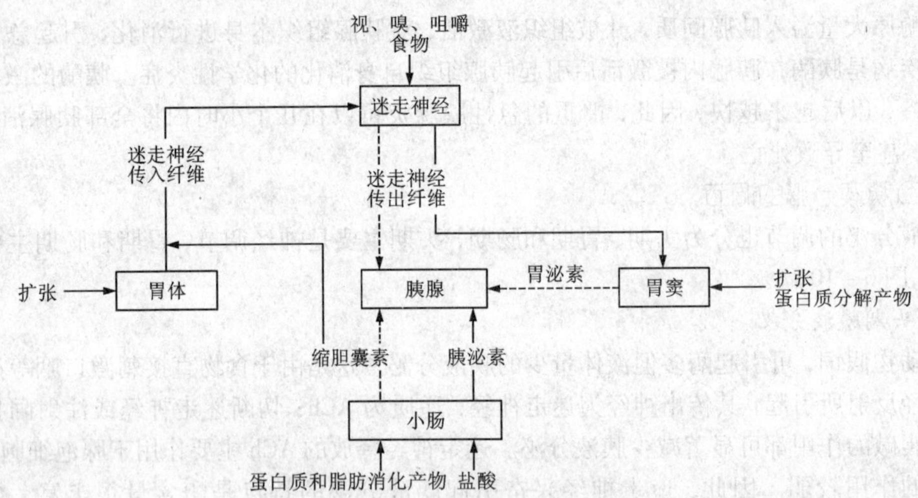

图6-10 胰液分泌的神经和体液调节

实线表示水样分泌，虚线表示酶的分泌

进食后，小肠上段黏膜释放CCK释放肽，可引起小肠I细胞释放CCK并进而引起胰酶大量分泌，而胰酶的分泌又可使CCK释放肽失活，反馈性的抑制CCK和胰酶的分泌。这种反馈调节在于防止胰酶过度分泌。在慢性胰腺炎患者，胰酶分泌减少，其反馈抑制作用减弱，使CCK释放增加而刺激胰腺分泌，并产生持续性的疼痛。胰酶的补充性治疗既可补充胰酶的不足，又可减少CCK的释放和胰腺分泌，从而降低导管内压力，减轻疼痛。

二、胆汁的分泌和排出

胆汁(bile)由肝细胞不断生成。消化期胆汁经肝管、胆总管直接进入十二指肠；而非消化期胆汁经胆囊管进入胆囊储存，待需要时再排入十二指肠。刚从肝细胞分泌出来的胆汁称肝胆汁，储存于胆囊内的胆汁称胆囊胆汁。

(一)胆汁的性质和成分

成年人每日分泌胆汁800~1000 mL。肝胆汁呈金黄色，pH 7.4；胆囊胆汁因被浓缩而颜色变深，并因碳酸氢盐被胆囊吸收而呈弱酸性，pH 6.8。胆汁的成分很复杂，除97%的水分和钠、钾、钙、碳酸氢盐等无机成分外，还有有机成分胆汁酸、胆色素、脂肪酸、胆固醇、卵磷脂和黏蛋白等。胆汁中无消化酶。胆汁酸与甘氨酸或牛磺酸结合形成的钠盐或钾盐称为胆盐，它是胆汁参与消化和吸收的主要成分。胆色素是血红蛋白的代谢产物，包括胆红素和胆绿素。胆色素的种类和浓度决定了胆汁的颜色。肝能合成胆固醇，其中约一半转化为胆汁酸，另一半则随胆汁排入小肠。胆汁中的胆盐、胆固醇和卵磷脂保持一定的比例是维持胆固醇呈溶解状态的必要条件。当胆汁中的胆固醇过多或胆盐、卵磷脂减少时，胆固醇容易沉积下来而形成结石。

(二)胆汁的作用

胆汁中不含消化酶，但胆汁对脂肪的消化和吸收有重要作用。

1. 乳化脂肪

胆汁中的胆盐、胆固醇和卵磷脂可作为乳化剂，降低脂肪表面张力，使脂肪乳化成直径仅

3～10 μm 微滴，增加了胰脂肪酶的作用面积，使其分解脂肪的速度加快，促进脂肪的消化。

2. 促进脂肪的吸收

胆盐占胆汁中固体成分的50%。它是双嗜性分子，在水溶液中超过某一浓度时便形成聚集物——圆筒形的微胶粒。在微胶粒中，胆盐的疏水性表面朝向内部，而亲水性一面朝外与水接触，围成圆筒状。胆汁中的胆固醇、磷脂以及食物中的脂肪酸和脂溶性维生素均可渗入到微胶粒的内部，共同组成混合微胶粒。在十二指肠，胆盐围绕脂肪微粒，使之分散于水溶液中形成混悬液，增加了脂肪与脂肪酶作用的表面积，利于脂肪的分解。胆盐形成的混合微胶粒作为运载工具使不溶于水的脂肪酸、甘油一酯及脂溶性维生素等形成水溶性复合物（微胶粒），将它们运到小肠黏膜纹状缘上而被吸收。如小肠中胆汁缺乏，将有40%的饮食脂肪不能被消化、吸收，从粪便排出，可引起脂肪泻。

3. 促进脂溶性维生素的吸收

胆汁在促进脂肪分解产物吸收的同时也促进了脂溶性维生素 A、D、E、K 的吸收。

4. 其他作用

胆汁在十二指肠中还可以中和一部分胃酸。胆盐重吸收后可直接刺激肝细胞分泌胆汁，即胆盐的利胆作用。微胶粒中的胆盐（更主要是卵磷脂）是胆固醇的有效溶剂，因而可防止胆固醇析出形成胆固醇结晶结石。如胆固醇含量超过微胶粒的溶解能力，便可在胆汁中形成胆固醇结晶，而后者又成为钙和磷酸盐沉积的核心，因此易于导致胆固醇胆结石的形成。长期高脂肪饮食者较易发生胆结石。

（三）胆汁分泌和排出的调节

肝细胞不断分泌胆汁，但在非消化期，肝胆汁都流入胆囊内储存。由于胆囊黏膜可吸收胆汁中的 Na^+、Cl^-、碳酸氢盐和水（但不吸收胆汁中的有机物），可使肝胆汁浓缩 4～10 倍。在消化期，胆汁可直接由肝脏分泌以及由胆囊大量排出至十二指肠。在胆汁排出过程中，胆囊和 Oddi 括约肌的活动通常具有相互协调的关系，即胆囊收缩时，Oddi 括约肌舒张；相反，胆囊舒张时，Oddi 括约肌则收缩。

1. 神经调节

进食动作或食物刺激胃、小肠，都可通过神经反射使肝胆汁的分泌增加、胆囊收缩、Oddi 括约肌舒张，胆汁排出。反射的传出神经是迷走神经。迷走神经兴奋既可通过释放乙酰胆碱直接作用于肝细胞，增加胆汁分泌，还可通过释放促胃液素间接引起肝胆汁的分泌。

2. 体液调节

有多种体液因素参与胆汁分泌和排出的调节。

（1）促胃液素：可通过血液循环作用于胃腺，促使胃液分泌。与此同时，促胃液素也可直接作用于肝细胞，引起肝胆汁分泌；还可先引起盐酸分泌，然后再由盐酸作用于十二指肠黏膜，通过引起促胰液素释放而刺激胆汁分泌。

（2）促胰液素：促进胆汁分泌的胃肠激素以促胰液素的作用最为明显。它能刺激肝细胞分泌胆汁。由促胰液素引起的胆汁分泌主要是分泌量和碳酸氢盐含量的增加，胆盐的含量不升高，称为水利胆。

（3）缩胆囊素：在蛋白质分解产物、盐酸等作用下，小肠上部黏膜内 I 细胞释放的缩胆囊素可通过血液循环兴奋胆囊平滑肌，引起胆囊强烈收缩和 Oddi 括约肌舒张，因此可促使胆囊胆汁大量排放。蛋白质和脂肪的消化产物作用于小肠黏膜促进该激素的释放，所以临床上做胆囊造影时，常让受试者食用脂肪和蛋类食物以促进胆囊运动，检查胆囊的收缩功能。

(4)胆盐：胆盐随胆汁排入小肠后，约有95%在回肠末端黏膜被吸收，通过门静脉又回到肝脏，促进肝细胞分泌胆汁，而胆盐本身又被重新利用而组成胆汁，称为胆盐的肠肝循环(enterohepatic circulation of bile salt)(图6－11)。每次餐后可进行2～3次肠肝循环，每循环一次胆盐约损失5%，返回到肝的胆盐有刺激肝胆汁分泌的作用。胆盐是临床上常用的利胆剂之一。胆瘘患者由于胆盐流失体外，其胆汁分泌量大为减少。

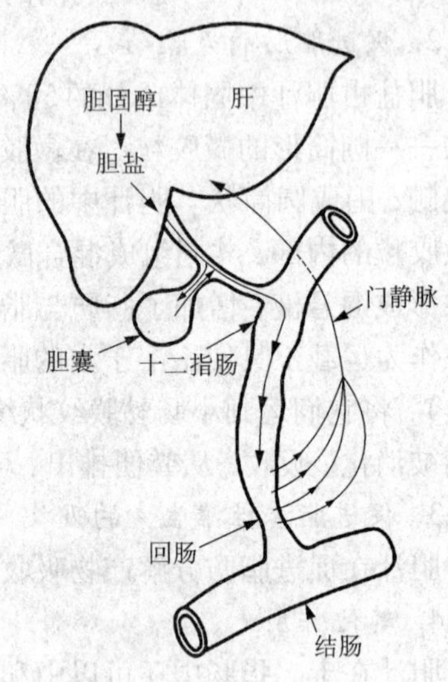

图6－11 胆盐的肠肝循环

三、小肠液的分泌

小肠内有两种腺体，即十二指肠腺和小肠腺。十二指肠腺分布在十二指肠的黏膜下层中，小肠腺分布在全部小肠的黏膜层内。小肠液是这两种腺体分泌液的混合液，其分泌量是消化液中最多的一种，但其变动较大，成人每日分泌量为1～3 L。

(一)小肠液的性质、成分和作用

小肠液是一种弱碱性液体，pH约为7.6，渗透压和血浆相近。小肠液中除了水分外，还有Na^+、K^+、HCO_3^-、Ca^{2+}、Cl^-等无机成分和黏蛋白、IgA和肠激酶等有机成分，其中IgA是从肠上皮细胞分泌入肠腔的。小肠液分泌后又被小肠绒毛再吸收，这种液体从腺体到绒毛的循环为小肠内营养物质的吸收提供了运载工具。在各种不同条件下，小肠液的性状变化也很大，有时是较稀的液体，有时则由于含有大量黏蛋白而很黏稠。小肠液中还常混有脱落的肠上皮细胞、白细胞以及由肠上皮细胞分泌的免疫球蛋白。

从小肠腺分泌入肠腔内的消化酶可能只有肠激酶一种，它能激活胰蛋白酶原，使之变为有活性的胰蛋白酶。但在小肠黏膜上皮细胞，特别是绒毛的上皮细胞表面含有多种消化酶，如肽酶、脂肪酶和分解二糖的酶(如蔗糖酶、麦芽糖酶、异麦芽糖酶和乳糖酶)，这些酶可随脱落的肠上皮细胞进入肠腔内，但它们对肠腔内消化并不起作用。这些酶可以催化在绒毛外表面的食物分解，分解产物进入小肠上皮细胞内，对一些进入上皮细胞的营养物质继续起消化作用，从而可阻止没有完全分解的消化产物吸收入血。因此，小肠本身对食物的消化是以一种特殊的方式进行的，即在小肠上皮细胞的纹状缘或上皮细胞内进行。小肠腺和小肠绒毛上皮细胞中的杯状细胞分泌的黏液，起润滑和保护小肠黏膜的作用。HCO_3^-能中和胃酸，尤其在十二指肠，因而可保护十二指肠黏膜免受胃酸侵蚀。由于小肠液的量较大，因而可稀释肠内的消化产物，降低其渗透压，有利于食物的消化和吸收。因此，小肠液的主要作用为消化、保护和稀释作用。

(二)小肠液分泌的调节

小肠液的分泌是经常性的，但在不同条件下分泌速率的变化很大。食糜对肠黏膜的局部机械和化学刺激，通过肠壁内神经丛局部反射引起的小肠液分泌，是调节小肠液分泌的主要机制。小肠黏膜对肠壁的扩张刺激最为敏感，小肠内食糜量越多，分泌也越多。刺激迷走神经可引起十二指肠腺分泌增加，交感神经兴奋则抑制十二指肠腺的分泌。许多体液因素如促胃液素、促胰液素、CCK 及 VIP 等都具有刺激小肠液分泌的作用。

四、小肠的运动

肠壁平滑肌有两层，外层是纵行肌，内层是环行肌。小肠的运动就是靠这两层肌肉的舒缩来实现的。小肠的运动形式除持续的紧张性收缩外，在消化期还有两种主要的运动形式，即分节运动和蠕动。它们都是发生在紧张性收缩的基础上，在消化间期则有周期性移行性复合运动(MMC)。

(一)小肠运动的形式

当食糜进入小肠后，肠管运动即可增加，主要表现为以下几种形式。

1. 紧张性收缩

小肠平滑肌紧张性收缩是其他运动有效进行的基础。当小肠紧张性降低时，肠腔易于扩张，肠内容物的混合和转运减慢；相反，紧张性升高时，食糜在小肠内的混合和转运就加快。紧张性收缩使小肠平滑肌保持一定的紧张度，保持肠道一定的形状和位置，并维持一定的腔内压，有助于肠内容物的混合，使食糜与肠黏膜密切接触，有利于吸收的进行。

2. 分节运动

分节运动(segmentation contraction)是一种以环行肌为主的节律性收缩和舒张运动。在食糜所在的一段肠管上，环行肌在许多点上同时收缩，将小肠分成许多邻接的小节段；随后，原来收缩的部位舒张，而原来舒张的部位又收缩。如此反复进行，使其内的食糜不断地分开，又不断地混合(图 6-12)。分节运动在空腹时几乎不出现，进食后才逐渐增强。分节运动的意义在于使食糜与消化液充分混合，便于化学性消化；使食糜与肠壁紧密接触，有利于营养物质的吸收；另外，还能挤压肠壁，有助于血液和淋巴的回流。

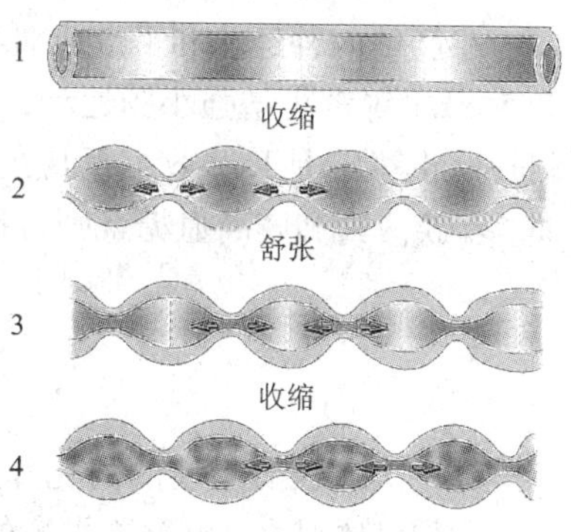

图 6-12　小肠的分节运动示意图

小肠分节运动的频率和基本电节律的频率相同，在小肠上部频率较高，下部较低，呈阶梯性递减。在人，十二指肠分节运动的频率约为 11 次/min，回肠末端为 8 次/min。这种活动梯度有助于食糜从小肠上段向下段推进。

3. 蠕动

小肠的蠕动可发生在小肠的任何部位，其速度为 0.5～2.0 cm/s，近端小肠的蠕动速度大于远端。小肠蠕动波很弱，通常只进行一段短距离(约数厘米)后即消失。蠕动的意义在于使经过分节运动作用的食糜向前推进一步，到达下一个肠段，再开始新的分节运动。食糜在小肠内实际的推进速度只有 1 cm/min，也就是说，食糜从幽门部到回盲瓣，历时 3～5 小时。

当肠黏膜受到强烈刺激时，在小肠还可见到一种进行速度很快(2～25 cm/s)、传播较远的蠕动，称为蠕动冲，它可在数分钟之内把食糜从小肠的始端一直推送到末端，有时还可推送入大肠，从而迅速清除食糜中的有害刺激物或解除肠管的过度扩张刺激。

(二)回盲括约肌的功能

回肠末端与盲肠交界处的环行肌明显加厚，起着括约肌的作用，称为回盲括约肌。它在平时保持轻度的收缩状态，将回肠和结肠分开，一方面防止小肠内容物过快排入结肠，延长了食糜在小肠内停留的时间，有利于小肠内容物的完全消化和吸收；另一方面也阻止了结肠内的食物残渣倒流入回肠。食物入胃，可通过胃-回肠反射使回肠蠕动加强；当蠕动波传播到达回肠末端时，括约肌舒张，将3~4 mL的食糜推入结肠。正常情况下，每日有450~500 mL食糜进入大肠。盲肠的充盈刺激可通过肠段局部的壁内神经丛，引起回盲括约肌收缩加强和回肠蠕动减弱，可延缓回肠内容物的通过。

(三)小肠运动的调节

1. 内在神经丛的作用

肠内容物的机械和化学刺激以及肠管被扩张，通过局部神经丛反射引起小肠蠕动加强。切断支配小肠的外来神经，蠕动仍可进行，说明肠道内在神经对小肠运动起主要的调节作用，且以肌间神经丛的调节作用为强。

2. 外来神经的作用

一般来说，副交感神经兴奋能加强肠运动，而交感神经的兴奋则产生抑制作用。但上述效果还依小肠平滑肌当时的状态而定。如平滑肌的紧张性高，则无论副交感神经或交感神经兴奋，都使之抑制；相反，如平滑肌的紧张性低，则这两种神经兴奋都有增强其活动的作用。

3. 体液因素的作用

小肠壁内神经丛和平滑肌对各种化学物质具有广泛的敏感性。促胃液素、CCK、脑啡肽和5-HT等都可增强小肠运动，胃动素则可能介导小肠出现周期性移行复合运动波(MMC)，阿片肽也可能是某些收缩反应的中介物，而VIP及NO是肠内神经系统引起小肠舒张的递质，促胰液素和胰高血糖素则可抑制小肠运动。

第五节 大肠的功能

人的大肠没有重要的消化作用。大肠的主要功能有：①吸收肠内容物中的水分和无机盐，参与机体对水、电解质平衡的调节；②吸收由结肠内微生物合成的B族维生素复合物和维生素K；③完成对食物残渣的加工，形成并暂时储存粪便，以及将粪便排出体外。

一、大肠液的分泌

大肠内有许多大肠腺，可分泌大量黏液。此外，大肠上皮细胞还分泌水、K^+和HCO_3^-，因此大肠液是一种碱性的黏性液体，其pH为8.3~8.4。大肠液中含有少量二肽酶和淀粉酶，但它们的分解作用不大。大肠液的主要作用在于其中的黏液蛋白，能保护肠黏膜和润滑粪便。

大肠液的分泌主要由食物残渣对肠壁的直接机械刺激或通过局部神经丛反射所引起。刺激副交感神经可使其分泌增加，而交感神经兴奋则使其分泌减少。

二、大肠的运动与排便

大肠的运动少而慢，对刺激的反应也较迟缓，这些特点对于大肠作为粪便的暂时储存场所是适合的。

(一)大肠的运动形式

1. 袋状往返运动

袋状往返运动(haustral shuttling)在空腹时最多见，类似小肠的分节运动，由结肠环行肌不规则的交替收缩所引起，它使结肠袋中的内容物向口腔和肛门两个方向作短距离的位移，对内容物仅起缓慢的搓揉作用，但并不向前推进，这种运动有助于结肠对水分的吸收。

2. 分节或多袋推进运动

这是一个结肠袋或一段结肠收缩，其内容物被推移到下一结肠段的运动。分节推进运动是指环形肌有规则的收缩，将一个结肠袋的内容物推移到邻近肠段，收缩结束后，肠内容物不返回原处；如果在一段较长的结肠段上同时发生多个结肠袋收缩，并使其内容物向下推移，则称为多袋推进运动。进食后或副交感神经兴奋时，这种运动形式增多。

3. 蠕动和集团运动

大肠蠕动的意义在于将肠内容物向远端推进。短距离的蠕动常见于远端结肠，其速度缓慢(3～10 cm/h)。在大肠还有一种进行很快、向前推进距离很远的强烈蠕动，称为集团运动(mass movements)，它可将肠内容物从横结肠推至乙状结肠或直肠。集团运动常见于餐后或胃内有大量食物充盈时，这种蠕动每日发生3～4次。餐后结肠运动的增强称为胃－肠反射。该反射敏感的人往往餐间或餐后就产生便意，多见于儿童，属于正常生理现象。阿片类药物和抗酸剂等可降低结肠集团蠕动的频率，使用后易产生便秘；当结肠黏膜受到强烈刺激时，常引起持续的集团蠕动。

(二)粪便的形成及排便反射

1. 粪便的形成

食物残渣在大肠内停留时，水分被吸收，同时经过大肠内细菌的发酵和腐败作用形成粪便(feces)。粪便中除食物残渣外，还包含消化道脱落的上皮细胞碎片、黏液、胆色素、消化液的固体成分、无机物(钙、磷)和大量的细菌。据估计，粪便中死的和活的细菌约占粪便固体重量的20%～30%。

在不消化的食物残渣中，部分是食物纤维，包括纤维素、半纤维素、木质素以及各种树胶、果胶等，可以吸收水分，使粪便的体积增大、变软，并能刺激肠运动，减少粪便在大肠内停留的时间，从而减少对粪便中有害细菌所产生毒素的吸收。此外，纤维素可降低食物中热量的比率，减慢含能量物质的摄取，从而有助于纠正肥胖。因此，增加饮食中纤维的含量不但可预防便秘，而且可降低发生结肠、直肠癌的危险性和降低血浆胆固醇水平。

2. 排便反射

正常人的直肠内通常没有粪便。当粪便推入直肠时，刺激了直肠壁内的感受器，冲动经盆神经和腹下神经传至脊髓腰骶段的初级排便中枢，同时上传到大脑皮质，引起便意和排便反射(defecation reflex)。这时通过盆神经的传出冲动，使降结肠、乙状结肠和直肠收缩，肛门内括约肌舒张。同时阴部神经的传出冲动减少，肛门外括约肌舒张，使粪便排出体外。此外，由于支配腹肌和膈肌的神经兴奋，腹肌和膈肌也发生收缩，腹内压增加，促进粪便排出。

正常人直肠壁内的感受器对粪便的压力刺激具有一定的阈值，当达到此阈值时即可引起排便反射。排便反射受大脑皮质的控制，意识可加强或抑制排便。如果对正常的便意经常予以制止，会提高直肠感受器的阈值，使直肠逐渐失去对粪便压力刺激的正常敏感性，加上粪便在大肠内停留过久，水分吸收过多而变得干硬，这是便秘产生的常见原因之一。另外，直肠黏膜由于炎症而敏感性提高，即使肠内只有少量粪便和黏液等，也可引起便意及排便反射，并在便后有排便未尽的感觉，临床上称为“里急后重”，常见于痢疾或肠炎。

三、大肠内细菌的活动

大肠内的许多细菌来自空气和食物。外界的细菌由口腔进入胃时，大部分被胃酸杀死。而大肠内的温度和酸碱度，特别是大肠内容物在大肠停留时间长很适合于细菌繁殖。细菌中含有分解食物残渣的酶。细菌对糖及脂肪的分解称为发酵，能产生乳酸、醋酸、CO_2、沼气等。细菌对蛋白质的分解称为腐败，可产生氨、硫化氢、组胺、吲哚等，其中有的成分由肠壁吸收后到肝中进行解毒。

大肠内的细菌能利用肠内较为简单的物质合成维生素 B_1、维生素 B_2、维生素 B_{12}、维生素 K 和叶酸等，它们在肠内吸收，对人体有营养作用。若长期服用广谱抗生素时，肠内细菌被抑制或杀灭，则可引起 B 族维生素和维生素 K 的缺乏。

如大肠受到严重的细菌感染导致肠炎时，黏膜除正常分泌碱性的黏液外，还可分泌大量的水和电解质，其生理意义在于稀释大肠内的刺激因子，促进粪便迅速通过大肠(腹泻)，从而冲刷肠道刺激因素，促进肠炎的好转。

第六节 吸 收

食物经过消化后，各种营养物质的分解产物、水分、无机盐和维生素以及大部分消化液即可通过消化道黏膜上皮细胞进入血液和淋巴中。

一、吸收的部位和途径

(一)吸收的部位

由于各部分消化道的组织结构以及食物在各部位被消化的程度和停留的时间不同，消化道不同部位的吸收能力和吸收速度是不同的。在口腔和食管内，食物实际上是不被吸收的。在胃内，食物的吸收也很少，胃只吸收酒精和少量水分。小肠是吸收的主要部位，糖类、蛋白质和脂肪的消化产物大部分是在十二指肠和空肠吸收的。回肠有其独特的功能，即主动吸收胆盐和维生素 B_{12}。对于大部分营养成分，当它到达回肠时，通常已吸收完毕，因此回肠主要是吸收功能的储备。大肠主要吸收水分和盐类。一般情况下，结肠可吸收进入其内的 80% 的水和 90% 的 Na^+ 和 Cl^-。

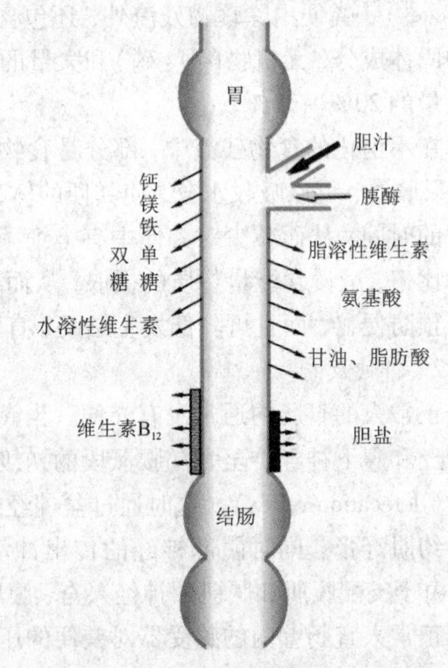

图 6－13 不同营养物质在小肠的吸收部位

各种营养物质在消化道的吸收部位见图 6－13。

小肠吸收的有利条件包括以下几个方面：①小肠的吸收面积巨大。正常成年人的小肠长 4～5 m，其黏膜具有环状皱襞向肠腔突出，皱襞上又密布绒毛。绒毛的肠腔面是一层柱状上皮细胞，每个柱状上皮细胞约有 1700 条小的突起，称为微绒毛。由于环状皱襞、绒毛和微绒毛的存在，最终使小肠的吸收面积增加约600倍，达到200～250 m^2 左右，几乎是一个成年人体表面积的130倍。②在小肠内，糖类、蛋白质和脂类大分子的食物成分已被分解为可吸收的小分子物质。③小肠绒毛结构特殊，有利于吸收。绒毛内部有毛细血管、毛细淋巴管、平滑肌纤维及神经纤维网，进食时可引起绒毛产生节律性的伸缩和摆动，加速绒毛内血液和淋巴的流动，有利于吸收。④食物在小肠内停留的时间很长，为3～8小时，有较充足的时间被吸收。这些有利条件使小肠成为吸收的主要部位。

（二）吸收的途径与机制

1. 吸收的途径

在消化道内，水、电解质和食物水解产物可通过两条途径进入血液或淋巴。一是跨细胞途径：被吸收物质通过肠绒毛上皮细胞腔面膜进入细胞内，再通过基侧膜进入血液或淋巴；二是旁细胞途径：吸收物质通过肠上皮细胞间的紧密连接进入细胞间隙，然后再转入血液或淋巴。

2. 吸收的机制

在消化道内，水、电解质和食物水解产物的吸收机制有被动转运、主动转运、入胞和出胞。被动转运包括单纯扩散、易化扩散与渗透作用；主动转运包括原发性和继发性主动转运。

二、主要营养物质在小肠内的吸收

在小肠中被吸收的物质不仅是从口腔摄入的物质，由各种消化腺分泌入消化腔内的水分、无机盐和某些有机成分，大部分也在小肠中被重吸收。通常情况下，小肠每天吸收几百克糖，100 g或更多的脂肪，50～100 g氨基酸，50～100 g离子和6～8 L水等。实际上，小肠的吸收具有巨大的储备能力，需要时，上述各种物质的吸收量可增加数倍。

（一）水分的吸收

人体由胃肠吸收的液体量为6～8 L/d，每日随粪便排出的水仅0.1～0.2 L。大部分水在小肠上段即被吸收，在回肠吸收的水量较少。水的吸收是被动性的，以扩散方式进行。各种溶质，特别是NaCl的主动吸收所产生的渗透压梯度是水分吸收的主要动力（图6-14）。

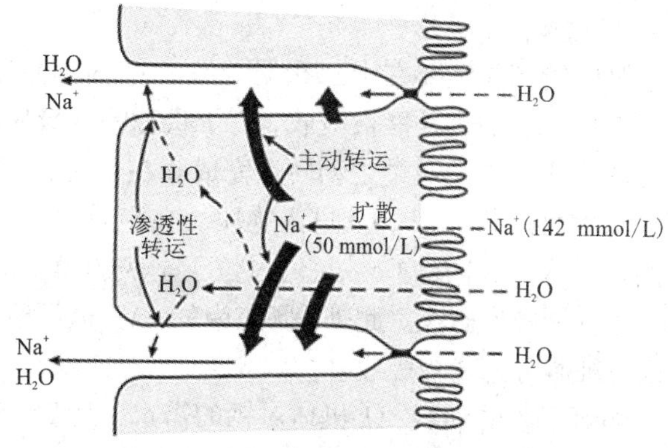

图6-14　小肠黏膜对钠和水的吸收

（二）无机盐的吸收

单价碱性盐类，如钠、钾、铵盐的吸收很快，多价碱性盐类则吸收很慢。凡能与钙结合而形成沉淀的盐，如硫酸盐、磷酸盐、草酸盐等，则不能被吸收。

1. 钠的吸收

成人每日吸收25～30 g的钠，其中摄入的钠为5～8 g，其余为消化液中的钠。因此，一旦肠分泌的钠大量丢失，例如严重腹泻时，体内储存的钠在短时间内可降至很低，甚至危及生命。钠的吸收是主动的，伴随着糖、氨基酸通过继发性同向转运进入细胞。Na^+进入细胞后，通过基侧膜Na^+泵泵出细胞，经细胞间液入血液（图6-14）。由于Na^+泵不断将细胞内的Na^+泵至细胞外，使肠腔内的Na^+持续进入细胞，同时，使细胞外组织间隙中的Na^+浓度升高，渗透压升高，因而可吸引肠腔内的水透过细胞膜和细胞之间的紧密连接，进入组织间隙，使组织间隙内静水压升高，结果使 Na^+ 和水一起进入毛细血管被血流带走。由于 Na^+ 在肠上皮细胞顶端膜通过转运体进入细胞时，往往是和单糖或氨基酸共用同一载体，所以钠的主动吸收为葡萄糖、氨基酸、水、HCO_3^- 等的吸收提供动力。

由于肠腔内的葡萄糖、氨基酸可增加 Na^+ 的吸收，所以分泌性腹泻患者常需口服含有葡萄糖、Na^+ 等的溶液，加快葡萄糖、NaCl 和水的吸收，以补偿丢失的盐和水。

2. 铁的吸收

铁的吸收量有限，人每日吸收的铁约为 1 mg，仅为食物中铁含量的 5% ~10%。铁的吸收与机体对铁的需要量有关，当服用相同剂量的铁后，缺铁的患者可比正常人的铁吸收量大 1 ~4 倍。食物中的铁绝大部分为高价铁，不易被吸收，需还原为亚铁才能被吸收。由于维生素 C 可与铁形成可溶性复合物，并使 Fe^{3+} 还原为 Fe^{2+}，因此可促进铁的吸收。另外，铁在酸性环境中易溶解而便于吸收，故胃液中的盐酸有促进铁吸收的作用。胃大部切除手术后铁的吸收减少，常伴发缺铁性贫血。血红蛋白和肌红蛋白中的血红素较容易被吸收，并且是铁的一个重要饮食来源。

十二指肠和空肠是铁吸收的主要场所。这些部位肠上皮细胞存在铁的载体，即转铁蛋白，可与铁离子结合为复合物，进而以受体介导入胞方式进入细胞内。当机体对铁的需要量增加时，则铁的载体表达增多，小肠对铁的吸收能力增高。铁进入细胞后，只有一小部分通过基底侧膜被主动转运出细胞，并进入血液；而大部分则被氧化成 Fe^{3+}，并与细胞内的脱铁蛋白结合成铁蛋白，储存在细胞内留待以后缓慢释放，防止铁的过量吸收。肠上皮细胞内铁蛋白水平与机体内的铁量相适应。当铁过多时，上皮细胞内的铁蛋白的含量就会增多；如果细胞内铁蛋白大量积聚，可造成组织细胞的损伤。

3. 钙的吸收

钙吸收的部位主要在十二指肠。肠腔中的钙除来自食物，还可以从胃肠道分泌进入肠腔。只有可溶性的钙才能被吸收，离子状态的钙最易吸收。

钙的吸收主要是通过主动转运完成。在小肠微绒毛存在一种钙结合蛋白，每分子的钙结合蛋白每次可运载 4 个 Ca^{2+} 进入胞质。在胞质内，Ca^{2+} 可储存在线粒体内，并可随时被转运出细胞。进入细胞内的 Ca^{2+} 可通过位于基底侧膜上的 Ca^{2+} 泵及 Na^+-Ca^{2+} 交换体被转运出细胞，然后再进入血液。此外，肠腔内的 Ca^{2+} 也可通过上皮细胞顶端膜上的 Ca^{2+} 通道进入细胞，或由细胞旁途径被吸收。

影响钙吸收的因素：①机体对钙的需求，儿童、孕妇和乳母因对钙的需要量增多而使钙被吸收增多；②维生素 D 能促进小肠对钙的吸收，是影响钙吸收最主要的因素；③肠腔酸性时钙呈离子状态，最易被吸收；④脂肪食物对钙的吸收有促进作用，脂肪分解释放的脂肪酸，可与钙结合形成钙皂，后者可和胆汁酸结合，形成水溶性复合物而被吸收；⑤磷酸盐、草酸、植酸均可与钙形成不溶性的化合物而阻碍钙的吸收。

（三）糖的吸收

食物中的糖类一般只有分解为单糖时才能被小肠上皮细胞所吸收，只有少量的二糖被吸收。各种单糖的吸收速率并不相同，己糖的吸收很快，而戊糖则很慢。在己糖中，又以半乳糖和葡萄糖的吸收最快，果糖次之，甘露糖最慢。

葡萄糖的吸收是消耗能量的主动过程，它可逆着浓度差进行，能量来自钠泵，属于继发性主动转运。在肠绒毛上皮细胞的基侧膜上有 Na^+ 泵，不断将细胞内的 Na^+ 泵入细胞间隙，再进入血液，维持细胞内低 Na^+ 浓度。在肠绒毛上皮细胞顶膜上存在有 Na^+ - 葡萄糖和 Na^+ - 半乳糖同向转运体，它们分别能与 Na^+ - 葡萄糖和 Na^+ - 半乳糖结合，依靠细胞外 Na^+ 顺浓度差进入细胞时所释放的势能将葡萄糖或半乳糖转运入细胞，然后经基侧膜易化扩散进入细胞间隙，再进入血液(图 6 - 15)。由于各种单糖与转运体的亲和力不同，因此吸收速率不同。果糖的吸收机制与葡萄糖有所不同，它是通过顶端膜上的非 Na^+ 依赖性转运体转运进入细胞，是一种不耗能的被动过程。

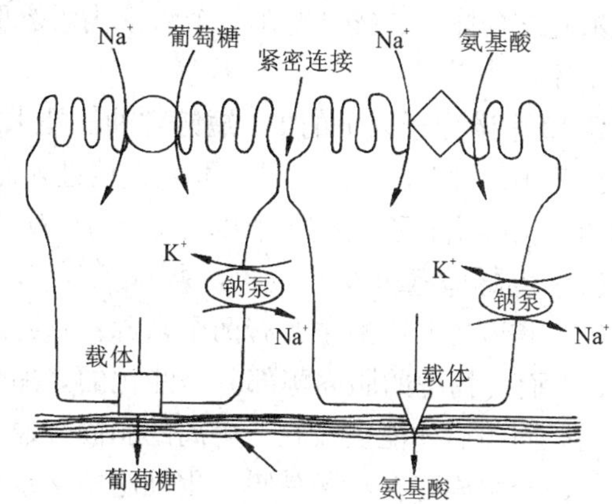

图 6 - 15　葡萄糖和氨基酸吸收示意图

(四)蛋白质的吸收

食物中的蛋白质必须被分解为氨基酸和寡肽(由 2 ~ 6 个氨基酸残基组成的肽)后才能被小肠吸收，从而进入血液循环。在小肠绒毛上皮细胞的顶膜上，存在多种 Na^+ - 氨基酸和 H^+ - 肽同向转运体，分别选择性地转运氨基酸及寡肽入细胞。氨基酸的吸收类似于葡萄糖，即通过继发性主动转运，与钠同向转运(图 6 - 15)。在小肠上皮细胞顶端膜上存在的二肽和三肽转运系统(即 H^+ - 肽同向转运体)，可顺浓度差由肠腔向细胞内转运 H^+，同时逆浓度梯度将寡肽转运入细胞。进入细胞内的二肽和三肽，可被细胞内的二肽酶和三肽酶进一步分解为氨基酸，再进入血液循环。这一转运过程需要钠泵活动来维持 H^+ 的浓度梯度，故属于耗能过程。

完整的蛋白质也可被人的小肠上皮细胞吸收。许多实验证明，小量的食物蛋白可完整地进入血液，由于吸收的量很少，从营养的角度来看是无意义的；相反，它们常可作为抗原而引起过敏反应或中毒反应，对人体不利。

(五)脂类的吸收

在小肠内，脂类的消化产物脂肪酸、甘油一酯、胆固醇等很快与胆汁中的胆盐形成混合微胶粒。由于胆盐有亲水性，它能携带脂肪消化产物通过覆盖在小肠绒毛表面的非流动水层到达微绒毛上。在这里，甘油一酯、脂肪酸和胆固醇等又逐渐地从混合微胶粒中释出，它们透过微绒毛的脂蛋白膜而进入黏膜细胞，胆盐则被留于肠腔内继续发挥作用(图 6 - 16)。

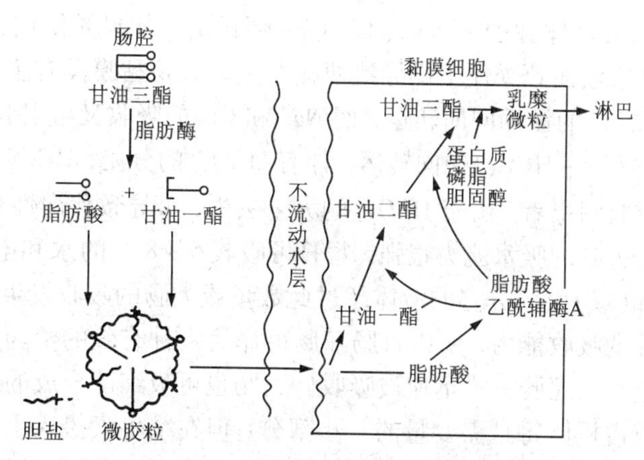

图 6 - 16　脂类消化产物吸收示意图

含 12 个碳原子以上的长链脂肪酸及甘油一酯被吸收后，在肠上皮细胞的内质网中大部分重新合成为甘油三酯，并与细胞中生成的载脂蛋白合成乳糜微粒。乳糜微粒一旦形成即进入高尔基复合体中，被包裹在一个囊泡内。乳糜微粒以出胞的方式进入细胞间隙，再扩散入淋巴循环。

含12个碳原子以下的中、短链甘油三酯水解产生的脂肪酸和甘油一酯，在小肠上皮细胞中不再变化，它们是水溶性的，可以直接进入血液循环，而不进入淋巴管。由于膳食中的动、植物油含长链脂肪酸（含15个以上碳原子）较多，所以脂肪的吸收以淋巴途径为主。

（六）胆固醇的吸收

进入肠道的胆固醇主要有两个来源：一是食物，二是肝分泌的胆汁。胆汁中的胆固醇是游离的，而食物中的胆固醇部分是酯化的。酯化的胆固醇必须在胆固醇酯酶的作用下，水解为游离胆固醇后才能被吸收。游离的胆固醇通过形成混合微胶粒，在小肠上部被吸收。被吸收的大部分胆固醇在小肠黏膜上皮细胞中又重新生成胆固醇酯，最后与载脂蛋白一起组成乳糜微粒，通过淋巴循环进入血液（图6－16）。

胆固醇的吸收受很多因素的影响。食物中胆固醇含量越高，其吸收也越多，但两者不呈直线关系。食物中的脂肪和脂肪酸有提高胆固醇吸收的作用，而各种植物固醇（如豆固醇、β－谷固醇）则抑制其吸收。胆盐可与胆固醇形成混合微胶粒而帮助胆固醇吸收，食物中不能被利用的纤维素、果胶、琼脂等容易和胆盐结合形成复合物，妨碍微胶粒的形成，从而能降低胆固醇的吸收。抑制肠黏膜细胞载脂蛋白合成的物质，可因妨碍乳糜微粒的形成，减少胆固醇的吸收。

（七）维生素的吸收

大多数维生素在小肠上段吸收，但维生素B_{12}在回肠吸收。大多数水溶性维生素，包括维生素B_1、B_2、B_6、PP、C以及生物素和叶酸等，通过依赖于Na^+的同向转运体被吸收；维生素B_{12}需先与内因子结合形成复合物，再到回肠被主动吸收；脂溶性维生素A、D、E、K与脂类消化产物一同吸收。

三、大肠的吸收功能

每日有1000～1500 mL小肠内容物进入大肠，其中的水和电解质大部分被吸收，仅约100 mL液体和少量Na^+、Cl^-随粪便排出。如果粪便在大肠内停留时间过久，则水分几乎全部被吸收而致粪便干燥导致便秘发生。大肠黏膜具有主动吸收Na^+的能力，Na^+的主动吸收导致Cl^-的被动同向转运；而Na^+和Cl^-的吸收又可引起水的渗透性吸收。大肠吸收Cl^-时，通过Cl^-－HCO_3^-逆向转运，伴有HCO_3^-的分泌，HCO_3^-可中和结肠内细菌产生的酸性产物。严重腹泻患者，由于HCO_3^-的大量丢失，可导致代谢性酸中毒。

大肠的吸水能力很强，每日可吸收5～8 L的水和电解质溶液。当从回肠进入大肠的液体和（或）大肠分泌的液体超过此数量或大肠的吸收发生障碍时，可产生腹泻。由于大肠具有很强的吸收能力，所以直肠灌肠可作为一种有效的给药途径。如某些麻醉药、镇静药等可以通过直肠灌肠方式迅速被吸收。大肠也可吸细菌合成的维生素，虽然正常时大肠吸收的维生素仅占机体每日需要量的一小部分，但在维生素摄入不足时有重要意义。此外，大肠还可吸收由细菌分解食物残渣生成的短链脂肪酸，如乙酸、丙酸和丁酸等。

（张绪东　郑学芝）

第七章　能量代谢与体温

【内容提要】　能量代谢是指伴随物质代谢过程中发生的能量的储存、释放、转移和利用。机体一切生命活动所需的能量主要来源于摄入体内的糖、脂肪和蛋白质所蕴藏的化学能，ATP是实现各种生理活动的直接能源。营养物质氧化产生的能量除肌肉所做外功外，最终都转化为热能用于维持体温。因此，测定整个机体在单位时间内的总热量可反映机体的能量代谢。影响能量代谢的主要因素有：肌肉活动，环境温度，食物的特殊动力效应和精神活动。基础代谢是指人体在基础状态下的能量代谢。人体在单位时间内的基础代谢，称为基础代谢率。

体温是指机体深部的平均温度。维持体温相对稳定是机体进行正常新陈代谢和生命活动的必要条件。体温的相对稳定主要是在体温调节中枢控制下产热与散热过程动态平衡的结果。安静和运动时主要的产热器官分别是内脏器官（主要是肝）与骨骼肌，散热主要是由皮肤以辐射、传导、对流和蒸发的形式完成。机体主要通过调节皮肤血流量和发汗来调控散热。外周和中枢温度感受器感受到的温度信息，经体温调节基本中枢下丘脑及其以下中枢部位多层次整合后，通过神经和体液调节途径对产热与散热进行调控，保持体温在体温调定点水平。

新陈代谢是机体生命活动的基本特征之一，包括合成代谢和分解代谢。合成代谢指机体不断从外界摄取营养物质来构筑和更新自身，并储存能量；分解代谢则为机体利用储存的能量或体内自身物质分解产生的能量来满足生命活动的需要，如体温的维持、肌肉收缩和神经活动等。因此，体内物质的合成、分解与能量的产生、消耗是相伴相随的。通常将物质代谢过程中所伴随发生的能量释放、转移、储存和利用称为能量代谢（energy metabolism），这些过程严格遵循物质不灭定律和能量守恒定律。

第一节　能量代谢

一、机体能量的来源和去路

（一）机体能量的来源

自然界中的能量存在多种形式，如热能、电能、机械能和化学能等。人体只能利用食物（糖、脂肪和蛋白质）中蕴藏的化学能。当这些营养物质发生氧化分解时，其分子结构中碳氢键断裂，生成二氧化碳和水，同时释放蕴藏于其中的能量。

1. 糖

一般情况下，糖为机体主要的能源物质。人体所需能量的50%～70%由糖类物质氧化分解提供。食物中的糖经消化、吸收，以葡萄糖的形式进入血液循环，可直接供全身细胞利用；另一部分经合成代谢以肝糖原和肌糖原的形式储存在肝脏和肌肉内；还有少部分葡萄糖转化为脂肪或蛋白质。

根据体内供氧情况不同，糖分解供能的途径各异。在体内氧供应充足的情况下，葡萄糖可通过有氧氧化途径完全氧化并释放出大量能量，1 mol 葡萄糖完全氧化释放的能量可以合成 30 mol 或 32 mol 的三磷酸腺苷（adenosine triphosphate，ATP）。在氧供应不足或在某些缺乏有氧氧化酶系的细胞（如成熟的红细胞）内，1 mol 葡萄糖经无氧酵解只能合成 2 mol 的 ATP。一般情况下，机体氧供充足，绝大多数组织细胞通过糖的有氧氧化获能。一旦机体缺氧，糖酵解虽然只能释放少量能量，却是非常重要的供能途径。如人在进行剧烈运动时，骨骼肌的耗氧量剧增，但由于循环、呼吸等活动只能逐渐加强，不能很快满足机体对氧的需要，骨骼肌因而处于相对缺氧状态，这种现象称为氧债，此时机体只能动用储备的高能磷酸键和进行无氧酵解来供能。此外，脑组织所需能量主要来自糖的有氧氧化。脑组织耗氧量高，而且糖原的储存量极少，因此脑组织对缺氧非常敏感，对血糖依赖性高。机体缺氧、低血糖均可引起脑功能活动障碍，出现头晕、昏迷甚至抽搐。

食物中的糖由小肠吸收后主要以肝糖原和肌糖原的形式储存，其中肌糖原主要用来满足骨骼肌在紧急情况下的需要，肝糖原主要维持血糖水平相对稳定。但糖原储存量较少，当机体处于饥饿状态使储存的糖原消耗殆尽时，脂肪则成为主要的供能物质。

2．脂肪

脂肪在体内的主要功能是储存和供给能量。它不仅直接来源于食物，也可由糖和氨基酸在体内转变而来。机体内脂肪的储存量很大，可占体重的 20% 左右，远比糖储存量（150 g）多。近年来研究发现，脂肪组织可以分泌多种细胞因子如瘦素等，通过调节摄食来维持体内脂肪量相对恒定。

每克脂肪在体内氧化所释放的能量约为每克糖有氧氧化释放能量的 2 倍。当机体需要时，脂肪在酶的催化下分解为甘油和脂肪酸。甘油主要在肝脏被利用，经磷酸化或脱氢处理进入糖代谢途径产生能量或转变为糖，脂肪酸可在很多组织中经 β 氧化彻底分解释放能量。正常体重者在短期饥饿情况下，主要依靠脂肪供能，体内储存的脂肪可供给饥饿者约 2 个月的能量。但由于脂肪酸经过 β 氧化作用形成大量的乙酰辅酶 A，能转化成大量酮体，因此长期饥饿者易发生酮症酸中毒。

3．蛋白质

在生理状态下，蛋白质是人体细胞的重要组成成分，不作为供能物质。在某些特殊情况下，如长期不能进食或消耗量极大时，体内的糖原和储存的脂肪大量消耗，能量极度缺乏时，机体才开始分解蛋白质，以维持必需的生理活动。体内过剩的氨基酸可以转变成为脂肪。

（二）机体能量的去路

体内的糖、脂肪或蛋白质在氧化分解过程中，生成代谢终产物 H_2O、CO_2 和尿素等，同时释放出蕴藏的化学能，大约 50% 以上直接转变为热能，维持体温；其余部分以化学能的形式储存于 ATP 或其他高能化合物中。其中，ATP 是体内最主要的高能磷酸化合物，存在于体内所有细胞。ATP 断裂一个高能磷酸键变成二磷酸腺苷（ADP）的同时释放大量能量。可见，ATP 既是体内的直接供能物质，也是体内能量储存的重要形式。ATP 分解释放的能量可直接供给机体各种生命活动的需要，如细胞成分和生物活性物质的合成、肌肉的收缩和舒张、物质的跨膜主动转运、腺体分泌及神经传导。其中，除骨骼肌运动所做的机械功外，其他的最终都转变为热能。热能是人体内最终的能量形式，不能再转化为其他形式，但在维持体温中起重要作用。由于 ATP 有直接促进或改善组织代谢的作用，临床上常把 ATP 作为治疗昏迷、休克、脑血管疾病和心肌炎等疾病的急救辅助药物。

除 ATP 外，体内还有其他的高能磷酸键化合物，如磷酸肌酸。磷酸肌酸主要存在于肌肉和脑组织中。当物质氧化释放能量过剩时，可通过 ATP 转移给肌酸，通过合成磷酸肌酸而将能量储存起来。当 ATP 被消耗后，磷酸肌酸又可将储存的能量迅速转移给 ADP 以补充 ATP 的消耗(图 7-1)。因此可以将磷酸肌酸看作 ATP 的能量储存库。

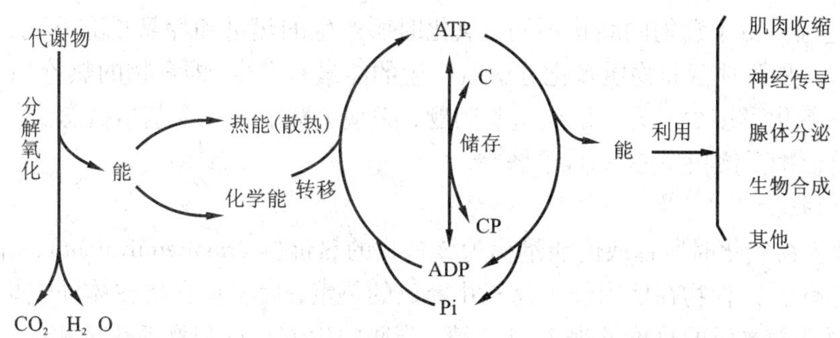

图 7-1 体内能量的释放、转移、储存和利用

（三）能量平衡

能量平衡是指机体摄入食物的能量和消耗的能量之间的平衡。如果在一段时间内，机体摄入的化学能和消耗的能量基本相等，体重不变，即人体能量的“收支”达到平衡。能量平衡是一种动态平衡。如果摄入的能量少于消耗的能量，机体则利用体内储存的能源物质，糖原、脂肪和蛋白质被分解，体重则有所减轻，表现为能量的负平衡；反之，如果机体摄入的能量多于消耗的能量，则以脂肪的形式储存起来，因而体重增加，表现为能量的正平衡。

平衡状态代表着不同的生理意义。成长阶段、怀孕期或病后复原时期，需要合成身体组织，供应机体成长，此时热量平衡需维持正值。成年期不再有成长的需求而维持在热量平衡状态。热量负平衡表示身体组织有耗损的现象，表示有营养不良的危险，这种现象最常发生在癌症病患或重症患者，应该及时予以补充营养，以免恶化。

二、能量代谢的测定

体内能量代谢遵循能量守恒定律，即当能量从一种形式转化成另一种形式时，不论经过何种中间步骤，能量既不会增多，也不会减少。因此，测定机体在一定时间内所消耗的食物，或者测定一定时间内机体所产生热量与所做的外功，都可以测算出机体的能量代谢率(energy metabolic rate，EMR)，即机体在单位时间内所消耗的能量。一定时间内消耗的食物量很难测出，因此，通常是测定机体一定时间内所消耗的能量来计算能量代谢率。如前所述，在生命活动中机体消耗营养物质内的化学能，将其转换成机械能、势能等多种形式的能量。机体消耗的能量，除了肌肉收缩所做的机械外功外，最终都将转化成热能。因此，在机体安静状态下，测定其单位时间内向外界所散发的总热量，就可以测算出机体的能量代谢率，这就是测定能量代谢的基本原理。

直接测热法是指通过收集机体在一定时间内散发的总热量求得能量代谢率的一种方法。

该方法的设备复杂，操作烦琐，使用不便，因而极少应用。

间接测热法是通常采用的测定能量代谢率的方法，其理论依据是定比定律，即同一种化学反应，不论经过何种中间步骤，或者反应条件差异多大，反应物的量与产物量之间呈一定的比例关系。例如，氧化1 mol 葡萄糖，需要6 mol 氧，同时产生6 mol CO_2和6 mol H_2O，并释放一定的能量(ΔH)。下列反应式表明了这种关系：

$$C_6H_{12}O_6 + 6O_2 \rightarrow 6CO_2 + 6H_2O + \Delta H$$

间接测热法是依据单位时间内的氧耗量和二氧化碳的产量，推算各种食物的消耗量和产热量的计算过程。由于食物的结构不同，氧化时所产生的热量和耗氧量亦不同，因此必须解决两个问题：一是每种营养物质氧化分解时产生的能量有多少(即食物的热价)；二要分清三种营养物质各氧化了多少。为了解决这些问题，必须了解下面几个基本概念。

(一)与能量代谢测定有关的几个概念

1. 食物的热价

1克某种食物氧化时所释放的能量称为该食物的热价(thermal equivalent)，分为生物热价和物理热价。前者指食物在体内经生物氧化释放的热量，后者指食物在体外燃烧时释放的热量。三种主要营养物质的热价见表7-1。糖、脂肪的生物热价和物理热价相等，而蛋白质的生物热价低于物理热价，因为蛋白质在体内不能被完全氧化，有一部分包含在尿素、肌酐等分子中的能量从尿中排出。

表7-1 三种营养物质氧化时的几种数据

营养物质	产热量(kJ/g)		耗氧量(L/g)	CO_2产量(L/g)	氧热价(kJ/J)	呼吸商(RQ)
	物理热价	生物热价				
糖	17.15	17.15	0.83	0.83	20.66	1.00
蛋白质	23.43	17.99	0.95	0.76	18.93	0.80
脂肪	39.8	39.75	2.03	1.43	19.58	0.71

2. 食物的氧热价

通常将某种食物氧化时消耗1L 氧所产生的热量，称为该食物的氧热价(thermal equivalent of oxygen)。氧热价反映了某种食物耗氧量和产热量之间的关系，因此，根据一定时间内的耗氧量可以计算出机体的能量代谢率(表7-1)。

3. 呼吸商

营养物质在体内氧化时需消耗O_2，同时产生CO_2。营养物质氧化时同一时间内CO_2的产生量与O_2的消耗量的比值称为呼吸商(respiratory quotient，RQ)。生理情况下，同一时间内CO_2的产生量与呼出量、O_2的消耗量与吸入量是一致的，因此，呼吸商也可以表达为营养物质氧化时同一时间内机体呼出的CO_2与O_2的吸入量的比值。

$$RQ = \frac{\text{产生的 }CO_2(\text{mol})}{\text{消耗的 }O_2(\text{mol})} = \frac{\text{产生的 }CO_2(\text{mL})}{\text{消耗的 }O_2(\text{mL})}$$

无论是在体内氧化还是在体外燃烧，各种营养物质的耗O_2量与CO_2产量都取决于该种物质的化学组成。糖的呼吸商为1.0，脂肪和蛋白质的呼吸商分别是0.71和0.8。呼吸商能比较准确地反映机体各种营养物质氧化分解的比例。在日常生活中，人的膳食一般混合有糖、脂肪和蛋白质，呼吸商变动于0.71～1.0。人体在特定时间内的呼吸商决定于当时主要供能的营养物质。若能源主要是糖类，则呼吸商接近于1.0；若主要是脂肪，则呼吸商接近于0.71。在长期病理性饥饿情况下，能源主要来自机体本身的蛋白质和脂肪，则呼吸商接近于0.8。一般情况下，摄取混合食物时，呼吸商常在0.85左右。

影响呼吸商的其他因素：机体的组织、细胞将糖转化为脂肪时，呼吸商可能变大，甚至超过1.0。这是由于脂肪分子中含氧比例低于糖，当一部分糖转化为脂肪时，原来糖分子中的氧即有剩余，这些氧可能参加机体代谢过程中的氧化反应，相应地减少了从外界摄取的氧量，因而呼吸商变大。反之，若脂肪转化为糖，则需要更多的氧进入分子结构，呼吸商也可能低于0.71。此外其他一些代谢反应也能影响呼吸商。例如，肌肉剧烈运动时，由于氧供不应求，糖酵解增多，将有大量乳酸进入血液。乳酸和碳酸盐作用的结果使大量CO_2由肺排出，此时呼吸商将变大。相反，肺通气不足、碱中毒等情况下，呼吸商将降低。

4. 非蛋白呼吸商

一般情况下，体内能量主要来源于糖和脂肪的氧化，蛋白质的因素可忽略不计。为方便计算，常根据糖和脂肪按不同比例混合时所产生的CO_2量与耗O_2量计算出相应的呼吸商，称为非蛋白呼吸商(non-protein respiratory quotient，NPRQ)，见表7－2。

表7－2　不同比例糖、脂肪混合物的非蛋白呼吸商和氧热价

非蛋白呼吸商	氧化的比例(%)		氧热价(kJ/L)
	糖	脂肪	
0.707	0.00	100.0	19.62
0.71	1.10	98.9	19.64
0.75	15.6	84.4	19.84
0.80	33.4	66.6	20.10
0.81	36.9	63.1	20.15
0.82	40.3	59.7	20.20
0.83	43.8	56.2	20.26
0.84	47.2	52.8	20.31
0.85	50.7	49.3	20.36
0.86	54.1	45.9	20.41
0.87	57.5	42.5	20.46
0.88	60.8	39.2	20.51
0.89	64.2	35.8	20.56
0.90	67.5	32.5	20.61
0.95	84.0	16.0	20.87
1.00	100.0	0.0	21.13

（二）测定方法

1．测算原则

实验测得机体24小时内的耗氧量和CO_2产量以及尿氮量，根据表7－1和7－2中相应的一些数据计算。

耗氧量和CO_2产量的测定方法：

（1）闭合式测定法：在动物实验中，将受试动物置于一个密闭的能吸热的装置中。通过气泵，不断将定量的O_2送入装置。动物不断地摄取O_2。根据装置中氧量的减少计算出该动物在单位时间内的耗氧量。动物呼出的CO_2则由装在气体回路中的CO_2吸收剂吸收。然后根据实验前后CO_2吸收剂的重量差，算出单位时间内的CO_2产量。由耗氧量和CO_2产量算出呼吸商。

（2）开放式测定法（气体分析法）：指在机体呼吸空气的条件下测定耗氧量和CO_2产量的方法，故称为开放法。其原理是，采集受试者一定时间内的呼出气，测定呼出气量并分析呼出气中O_2和CO_2的容积百分比。由于吸入气为空气，其中O_2和CO_2的容积百分比不必另测。根据吸入气和呼出气中O_2和CO_2的容积百分比的差值，计算出该段时间内的耗氧量和CO_2排出量。

2．测算步骤

首先，由尿氮量算出被氧化分解的蛋白质量。尿中的含氮物质主要是蛋白质的分解产物。因此可通过尿氮来估算体内被氧化的蛋白质的量。蛋白质中16%的氮完全随尿排出。因此，1 g尿氮相当于氧化分解6.25 g蛋白质，测得的尿氮重量（g）乘以6.25，便相当于体内氧分解的蛋白质量。由被氧化的蛋白质量从表7－1中算出其产热量、耗氧量和CO_2产量；其次，从总耗氧量和总CO_2产量中减去蛋白质耗氧量和CO_2产量，计算出非蛋白呼吸商。根据非蛋白呼吸商查表7－2的相应的非蛋白呼吸商的氧热价，计算出非蛋白代谢的产热量；最后，24小时产热量为蛋白质代谢的产热量与非蛋白代谢的产热量之和。此外，从非蛋白呼吸商还可推算出参加代谢的糖和脂肪的比例。

间接测热法的计算方法举例：

首先测定受试者一定时间内的耗氧量和CO_2产量，假定受试者24小时的耗氧量为400 L，CO_2产量为340 L（已换算成标准状态的气体容积）。另经测定尿氮排出量为12 g。根据这些数据和查表7－1、7－2，计算24小时产热量，其步骤如下：

（1）蛋白质氧化量 $=12\times6.25=75$ g

产热量 $=18\times75=1350$ kJ

耗氧量 $=0.95\times75=71.25$ L

CO_2产量 $=0.76\times75=57$ L

（2）非蛋白呼吸商

非蛋白代谢耗氧量 $=400-71.25=328.75$ L

非蛋白代谢CO_2产量 $=340-57=283$ L

非蛋白呼吸商 $=283/328.75=0.86$

（3）根据非蛋白呼吸商的氧热价计算非蛋白代谢的热量

查表7－2，非蛋白呼吸商为0.86时，氧热价为20.41。所以，非蛋白代谢产热量 $=328.75\times20.41=6709.8$ kJ。

（4）计算24小时产热量

24小时产热量 = 1350 + 6709.8 = 8059.8 kJ

计算的最后数值8059.8kJ为该受试者24小时内的能量代谢率。

由于此种测算方法较为烦琐，而正常情况下蛋白质供能很少，故临床上多采用简便的测算方法，即测得单位时间内的耗 O_2 量与 CO_2 产量，求出非蛋白呼吸商，据此查出相应的氧热价，再乘以耗氧量，便可得出单位时间内的产热量。此外，据统计国人基础状态下的非蛋白呼吸商约为0.82，以其所对应的氧热价乘以单位时间耗氧量，即可算出单位时间的产热量。实际上，简化方法所得数值与上述烦琐方法测算结果十分相近。

三、影响能量代谢的主要因素

（一）能量代谢的衡量标准

实践表明，在体格各异的不同个体之间，他们在单位时间内的能量代谢差异明显。因此，衡量不同个体的能量代谢，必须要有衡量标准。过去曾设想以体重为衡量标准，结果发现身材瘦小的人每公斤体重的产热量显著高于身材高大的人。动物实验证明，小动物每公斤体重的产热量要比大动物高得多。但若以每平方米体表面积的产热来进行比较，则体积大小不一的各种动物或瘦小、高大的人体，每平方米体表面积每24小时的产热量很相近。因此，体表面积是衡量能量代谢的良好指标。除此之外，肺活量、心排血量、主动脉和气管横截面积、肾小球滤过率等，也都与体表面积呈一定的比例关系。

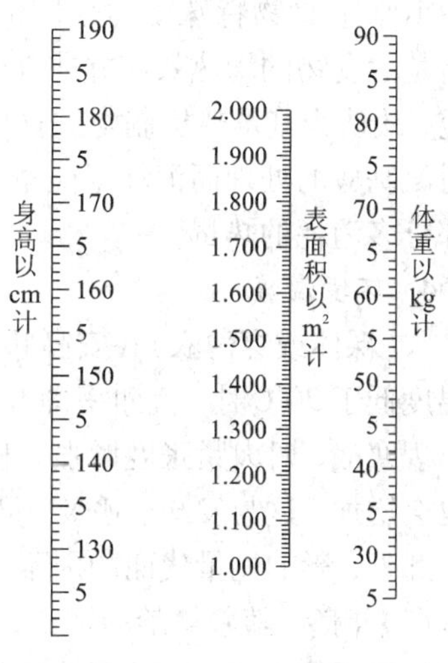

图7－2　人体表面积测算用图

人的体表面积大小可以身高和体重两项数值来推算。我国人体表面积可根据Stevenson公式计算：体表

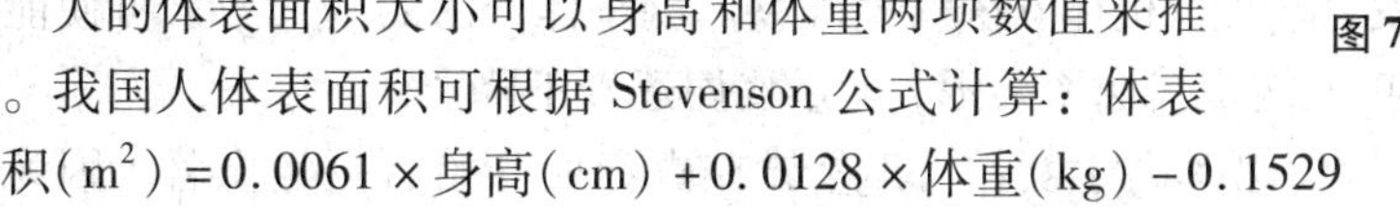

面积（m^2）= 0.0061 × 身高（cm）+ 0.0128 × 体重（kg）－ 0.1529

在实际应用中，体表面积可根据图7－2直接查出。

（二）影响能量代谢因素

影响能量代谢的主要因素有：

1. *肌肉活动*

肌肉活动是影响能量代谢最明显的因素。机体任何轻微的活动都会提高能量代谢率。例如每隔几秒钟将上肢举到前额1次即可使能量代谢增强，其耗氧量可增加10 mL/min。在劳动或运动时能量代谢和耗氧量显著增加，最多可达安静时的10～20倍，故可用能量代谢值作为评价劳动强度的指标。

2. *精神活动*

脑的代谢水平较高，在安静状态下单位重量脑组织的耗氧量为肌肉的20倍。但在安静思考问题时机体产热量增加一般不超过4%。当处于恐惧、愤怒、焦急等精神紧张状态下，机体出现无意识的肌紧张增强，交感神经的紧张性加强以及促进代谢的激素（如儿茶酚胺等）的释放增加，能量代谢显著增高。

3. 食物的特殊动力效应

人在进食后一段时间内(进食后1小时左右开始出现，延续7~8小时)，即使处于安静状态，机体的产热量也要比进食前有所增加。这种由于进食刺激机体额外消耗能量的作用称为食物的特殊动力效应(specific dynamic action)。三种营养物质中，蛋白质的食物特殊动力效应最为显著，可达30%，糖和脂肪的特殊动力效应分别为6%与4%，混合性食物约为10%。食物特殊动力效应的机制尚不清楚。食物的增热效应并非在进食后立即出现，且将氨基酸直接注入静脉也同样引起增热效应，故认为其增热机制与进食后消化道和消化腺的活动增强关系不大。推测可能来源于肝脏对氨基酸的处理而消耗了能量。因此在临床上给禁食患者输液补充营养物质时应注意加上这部分多消耗的热量。

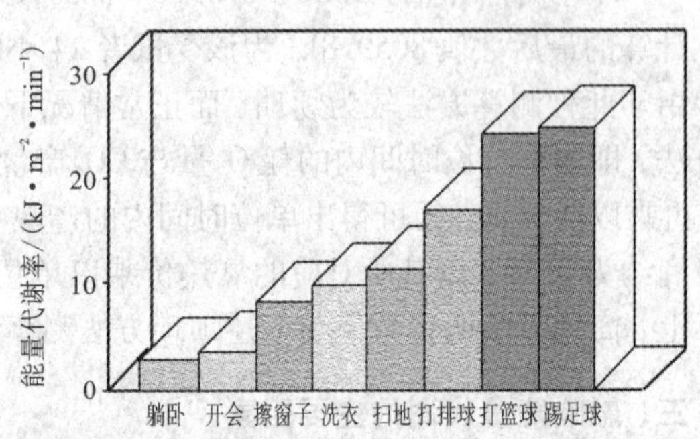

图7-3 不同劳动或运动状态时的能量代谢率

4. 环境温度

人(裸体或穿薄衣)在安静状态、环境温度为20℃~30℃时的能量代谢率最为稳定。环境温度低于20℃时，代谢率即开始增加；10℃以下时，显著增加；因为环境温度过低时，机体出现寒战、肌肉紧张度增强等机制使能量代谢率升高。当环境温度升高到30℃以上时代谢率也会增加，这与发汗、呼吸、循环机能加强及体内化学反应加速有关。

此外，影响能量代谢的因素还有：

(1)年龄：随着年龄的增长，能量代谢率逐渐下降。幼儿的能量代谢率几乎是老年人的2倍。这是因为儿童处于生长发育阶段，机体新陈代谢旺盛。脑垂体分泌的生长激素可使能量代谢率升高15%~20%。老年人能量代谢率衰退，能量代谢逐渐下降。

(2)性别：同龄男性的能量代谢率高于女性，其差异在青春期开始后更为显著。因为雄性激素可使能量代谢率提高10%~15%。

(3)睡眠：睡眠时能量代谢率较清醒安静时低10%~15%，这与睡眠时骨骼肌紧张性和交感神经系统活动下降有关。

四、基础代谢

基础代谢(basal metabolism)是指基础状态下的能量代谢。基础代谢率(basal metabolic rate, BMR)则是指在基础状态下单位时间内的能量代谢。基础状态是指人体处于清醒安静、不受肌肉活动、精神活动、食物及环境温度影响的状态。因此，测定基础代谢时需满足以下条件：清晨、清醒，平卧、放松全身肌肉；前夜睡眠良好，测定时无精神紧张；空腹(禁食12小时以上)；室温20℃~25℃。此时体内能量消耗只用于维持呼吸、心跳等基本的生命活动，其代谢率比一般安静状态低8%~10%，也较稳定。但基础代谢率并不是机体最低的能量代谢水平，熟睡时能量代谢率可进一步下降10%。基础代谢率通常以每小时每平方米体表面积产生的热量为单位，通常用kJ/(m^2·h)表示。

基础代谢率随性别年龄等不同而有生理变动。其他情况相同时，男子的基础代谢率高于女子，幼年高于成人，且年龄越大代谢率越低。我国正常人的基础代谢率的平均值如表7-3所示。

表7-3　我国正常人的基础代谢率平均值

年龄(岁)	11~15	16~17	18~19	20~30	31~40	41~50	≥51
男性[$kJ/(m^2·h)$]	195.5	193.4	166.2	157.8	158.7	154.1	149.1
女性[$kJ/(m^2·h)$]	172.5	181.7	154.1	146.5	150.0	142.4	138.6

基础代谢率的表示方法除了可以用$kJ/(m^2·h)$为单位表示外，还可以用实际测得的数值(实测值)与正常平均值相差的百分比来表示，即：

$$基础代谢率=\frac{实测值-正常平均值}{正常平均值}\times 100\%$$

临床测定基础代谢率时，通常采用简略法来测定和计算。采用此方法时，将非蛋白呼吸商设为0.82，其对应的氧热价是20.18 kJ/L，只需测出一定时间内的耗O_2量和体表面积，就可进行基础代谢率的计算。

如某受试者在基础状态下，1小时的耗O_2量为12 L，其体表面积为1.5 m^2，则其BMR为：

$$20.18\ kJ/L\times 12\ L/h\div 1.5\ m^2=161.4\ kJ/(m^2·h)。$$

一般来说，基础代谢率的实测值同上述正常平均值比较，如相差在±10%~15%之内都属正常。当相差值超过20%时可能具有临床意义。例如，甲状腺功能的改变总是伴有基础代谢率的异常。甲状腺功能亢进时基础代谢率可比正常值高出25%~80%；甲状腺功能低下时，基础代谢率可比正常值低20%~40%(图7-4)。因此，基础代谢率的测定是临床诊断甲状腺疾病的辅助方法。

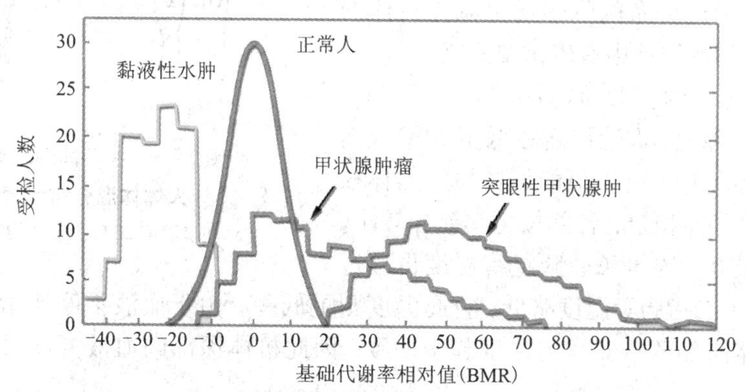

图7-4　甲状腺病患者的基础代谢与正常人基础代谢比较

其他如肾上腺皮质及腺垂体功能低下、艾迪生病、肾病综合征、病理性饥饿等常伴有基础代谢率降低；糖尿病、红细胞增多症、白血病及伴有呼吸困难的心脏病等，基础代谢率升高。当人体发热时，基础代谢率也将升高，一般来说，体温每升高1℃，基础代谢率可升高13%。

第二节 体温及其调节

人和动物都具有一定的体温。爬行类、两栖类、鱼类等低等动物的体温随环境温度的变化而变化，称为变温动物；在人和高等动物由于体内有完善的体温调节机构，其体温能保持相对恒定，不因外界气温和机体活动等而显著变化，故人和高等动物属于恒温动物。体温的相对恒定是内环境理化性质相对稳定的重要方面，是机体新陈代谢和生命活动正常进行的必要条件。体温低于34℃可引起意识丧失，低于25℃可引起心跳停止或心室纤维性颤动；体温高于42℃时可引起细胞实质性损害，高于45℃时可危及生命。

一、人体正常体温及其生理波动

(一)正常体温

由于身体各组织的代谢水平和散热条件不同，局部温度存在差异。就温度的功能模式而言，机体可分为核心和外壳两个层次，分别指功能意义上的深部组织和表浅组织。

机体表层组织的温度称为体表温度(shell temperature)，其中最外层皮肤表面的温度为皮肤温度。体表温度低于体核温度，各部位之间差异大，且由里至外存在着递减的温度梯度。通常头面部体表温度较高、胸腹次之，四肢末端最低。体表温度不稳定，尤其是皮肤温度极易受环境温度和衣着等情况的影响。在寒冷环境中，手足部皮肤温度的降低最为显著。当环境温度达到32℃以上时，皮肤温度的部位差异减小(图7-5)。此外，机体由体表向内分布的隔热层可调控机体的散热量，这在体温的维持中有着重要意义。

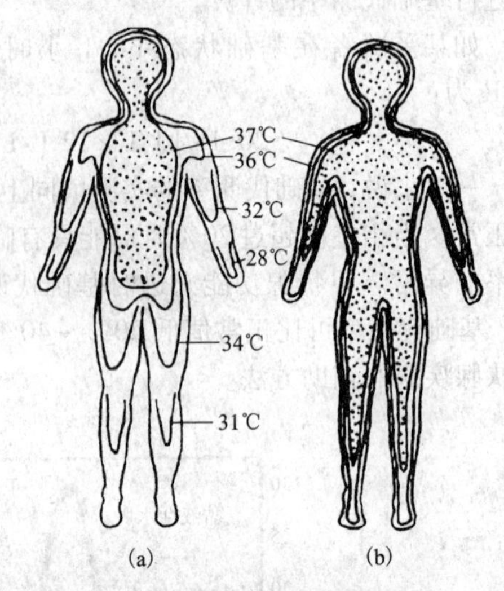

图7-5 在不同环境温度下人体体温分布示意图

(a)环境温度20℃；(b)环境温度35℃

机体深部组织的温度称为体核温度(core temperature)。实际上，即使裸露在低至13℃或高达54℃的干燥空气中，机体仍能保持恒定的体核温度。体核温度相对稳定，各部位之间差异较小。其中肝脏温度最高，约38℃；脑组织温度也接近38℃；肾、胰、十二指肠等温度略低；直肠温度则更低些。由于血液不停地循环流动于全身各部位，使机体深部各个器官的温度趋于一致，因此机体深部的血液温度可以代表体温正常值。

由于环境温度的变化，体核温度范围和体表温度范围会发生相对改变。在寒冷环境中，体核温度范围缩小，主要集中在头部与胸腹内脏，体表温度范围则随之扩大；而在炎热环境中，体核温度范围则扩展至四肢(图7-5)。

(二)体温的测量

生理学所说的体温(body temperature)，是指机体深部的平均温度，即体核温度。由于体核温度不易测试，在临床实践中为了方便，通常测定直肠、口腔和腋窝等部位温度来代表体温。

成年人直肠温度的正常值为36.9℃～37.9℃，平均值为37.5℃。直肠的封闭性好，热容量大，不易受外界环境的影响，将温度计插入直肠6cm以上，所测得的值就接近深部的温度。但直肠温度易受下肢温度影响。当下肢冰冷时，由于下肢血液回流至髂静脉时的血液温度较低，会降低直肠温度。直肠温度的测定不很方便，临床上并不常用。

口腔温度比直肠低，在36.7℃～37.7℃，平均值为37.2℃。口腔温度是在闭口的情况下从舌下测得的温度。口腔温度的测定比较方便，但易受经口呼吸、进食和饮水等影响；对于不能配合的患者，如烦躁的患者和哭闹的患儿等，不宜测量口腔温度。

腋窝温度比口腔温度低0.2℃～0.3℃，正常值为36.0℃～37.4℃，平均值为36.8℃。腋窝温度是在腋窝皮肤测得的温度。腋窝处是皮肤表面的一部分，其温度较低，并不能代表深部体温。腋窝温度易受环境温度、出汗和测量姿势的影响，不易正确测定。只有让被测者将上臂紧贴胸廓，使腋窝紧闭形成人工体腔，机体内部的热量才能逐渐传导至腋窝，使腋窝的温度逐渐升高至接近于机体深部温度水平，这时所测得的温度才能反映深部温度。因此，测定腋窝温度的时间需要持续10分钟左右，而且在测温时应保持腋窝处干燥。

此外，食管温度比直肠温度约低0.3℃。食管中央部分的温度与右心的温度大致相等，而且体温调节反应的时间过程与食管温度变化过程一致。故在实验研究中，食管温度可以作为深部温度的指标。鼓膜温度的变动大致与下丘脑温度的变化成正比，因此在体温调节生理实验中常用鼓膜温度作为脑组织温度的指标。

（三）体温的生理变动

人的体温虽相对稳定，但在生理情况下，可随昼夜、性别、年龄、肌肉活动、精神紧张和环境温度等不同而有所变化，变化的幅度一般不超过1℃。

1. 体温的昼夜变化

在一昼夜之间体温呈周期性波动，清晨2—6时最低，午后1—6时最高，体温的这种昼夜周期性波动称为昼夜节律（circadian rhythm）。研究表明，夜间活动的动物，其最高温度见于夜间；新生儿只有在体温调节功能完善时才出现昼夜节律；昼夜节律与肌肉活动及耗氧量无关，且在外周传入信息（如自然光线变化、环境温度变化、定时活动、钟表、视频音频等）消除后仍能基本维持，提示体温的昼夜节律是机体的一种内在节律。这种节律的周期比地球的自转周期稍长一些，属于自由运转周期。除体温外，体内多种生理活动按一定的时间顺序发生变化，如血细胞数、细胞内的酶活性、激素分泌等，这种变化的节律称为生物节律（biorhythm）。下丘脑视交叉上核可能是体内生物节律包括体温昼夜节律的控制中心。

2. 性别的影响

性成熟期女性的基础体温比同龄男性平均高约0.3℃，能随月经周期规律地波动。在排卵前体温较低，排卵日降至最低，排卵后升高0.3℃～0.6℃，直至下次月经来临。女性体温的性周期变化可能与性激素的周期性分泌有关，排卵后的体温升高很可能是孕激素作用的结果。测定每天清晨清醒后起床之前的基础体温（basal body temperature），可清楚地显示女性体温的月经周期节律性波动（图7－6）。因此，性成熟期的女性通过每日测定基础体温有助于了解有无排卵和排卵日期。

3. 年龄的影响

儿童和青少年的体温稍高于成年人，而老年人的体温则比成年人的体温略低一些，这些体温变动与基础代谢率有关。新生儿，尤其是早产儿，由于其体温调节机构的发育还不完善，调节体温的能力很差，体温易受环境因素的影响而变动，因此对婴幼儿应加强保温护理以保持其体温恒定。老年人对外界温度变化代偿的能力也较差，亦应注意保暖。

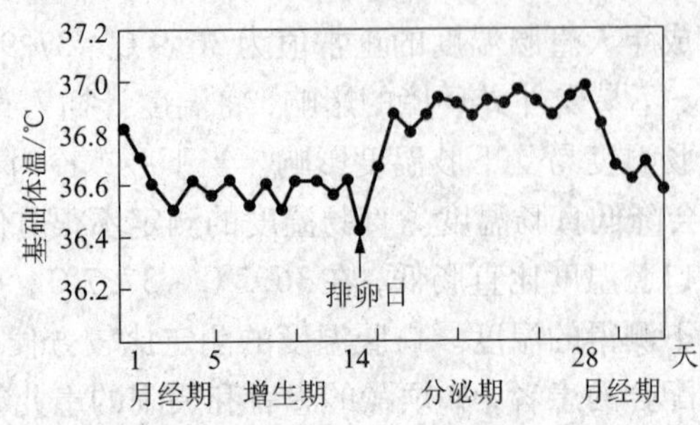

图7-6 女性月经周期中基础体温变化曲线

4. 肌肉活动的影响

肌肉活动时产热量增多，体温升高，个别可升高2℃左右；肌肉活动停止后体温可逐渐恢复。癫痫发作时骨骼肌发生强直收缩，患者体温升高。因此，临床上应先让患者安静一段时间后再测定体温，而给小儿测定体温时还应防止哭闹。

5. 其他因素的影响

精神因素、环境温度、进食等均能影响基础代谢率，继而影响体温。麻醉药通常可抑制体温调节中枢或者影响其传入途径的活动，也可扩张皮肤血管，故导致体温降低。故术中和术后一段时间内都应注意患者的保温护理。解热镇痛药主要通过扩张皮肤血管并促进出汗，使发热患者的体温趋向正常，但不降低正常人的体温。

二、机体的产热和散热

恒温动物体温相对稳定的维持，是在体温调节机构控制下产热和散热过程处于动态平衡的结果。

（一）产热

1. 主要产热器官

机体的热量是由三大营养物质在各组织器官中分解代谢产生的。由于机体所处的功能状态和各器官的代谢水平不同，各器官的产热量各异。安静时，主要是内脏产热，占全身总热量的56%，其中肝脏的代谢最旺盛，产热量最大。运动或劳动时，骨骼肌则成为主要产热器官。骨骼肌紧张度稍有增强，产热量即可明显提高；剧烈运动时，骨骼肌的产热量可增加40倍，占机体总产热量的90%左右（表7-4）。在新生儿还有褐色脂肪组织参与产热。

表7-4 几种组织、器官的产热百分比

器官、组织	占体重百分比（%）	产热量占机体总产热量百分比（%）	
		安静状态	劳动或运动
脑	2.5	16	1
内脏	34.0	56	8
骨骼肌	56.0	18	90
其他	7.5	10	1

2. 机体的产热形式

机体主要通过下列方式来增加产热以维持体温:

(1)基础代谢产热:机体即使处于基础状态下,因其细胞数量巨大,总产热量大。

(2)食物的特殊动力效应产热:如前所述,进食可使机体产热增加。

(3)肌肉活动产热:骨骼肌随意运动可导致代谢明显增加,机体产热量显著增加。此外,机体在寒冷的环境中可通过寒战产热。机体受到寒冷刺激时,最初骨骼肌肌紧张增高,称为寒战前肌紧张(pre-shivering tone),此时产热量便有所增加。寒冷刺激持续作用时,骨骼肌将出现寒战(shivering),表现为伸肌和屈肌同时出现不随意的节律性收缩。此时骨骼肌不做机械外功,所消耗的能量全部转变为热能。因此,寒战是机体效率最高的产热方式。

(4)非寒战产热:寒冷时机体肾上腺素、去甲肾上腺素和甲状腺激素等分泌增多或交感神经兴奋,作用于细胞均可引起代谢增强,产热增多。这部分产热与肌肉收缩无关,称非寒战产热(non-shivering thermogenesis)。褐色脂肪组织的非寒战产热最大,约占70%。褐色脂肪细胞中含大量线粒体,这些细胞接受交感神经支配,阻断交感神经节可抑制非寒战性产热。褐色脂肪出现于出生后,新生儿的褐色脂肪组织较多,代谢增强时可使产热量增加1倍。由于新生儿无明显的寒战反应,故非寒战产热对新生儿保温有特殊意义。成年人的褐色脂肪组织较少,只能使产热增加10% ~15%。此外,寒冷使甲状腺激素分泌增多的效应发生较慢,通常需经数周后甲状腺激素分泌量才增加2倍以上,使代谢率增加20% ~30%。

3. 机体产热活动的调节

机体的产热活动受体液调节和神经调节。

(1)体液调节:甲状腺激素是增加产热的最重要体液因素,其特点是作用缓慢而持久。如果机体暴露于寒冷环境中数周,甲状腺的活动将明显增强,甲状腺激素大量分泌,可使代谢率增加20% ~30%。此外,肾上腺素、去甲肾上腺素以及生长激素也可刺激产热,其特点是作用迅速,但持续时间短。

(2)神经调节:寒冷刺激可使交感神经产生兴奋,一方面增强肾上腺髓质的活动,使肾上腺素和去甲肾上腺素释放增多,增加产热。另一方面,寒冷刺激甲状腺激素释放增加也是首先通过冷刺激作用于中枢神经系统,促进下丘脑促甲状腺激素释放激素的分泌,后者再刺激腺垂体释放促甲状腺激素来加强甲状腺的活动而实现的。

(二)散热

人体主要的散热部位是皮肤。当环境温度低于体表温度时,大部分体热通过皮肤以辐射、传导和对流等方式散失到周围环境中,小部分随呼出气、尿、粪等排泄物散失。当环境温度等于或者高于体表温度时,蒸发则成为唯一的散热方式。

1. 散热方式

(1)辐射:辐射(radiation)散热是指机体以热射线(红外线)的形式向周围放射能量,不需要导热介质,能量可通过真空从较热的物体辐射到冷的物体。人体在常温、不着衣的情况下,约有60%的热量以这种方式散失。辐射散热量的多少主要受以下因素的影响:①皮肤与周围环境的温度差,当皮肤温度高于环境温度时,温度差越大,散热量就越多;反之,若环境温度高于皮肤温度,则机体不仅不能散热,反会吸收周围环境的热量。②机体有效的散热面积,皮肤的有效散热面积越大,散热量也越多,如四肢面积较大,因而在辐射散热中起重要作用。

(2)传导:传导(conduction)是机体的热量直接传给同它接触的较冷物体的一种散热方

式。传导散热的多少除了取决于皮肤与接触物表面的温度差和接触面积外，也与皮肤接触物体的导热性能有关。棉毛织物、空气是热的不良导体，故人体通过传导散发的热量不多。此外，人体脂肪导热效能较小，肥胖者身体深部的热量不易传向体表，在炎热的环境里容易出汗；水的导热性能较好。根据传导散热的原理，临床上给高热患者用冰帽或冰袋进行降温。

(3)对流：对流(convection)是指通过气体流动来交换热量的一种散热方式。对流散热的多少，受风速的影响大；风速越大，散热量越多，如电扇能加快风速来增加对流散热；相反，风速小则散热量少。衣服覆盖皮肤表面，加之棉毛纤维间的空气不易流动，均可使对流散热难以实现而起到御寒作用。

(4)蒸发：蒸发(evaporation)是机体通过体表水分的蒸发来散失热量的一种方式。在正常体温条件下，皮肤每蒸发1g水可带走大约2.43 kJ(0.58 kcal)的热量。因此，体表水分的蒸发是一种十分有效的散热形式，临床上常采用乙醇或温水擦浴来降温就是利用这一原理。蒸发散热有不感蒸发和发汗两种形式。

不感蒸发是指水分直接透出皮肤和黏膜(主要是呼吸道黏膜)表面，在未聚集成明显水滴之前便蒸发掉的一种散热形式，这种蒸发形式不为人们所觉察，且与汗腺活动无关，因而不受体温调节机制的控制。成人在环境温度低于30℃时，人体24小时的不感蒸发量约为1000 mL，其中通过皮肤蒸发(又称不显汗)的为600～800 mL，通过呼吸道黏膜蒸发的水分200～400 mL。在活动状态下或体温升高时，不感蒸发可以增加。婴幼儿不感蒸发的速率比成人高，在缺水状态下，婴幼儿更容易发生脱水。临床上给患者补液时，应当考虑到不感蒸发散失的体液量。有些动物，如犬没有汗腺，不能分泌汗液，在炎热环境中主要通过热喘呼吸从口腔和呼吸道蒸发水分来增加散热。

发汗(sweating)是汗腺主动分泌汗液的过程，因能被机体感觉到故又称可感蒸发。汗腺包括大汗腺和小汗腺。大汗腺局限于腋窝和阴部等处，其活动与体温调节无关；小汗腺分布于全身皮肤，其中手掌、足跖最多，额部、手背次之，四肢、躯干最少。但汗腺分泌能力躯干最强，手足最弱。

正常情况下，汗液中水分占99%，固体成分不足1%，主要是NaCl，也有少量乳酸、氯化钾及尿素等。汗腺分泌汗液是一个主动过程，从汗腺排出的汗液为低渗。因此，当人体因大量发汗而造成脱水时，常表现为高渗性脱水。汗液重吸收的程度取决于发汗的速度。当汗腺分泌活动旺盛时，导致大量水分和氯化钠丢失，这时，除了补充水分，还应注意补充氯化钠，以免引起水和电解质紊乱。

发汗是一种反射性的神经活动，最主要的发汗中枢位于下丘脑。人体汗腺主要受交感胆碱能神经支配，因此乙酰胆碱有促进汗腺分泌的作用。由温热刺激引起的发汗称为温热性发汗，主要参与体温调节。手、足和前额等处有些汗腺受肾上腺素能纤维支配，当精神紧张、情绪激动时可引起这些部位发汗称为精神性发汗，其中枢可能位于大脑皮质。精神性发汗与体温调节的关系不大。通常两种形式的发汗并不能截然分开，常同时出现。汗腺活动除受神经、体液因素影响外，还受环境温度、湿度和机体活动等的影响。人在安静状态下，当环境温度达30℃左右时便开始发汗；在空气湿度大、衣着较多时，气温为25℃时便可发汗；环境温度越高，发汗速度越快；而人若在高温环境中过久，其发汗速度则因汗腺疲劳而明显减慢。环境湿度大时，汗液不易蒸发，体热不易散发会反射性引起大量出汗。劳动或运动时，即使温度在20℃以下，也可出现发汗，而且发汗量多。

2. 机体散热的调节

人体主要通过皮肤血流量的调节和发汗来调控散热。皮肤血流量的大小决定了皮肤温度的高低。当皮肤温度高于环境温度时，机体主要通过辐射、传导和对流方式散热。散热量的大小主要取决于皮肤与外界环境之间的温度差。皮肤血液循环的特点是具有丰富的血管网、大量的静脉丛及动－静脉吻合支，这些结构特点使皮肤血流量可以在较大的范围内变动。机体的体温调节机构正是通过交感神经控制皮肤血管的口径从而调节皮肤的血流量。在寒冷环境中，交感神经活动增强，皮肤小动脉收缩，血流量减少，皮肤与环境之间的温差减小，散热量下降。而在炎热环境下，交感神经活动减弱，皮肤小动脉舒张，动静脉吻合支大量开放，血流量增加，皮肤温度升高，散热量增多。皮肤血管完全舒张时从机体深部向体表的导热量约为皮肤血管完全收缩时导热量的 8 倍(图 7－7)。在环境温度适中、机体产热量没有大幅度变化时，机体仅靠调节皮肤血管的口径，增减皮肤血流量以改变皮肤温度，即可维持正常体温。而当环境温度高于皮肤温度时，辐射、传导和对流方式散热效果甚微，主要依靠发汗散热来调节体温。在一定范围内，发汗量随着气温的升高而增多。但人在高温环境中停留时间过长，发汗速度会因汗腺疲劳而明显减慢。若环境中同时风速较低、湿度较大时，不易蒸发散热，易导致体温升高，甚至中暑。

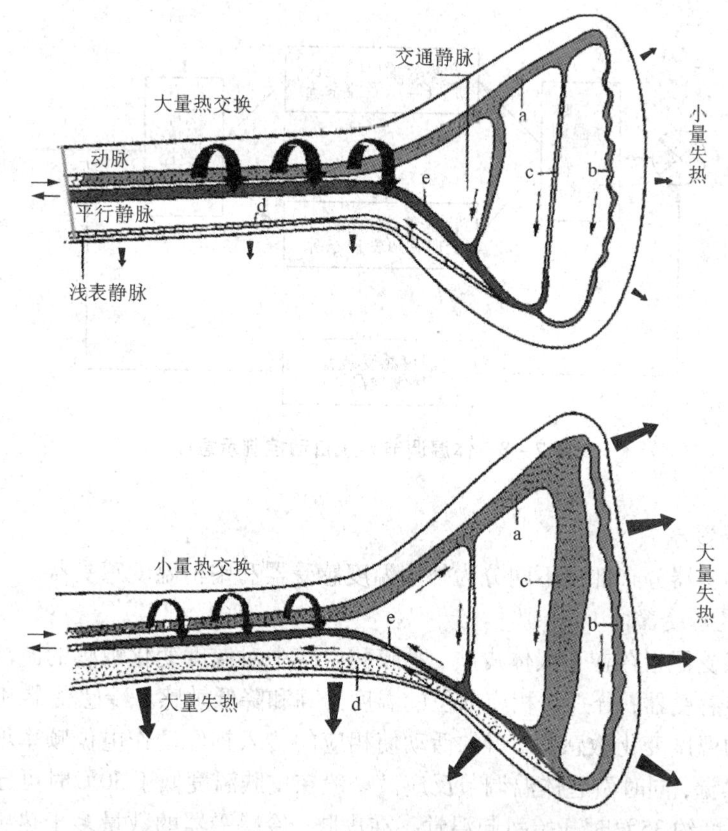

图 7－7　皮肤血液循环在散热中的作用

a. 动脉；b. 皮下毛细血管网；c. 动－静脉吻合支；d. 浅表静脉；e. 静脉

三、体温调节

人体体温的相对恒定是通过自主性体温调节和行为性体温调节两种调节方式实现的。自主性体温调节(autonomic thermoregulation)是在体温调节中枢控制下，通过增减皮肤血流量、发汗或寒战等生理反应，调节机体的产热和散热过程，维持体温相对稳定。行为性体温调节(behavioral thermoregulation)是机体在感受到内外环境温度变化时，通过改变姿势和行为，以维持体温相对恒定的一种方式，如随环境冷热变化增减衣物等人为的保温或降温措施。行为性体温调节是变温动物的重要调节手段，在人和恒温动物则以自主性体温调节为主，行为性体温调节是对自主性体温调节的补充。

自主性体温调节属于典型的自动控制系统，是通过机体的负反馈机制实现的。下丘脑体温调节中枢属于控制系统，它的传出指令通过控制受控系统(如肝脏、骨骼肌、褐色脂肪组织等产热装置和皮肤血管、汗腺等散热装置)的活动，使机体深部温度维持相对稳定。当内外环境因素干扰引起体温改变时，温度感受器将体温变化的信息反馈到下丘脑体温调节中枢，使下丘脑体温调节中枢的传出指令发生相应改变，从而调节机体的产热和散热过程，使改变的体温恢复到原来水平(图7-8)。

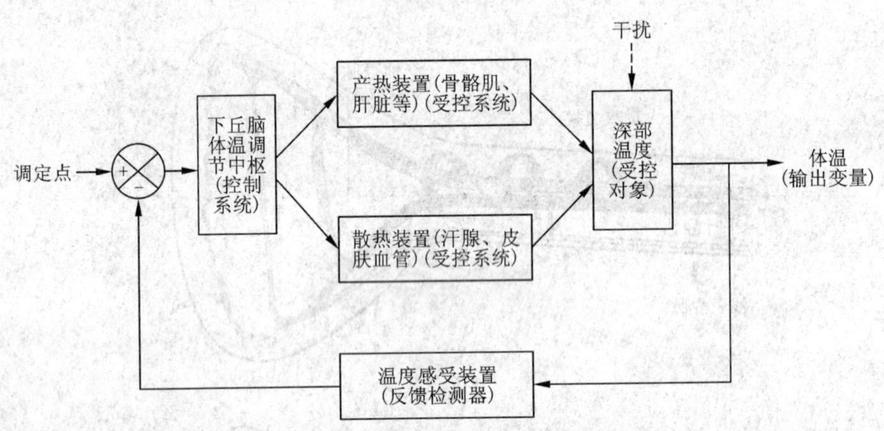

图7-8 体温调节系统自动控制示意图

(一)温度感受器

根据温度感受器分布部位不同分为外周温度感受器和中枢温度感受器。

1. 外周温度感受器

外周温度感受器指存在于人体皮肤、黏膜和内脏中对温度变化敏感的游离神经末梢，包括冷感受器和热感受器，分别对相应部位的温度升高和降低敏感。冷感受器和热感受器各自均对一定范围的温度变化敏感，二者的活动使相应的传入神经动作电位频率增加，分别引起冷或热的温度感觉，同时引起体温调节反应。一般在皮肤温度低于30℃时可导致人体产生冷觉，而在皮肤温度约35℃时开始引起温觉。在皮肤，冷感受器的数量多于热感受器，提示在体温调节机制中皮肤的作用主要在于感受冷刺激，防止体温下降为主。此外，皮肤的温度感觉受到皮肤的基础温度、温度的变化速率以及被刺激皮肤的范围等因素影响。

2. 中枢温度感受器

中枢温度感受器是指存在于中枢神经系统内对温度变化敏感的神经元，主要分布于脊髓、延髓、脑干网状结构以及下丘脑内。在局部组织温度升高时冲动发放频率增加的神经元称为热敏神经元，在局部组织温度降低时冲动发放频率增加的神经元称为冷敏神经元。动物实验研究表明，在脑干网状结构和下丘脑弓状核中以冷敏神经元居多，而在视前区－下丘脑前部（preoptic-anterior hypothalamus area，PO/AH），热敏神经元的数目较多。局部脑组织温度变动0.1℃，这两种神经元的放电频率就会发生改变，而且不出现适应现象。

（二）体温调节中枢

对多种恒温动物进行脑分段切割实验显示，当切除大脑皮质及部分皮质下结构后，只要保持下丘脑及其以下的神经结构完整，动物仍具有维持恒定体温能力。如果进一步破坏下丘脑，则动物不能维持体温的相对恒定。据此认为，体温调节的基本中枢在下丘脑。临床上当病变损及下丘脑时，患者的体温将发生异常。下丘脑的PO/AH温度敏感神经元不仅能感受局部脑温变化，还能对下丘脑以外部位温度变化的传入信息发生反应，表明来自中枢和外周的温度信息会聚于这类神经元；此外，这类神经元对致热源、5－羟色胺、去甲肾上腺素及多肽类物质的反应，与这些物质引起的体温调节反应一致。广泛破坏PO/AH区后，体温调节的产热和散热反应都减弱甚至消失。因而PO/AH被认为是体温调节中枢整合机构的中心部位。

体温调节中枢的神经元对产热和散热的调控，是通过神经和体液调节来实现的（图7－9）。主要有：①通过交感神经系统来调节皮肤血管的舒缩反应和汗腺的分泌，改变人体的散热量；②由躯体运动神经来调节骨骼肌的活动，如寒战增强或减弱，改变产热量；③通过改变激素的分泌（如甲状腺激素和肾上腺髓质激素）来调节人体的代谢率，影响产热量。

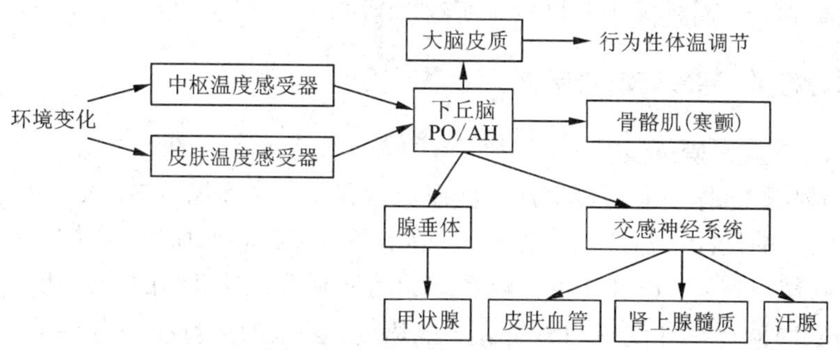

图7－9　体温调节途径示意图

（三）体温调定点学说

关于体温调节中枢维持体温恒定的确切机制，目前尚不完全清楚。大多数学者用调定点学说来解释。体温调定点学说认为，体温的调节就像一个恒温器的调节，PO/AH区的温度敏感性神经元起着调定点的作用。其中热敏神经元随体温升高活动增强，可发动散热反应；冷敏神经元随体温降低而活动增强，可引起产热反应。热敏神经元活动引起的散热速率和冷敏神经元活动引起的产热速率正好相等时的温度值即为体温调定点（set point），它是由PO/AH中温度敏感性神经元的工作特性决定的。正常情况下，机体的体温调定点在37℃左右，如果体温偏离此数值，机体通过改变热敏神经元和冷敏神经元的活动来调节产热与散热量，以维持体温的相对恒定。

发热(fever)曾被认为是体温调节功能发生障碍，但这种看法并不正确。因为研究发现，发热动物暴露于冷或热的环境时，产热或散热的反应能力无障碍；感染发热的人其体温的日周期规律与正常人完全相同，仅体温基线升高1℃～2℃。体温调节的调定点学说可以较好地解释临床上的有些发热现象。

根据调定点学说，细菌引起发热是由于致热原作用于下丘脑PO/AH区的温度敏感神经元，使热敏神经元的温度阈值升高，而冷敏神经元的温度阈值下降，只有在更高的温度下热敏神经元与冷敏神经元引起的散热和产热活动才能保持平衡，也就是说调定点上移（如39℃）。此时机体通过寒战、皮肤血管收缩等方式使产热增加，散热减少，直至体温上升到39℃。如果致热因素不消除，机体的产热和散热过程就在此温度水平上保持相对的平衡。只有当致热因素消除后，体温调定点下移至正常水平(37℃)，机体通过发汗、皮肤血管舒张等方式使散热大于产热，直至体温回落到37℃。因此，临床急性发热患者常呈现寒战、高热及大汗热退“三步曲”表现。阿司匹林可使被细菌致热原升高的调定点降至正常水平而具有解热作用。但阿司匹林对正常体温无降温效应。可见，发热时体温调节功能并无障碍，而是由于调定点上移引起的调节性体温升高(图7-10)。

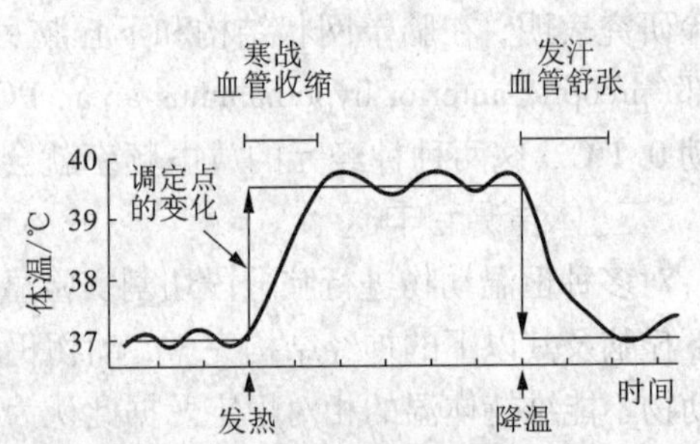

图7-10 体温调定点的变化及发热的过程示意图

由于环境温度过高而引起机体中暑时，体温也会增高。但是此时的发热不是因为体温调定点发生了重新调定，而是由于散热不良所致。

四、人体对高温、寒冷环境的反应

(一)人体对高温环境的反应

在炎热环境中，机体主要通过增加皮肤血流量和发汗来增加散热。如果机体长时间处于高温环境中，大量的发汗可造成水、电解质紊乱，还可导致心率加快、心排血量增加，消化酶分泌减少，胃肠蠕动减弱，以及中枢神经系统活动抑制等，对机体的正常功能可造成严重危害。如果人体长时间产热和受热的总量大于散热量，多余的热量在体内蓄积，超过一定限度时将会导致体温升高，引起热痉挛和热休克等情况。

(二)人体对寒冷环境的反应

人体在寒冷环境中，交感神经兴奋，皮肤血管收缩，血流量降低而减少散热；肾上腺素、去甲肾上腺素和甲状腺激素的分泌释放，促进机体的代谢，增加非寒战产热。同时，骨骼肌紧张性活动增强，出现寒战产热。

当人体长时间处于低温环境或者产热量过少而导致体温降低时，将会出现代谢率降低，感觉功能减退，反应迟钝，嗜睡、意识障碍等。体温过低也可导致细胞的不可逆损害。但在适当低体温的状态下，因为代谢率降低、耗氧量减少，可以使体内组织和重要脏器包括心脏和大脑，对缺氧的耐受性增强，能耐受较长时间的血流阻断而避免发生不可逆组织损伤，这就是低温麻醉、低温治疗和低温生物保存等低温医学技术的生理学基础。

（向　阳）

第八章　尿的生成和排出

【内容提要】 肾具有血流量大、肾小球毛细血管血压高和肾小管周围毛细血管血压低的特点，其主要功能是生成尿液，以排出代谢终产物、进入体内的异物、过剩物质以及水分，维持机体内环境的稳定。

尿的生成首先通过肾小球的滤过作用形成原尿，再经肾小管和集合管的重吸收及其分泌作用，以及尿液的浓缩和稀释作用，最后形成终尿。

肾小球滤过的结构基础是具有机械屏障和电学屏障作用的肾小球滤过膜。滤过的动力是有效滤过压 = 肾小球毛细血管血压 -（血浆胶体渗透压 + 肾小囊内压）。影响肾小球滤过的因素有：有效滤过压，滤过膜面积及其通透性，肾血浆流量。

肾小管和集合管具有选择性重吸收作用，葡萄糖、氨基酸全部被重吸收，水和电解质（Na^+、K^+、Cl^-等）被大部分重吸收。近端小管是物质重吸收的主要部位。小管液溶质的浓度和肾小球滤过率是影响肾小管和集合管重吸收的主要因素。

肾小管和集合管主要分泌和排泄 H^+、NH_3 和 K^+，对维持体内酸碱平衡和 Na^+、K^+ 平衡具有重要意义。

尿液的浓缩和稀释过程发生在髓袢、远曲小管和集合管内。肾髓质渗透梯度的形成和维持是尿液浓缩和稀释的先决条件，而抗利尿激素的存在是决定尿液被浓缩或稀释的关键因素。肾对尿液的浓缩和稀释作用是维持人体水平衡的重要环节。

肾是机体主要的排泄器官。通过尿的生成（urine formation）和排出（excretion），肾实现排出机体代谢终产物、进入机体过剩的物质和异物，调节水和电解质平衡，调节体液渗透压、体液量和电解质浓度，以及调节酸碱平衡等功能。

尿生成包括三个基本过程：①血浆在肾小球毛细血管处的滤过，形成超滤液（ultrafiltrate）；②超滤液在流经肾小管和集合管的过程中经过选择性重吸收（selective reabsorption）；③肾小管和集合管的分泌，最后形成尿液。

肾也是一个内分泌器官，可合成和释放肾素，参与动脉血压的调节；合成和释放促红细胞生成素等，调节骨髓红细胞的生成。本章主要讨论肾脏的尿生成过程及其调节机制、肾脏排泄功能的生理学意义以及输尿管和膀胱的排尿活动。

第一节　肾的功能解剖和肾血流量

肾为实质性器官，分为皮质和髓质两部分。皮质位于髓质表层，富有血管，主要由肾小体和肾小管构成。髓质位于皮质深部，血管较少，由 15～25 个肾锥体（renal pyramid）构成。锥体的底朝向皮质髓质交界，而顶部伸向肾窦，终止于肾乳头（renal papilla）。在肾单位和集合管生成的尿液，经集合管在肾乳头处开口进入肾小盏（minor calyx），再进入肾大盏（major calyx）和肾盂（pelvis），最后经输尿管进入膀胱（图 8－1）。肾盏、肾盂和输尿管壁含有平滑肌，其收缩运动可将尿液驱向膀胱。在排尿时，膀胱内的尿液经尿道排出体外。

一、肾的功能解剖

(一)肾单位的构成

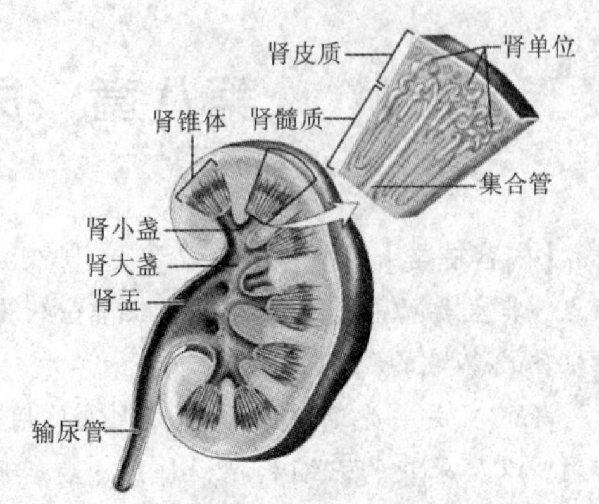

图 8－1 肾脏的结构

人类每个肾约有 100 万个肾单位(nephron)。肾单位是尿生成的基本功能单位，它与集合管共同完成尿的生成过程。每个肾单位包括肾小体(renal corpuscle)和肾小管(renal tubule)两个部分。肾小体呈球形，由肾小球(glomerulus)和肾小囊(Bowman's capsule)两部分组成(图 8－2、图 8－3)。肾小球为一团毛细血管网，从入球小动脉(afferent arteriole)开始，分支成 40～50 条互相吻合的毛细血管网，最后又汇合在一起成为出球小动脉(efferent arteriole)。肾小球外被以包囊，称为肾小囊。从肾小球滤过的液体流入肾小囊中。肾小囊延续即为肾小管。肾小管的初始段高度屈曲，称为近曲小管(proximal tubule)，位于肾皮质。随后小管伸直下降，走行于髓质内，然后折返上升，又返回皮质，再度弯曲称为远曲小管(distal tubule)，最后汇入集合管(collecting duct)。肾小管走行在髓质的一段呈"U"形，称为髓袢(loop of Henle)。髓袢由降支和升支组成。与近曲小管连接的降支管径变粗，称为降支粗段；以后管壁变薄，管腔缩窄，称为降支细段。降支细段在髓袢顶端折返称为升支细段，以后升支细段上行管径又增粗成为升支粗段。升支粗段与远曲小管相连。集合管与远端小管在尿液浓缩过程中起重要作用。

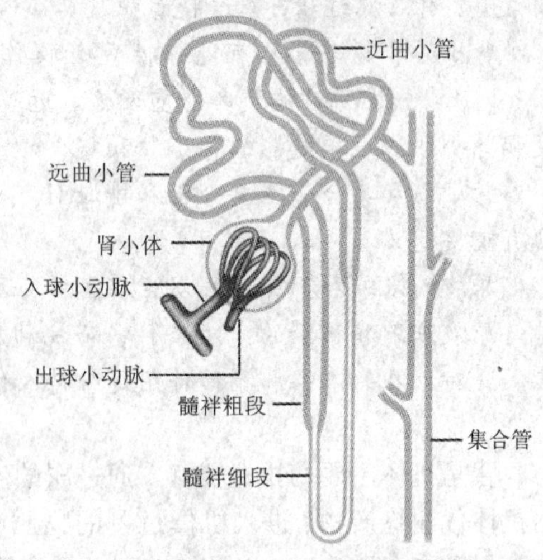

图 8－2 肾单位示意图

根据肾小体在肾皮质中所处的位置不同，可以将肾单位分为皮质肾单位(cortical nephron)和近髓肾单位(juxtamedullary nephron)两类。人类皮质肾单位约占肾单位总数的 85%～90%。这类肾单位的肾小体体积较小，位于皮质的外 2/3，入球小动脉的直径比出球小动脉大，其直经之比约为 2∶1。髓袢较短，浸浴在外髓部分，只有很短的距离进入髓质。整个的小管系统被管周毛细血管网络所包绕，有利于肾小管的重吸收。近髓肾单位的肾小体位于靠近髓质的内皮质层。这种肾单位具有很长的髓袢，可达内髓。肾小球的体积较大。出球小动脉的直径等于或大于入球小动脉。出球小动脉向下延伸到外髓部分，然后分为两类毛细血管：一类为管周毛细血管网，缠绕于近端小管；另一类由较深部的管周毛细血管发出，为细长呈袢状的直小血管(vasa recta)，延伸向下直到髓质，和髓袢并肩排列。直小血管有吻合支相通，并返回到皮质，注入到皮质静脉。人类近髓肾单位约占肾单位总数的 10%～20%，它们在尿的浓缩与稀释过程中起重要作用。

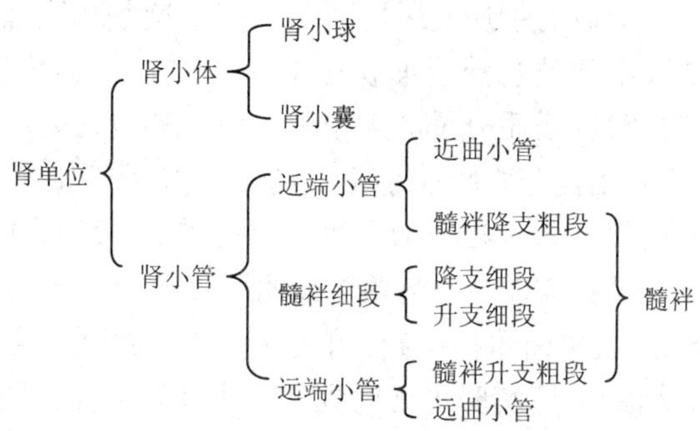

图 8－3　肾单位的构成

（二）球旁器

球旁器（juxtaglomerular apparatus）由球旁细胞（juxtaglomerular cells）、致密斑（macula densa）和球外系膜细胞（extraglomerular mesangial cell）组成（图 8－4），主要分布于皮质肾单位。球旁细胞是位于入球小动脉中层内的肌上皮样细胞，呈球形或椭圆形，内含分泌颗粒，能合成、储存和释放肾素。球旁细胞的大小与血流量及血压有关，肾内动脉血压降低或严重高血压，球旁细胞的容积增加。致密斑位于髓袢升支粗段的末端部分或远端小管的始段。此段肾小管处于入球小动脉和出球小动脉的夹角之间，并紧靠这两条小动脉。此处的上皮细胞为高柱状，使该部呈斑状隆起，故称致密斑，它能感受小管液中 NaCl 含量的变化，并通过某种形式的信息传递，调节球旁细胞对肾素的分泌和肾小球滤过率。球外系膜细胞是位于入球和出球小动脉之间的一群细胞，具有吞噬作用。

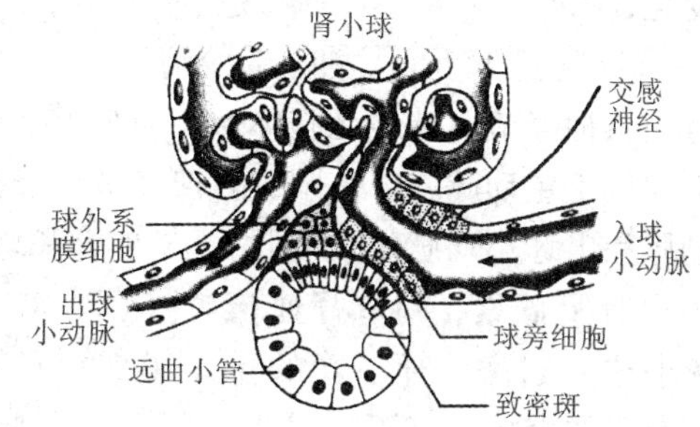

图 8－4　球旁器组成示意图

（三）滤过膜的构成

肾小球毛细血管内的血浆经滤过进入肾小囊，其间的结构称为滤过膜（图 8－5）。滤过膜由外、中、内三层组成，是滤过作用的结构基础。内层由毛细血管内皮细胞构成，其上有许多直径 70～90 nm 的小孔，可阻止血细胞通过，对血浆中的物质几乎无限制作用。中层是基膜，厚约 300 nm，是由水和凝胶形成的纤维网结构，网孔直径 4～8 nm，可允许水和部分溶质通过。外层是肾小囊脏层上皮细胞，伸出许多足突贴附于基膜外面，足突相互交错，形成的裂隙称为裂孔，裂孔上覆盖一层薄膜，膜上有 4～11 nm 的微孔，可限制蛋白质通过。以上三层结构上的微孔组成了滤过膜的机械屏障。除机械屏障外，滤过

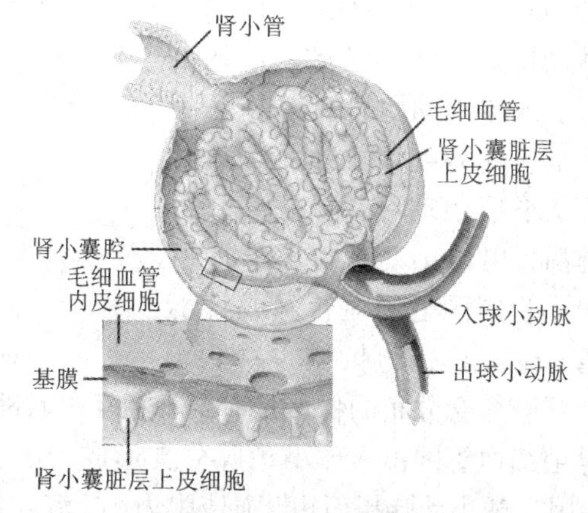

图 8－5　肾小球滤过膜示意图

膜的各层均覆盖着一层带负电荷的物质(主要是糖蛋白)，这些物质起着电学屏障的作用。

正常人两侧肾脏全部肾小球的总滤过面积达 1.5 m^2 左右，且保持相对稳定。不同物质通过滤过膜的能力取决于被滤过物质分子的大小及其所带的电荷。一般来说，分子有效半径小于2.0 nm 的中性物质可自由滤过(如葡萄糖)；有效半径大于4.2 nm 的物质则不能滤过；有效半径在2.0 ~4.2 nm 之间的各种物质随有效半径的增加，其滤过量逐渐降低。用不同有效半径的中性右旋糖酐分子进行实验，也清楚地证明滤过物质分子的大小与滤过的关系。然而，有效半径约为3.6 nm 的血浆清蛋白(分子量为96000)却很难滤过，这是因白蛋白带负电荷。用带不同电荷的右旋糖酐进行实验可观察到，即使有效半径相同，带负电荷的右旋糖酐也较难通过，而带正电荷的右旋糖酐则较易通过。以上结果表明滤过膜的通透性不仅取决于滤过膜孔的大小，还取决于滤过膜所带的电荷。在病理情况下，滤过膜的面积和通透性均可发生变化，从而影响肾小球的滤过。

(四)肾脏的神经支配和血管分布

肾交感神经节前神经元胞体位于脊髓胸12 至腰2 节段的中间外侧柱，其纤维进入腹腔神经节和位于主动脉、肾动脉部的神经节。节后纤维与肾动脉伴行，支配肾动脉(尤其是入球小动脉和出球小动脉的平滑肌)、肾小管和球旁细胞。肾交感神经节后纤维末梢释放的递质是去甲肾上腺素，调节肾血流量、肾小球滤过率、肾小管的重吸收和肾素的释放。有资料表明，肾神经中有一些纤维释放多巴胺，可引起肾血管舒张。肾脏各种感受器的感觉信息可经肾传入神经纤维传至中枢，从而调节肾脏的功能。一般认为肾脏无副交感神经末梢分布。

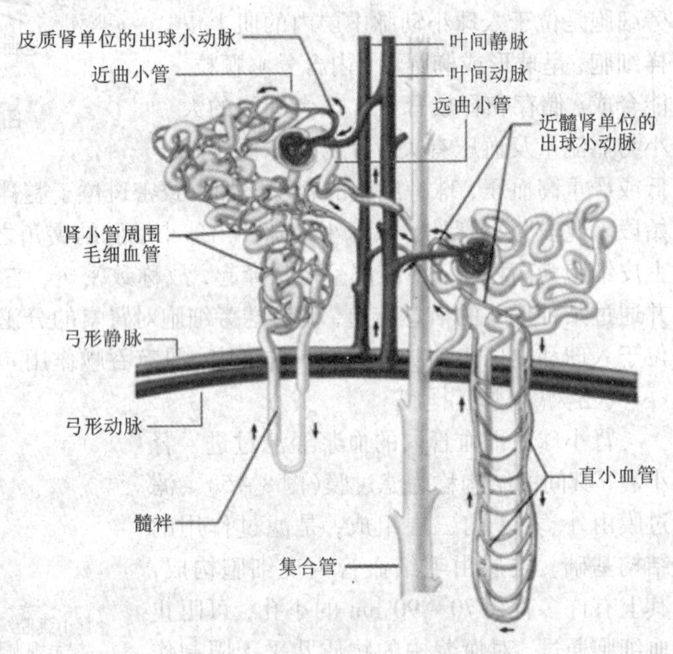

图8－6 肾脏的血液供应

肾动脉由腹主动脉垂直分出，入肾后依次分支形成叶间动脉、弓状动脉、小叶间动脉、入球小动脉。入球小动脉分支并相互吻合形成肾小球毛细血管网，然后再汇集形成出球小动脉。离开肾小体后，出球小动脉再次分支形成肾小管周围毛细血管网或直小血管，最后汇入静脉(图8－6)。

肾脏血管分布的特点是有两套相互串联的毛细血管网，两者之间由出球小动脉相连。肾小球毛细血管网由入球小动脉分支形成，介于入球小动脉和出球小动脉之间。在皮质肾单位，因入球小动脉粗而短，血流阻力小，流入肾小球的血量大；出球小动脉细而长，血流阻力大，故肾小球毛细血管网的血压高，有利于肾小球滤过。肾小管周围毛细血管网由出球小动脉的分支形成。因出球小动脉细而长，血流阻力大，故肾小管周围毛细血管网的血压较低，有利于肾小管和集合管重吸收。

二、肾血流量的特点及其调节

肾是机体供血量最丰富的器官。正常成人两肾重约300 g，仅占体重的0.5%，但安静时两肾血流量约为1200 mL/min，相当于心排血量的20% ~25%。血浆约占全血容量的55%，故肾血浆流量约为660 mL/min。流经肾皮质的血量约为肾血流量的94%。肾髓质的血管阻力大、流速慢，因此流经髓质的血量少。肾的血流量大，有利于尿的生成。此外，肾小球毛细血管血压较高，有利于血浆的滤过；肾小管周围毛细血管管内的血浆胶体渗透压较高，有利于肾小管的重吸收；直小血管的双向流动有利于肾髓质高渗透压的维持。肾脏在尿生成过程中需大量能量，约占机体基础氧耗量的10%，可见肾血流量(renal blood flow，RBF)远超过其代谢需要。

(一)肾血流量的自身调节

当肾动脉灌流压在80 ~180 mmHg范围内变动时，肾血流量保持相对稳定；但超出此范围，肾血流量则随灌注压的变化而改变。这种肾血流量不依赖于神经和体液因素的调节，而在一定的血压变动范围内保持相对稳定的现象，称为肾血流量的自身调节。它对于肾脏泌尿功能的正常进行具有重要意义。

关于自身调节的机制，获得较多支持的肌源学说认为：当肾灌注压在80 ~180 mmHg范围内升高时，入球小动脉血管平滑肌受到的牵张刺激增强。由于血管平滑肌本身的特性，可使平滑肌的紧张性升高，血管口径相应地缩小，血流阻力相应地增大，对抗灌注压的升高，使流入的血量不致增多，保持肾血流量的相对稳定。当灌注压降低时则发生相反的过程，肾血流量也保持相对稳定。由于在灌注压低于80 mmHg时，平滑肌舒张已达到极限；而灌注压高于180 mmHg时，平滑肌又达到了收缩的极限，故灌注压超出80 ~180 mmHg范围时，则超出了肾血流量的自身调节能力，肾血流量将随血压的变化而变化。在实验中用平滑肌松弛剂罂粟碱后，肾血流量的自身调节能力消失，这为肌源学说提供了有力证据。

(二)肾血流量的神经和体液调节

分布到肾脏的神经主要是交感神经。交感神经活动加强时，肾血管收缩，肾血流量减少。调节肾血流量的体液因素主要有肾上腺素和血管升压素等。正常人在安静状态下，交感神经的紧张性很低，对肾血流量无明显影响；当人体剧烈运动时，交感神经活动增强，除末梢释放的去甲肾上腺素增多外，还使肾上腺髓质分泌的肾上腺素和去甲肾上腺素增多，两者均使肾血管收缩，肾血流量减少，此时，分配至运动着的肌肉和脑的血流量增多。当人体处于失血性或中毒性休克等病理状态时，除交感神经活动增强外，还伴有血管紧张素和血管升压素等生成和释放增多，使肾血管强烈收缩，肾血流量急剧减少甚至无血流，以保证心、脑等重要脏器的血液供应。

可见，通过自身调节作用，可使肾血流量保持相对稳定，以完成正常人安静时肾生成尿的功能。而在人体功能状态发生变化，如处于剧烈运动时，则通过神经和体液调节，使体内血液重新分配，以保证重要器官和活动器官的血液供应。

第二节 尿生成的过程

尿生成包括三个基本过程：肾小球的滤过(glomerular filtration)，肾小管和集合管的重吸收以及肾小管和集合管的分泌(图8 -7)。尿液连续不断地在肾脏中生成后，经输尿管输送至膀胱内储存。

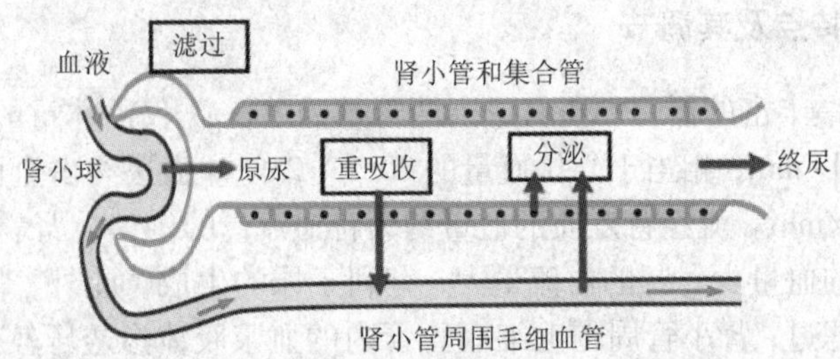

图 8-7 尿生成的基本过程示意图

一、肾小球的滤过

肾小球滤过是指血液流经肾小球毛细血管时，血浆中的水和小分子物质通过滤过膜滤入肾小囊形成原尿的过程。用微穿刺的方法获取肾小囊腔内的超滤液，并对超滤液进行分析，结果表明，超滤液中所含的各种晶体物质的成分和浓度与血浆基本相似，说明原尿就是血浆的超滤液。

单位时间内（每分钟）两肾生成的超滤液量称为肾小球滤过率（glomerular filtrationrate, GFR）。据测定，正常成年人的肾小球滤过率平均值为 125 mL/min，故每天两肾的肾小球滤过液总量可达 180 L。若用微穿刺方法则可测定单个肾单位肾小球滤过率（single nephron glomerular filtration rate, SNGFR）。肾小球滤过率与肾血浆流量的比值称为滤过分数（filtration fraction, FF）。从肾小球滤过率和红细胞比容可计算肾血浆流量（renal plasma flow, RPF）。若肾血浆流量为 660 mL/min，肾小球滤过率为 125 mL/min，则滤过分数约为 19%。这表明当血液流经肾脏时，约有 19% 的血浆经滤过进入肾小囊腔，形成超滤液。肾小球滤过率的大小取决于有效滤过压和滤过系数。

（一）有效滤过压

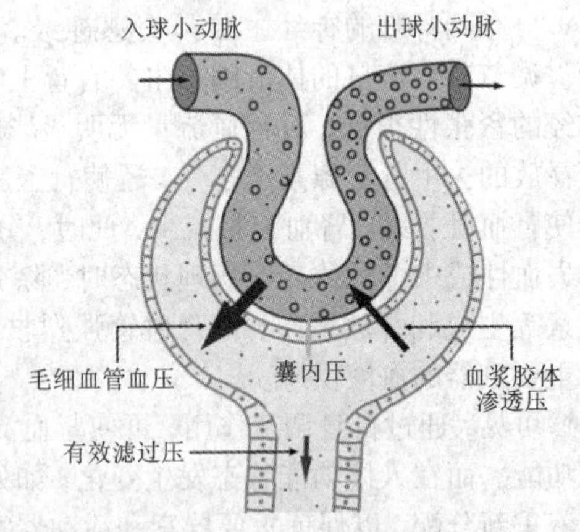

图 8-8 有效滤过压示意图

肾小球滤过的动力是有效滤过压（图 8-8）。像其他器官组织液生成的机制那样，肾小球有效滤过压 =（肾小球毛细血管压 + 囊内液胶体渗透压）-（血浆胶体渗透压 + 肾小囊内压）。由于肾小囊内的滤过液中蛋白质浓度很低，其胶体渗透压可忽略不计。因此，肾小球毛细血管血压是滤过的唯一动力，而血浆胶体渗透压和囊内压则是滤过的阻力。有效滤过压 = 肾小球毛细血管压 -（血浆胶体渗透压 + 肾小囊内压）。皮质肾单位的入球小动脉粗而短，血流阻力较小；出球小动脉细而长，血流阻力较大。因此，肾小球毛细血管血压较其他器官的毛细血管血压高。用微穿刺法测得肾小球毛细血管血压平均值为 45 mmHg（约为主动脉平均压的 40%）；用微穿法还发现，由肾小球毛血管的入球端到出球端，血压下降不多，两端的血压几乎相等。肾小囊内压与近曲小管内压力相近。囊内压为 10 mmHg。据测定，在大鼠的肾小球毛细血管入球端的血浆胶体渗透压约为 25 mmHg。

在入球端，有效滤过压 = 45 -（25 + 10）= 10 mmHg，但肾小球毛细血管内的血浆胶体渗透压不是固定不变的。在血液流经肾小球毛细血管时，由于不断生成滤过液，血液中血浆蛋白浓度就会逐渐增加，血浆胶体渗透压也随之升高。因此，有效滤过压逐渐下降。当有效滤过压下降到零时，就达到滤过平衡(filtration equilibrium)，滤过便停止了。由此可见，并非肾小球毛细血管全段都有滤过作用，只有从入球小动脉端到滤过平衡这一段才有滤过作用。滤过平衡越靠近入球小动脉端，有效滤过的毛细血管长度就越短，有效滤过压和面积就越小，肾小球滤过率就越低。相反，滤过平衡越靠近出球小动脉端，有效滤过的毛细血管长度越长，有效滤过压和滤过面积就越大，肾小球滤过率就越高。如果达不到滤过平衡，全段毛细血管都有滤过作用。

（二）影响肾小球滤过的因素

血浆在肾小球毛细血管处的超滤过受多种因素影响，如滤过系数、有效滤过压和滤过平衡的血管长度等。

1. 肾小球毛细血管血压

前已述及，正常情况下，当血压在80～180 mmHg范围内变动时，由于肾血流量的自身调节机制，肾小球毛细血管血压可保持稳定，故肾小球滤过率基本不变。如超出此自身调节范围，肾小球毛细血管血压、有效滤过压和肾小球滤过率就会发生相应的改变。如在血容量减少，剧烈运动、强烈的伤害性刺激或情绪激动等情况下，可使交感神经活动加强，入球小动脉强烈收缩，导致肾血流量、肾小球毛细血管血量和毛细血管血压下降，从而使肾小球滤过率下降。

2. 囊内压

正常情况下囊内压一般比较稳定。当肾盂或输尿管结石、肿瘤压迫或任何原因引起输尿管阻塞时，小管液或终尿不能排出，可引起逆行性压力升高，最终导致囊内压升高，从而降低有效滤过压和肾小球滤过率。

3. 血浆胶体渗透压

正常情况下，血浆胶体渗透压不会发生大幅度波动。静脉输入大量0.9%氯化钠注射液，或病理情况下肝功能严重受损，血浆蛋白合成减少，或因毛细血管通透性增大，血浆蛋白丧失，都会导致血浆蛋白浓度降低，胶体渗透压下降，使有效滤过压和肾小球滤过率增加。

4. 肾血浆流量

肾血浆流量对肾小球滤过率的影响并非通过改变有效滤过压，而是改变滤过平衡点。当肾血浆流量增大时，肾小球毛细血管中血浆胶体渗透压上升速度减缓，滤过平衡点向出球小动脉端移动，甚至不出现滤过平衡的情况，故肾小球滤过率增加；反之，当肾血浆流量减少时，滤过平衡点则靠近入球小动脉端，故肾小球滤过率减少。当肾交感神经强烈兴奋引起入球小动脉阻力明显增加时，如剧烈运动、失血、缺氧和中毒性休克等情况下，肾血流量和肾血浆流量明显减少，肾小球滤过率也显著降低。

5. 滤过系数

滤过系数(K_f)是指在单位有效滤过压的驱动下，单位时间内经过滤过膜的滤液量。K_f是k和s的乘积，k是滤过膜的有效通透系数，s为滤过膜的面积。因此，凡能影响滤过膜通透系数和滤过面积的因素都能影响肾小球滤过率。

与肾血流量一样，肾小球滤过率受许多因素的调节，在安静时通过自身调节能维持相对稳定；应急状态下则受到神经和体液因素的调节。其调节机制与肾血流量的调节基本相同。

二、肾小管和集合管的重吸收

当肾小球滤液进入肾小管后，在其形成终尿之前要流经肾小管各段和集合管，沿着这些节段滤液的量和质发生很大的变化。某些物质被选择性地从小管液中转运至血液，即所谓的重吸收(reabsorption)；而另一些物质由肾小管上皮细胞产生或从血液中转运到肾小管腔内，即所谓的分泌。肾小球滤液进入肾小管后称为小管液。小管液通过肾小管和集合管的重吸收和分泌进行加工，最后形成终尿。

(一)肾小管和集合管中物质转运的方式

正常人两肾生成的超滤液每天达180 L，而终尿量仅1.5 L左右，表明超滤液中的水分约99%被肾小管和集合管重吸收，超滤液中的其他物质被选择性重吸收或被肾小管上皮细胞主动分泌。

重吸收的方式有主动重吸收和被动重吸收两种。主动重吸收是指肾小管和集合管上皮细胞在耗能的情况下，将小管液中的溶质逆电－化学梯度转运到管周组织液并进入血液的过程。如葡萄糖、氨基酸和有机酸等。被动重吸收是指小管液中的物质顺电－化学梯度和渗透压差，从管腔内转运至管周组织液并进入血液的过程。如尿素顺浓度差和 Cl^- 顺电位差从小管液中扩散至管周组织液，水在渗透压差的作用下被重吸收等。

主动重吸收和被动重吸收之间有着密切的联系，如 Na^+ 的主动重吸收，使小管液内电位降低，形成小管内外的电位差，Cl^- 即顺电位差而被动重吸收；随着NaCl向管外转运，使管周组织液渗透压升高而小管液中渗透压降低，渗透压差又促使水的被动重吸收。

重吸收的途径有跨上皮细胞途径和细胞旁途径，以前者为主。在小管上皮细胞之间有约30 nm的间隙，只在靠管腔侧膜的紧密连接处构成闭锁区，将细胞间隙与管腔隔开，此为细胞旁途径。该途径在水和溶质的转运中，为跨上皮细胞途径的补充。

(二)肾小管和集合管中的重吸收

肾小管各段和集合管都具有重吸收功能，近端小管重吸收的物质种类多、数量大，是重吸收的主要部位。小管液中的葡萄糖、氨基酸等营养物质几乎全部在近端小管重吸收；80%～90%的 HCO_3^-、65%～70%的水、Na^+、K^+ 和 Cl^- 等，也在此重吸收。余下的水和盐类绝大部分在髓袢细段、远端小管和集合管重吸收。虽然这些部位重吸收的量较近端小管少，但与机体内水、电解质平衡和酸碱平衡的调节密切相关。

1. NaCl和水的重吸收

(1)近端小管：近端小管重吸收超滤液中约70%的 Na^+、Cl^- 和水，其中约2/3经跨细胞转运途径，主要发生在近端小管的前半段；约1/3经细胞旁途径被重吸收，主要发生在近端小管的后半段(图8－9)。

在近端小管的前半段，Na^+ 进入上皮细胞的过程与 H^+ 的分泌以及与葡萄糖、氨基酸的转运相耦联。由于上皮细胞基底侧膜上钠泵的作用，细胞内 Na^+ 浓度较低，小管液中的 Na^+ 和细胞内的 H^+ 由管腔膜的 Na^+－H^+ 交换体进行逆向转运，H^+ 被分泌到小管液中，而小管液中的 Na^+ 则顺浓度梯度进入上皮细胞内。小管液中的 Na^+ 还可由管腔膜上的 Na^+－葡萄糖同向转运体和 Na^+－氨基酸同向转运体与葡萄糖、氨基酸共同转运，Na^+ 顺电化学梯度通过管腔膜进入细胞内，同时将葡萄糖和氨基酸转运入细胞内。进入细胞内的 Na^+ 经基底侧膜上的钠泵被泵出细胞，进入组织间隙。进入细胞内的葡萄糖和氨基酸则以易化扩散的方式通过基底侧膜离开上皮细胞，进入血液循环。由于 Na^+、葡萄糖和氨基酸等进入细胞间隙，使细胞间隙中的渗透压升高，通过渗透作用，水便进入细胞间隙。由于上皮细胞间存在紧密连接，故细胞间隙内的静水压升高，可促使 Na^+ 和水进入毛细血管而被重吸收。在近端小管前半段，因 Na^+-H^+ 交换使细胞内的 H^+ 进入小管液，HCO_3^- 随即被重吸收，而 Cl^- 不被重吸收，其结果是小管液中 Cl^- 的浓度高于管周组织间液中的浓度。

在近端小管后半段，有 Na^+-H^+ 交换和 $Cl^--HCO_3^-$ 逆向转运体，其转运结果是 Na^+ 和 Cl^- 进入细胞内，H^+ 和 HCO_3^- 进入小管液，HCO_3^- 可重新进入细胞（以 CO_2 方式）。进入细胞内的 Cl^- 由基底侧膜上的 K^+-Cl^- 同向转运体转运至细胞间隙，再吸收入血。前已述及，由于进入近端小管后半段小管液的 Cl^- 浓度比细胞间隙液中浓度高 20% ~ 40%，Cl^- 顺浓度梯度经紧密连接进入细胞间隙被重吸收。由于 Cl^- 被动扩散进入间隙后，小管液中正离子相对增多，造成管内外电位差，管腔内带正电荷，驱使小管液内的 Na^+ 顺电位梯度通过细胞旁途径被动重吸收。因此这部分 Na^+ 顺电位梯度吸收是被动的，Cl^- 为顺浓度差被动扩散，Na^+ 为顺电位差扩散，均经过上皮细胞间隙的紧密连接进入细胞间隙液。

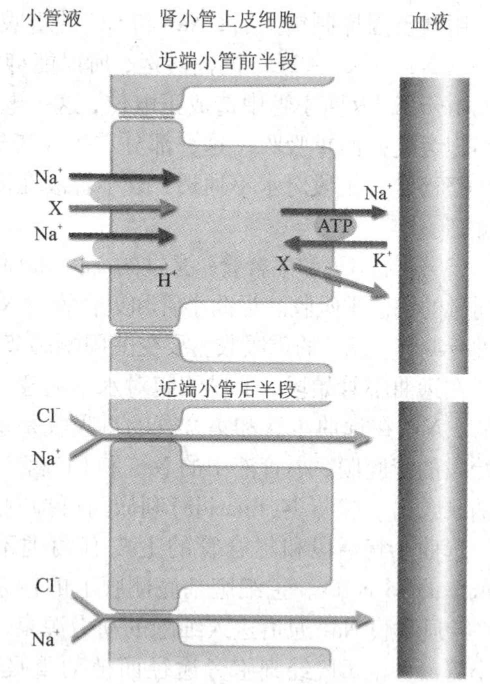

图 8－9　近端小管重吸收 NaCl 的示意图

X 代表葡萄糖、氨基酸、磷酸盐和 Cl^- 等

近端小管对水的重吸收是通过渗透作用进行的。因为上皮细胞主动和被动重吸收 Na^+、HCO_3^-、Cl^-、葡萄糖和氨基酸进入细胞间隙后，小管液的渗透压降低，细胞间隙液的渗透压升高。水在这一渗透压差的作用下通过跨上皮细胞和紧密连接两条途径进入细胞间隙，然后进入管周毛细血管而被吸收。因此，近端小管中物质的重吸收为等渗性重吸收，小管液为等渗液。

（2）髓袢：在髓袢，肾小球滤过的 NaCl 约 20% 被重吸收，水约 15% 被重吸收。髓袢降支细段钠泵活性很低，对 Na^+ 也不易通透，但对水通透性较高。在组织液高渗作用下水被重吸收。故小管液在流经髓袢降支细段时，渗透压逐渐升高。髓袢升支细段对水不通透，但对 Na^+ 和 Cl^- 易通透，NaCl 扩散进入组织间液。故小管液流经髓袢升支细段时，渗透压逐渐下降。升支粗段是 NaCl 在髓袢重吸收的主要部位，而且是主动重吸收。髓袢升支粗段的顶端膜上有电中性的 $Na^+-K^+-2Cl^-$ 同向转运体，该转运体可使小管液中 1 个 Na^+，1 个 K^+ 和 2 个 Cl^- 同向转运进入上皮细胞内（图 8－10）。Na^+ 进入细胞是顺电化学梯度的，进入细胞内的 Na^+ 通过细胞基底侧膜的钠泵泵至组织间液，Cl^- 由浓度梯度经管周膜上的 Cl^- 通道进入组织间液，而 K^+ 则顺浓度梯度经管腔膜返回小管液中，并使小管液呈正电

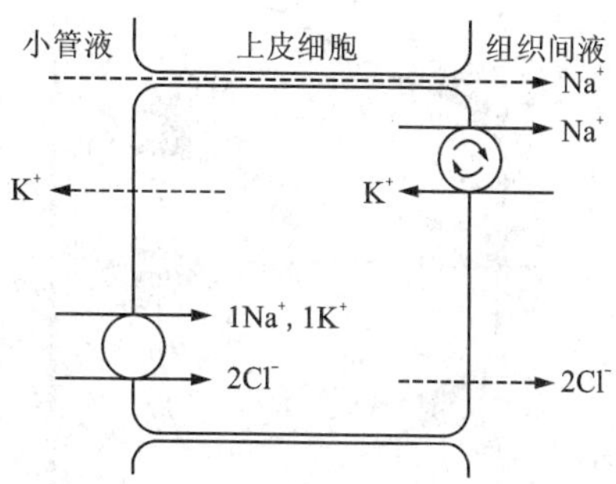

图 8－10　髓袢升支粗段继发性主动重吸收 Na^+、K^+ 和 Cl^- 的示意图

位。用哇巴因抑制钠泵后，Na^+和Cl^-的重吸收明显减少；呋塞米（呋喃苯胺酸，furosemide）可抑制$Na^+-K^+-2Cl^-$同向转运，所以能抑制Na^+和Cl^-的重吸收。

由于K^+返回小管中造成正电位，这一电位差又使小管液中的Na^+、K^+和Ca^{2+}等正离子经细胞旁途径而重吸收。这一部分重吸收属于被动转运。

髓袢升支粗段对水不通透，故小管液在流经升支粗段时，渗透压逐渐降低，但管外渗透压升高。

（3）远端小管和集合管：滤过的Na^+和Cl^-约12%在远曲小管和集合管被重吸收，同时有不同量的水被重吸收。远曲小管和集合管对Na^+、Cl^-和水的重吸收可根据机体的水、盐平衡状况进行调节。Na^+的重吸收主要受醛固酮调节，水的重吸收则主要受血管升压素调节。

在远曲小管始段，上皮细胞对水不通透，但仍能主动重吸收NaCl，使小管液渗透压继续降低。Na^+在远曲小管和集合管的重吸收是逆电化学梯度进行的，属于主动转运。在远曲小管始段的管腔膜，小管液中的Na^+和Cl^-经Na^+-Cl^-同向转运体进入细胞内，细胞内的Na^+由钠泵泵出。噻嗪类（thiazide）利尿药可抑制此处的Na^+-Cl^-同向转运（图8-11）。

远曲小管后段和集合管的上皮有两类不同的细胞，即主细胞（principal cell）和闰细胞（intercalated cell）。主细胞基底侧膜上的钠泵起维持细胞内低Na^+的作用，并成为小管液中Na^+经顶端膜Na^+通道进入细胞的动力源泉。而Na^+的重吸收又造成小管液呈负电位，可驱使小管液中的Cl^-经细胞旁途径而被动重吸收，也成为K^+从细胞内分泌入小管腔的动力。阿米洛利（amiloride）可抑制远曲小管和集合管上皮细胞顶端膜的Na^+通道，既减少Na^+的重吸收，又减少Cl^-经细胞旁途径的被动转运。闰细胞的功能与H^+的分泌有关。远曲小管和集合管上皮细胞的紧密连接对Na^+、K^+、Cl^-等离子的通透性较低，因此这些离子不易透过该部位返回小管液（图8-12）。

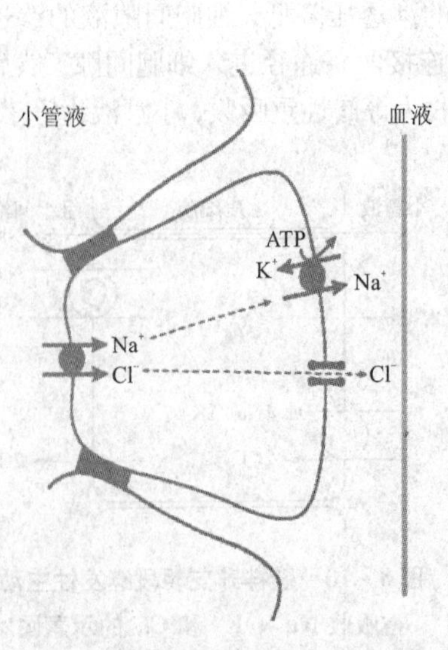

图8-11 远曲小管初段重吸收NaCl的示意图

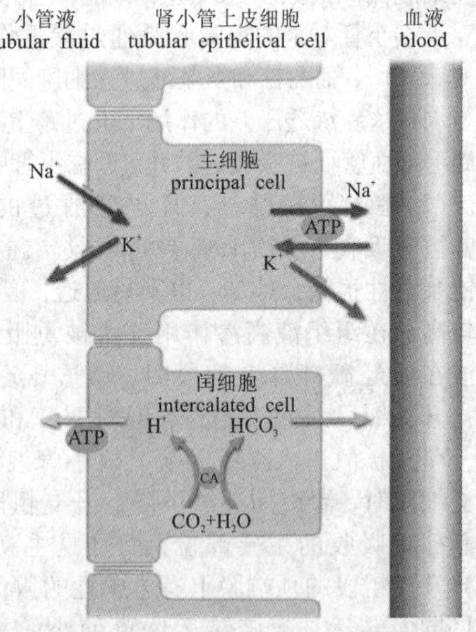

图8-12 远曲小管后端和集合管重吸收NaCl、分泌K^+和H^+的示意图

集合管对水的重吸收量取决于集合管主细胞对水的通透性。主细胞管腔膜侧胞质的囊泡内含水孔蛋白(aquaporin)AQP2，而基底侧膜有AQP3和AQP4分布。插入上皮细胞顶端膜AQP2的多少，决定上皮对水的通透性，而AQP2的插入又受血管升压素控制。

2. HCO_3^- 的重吸收

HCO_3^- 在血浆中以 $NaHCO_3$ 形式存在，滤液中的 $NaHCO_3$ 进入肾小管后可解离成 Na^+ 和 HCO_3^-。小管液中的 HCO_3^- 是以 CO_2 的形式进行重吸收的，在近端小管重吸收80%～90%，其余的多数在远曲小管和集合管重吸收。HCO_3^- 的重吸收量占滤过总量的99%以上。HCO_3^- 不易透过管腔膜，其重吸收是与上皮细胞的 H^+-Na^+ 交换耦联进行的。分泌入小管液中的 H^+ 与 HCO_3^- 生成 H_2CO_3，H_2CO_3 再分解为 CO_2 和水。CO_2 为高脂溶性物质，可迅速扩散入上皮细胞内，在碳酸酐酶的催化下与细胞内的水又生成 H_2CO_3，H_2CO_3 解离成 H^+ 和 HCO_3^-，前者经 H^+-Na^+ 交换再进入小管液，后者与 Na^+ 生成 $NaHCO_3$ 而转运入血(图8－13)。CO_2 通过管腔的速度明显高于 Cl^- 的速度，故 HCO_3^- 的重吸收常优先于 Cl^-。HCO_3^- 是体内主要的碱储备，其优先重吸收对于维持体内酸碱平衡具有重要意义。通常情况下，随尿排出的 HCO_3^- 量极少。如人体摄入了大量的碱性物质，滤过的 HCO_3^- 量就会超过上皮细胞分泌的 H^+，过剩的 HCO_3^- 就不被重吸收，这时随尿排出的量就增多。

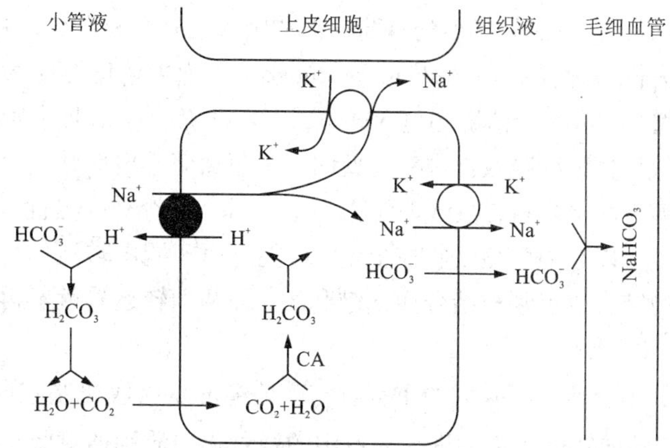

图8－13　近端小管重吸收 HCO_3^- 的细胞机制

3. K^+ 的重吸收

每日滤过的 K^+ 总量约为36 g，排出量约为2.3 g，重吸收量约占总滤过量的94%。其中，在近端小管重吸收的量占滤过量的65%～70%；髓袢升支粗段可重吸收少量 K^+；至远曲小管始段，小管液中的 K^+ 仅为滤过量的5%～10%，这部分 K^+ 在远曲小管和集合管可继续被重吸收，特别是在 K^+ 的摄入过度减少时尤其明显。小管液中的 K^+ 浓度约4 mmol/L，细胞内浓度约150 mmol/L。小管液的 K^+ 逆浓度差主动转运入细胞，然后扩散至管周组织液并入血。终尿中的 K^+ 绝大部分由集合管和远曲小管分泌，分泌量则取决于血 K^+ 浓度，并受醛固酮的调节。

4. 葡萄糖的重吸收

肾小球滤过液中的葡萄糖浓度与血糖浓度相同，但尿中几乎不含葡萄糖，表明葡萄糖全部被重吸收入血。微穿刺实验表明，重吸收葡萄糖的部位仅限于近球小管，尤其是在近球小管前半段，其他各段肾小管都没有重吸收葡萄糖的能力。因此，如果在近球小管以后的小管液中仍含有葡萄糖，则尿中将出现葡萄糖。

葡萄糖是不带电荷的物质，它的逆浓度梯度重吸收，是由 Na^+ 继发性主动同向转运而完成的。在兔肾近球小管微灌流实验中观察到，如果灌流液中去掉葡萄糖等有机溶质，则 Na^+

的重吸收率降低；如果灌流液中的 Na^+ 全部去掉，则葡萄糖等有机溶质的重吸收将完全停止，说明葡萄糖的重吸收与 Na^+ 同向转运密切相关。葡萄糖和 Na^+ 分别与管腔膜上的同向转运体蛋白的结合位点相结合而进行同向转运。

近球小管对葡萄糖的重吸收有一定限度。当血液中葡萄糖浓度超过 160 ~ 180 mg/100 mL 时，有一部分肾小管对葡萄糖的吸收已达到极限，尿中开始出现葡萄糖，此时的血糖浓度称为肾糖阈(renal threshold for glucose)。血糖浓度再继续升高，尿中葡萄糖含量也将随之不断增加；当血糖浓度超过 300 mg/100 mL 后，全部肾小管对葡萄糖的吸收均已达到极限，此值即为葡萄糖吸收极限量。此时，尿葡萄糖排出率则随血糖浓度升高而平行增加。人肾的葡萄糖吸收极限量，在体表面积为 1.73 m^2 的个体，男性为 375 mg/min，女性为 300 mg/min。肾之所以有葡萄糖吸收极限量，可能是由于同向转运体的数目有限的缘故，当所有同向转运体的结合位点都被结合而达饱和时，葡萄糖转运量就不再增加了。

5. 其他物质的重吸收

小管液中氨基酸的重吸收与葡萄糖的重吸收机制相同，HPO_4^{2-}、SO_4^{2-} 的重吸收也是与 Na^+ 同向转运。正常进入滤液中的微量蛋白质则通过肾小管上皮细胞的吞饮作用将其摄入细胞内，再经溶酶体内的酶水解成氨基酸后，通过与葡萄糖重吸收相同的机制进入组织液。在近端小管和髓袢升支细段及内髓部集合管，对尿素有不同程度的通透。由于水的重吸收，使小管液的尿素浓度增加，尿素顺浓度差扩散而被动重吸收。

(三)肾小管和集合管中的分泌

1. H^+ 的分泌

正常人血浆的 pH 保持在 7.35 ~ 7.45 范围内，而尿液的 pH 介于 5.0 ~ 7.0 之间，最大的变动范围为 4.5 ~ 8.0。原尿的 pH 基本上与血浆的 pH 相等，流经肾小管和集合管后，其 pH 发生了显著的变化，表明肾小管调节了尿液的酸碱度，该作用与肾小管的泌 H^+ 有关。

各段肾小管和集合管都可分泌 H^+，但约 80% 的 H^+ 是在近曲小管分泌的。由细胞代谢产生的或由小管液进入细胞的 CO_2，在碳酸酐酶的催化下，与 H_2O 结合生成 H_2CO_3，后者解离为 H^+ 和 HCO_3^-，细胞内的 H^+ 和小管液中 Na^+ 与细胞膜上的转运体结合，H^+ 被分泌到小管液中，而小管液中的 Na^+ 则被重吸收入细胞。H^+ 的分泌与 Na^+ 的重吸收呈逆向转运，称为 H^+-Na^+ 交换(hydrogen - sodium exchange)。在远曲小管和集合管，闰细胞管腔膜上的 H^+ 泵逆着电化学梯度主动分泌 H^+。细胞内生成的 HCO_3^- 扩散至管周组织液，与其中的 Na^+ 生成 $NaHCO_3$ 回到血中。分泌入小管液的 H^+ 与其内的 HCO_3^- 生成 H_2CO_3，后者分解的 CO_2 又扩散入细胞，在细胞内再生成 H_2CO_3。如此往复，每分泌 1 个 H^+，可重吸收 1 个 Na^+ 和 1 个 HCO_3^- 回血。$NaHCO_3$ 是体内重要的碱储备，因此，肾小管和集合管分泌 H^+ 对维持体内酸碱平衡是非常重要的。

2. NH_3 的分泌

正常情况下，NH_3 主要由远曲小管和集合管分泌。酸中毒时，近端小管也可分泌 NH_3。细胞内的 NH_3 主要来源于谷氨酰胺的脱氨基反应，其他氨基酸也可氧化脱氨生成 NH_3。NH_3 是脂溶性物质，其扩散的方向朝着 pH 较低的方向进行，故易于通过细胞膜扩散入小管液中。进入小管液的 NH_3 与其中的 H^+ 结合成 NH_4^+，NH_4^+ 的生成减少了小管液中的 H^+，有助于

H^+的继续分泌。NH_4^+ 是水溶性的，不能通过细胞膜。小管液中的 NH_4^+ 又与 NaCl 中的 Cl^- 结合生成 NH_4Cl 随尿排出。Na^+则与 H^+交换而进入细胞，然后与细胞内的 HCO_3^- 一起被转运入血。由此可见，NH_3 的分泌与 H^+ 的分泌有相互促进作用，同时也可促进 $NaHCO_3$ 的重吸收，起到了排酸保碱的作用。

3. K^+的分泌

肾脏对 K^+的排出量取决于肾小球滤过量、肾小管对 K^+的重吸收量和肾小管对 K^+的分泌量，但决定尿 K^+排出量最重要的因素是 K^+在远端小管和集合管的分泌量。

远端小管和集合管上皮细胞内的 K^+浓度较高，管腔顶端膜对 K^+有通透性，K^+可顺电化学梯度通过 K^+通道进入小管液（K^+的分泌）。基底侧膜上的钠泵可将细胞内的 Na^+泵出细胞，同时将细胞外液中的 K^+泵入细胞，这是形成细胞内高 K^+的基础。由于远端小管和集合管顶端膜有 Na^+通道，小管液中的 Na^+可顺电化学梯度扩散进入上皮细胞内，造成小管液呈负电位，也构成了 K^+扩散的电位梯度。

远端小管后半段和集合管约 90% 的上皮细胞是主细胞。主细胞可分泌 K^+，而闰细胞则可重吸收 K^+，其机制尚不十分清楚，可能是位于管腔膜的 H^+-K^+-ATP 酶的作用，即每分泌 1 个 H^+进入小管液中，可交换 1 个 K^+进入上皮细胞内，进入细胞内的 K^+再扩散进入血液。一般认为，这一交换过程只有当细胞外液中 K^+浓度较低时才发挥作用，而在正常情况下作用不大。

由于肾对 K^+的排出量主要取决于远端小管和集合管主细胞 K^+的分泌量，故凡能影响主细胞基底侧膜上钠泵活性和顶端膜对 Na^+、K^+通透性的因素，均可影响钾的分泌量。

刺激主细胞分泌 K^+的因素包括细胞外液 K^+浓度升高、醛固酮分泌增加和小管液流速增高；而 H^+浓度升高，细胞外液 K^+浓度降低，小管液流速降低时，则 K^+的分泌减少。细胞外液 K^+浓度升高可通过三方面机制使 K^+分泌增加：①刺激钠泵，加速 K^+通过基底侧膜进入细胞内的过程，由于细胞内 K^+浓度升高，有利于 K^+通过顶端膜分泌入小管液；②细胞外液 K^+的浓度升高，可增高小管顶端膜对 K^+的通透性，也有利于 K^+的分泌；③细胞外 K^+浓度升高可刺激肾上腺皮质分泌醛固酮，醛固酮则能促进 K^+的分泌（见后文）。给予利尿药，或当细胞外液量增加时，小管液流速增加，而小管液流速增加可促进 K^+的分泌。因为肾小管细胞将 K^+分泌入小管液后，小管液的 K^+浓度升高，可对抗小管细胞对 K^+的进一步分泌；而小管液流速增加时，可将分泌的 K^+加快带走，故小管液中 K^+的浓度不容易升高，从而有利于 K^+的分泌。

4. 血浆中某些物质的排泄

肾小管细胞可将血浆中的某些物质如肌酐，以及进入人体的某些异物如青霉素等直接排入小管液。肌酐是由肌肉中肌酸脱水或磷酸肌酸脱磷酸而来。每日随尿排出的肌酐量大于滤过的总量，提示肾小管和集合管细胞可分泌肌酐。血肌酐水平是判定肾功能的一个重要指标，肾小球滤过率减少或肾小管功能受损时，血肌酐含量均可增高。此外，进入体内的物质如青霉素、酚红、呋塞米（速尿）和利尿酸等，它们在血液中可与血浆蛋白结合，很少被肾小球滤过，主要在近端小管被主动分泌进入小管液而排出。排入小管液的呋塞米和利尿酸的浓度比血浆高数倍，有利于两者在髓袢升支粗段发挥利尿作用。

第三节 尿的浓缩与稀释

尿液的浓缩和稀释是以尿液的渗透压和血浆渗透压相比而言的。尿液的渗透压比血浆渗透压高表示尿已被浓缩，称为高渗尿。尿液渗透压比血浆渗透压低则表示尿已被稀释，称为低渗尿。如尿液的渗透压和血浆渗透压相等则为等渗尿。尿液的浓缩和稀释与水和溶质的重吸收有密切关系。当体内水过多时，尿液的渗透压可明显低于血浆渗透压，尿即被稀释，当体内缺水时，肾脏排出的尿液可明显高于血浆渗透压，尿液被浓缩。因此在正常条件下肾脏可排出稀释或浓缩的尿液，以便使血浆渗透压维持稳态。当肾脏功能严重受损时，肾脏可完全丧失尿液浓缩和稀释的能力，此时不论体内缺水，还是水过多，尿液的渗透压将和血浆渗透压相近，而机体可能出现严重的缺水或水中毒。由此可见，肾脏浓缩和稀释尿液的功能对调节机体水的平衡具有极其重要的作用。

正常成年人终尿的排出量约 1.5 L/d，其渗透浓度可在 50～1200 mOsm/(kg·H_2O)范围内变动。尿量和尿的渗透浓度可受多种因素影响而发生很大变化。

一、尿液的稀释

尿液的渗透浓度最低可至 50 mOsm/(kg·H_2O)。尿液的稀释主要发生在远端小管和集合管。如前所述，在髓袢升支粗段末端，小管液是低渗的。如果机体内水过多而造成血浆晶体渗透压下降，可使血管升压素的释放被抑制，远曲小管和集合管对水的通透性很低，水不能被重吸收，而小管液中的 NaCl 继续被重吸收，特别是髓质部的集合管，故小管液的渗透浓度进一步降低，形成低渗尿。如饮大量清水后，血浆晶体渗透压降低，血管升压素释放减少，引起尿量增加，尿液稀释。如血管升压素完全缺乏或肾小管和集合管缺乏血管升压素受体时，可出现尿崩症(diabetes insipidus)，每天可排出高达 20 L 的低渗尿。

二、尿液的浓缩

在失水、禁水等情况下，血浆晶体渗透压升高，可引起尿量减少，尿液浓缩，终尿的渗透浓度可高达 1200 mOsm/(kg·H_2O)。尿液浓缩也发生在远端小管和集合管，是由于小管液中的水被继续吸收而溶质仍留在小管液中所造成的。同其他部位一样，肾对水的重吸收方式是渗透，其动力来自肾髓质部肾小管和集合管内、外的渗透浓度梯度，换言之，水的重吸收要求小管周围组织液是高渗的。用冰点降低法测定鼠肾组织的渗透浓度，发现肾皮质部的渗透浓度与血浆是相等的，由髓质外层向乳头部逐渐升高，内髓部的渗透浓度为血浆渗透浓度的 4 倍，约 1200 mOsm/(kg·H_2O)(图 8－14)。在不同动物中的观察发现，动物肾髓质越厚，内髓部的渗透浓度也越高，尿的浓缩能力也越强。如沙鼠肾可产生 20

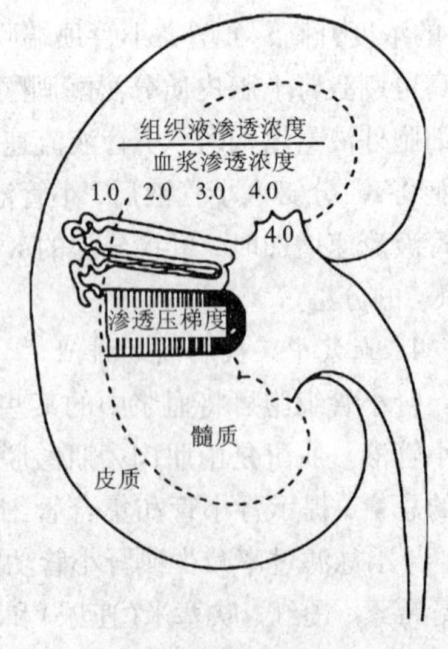

图 8－14 肾髓质渗透梯度示意图

倍于血浆渗透浓度的高渗尿。人类肾最多能生成 4～5 倍于血浆渗透浓度的高渗尿。可见，肾髓质的渗透浓度梯度是尿浓缩的必备条件。

髓袢的形态和功能特性是形成肾髓质渗透浓度梯度的重要条件。有人用肾小管各段对水和溶质的通透性不同(表 8－1)和逆流倍增现象来解释肾髓质高渗的形成。

表 8－1　各段肾小管和集合管对不同物质的通透性及作用

部　位	水	Na^+	尿素	作　用
髓袢降支细段	易通透	不易通透	不易通透	水进入内髓部组织液，使小管中 NaCl 浓度和渗透压逐渐升高
髓袢升支细段	不易通透	易通透	中等通透	NaCl 由小管液进入内髓部组织液，使之渗透压升高；部分尿素由内髓组织液进入小管液，加入尿素再循环
髓袢升支粗段	不易通透	Na^+ 主动重吸收，Cl^- 继发性主动重吸收	不易通透	NaCl 进入外髓部组织液，使之渗透压升高
远曲小管和集合管	在 ADH 作用下，集合管对水易通透	主动重吸收	在皮质和外髓部不易通透，内髓部易通透	水重吸收使小管中尿素浓度升高。NaCl 和尿素进入内髓组织液，使渗透压升高。部分尿素进入髓袢升支细段，形成尿素再循环

由于髓袢各段对水和溶质的通透性和重吸收机制不同，髓袢的 U 形结构和小管液的流动方向，可通过逆流倍增机制建立起从外髓部至内髓部的渗透浓度梯度。“逆流”是指两个并列管道中液体流动方向相反。逆流倍增现象可由图 8－15 所示的模型来解释。有并列甲、乙、丙三个管，甲管下端与乙管相连。液体由甲管流进，通过甲、乙管的连接部又折返经乙管流出，构成逆流系统。如果甲、乙管之间的膜 M_1 能主动从乙管中将 NaCl 不断泵入甲管，而 M_1 对水又不通透，当含 NaCl 的水溶液在甲管中向下流动时，M_1 膜不断将乙管中的 NaCl 泵入甲管，结果，甲管液中的 NaCl 浓度自上而下越来越高，至甲乙管连接的弯曲部达到最大值。当液体折返从乙管下部向上流动时，NaCl 浓度却越来越低。可见，不论是甲管还是乙管，从上而下，溶液的浓度逐渐升高而形成浓度梯度，即出现逆流倍增现象。丙管中液体的渗透浓度低于乙管中的液体，而丙管与乙管之间的膜 M_2 对水通透，当丙管中的水溶液由上向下流动时，水可通过渗透作用不断进入乙管，而其溶质浓度则从上

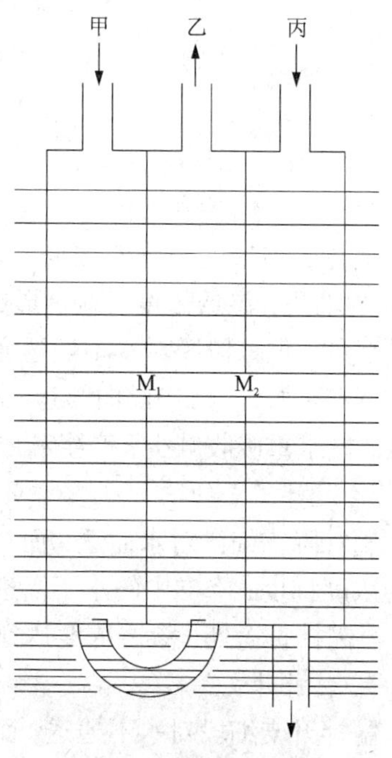

图 8－15　逆流倍增作用模型

至下逐渐增加。从丙管流出的液体溶质浓度要比流入时高，其最大值取决于乙管液的渗透浓度和 M_2 膜对水通透性的大小。

髓袢和集合管的结构排列与上述逆流倍增模型很相似(图 8－16)。直小血管也符合逆流系统的条件。超滤液从近端小管经髓袢降支向下流动，折返后经髓袢升支向相反方向流动，再经集合管向下流动，最后进入肾小盏。以下详细讨论肾髓质渗透梯度形成的过程及机制。

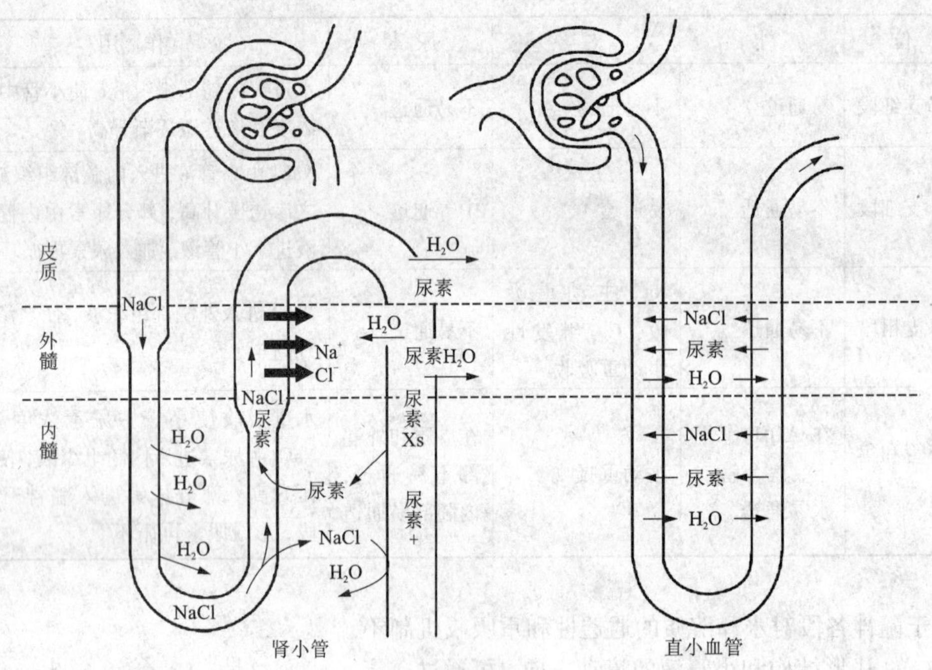

图 8－16 尿液浓缩机制示意图

1. 髓袢升支粗段

小管液经髓袢升支粗段向皮质方向流动时，由于该段上皮细胞主动重吸收 NaCl，而对水又不通透，结果是小管液在向皮质方向流动时渗透浓度逐渐降低，而小管周围组织中由于 NaCl 的堆积，渗透浓度升高，形成髓质高渗。故外髓部组织间隙液高渗是 NaCl 主动重吸收而形成的，但该段膜对水不通透亦是形成外髓质高渗的重要条件。呋塞米可抑制髓袢升支粗段的 $Na^+-K^+-2Cl^-$ 同向转运，故可降低外髓组织的高渗程度，从而降低管内、外渗透浓度梯度，使水重吸收减少，产生利尿效应。

2. 髓袢降支细段

髓袢降支细段对水通透，而对 NaCl 和尿素相对不通透。由于髓质从外髓部向内髓部的渗透浓度梯度，降支中的水不断进入组织间隙，使小管液从上至下形成一逐渐升高的浓度梯度，至髓袢折返处，渗透浓度达到峰值。

3. 髓袢升支细段

髓袢升支细段对水不通透，而对 NaCl 能通透，对尿素为中等程度通透。当小管液从内髓部向皮质方向流动时，NaCl 不断向组织间液扩散，其结果是小管液的 NaCl 浓度越来越低，小管外组织间液 NaCl 浓度升高。由于髓袢升支粗段对 NaCl 的主动重吸收，使等渗的近端小管液流入远端小管时变为低渗，而髓质中则形成高渗。

4. 髓质集合管

从肾小球滤过的尿素除在近端小管被吸收外，髓袢升支对尿素中等度通透，内髓部集合管对尿素高度通透，其他部位对尿素不通透或通透性很低。当小管液流经远端小管时，水被重吸收，使小管液内尿素浓度逐渐升高，到达内髓部集合管时，由于上皮细胞对尿素通透性增高，尿素从小管液向内髓部组织液扩散，使组织间液的尿素浓度升高，同时使内髓部的渗透浓度进一步增加。故内髓部组织高渗是由 NaCl 和尿素共同构成的(据估计各占一半)。血管升压素可增加内髓部集合管对尿素的通透性，从而增高内髓部的渗透浓度。严重营养不良时，尿素生成减少，可使内髓部高渗的程度降低，从而减弱尿的浓缩功能。由于升支细段对尿素有一定通透性，且小管液中尿素浓度比管外组织液低，故髓质组织液中的尿素扩散进入升支细段小管液，并随小管液重新进入内髓集合管，再扩散进入内髓组织间液。这一过程称为尿素的再循环(urea recycling)。

三、影响尿浓缩和稀释的因素

(一)髓袢的功能

尿液的浓缩与髓袢高渗梯度有密切关系，而高渗梯度的产生取决于髓袢逆流倍增机制。可见，髓袢结构与功能的完整性是保持肾对尿液浓缩功能的重要条件。当肾脏疾病损毁肾髓质(特别是肾乳头部的结构)时，将使髓袢逆流倍增作用减弱，尿的浓缩功能发生障碍。临床上常用的呋塞米、利尿酸等药物就是能够抑制髓袢升支粗段对 NaCl 的主动重吸收，影响肾髓质高渗梯度的建立，从而发挥利尿作用。婴儿肾由于髓袢尚未发育成熟，髓袢很短，以致其逆流倍增效率很低，不能很好地形成肾髓质高渗梯度，故排出低渗尿。此外，肾髓质纤维化、钙沉积、肾囊肿均可破坏内髓部高渗梯度，使尿浓缩能力降低，排出稀释尿。

(二)直小血管的血流

髓质中的直小血管升降支也是“U”形排列，具有逆流交换作用。但直小血管壁细胞对水和电解质不具选择性。当直小管降支进入髓质时，髓质间隙液的 Na^+ 和尿素浓度逐步增大，因此溶质顺浓度差而进入直小血管降支，而降支中的水分则依渗透压差渗出到髓质间隙。随着进入髓质越深，直小血管降支中的 Na^+ 和尿素浓度越高，到了折返处流入直小血管升支时，由于 Na^+ 和尿素浓度比同一水平降支中高得多，升支中的 Na^+ 和尿素又逐渐扩散到髓质间隙，然后再进入直小血管降支，而髓质间隙的水分则渗入直小血管升支，随血流而进入体循环。这样 Na^+ 和尿素就可连续地在直小血管降支和升支之间循环，不致被血流过多地带走，有利于髓质高渗压的维持。应当强调直小血管对维持髓质间隙高渗梯度的能力是流量依赖性的。正常条件下髓质血流量少，流速较慢有利于 Na^+ 和尿素在直小血管升、降支中循环。如果直小血管血流过快将使 NaCl 和尿素得不到充分交换。它们就会被血流带走较多，导致髓质高渗梯度的降低。如果直小血管血流过慢，水分不能及时随血流带走，同样能使髓质高渗梯度降低。这两种情况均可使尿浓缩能力降低。肾髓质血流不具有自动调节机制，可随动脉血压的改变而改变。如某些高血压患者尿浓缩能力减弱，可能是由于肾髓质血流量增加，血流加快，导致肾髓质高渗梯度降低的结果。

(三)尿素浓度

尿素是形成内髓部高渗梯度的重要因素。由于尿素是蛋白质代谢的分解产物，因此有些营养不良的患者由于蛋白质摄入不足，体内尿素生成减少，从而影响肾髓质高渗梯度的建立，使肾对尿液的浓缩功能降低。老年人因尿浓缩功能降低，夜尿增多时，只要肾髓质结构与功能正常，就可采取增加膳食中蛋白质含量的方法，以增加体内尿素的生成，肾的浓缩功能可得到不同程度的改善。

第四节 肾脏泌尿功能的调节

尿生成包括肾小球滤过、肾小管和集合管的重吸收和分泌。因此，机体对尿生成的调节也是通过影响这些环节而实现的。影响肾小球滤过作用的因素前文已述及。本节主要讨论影响肾小管和集合管重吸收和分泌的因素，包括神经调节、体液调节和自身调节。

一、肾内自身调节

肾内自身调节包括小管液中溶质的浓度对肾小管功能的调节和球-管平衡。

（一）小管液溶质浓度

小管液中的溶质所形成的渗透压是对抗肾小管重吸收水分的力量。由于近端小管液中的 Na^+ 浓度和血浆中的 Na^+ 浓度相等，因此是等渗溶液。如果小管液中溶质浓度升高，渗透压增高，就会妨碍肾小管特别是近端小管对水的重吸收。此时，不仅尿量增多，NaCl 的排出量也增多。例如糖尿病患者的多尿，原因是血糖浓度过高，超过了肾糖阈，滤入小管液中的葡萄糖不能被近端小管全部重吸收，致使小管液渗透压增高，阻碍了水和 NaCl 的重吸收，而使其排出增多，故尿量增多。这种由于小管液溶质含量增多，渗透压增高，使水的重吸收减少而发生尿量增多的现象，称为渗透性利尿（osmotic diuresis）。根据这一原理，临床上使用不被肾小管重吸收的药物如甘露醇等，以增加小管液溶质浓度，可达到利尿、消肿的目的。

（二）球-管平衡

正常情况下，近端小管的重吸收率与肾小球滤过率之间有着密切的联系。无论肾小球滤过率增多或者减少，近端小管的重吸收率始终占滤过率的 65%～70%，称为球-管平衡（glomerulotubular balance）。其生理意义在于使尿量不致因肾小球滤过率的增减而发生大幅度的变化。球-管平衡与近端小管对 Na^+ 的定比重吸收有关。近端小管对 Na^+ 的重吸收率是滤过率的 65%～70%，从而决定了滤液的重吸收率总是占肾小球滤过率的 65%～70%。当肾小球滤过率增加时，进入近端小管周围毛细血管的血量减少，毛细血管中血压降低而胶体渗透压增高，组织液加速进入毛细血管，从而有利于肾小管对 Na^+ 和水的重吸收，使重吸收率仍达肾小球滤过率的 65%～70%；如果肾小球滤过率减少，则发生相反的变化，重吸收率也为肾小球滤过率的 65%～70%。

球-管平衡在某些情况下也可能被打破。如在渗透性利尿时，近端小管重吸收率减少，而肾小球滤过率不受影响，重吸收率小于 65%～70%，排出的 NaCl 和尿量明显增多。

二、神经和体液调节

（一）肾内交感神经

实验证明，肾交感神经不仅支配肾脏血管，还支配肾小管上皮细胞（以近端小管、髓袢升支粗段和远端小管的末梢分布密度较高）和球旁器。

肾交感神经兴奋时，节后纤维末梢主要释放去甲肾上腺素。通过下列方式影响肾脏的功能：①通过激活肾血管平滑肌上的 α 肾上腺素能受体，引起肾血管收缩而减少肾血流量。由于入球小动脉比出球小动脉收缩更明显，使肾小球毛细血管血流量减少，毛细血管血压下降，肾小球滤过率下降。②通过激活 β 肾上腺素能受体，使球旁器的球旁细胞释放肾素，导致血液中血管紧张素Ⅱ和醛固酮浓度增加，血管紧张素Ⅱ可直接促进近端小管重吸收 Na^+；醛固酮可促进髓袢升支粗段、远曲小管和集合管重吸收 Na^+，并促进 K^+ 的分泌。③直接刺激近端小管和髓袢（主要是近端小管）对 Na^+、Cl^- 和水的重吸收。

肾交感神经活动受多种因素的影响，如血容量改变（通过心肺感受器反射）和血压改变（通过压力感受器反射）等均可引起肾交感神经活动改变，从而调节肾脏的功能。

（二）抗利尿激素

抗利尿激素（antidiuretic hormone，ADH）又称血管升压素（vasopressin，AVP），是由 9 个氨基酸残基组成的小肽，它是下丘脑的视上核和室旁核的神经元分泌的一种激素。它在细胞体中合成，经下丘脑－垂体束被运输到神经垂体然后释放出来。它的作用主要是提高远曲小管和集合管上皮细胞对水的通透性，从而增加水的重吸收，使尿液浓缩，尿量减少（抗利尿）。此外，抗利尿激素也能增加髓袢升支粗段对 NaCl 的主动重吸收和内髓部集合管对尿素的通透性，从而增加髓质组织间液的溶质浓度，提高髓质组织间液的渗透浓度，有利于尿液浓缩（见尿液浓缩和稀释）。

ADH 有 V_1 和 V_2 两种受体。ADH 通过对血管升压素 V_1 受体的作用，引起体循环小动脉收缩，包括引起肾脏小动脉的收缩。ADH 与远曲小管和集合管上皮细胞管周膜上的 V_2 受体结合后，激活膜内的腺苷酸化酶，使上皮细胞中 cAMP 的生成增加，cAMP 生成增加激活上皮细胞中的蛋白激酶，继而使位于管腔膜附近的含有水通道的小泡镶嵌在管腔膜上，增加管腔膜上的水通道，从而增加水的通透性。当 ADH 缺乏时，管腔膜上的水通道可在细胞膜的衣被凹陷处集中，后者形成吞饮小泡进入胞浆，称为内移（internalization）。因此，管腔膜上的水通道消失，对水就不通透。这些含水通道的小泡镶嵌在管腔膜或从管腔膜进入细胞内，就可调节管腔内膜对水的通透性（图 8－17）。基侧膜则对水可自由通过，因此，水通过管腔膜进入细胞后自由通过基侧膜进入毛细血管而被重吸收。

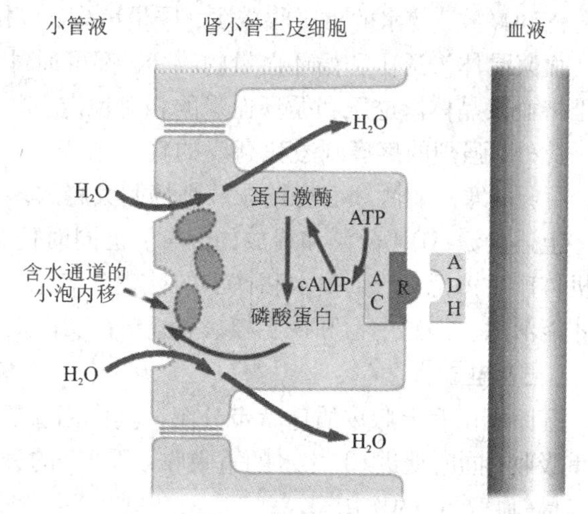

图 8－17　抗利尿激素的作用机制示意图

血浆晶体渗透压升高、循环血量减少和血压降低，均可刺激 ADH 的分泌和释放增多；反之，则抑制其分泌和释放。

1. 血浆晶体渗透压

血浆晶体渗透压的改变是生理情况下调节 ADH 释放的最重要因素。下丘脑视上核和室旁核及其周围区域存在渗透压感受器，这些细胞对血浆晶体渗透压，尤其是对 NaCl 浓度的改变非常敏感。当血浆晶体渗透压升高达 ADH 释放的阈值后，血浆晶体渗透压每升高 1%，ADH 浓度可升高 1 pg/mL。血浆晶体渗透压升高还可以引起渴觉。在人体因剧烈运动而大量出汗或病理情况下发生严重的呕吐、腹泻后，导致体内水分丢失，血浆晶体渗透压升高，使视上核和室旁核细胞分泌、神经垂体释放的 ADH 增加，促进集合管对水的重吸收，尿液浓缩，水分排出减少，有利于血浆晶体渗透压恢复到正常范围。反之，正常人在短时间内大量饮清水，如规定在 10 分钟内，试验性地饮清水 1.2 L，水分吸收入血，血浆晶体渗透压降低，上述刺激作用减弱，ADH 分泌和释放减少甚至停止，集合管对水的重吸收减少，尿液稀释，尿量增多，以排出体内过剩的水分。这种饮用大量清水后使 ADH 释放减少致尿量明显增多的现象，称为水利尿(water diuresis)。临床上常用水利尿试验来检测受试者肾脏对尿液的稀释能力。试验中还观察到：如饮入等量 0.9% 氯化钠溶液，尿量仅在 30 分钟后轻度增加，这是因为水和盐同时被吸收入血，血浆晶体渗透压不变。

2. 循环血量

机体失血后，循环血量减少，对左心房和胸腔大静脉壁上的容量感受器刺激减弱；同时心排血量减少，血压降低，对主动脉弓压力感受器的刺激减弱，两者经迷走神经传入中枢的冲动减少，反射性地使 ADH 分泌和释放增多，水重吸收增多，尿量减少，有利于血容量和血压的恢复。大量静脉输液后，循环血量增多，对容量感受器的刺激增强；心排血量增多，血压升高，对压力感受器的刺激增强，两者均可使迷走神经传入冲动增加，反射性地抑制 ADH 的分泌和释放，使水的重吸收减少，尿量增多，以排出体内过剩的水分。

血浆晶体渗透压和循环血量的改变，都可通过负反馈机制，调节 ADH 的分泌和释放，从而维持血浆晶体渗透压和循环血量的相对稳定。

此外，强烈的疼痛刺激和高度的精神紧张，以及血管紧张素Ⅱ等，均可促进 ADH 的释放；而弱的寒冷刺激和心房钠尿肽则抑制其释放。

上述刺激 ADH 分泌和释放的因素，也同时使存在于下丘脑外侧区的渴感中枢兴奋，致使机体产生渴感，产生找水和饮水的欲望。渴感不会适应，只有通过饮水并补足体内的水分后才能消除。渴感中枢和视上核、室旁核在功能上相互联系，共同调节机体的水平衡。

(三)醛固酮

醛固酮由肾上腺皮质球状带分泌。其作用主要是促进远曲小管和集合管上皮细胞对 Na^+ 的重吸收；同时促进 Cl^-、水的重吸收以及 K^+ 的分泌，因而具有保 Na^+、排 K^+ 和增加细胞外液容量(血容量)的作用。

醛固酮的分泌主要受肾素－血管紧张素－醛固酮系统和血 K^+、血 Na^+ 浓度的调节。

1. 肾素－血管紧张素－醛固酮系统

肾素是由球旁细胞分泌的蛋白水解酶。当人体失血，循环血量减少，使肾血流量减少时，入球小动脉受到的牵张刺激减弱，管壁上的牵张感受器兴奋，肾素的释放增加；流经致密斑的 Na^+ 含量减少，使致密斑感受器激活，肾素的释放也增加。此外，交感神经兴奋也能使肾素释放增加，肾上腺素、去甲肾上腺素可直接刺激球旁细胞分泌肾素。

肾素可催化血浆中的血管紧张素原生成血管紧张素Ⅰ，后者可刺激肾上腺髓质分泌肾上腺素，对血管的直接作用则较弱。血管紧张素Ⅰ在血液和组织中转换酶作用下，生成血管紧张素Ⅱ，继续在氨基肽酶作用下生成血管紧张素Ⅲ。血管紧张素Ⅱ和Ⅲ都具有收缩血管和刺激醛固酮分泌的作用，但血管紧张素Ⅱ的缩血管作用较强，血管紧张素Ⅲ主要刺激醛固酮的分泌(图8-18)。此外，血管紧张素Ⅱ进入脑后，还可促进ADH的分泌和引起渴感中枢兴奋。可见，肾素分泌的量，决定了血浆中血管紧张素的浓度，血管紧张素的浓度又决定了血浆中醛固酮的水平。通常情况下，肾素、血管紧张素、醛固酮在血浆中的水平保持一致，构成一个相互关联的功能系统，称为肾素-血管紧张素-醛固酮系统。

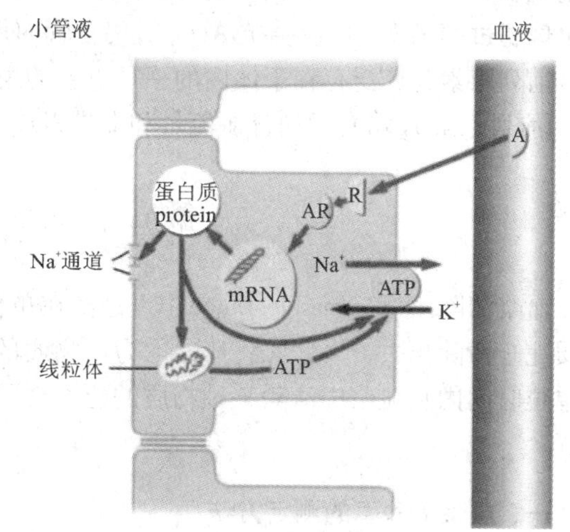

图8-18　醛固酮作用机制的示意图

2. 肾素分泌的调节

肾素的分泌受多方面因素的调节。目前认为，肾内有两种感受器与肾素分泌的调节有关。一是入球小动脉处的牵张感受器，另一是致密斑感受器。当动脉血压下降，循环血量减少时，肾内入球小动脉的压力也下降，血流量减少，于是对小动脉壁的牵张刺激减弱，这便激活了牵张感受器，肾素释放量因此而增加；同时，由于入球小动脉的压力降低和血流量减少，于是激活了致密斑感受器，肾素释放量也可增加。据推想，在球旁器的球旁细胞和致密斑之间有一种特殊的联系，当两者接触增加时，肾素分泌便减少，而两者接触减少时，则肾素分泌增加。入球小动脉的压力下降，血流量减少时，血管口径缩小，于是颗粒细胞和致密斑的接触减少，此时肾素分泌增加；当致密斑处Na^+量和小管液量减少时，肾小管口径缩小，两者的接触减少，肾素分泌增加。但这种推想尚缺乏实验证据。此外，球旁细胞受交感神经支配，肾交感神经兴奋时(如循环血量减少)能引致肾素的释放量增加。肾上腺素和去甲肾上腺素也可直接刺激球旁细胞，促使肾素释放增加。

3. 血K^+和血Na^+的浓度

血K^+浓度升高和(或)血Na^+浓度降低，均可直接刺激醛固酮的合成和分泌增加；但肾上腺皮质球状带对血K^+浓度的变化比对血Na^+浓度的变化更为敏感，血K^+升高0.5 mmol/L即可刺激其分泌增加，而血Na^+浓度则需更大程度降低才能引起同样的效应。醛固酮促进肾脏保Na^+排K^+，以保持血Na^+和血K^+浓度的相对稳定。可见，血K^+、血Na^+浓度与醛固酮分泌的关系甚为密切，醛固酮的分泌受血中K^+、Na^+浓度的影响，它的作用又调节了血中K^+、Na^+浓度。

(四)心房钠尿肽

心房钠尿肽由心房肌细胞合成和释放。循环血量增多使心房扩张和摄入钠过多时，刺激其释放。心房钠尿肽具有明显的促进NaCl和水排出的作用。其作用机制是：①抑制集合管对NaCl的重吸收，增加NaCl的排出；②使出球小动脉和入球小动脉舒张，增加肾血浆流量和肾小球滤过率；③抑制肾素的分泌；④抑制醛固酮的分泌；⑤抑制ADH的分泌。

(五)其他激素

甲状旁腺激素能促进远曲小管和集合管对Ca^{2+}的重吸收；抑制近端小管对Na^+、K^+、HCO_3^-、磷酸盐和氨基酸的重吸收。

糖皮质激素能促进近端小管分泌H^+和NH_3，抑制磷酸盐的重吸收；对远曲小管和集合

管重吸收 Na^+ 和分泌 K^+ 有轻微促进作用；降低肾入球小动脉阻力，增加肾小球血浆流量，使肾小球滤过率增多，以及拮抗 ADH 对集合管的作用，两者均有利于水的排出。

前列腺素是广泛存在于体内的一种重要的组织激素，肾亦有产生。研究表明，前列腺素 E_2 和前列腺素 I_2 均有增加肾血流量和促进 Na^+、K^+、Cl^- 等排泄的作用。

第五节 血浆清除率

血浆清除率(plasma clearance，C)是指在单位时间内，两肾能将多少毫升血浆中的某种物质完全清除出去，此血浆毫升数称为该物质的血浆清除率(mL/min)。血浆清除率表示肾在单位时间内从血浆中清除某种物质的能力。因此，血浆清除率是衡量肾的排泄功能的重要指标。

一、血浆清除率的测定方法

清除率是一个抽象的概念，它把两肾在一定时间内排出的物质的量，同当时该物质在血浆中浓度联系起来，因而能更好地说明肾排出某物质的能力。为了讲清楚它的涵意，现举例说明。某甲每分钟尿量(V)为 1 mL/min，尿中某物质的浓度(U)为 100 mg/100 mL，血浆中该物质的浓度(P)为 1 mg/100 mL。某乙每分钟尿量(V)为 0.8 mL/min，尿中该物质的浓度(U)为 50 mg/100 mL，血浆中该物质的浓度(P)为 0.32 mg/100 mL。经计算，甲肾的该物质排泄量应为 $U \times V = 1\ mL/min \times 100\ mg/100\ mL = 1\ mg/min$，乙肾的该物质排泄量应为 $U \times V = 0.8\ mL/min \times 50\ mg/100\ mL = 0.4\ mg/min$。从每分钟该物质排泄量的多少来看，甲肾的功能似乎比乙肾好，其实则不然。因为甲血浆中该物质的浓度比乙肾血浆中的高三倍多，故从清除血浆中该物质的能力来看，应将血浆中浓度(P)这一因素考虑进去。这样，甲肾将该物质从血浆中清除掉的能力为：

$$U \times V/P = [(100\ mg/100\ mL) \times 1\ mL/min]/(1\ mg/100\ mL) = 100\ mL/min$$

乙肾为：$U \times V/P = [(50\ mg/100\ mL) \times 0.8\ mL/min]/(0.32\ mg/100\ mL) = 125\ mL/min$

由此可见，从肾清除血浆中某物质的功能角度来说，乙肾的功能要比甲肾好。

清除率的具体计算需要测量三个数值：U(尿中某物质的浓度，mg/100 mL)，V(每分钟尿量，mL/min)，P(血浆中某物质的浓度，mg/100 mL)。因为尿中该物质均来自血浆，所以，$U \times V = P \times C$ 亦即 $C = U \times V/P$。

根据上式就可计算出各种物质的清除率。例如，Na^+ 清除率的计算方法如下：测得尿量 V 为 1 mL/min，尿 Na^+ 浓度 U 为 28 mmmol/L，血浆 Na^+ 浓度 P 为 140 mmol/L，则 Na^+ 清除率 $C = (280\ mmol/L \times 1\ mL/min)/(140\ mmol/L) = 2\ mL/min$，表示肾每分钟清除了 2 mL 血浆中所含的所有 Na^+。各种物质的清除率并不一样。例如，葡萄糖的清除率为 0，因为尿中不含葡萄糖(U = 0 mg/100 mL)；而尿素则为 70 mL/min。因此，清除率能够反映肾对不同物质的清除能力，反映肾对各种物质的排泄功能，是一个较好的肾功能测量方法。

这里需要指出，所谓每分钟被完全清除了某物质的血浆毫升数，仅是一个推算的数值。实际上，肾并不可能只把这部分血浆中的某物质完全清除掉，而是指每分钟肾清除该物质的量相当于多少毫升血浆中所含的该物质。所以说，清除率所表示的血浆毫升数是一个相当量。

二、测定清除率的理论意义

测定清除率不仅可以了解肾的功能，还可以测定肾小球滤过率、肾血流量和推测肾小管转运功能。

(一)测定肾小球滤过率

肾小球滤过率可通过测定菊粉清除率和内生肌酐清除率等方法来测定。

1. 菊粉清除率

肾每分钟排出某物质的量(U×V)应为肾小球滤过量与肾小管、集合管的重吸收量和分泌量的代数和。设肾小球滤过率为F，肾小囊囊腔超滤液中某物质(能自由滤过的物质)的浓度(应与血浆中的浓度一致)为P，重吸收量为R，分泌量为E，则$U \times V = F \times P - R + E$。如果某物质可以自由滤过，而且既不被重吸收($R = 0$)，也不被分泌($E = 0$)，则$U \times V = F \times P$，就可算出肾小球滤过率F。菊粉是符合这个条件的物质，所以它的清除率就是肾小球滤过率。

$$\because \quad U \times V = F \times P$$

$$\therefore \quad F = U \times V / P = C$$

例如，静脉滴注一定量的菊粉以保持血浆浓度恒定，然后分别测得每分钟尿量(V)为1 mL/min，尿中菊粉浓度(U)为125 mg/100 mL，血浆中菊粉浓度(P)为1 mg/100 mL，菊粉清除率可用下式计算：

$$C = U \times V/P = (1\ \text{mL/min}) \times (125\ \text{mg/100 mL})/(1\ \text{mg/100 mL}) = 125\ \text{mL/min}$$

所以，肾小球滤过率为125 mL/min。前文已提出，肾小球滤过率约为125 mL/min，这个数值就是根据菊粉的清除率测得的。

2. 内生肌酐清除率

由于菊粉清除率试验操作复杂，临床上改用较为简便的内生肌酐清除率试验，可较准确地测得肾小球滤过率。所谓内生肌酐，是指体内组织代谢所产生的肌酐。试验前二三日，被试者禁食肉类，以免从食物中摄入过多的外来肌酐。其他饮食照常，但要避免强烈运动或体力劳动，而只从事一般工作。在这种情况下，受试者血浆中的肌酐浓度(平均在1 mg/L左右)以及在一昼夜内肌酐的尿中排出总量都比较稳定。这样，在进行肌酐清除率试验时，就不必另给肌酐溶液，只需从第3天清晨起收集24小时的尿，合并起来计算其尿量，并测定混合尿中的肌酐浓度。抽少量静脉血，测定血浆中的肌酐浓度，按下式可算出24小时的肌酐清除率。

肌酐清除率＝尿肌酐浓度(mg/L)×24小时尿量(L)/血浆肌酐浓度(mg/L)(L/24h)

肌酐能自由通过肾小球滤过，在肾小管中很少被重吸收，但有少量是由近曲小管分泌的。给正常人滴注肌酐，使血浆中浓度高达10～100 mg/100 mL时，近曲小管分泌肌酐的量增多，此时肌酐清除率可大于菊粉清除率，达175 mg/mL。内生肌酐在血浆中的浓度相当低(仅0.1 mg/100 mL)，近曲小管分泌的肌酐量可忽略不计，因此内生肌酐清除率与菊粉清除率相近，可以代表肾小球滤过率。然而，由于测定方法(用苦味酸显色)上的问题，实际测得的数据一般偏低。我国成人内生肌酐清除率平均为128 L/24h。

(二)测定肾血流量

如果血浆中某一物质，在经过肾循环一周后可以被完全清除(通过滤过和分泌)，亦即在肾动脉中该物质有一定浓度，但在肾静脉中其浓度接近于0，则该物质每分钟的尿中排出量

$(U \times V)$，应等于每分钟通过肾的血浆中所含的量。设每分钟通过肾的血浆量为X，血浆中该物质浓度为P，即 $U \times V = X \times P$，则该物质的清除率即为每分钟通过肾的血浆量。

$$U \times V = X \times P$$

$$C = U \times V/P = X$$

如果在静脉滴注碘锐特或对氨基马尿酸的钠盐后维持血浆浓度较低时(1～3 mg/100 mL)，当它流经肾时，一次就能被肾几乎全部清除掉，因此，肾静脉中的浓度将接近于0(实际不是0，因为有部分血流通过肾的非泌尿部分)。因此，用此两种物质测得的清除率平均为660 mL/min，这一数值代表了肾血浆流量。如果血浆量占全血量的55%，则肾血流量 = 660/55×100 = 1200 mL/min，约占心排血量的1/5～1/4。

供应肾的血液量应包括供应肾的泌尿部分和非泌尿部分(如肾被膜、肾盂等)，而上述测得的肾血浆流量仅代表供应泌尿部分的数值，因此应称为肾有效血浆流量和肾有效血流量。

(三)推测肾小管的功能

通过肾小球滤过率的测定，以及其他物质清除率的测定，可以推测出哪些物质能被肾小管重吸收，哪些物质能被肾小管分泌。

例如，可以自由通过滤过膜的物质，如尿素和葡萄糖，它们的清除率均小于125 mL/min(肾小球滤过率)，尿素为70 mL/min，而葡萄糖为0。这必定是该物质滤过之后遭到了重吸收，其清除率才能小于125 mL/min。但是，不能由此而推断说该物质不会被分泌，因为只要重吸收量大于分泌量，其清除率仍可小于125 mL/min。

一种物质清除率大于125 mL/min(如肌酐的清除率可达175 mL/min)，这表明这时肾小管必定能分泌该物质，否则其清除率决不可能大于肾小球滤过率。但是，不能由此推断说该物质不会被重吸收，因为只要分泌量大于重吸收量，其清除率仍可大于125 mL/min。

(四)自由水清除率

自由水清除率(free water clearance，C_{H_2O})，是指单位时间内必须从尿中除去或加入多少容积的纯水(即无溶质的水或称自由水)才能使尿液与血浆等渗，它是定量肾排水能力的指标。例如在水利尿时，血浆渗透浓度(P_{osm})下降，肾排出大量的低渗尿，尿液渗透浓度(U_{osm})小于血浆渗透浓度，此时自由水清除率就表示血浆中有一定量的纯水被肾排到等渗尿中，才使尿液稀释和血浆渗透浓度回升。当缺水时，血浆渗透浓度升高，肾排出量少的高渗尿，尿液的渗透浓度大于血浆渗透浓度，此时自由水清除率就表示肾少排出一定量的纯水。这部分纯水保留在血浆，才使尿液浓缩和血浆渗透浓度回降。值得指出的是，血浆中并无真正的自由水存在，自由水清除率是计算出来的。

自由水清除率

$$C_{H_2O} = V - C_{osm} \tag{1}$$

V为每分钟尿量，C_{osm}为渗透物质清除率，按下式计算

$$C_{osm} = U_{osm} \times V/P_{osm} \tag{2}$$

代入(1)式得

$$C_{H_2O} = V - U_{osm} \times V/P_{osm} = V(1 - U_{osm}/P_{osm}) \tag{3}$$

由(3)式可见，在等渗尿时，$U_{osm} = P_{osm}$，$C_{H_2O} = 0$，表示无自由水清除。当在缺水时，U_{osm}为1100 mOsm/(kg·H_2O)，尿量V为0.5 mL/min，血浆渗透浓度P_{osm}升高为308 mOsm/(kg·H_2O)，那么 $C_{osm} = 1100 \times 0.5/308 = 1.79$ mL/min，$C_{H_2O} = 0.5 - 1.79 = -1.29$ mL/min。自由

水清除率为负值，表示肾排出的是浓缩尿、且量少，意味着肾从等渗尿中除去 1.29 mL/min 纯水加入到血浆中，才使尿液浓缩和血浆渗透浓度下降。当水利尿时，尿渗透浓度 U_{osm} 为 27 mOsm/(kg·H_2O)，尿量 V 为 20 mL/min，血浆渗透浓度 P_{osm} 为 298 mOsm/(kg·H_2O)，那么 $C_{osm}=27\times20/298=1.81$ mL/min，$C_{H_2O}=20-1.81=18.1$ mL/min，自由水清除率为正值，表示肾排出大量稀释尿，意味着肾从血浆中除去 18.1 mL/min 纯水加入到等渗尿液中，才使尿液稀释和血浆渗透浓度升高。

第六节　尿液及其排放

一、尿液

尿的质和量，主要反映肾本身的结构和功能状态，也可反映机体其他方面的某些变化。

(一)尿量

正常成人每昼夜尿量为 1 ~ 2 L，平均约 1.5 L。摄入的水量和(或)通过其他途径排出的水量对尿量有直接影响。如果每天的尿量长期保持在 2.5 L 以上，为多尿(polyuria)；每天尿量在 0.1 ~ 0.5L，为少尿(oliguria)；少于 0.1 L，为无尿(anuria)。多尿、少尿或无尿均属异常现象。正常成人每天约产生 35 g 固体代谢产物，最少需 0.5 L 尿量才能将其溶解并排出体外。少尿或无尿将使代谢产物在体内堆积，甚至导致尿毒症；多尿则使机体水分大量丢失，细胞外液减少，机体脱水。

(二)尿的理化性质

尿的成分中 95% ~ 97% 是水，其余是溶解于其中的固体物质。固体物以电解质和非蛋白含氮化合物为主。正常尿中糖、蛋白质的含量极微，临床常规方法不能将其测出。如用常规方法在尿中检测出糖或蛋白质，则为异常。但正常人一次性食入大量的糖或高度精神紧张时，也可出现一过性糖尿。

尿液的酸碱度变动范围很大，pH 可由 5.0 变动至 8.0。由于体内的代谢产物多偏酸性，因此通常尿 pH 介于 5.0 至 7.0 之间。尿的酸碱度主要取决于食物的成分。荤素杂食者，由于蛋白质分解后产生的硫酸盐和磷酸盐等经肾排出，故尿 pH 约为 6.0；植物酸可在体内氧化，酸性产物较少，排出的碱基较多，故素食者尿偏碱性。

正常尿为淡黄色，其相对密度在 1.015 ~ 1.025，最大变动范围为 1.002 ~ 1.035。大量饮水后，尿被稀释，颜色变浅，密度降低；尿量少时，尿被浓缩，颜色变深，密度升高。若尿的密度长期在 1.010 以下，表示尿浓缩功能障碍，为肾功能不全的表现。

二、排尿

尿的生成是连续发生的过程。集合管流出的尿汇入乳头管，再进入肾盂。由于压力差和肾盂的收缩，尿被送入输尿管，输尿管的周期性蠕动将其运送至膀胱。膀胱内储存的尿达到一定量时，引起排尿反射，尿液经尿道排出体外。因此，排尿是间歇性的。

(一)支配膀胱和尿道的神经及其作用

膀胱受盆神经和腹下神经支配，尿道还受阴部神经支配。

盆神经起自骶 2 ~ 骶 4 灰质侧角，传出纤维属副交感神经。兴奋时使膀胱逼尿肌收缩，尿道内括约肌松弛，促进排尿。腹下神经起自脊髓胸11～腰2侧角，传出纤维属交感神经。兴奋时使膀胱逼尿肌松弛，尿道内括约肌收缩，抑制排尿。但在排尿活动中，该神经的作用较弱。阴部神经起自骶2～骶4前角，属躯体神经。兴奋时使尿道外括约肌收缩。这一作用受意识控制。

三组神经中也含有传入纤维。盆神经中有传入膀胱充盈感觉纤维；传导膀胱痛觉的纤维在腹下神经中；尿道感觉的传入纤维在阴部神经中。

（二）排尿反射

排尿是一个反射过程，称为排尿反射（micturition reflex）。排尿反射是一种脊髓反射，其初级中枢在骶髓。在健康成人该反射活动受大脑皮质控制。

膀胱内无尿时，膀胱内压为零。当膀胱内尿量大于300～400 mL时，膀胱内压才明显升高，此时尿量稍有增加就会引起膀胱内压迅速升高。当膀胱内尿量达400～500 mL，膀胱壁上的牵张感受器受到刺激而兴奋，冲动沿盆神经传入骶髓的初级排尿反射中枢；同时，冲动上行达大脑皮质的排尿反射高级中枢，产生尿意。如环境允许排尿，由排尿反射高级中枢发出的冲动加强初级中枢的兴奋，经盆神经传出冲动增多，引起逼尿肌收缩、内括约肌松弛，尿液进入后尿道（图8－19）。后尿道感受器受到尿液刺激，冲动沿阴部神经传入脊髓初级排尿中枢使其活动增强，再经传出神经使逼尿肌加强收缩，外括约肌松弛。于是，尿液被强大的膀胱内压（可高达150 mmH_2O）驱出。尿液对尿道的刺激可反射性地加强排尿中枢活动，为典型的正反馈。在排尿末期，男性可通过尿道海绵体肌肉收缩，将残留于尿道的尿液排出体外。同时，在排尿时，腹肌和膈肌收缩使腹内压升高，有助于克服排尿的阻力。

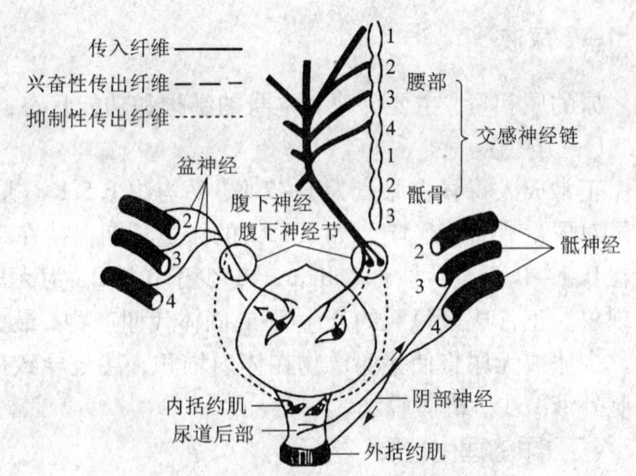

图8－19 膀胱和尿道的神经支配

若当时环境条件不允许，则大脑皮质高级中枢发出抑制性冲动，使初级排尿反射中枢活动减弱，腹下神经和阴部神经传出冲动增多，以抑制排尿。故在一定范围内，排尿可受意识控制。在膀胱充盈、内压升高期间，通过膀胱－肾反射使肾生成尿液减少，以避免膀胱的负担进一步加重。

由上可见，存在于大脑皮质的高级排尿中枢，对骶髓初级排尿中枢既有兴奋又有抑制作用，但以抑制作用占优势。小儿因大脑皮质尚未发育完善，对初级排尿反射中枢的控制能力较弱，故排尿次数较多且易发生夜间遗尿。

（三）排尿异常

如上所述，排尿是一个反射过程，但受高位中枢的随意控制。如果排尿反射的反射弧中任一环节出现异常，将导致尿频、尿潴留、尿失禁等排尿异常现象。

1. *尿频*

尿频是指排尿次数过多而每次尿量减少或正常。生理性尿频可见于饮水过多、精神紧张或气候改变等。病理性尿频有两种情况，一是由于全天尿液总量增多导致的尿频，如糖尿病、尿崩症等；另一种是排尿次数增多，但每次尿量减少或仅有尿意并无尿排出，常可见于：①膀胱或尿道受过多刺激，如炎症、结石等；②膀胱容量减少，如膀胱内占位性病变或妊娠子宫、子宫脱垂压迫膀胱等；③下尿路梗阻，如前列腺增生、尿道狭窄等。

2. 尿潴留

尿潴留(urinary retention)是指膀胱内尿液大量充盈而不能排出的现象。尿潴留的原因多为排尿反射的反射弧某一环节受损，也可因尿流受阻所致。尿流受阻的原因可以是尿道内的机械性梗阻，也可能是动力性梗阻。如麻醉过程中应用阿托品等药物，使膀胱平滑肌松弛，产生动力性尿潴留。

3. 尿失禁

尿失禁(urinary incontinence)是指排尿不受意识控制的现象。虽然排尿仍可发生，但不受意识控制。尿失禁的原因主要为高位脊髓受损，骶髓初级排尿中枢与大脑皮质等处的高级排尿中枢失去联系，如脊休克恢复后，患者出现的尿失禁现象。

（张坚松　李　翔）

第九章 感觉器官的功能

【内容提要】 感觉是客观物质世界在人脑的主观反映。内、外环境的变化首先作用于不同的感受器或感觉器官，通过感受器的换能作用转换为相应的神经冲动，再沿一定的神经传导通路到达不同的感觉中枢，经中枢神经系统整合后产生相应的感觉，即各种感觉的产生是感受器或感觉器官、传入神经和大脑皮质共同活动的结果。感受器是专门感受机体内、外环境变化的特殊结构或装置，适宜刺激、换能作用、编码作用及适应现象是感受器的一般生理特性。感受细胞和它们的附属结构一起构成复杂的感觉器官。

眼是视觉器官，具有折光系统和感光系统两个部分。折光系统的功能是使远近不同的物体清晰地成像于视网膜上；感光系统的功能是将视网膜上的物像进行换能和编码，并将其转变成视神经的冲动，传入中枢后产生视觉。眼视近物的调节过程包括：晶状体变凸、瞳孔缩小和双眼会聚。眼的屈光不正包括近视、远视和散光，可分别用凹透镜、凸透镜及柱面镜矫正。视网膜中存在视杆和视锥两种感光换能系统，视杆系统的光敏感度高，能感受弱光刺激，无色觉，分辨能力低；视锥系统的光敏感度低，有色觉，分辨能力高。

耳是听觉器官，声波通过外耳和中耳传至内耳耳蜗，引起基底膜振动并以行波方式传播，使耳蜗螺旋器上的毛细胞兴奋，进而转变为听神经纤维上的动作电位传入中枢，在大脑皮质听觉中枢综合后产生听觉。

前庭器官是机体对自身运动状态和头在空间位置的感受器，包括半规管、椭圆囊和球囊，在维持身体平衡中起重要的作用。其中半规管感受旋转变速运动，椭圆囊和球囊感受直线变速运动和头部在空间位置的变化。

第一节 感受器的一般生理特性

一、感受器与感觉器官

感受器(sensory receptor)是指分布在体表或组织内部专门感受机体内、外环境变化的特殊结构或装置。机体的感受器种类和结构多种多样，功能各不相同。最简单的感受器是外周感觉神经末梢，如体表或组织内部与痛觉感受有关的游离神经末梢；有些感受器是在裸露的神经末梢周围包绕一些由结缔组织构成的被膜样结构，如皮下组织、关节囊处的环层小体、皮肤中的触觉小体和肌梭等；还有一些感受器则为结构和功能高度分化的感受器细胞，如视网膜上的视锥细胞和视杆细胞、耳蜗中的毛细胞等。

机体的感受器种类很多，可按不同方法进行分类。根据感受器接受刺激性质的不同可以分为 5 种：机械感受器(mechanoreceptors)、化学感受器(chemoreceptors)、温度感受器(thermoreceptors)、光感受器(photoreceptors)(如视网膜的视锥细胞和视杆细胞)和伤害性感受器(nociceptors)等。根据分布部位的不同，感受器分为内感受器(interoceptor)和外感受器

(exteroceptor)。内感受器是指分布于身体内部的器官或组织中感受内部环境变化的感受器，可进一步分为本体感受器(proprioceptor)和内脏感受器(visceral receptor)，如肌梭属于本体感受器，颈动脉窦和主动脉弓压力感受器、颈动脉体和主动脉体化学感受器、下丘脑渗透压感受器等属于内脏感受器；而外感受器是指分布于体表专门感受外部环境变化的感受器，可分为接触感受器和距离感受器，如触觉、压觉、味觉和温度觉感受器等属于接触感受器，而嗅觉、听觉和视觉感受器等属于距离感受器。需要强调的是，并不是所有的感受器在内外环境变化时都能产生主观感觉，有些感受器(如外感受器)可引起清晰的主观感觉，对人类认识世界和适应外环境具有重要意义。也有一些感受器(如内感受器)主观上并不引起特定感觉，只是起着向中枢神经系统传递内外环境变化信息的作用，但对维持机体功能的协调统一和内环境的稳态作用重要。

感觉器官，简称为感官，是指由一些结构和功能均高度分化的感受器细胞及其与之相连的附属结构组成的器官。如视觉器官，除视锥细胞和视杆细胞这两种感光细胞外，还包括眼球壁的一些其他结构和眼球的内容物等。在感觉器官中，附属结构可使感受功能更加灵敏和完善，还可起到支持、营养和保护的作用。人的主要感觉器官有眼(视觉)、耳(听觉)、前庭(平衡感觉)、嗅上皮(嗅觉)和味蕾(味觉)等，这些感觉器官都分布在头部，也称为特殊感觉器官。

二、感受器的一般生理特性

(一)感受器的适宜刺激

每种感受器都有自己最敏感、最容易接受的刺激形式，而对其他形式的刺激不敏感或不感受，这一感受器最敏感的刺激形式称为该感受器的适宜刺激(adequate stimulus)。例如，一个人的手被别人握持时，由于握持的力量不同而产生触觉、压觉和痛觉，表明触觉、压觉和痛觉都有最适宜的刺激。一定波长的电磁波是视网膜感光细胞的适宜刺激，如人眼视网膜感光细胞的适宜刺激为380～760 nm波长的电磁波。一定频率的机械振动是耳蜗毛细胞的适宜刺激，如人耳耳蜗毛细胞的适宜刺激为1000～3000 Hz的声波。但感受器并不只是对适宜刺激有反应，对一种感受器来说，非适宜刺激也可引起一定的反应，但所需刺激强度要比适宜刺激大得多。每种感受器均有其一定的感觉阈值(sensory threshold)。引起感受器兴奋所需的最小刺激强度称为强度阈值；而在刺激强度不变时引起感受器兴奋所需的最短作用时间称为时间阈值。有些感受器如皮肤的触觉感受器，当刺激强度一定时，刺激作用还要达到一定的面积，才能使之兴奋，这称为面积阈值。刺激较弱时，面积阈值较大；刺激较强时，面积阈值较小。此外，对于同一种性质的两个刺激，其强度的差异必须达到一定程度才能使人在感觉上加以分辨，这种刚能使人在感觉上分辨清楚的两个刺激强度的最小差异称为感觉辨别阈(discrimination threshold)。总之，机体内、外环境中所发生的各种形式的变化总是首先作用于与它们相对应的感受器。

(二)感受器的换能作用

各种感受器能将作用于它们的各种形式的刺激能量(如光能、声能、热能、机械能和化学能等)转换为相应的传入神经末梢或感受器细胞的电反应，即转换为可在神经纤维上传导的动作电位，这种能量转换的功能称为感受器的换能作用(transducer function)。因此可以将感受器看成是生物换能器。在换能过程中，一般不是直接将刺激能量转变为神经冲动，而是先在感受器细胞或感觉神经末梢产生一种过渡性的局部电位变化。发生在感受器细胞的膜电位变化称为感受器电位(receptor potential)，发生在感觉神经末梢的膜电位变化则称为发生器电位(generator potential)。对神经末梢感受器而言，发生器电位即感受器电位。当不同的刺激作用于感受器时，所有感受器细胞均经历将不同能量形式的外界刺激转变为跨膜电位变化的能量转换过程，该过程主要是通过第二信使系统来实现。例如，当视网膜上视杆、视锥细胞受到光刺激时，通过特殊的G蛋白和磷酸二酯酶的作用，引起感光细胞外段胞浆中cGMP大量分解，导致外段膜出现感受器电位。此过程通过G蛋白耦联受体实现。

感受器电位或发生器电位与终板电位一样，属于局部电位，仅为静息电位的小幅度波动所形成的一种过渡性慢电位，具有局部兴奋的特征，即无“全或无”现象，可以发生总和，只能以电紧张的形式作短距离传播。因此，发生器电位和感受器电位的幅度、持续时间及波动方向均反映了外界刺激的某些特性，也就是说，外界刺激信号所携带的信息在换能过程中被转移到了这种过渡性电变化的可变动的参数中。

感受器电位或发生器电位的产生并不意味着感受器功能的完成。只有当这些过渡性电变化使该感受器的传入神经纤维产生“全或无”式可作远距离传导的动作电位时，才标志着这一感受器或感觉器官作用的完成。

（三）感受器的编码作用

感受器将外界刺激信号转换成神经动作电位时，不仅发生了能量形式的转换，更重要的是将刺激所包含的环境变化信息也转移到了新的电信号系统，即动作电位的序列之中，称为感受器的编码(coding)作用。

编码的详细机制目前尚不十分清楚，其可能机制是：当不同感受器接受刺激时，在传入神经纤维上产生的动作电位波形和产生机制基本相同，故不同性质的刺激不可能依据动作电位的幅度或波形特征来进行编码。但由于被刺激的感受器不同，产生动作电位序列以及传导通路和到达大脑皮质部位不同，感觉中枢便可获得各种不同的感觉。例如，光刺激只能由视网膜感光细胞接受，其传入冲动也只能通过视神经最终到达枕叶皮质的视中枢，从而引起光的感觉；又如耳蜗受到声波刺激时，不但能将机械能转换成神经冲动，还能将声音的音量、音调和音色等信息包含在神经冲动的序列之中。总之，人体能够产生不同性质的感觉，是由特定的传导通路和到达特定的皮质部位来决定的。

在同一感觉系统或感觉类型的范围内，外界刺激的量或强度并不通过改变动作电位的幅度或波形来编码，由于动作电位是“全或无”式的，而是通过单一神经纤维上动作电位的频率高低和参加这一电信息传输的神经纤维数目的多少来编码的。刺激的强度如何转变为传入神经纤维上不同频率的神经冲动？目前认为，在一定的范围内，强刺激可以引起较大的感受器电位，不同大小的感受器电位则引起传入神经发放不同频率的动作电位。当感受器电位幅度增大时，传入神经末梢发放的神经冲动频率显著增加。例如当给人的手部皮肤施加不同强度的触压刺激时，触压力量越大，在传入神经纤维上记录到的动作电位的频率越高，参与信息传递的神经纤维的数目也越多。

（四）感受器的适应现象

当某种恒定强度的刺激持续作用于感受器一段时间后，其传入神经的冲动频率会逐渐下降，这一现象称为感受器的适应(adaptation)现象。适应是所有感受器的一个功能特点，根据感受器适应的快慢不同，常将感受器分为快适应感受器和慢适应感受器两类。快适应感受器以皮肤触觉感受器为代表，当它们受刺激时，只在刺激开始后的短时间内有传入冲动发放，以后虽然刺激仍在作用，但传入神经冲动的频率会明显减少甚至消失。慢适应感受器以肌梭、痛觉感受器和颈动脉窦压力感受器为代表，它们在刺激持续作用时，一般仅在刺激开始后不久出现冲动频率的轻微下降，但以后可在较长时间内维持这一水平，直到刺激撤除为止。感受器适应的快慢也有不同的生理意义。快适应感受器对刺激非常敏感，适于快速传递信息，有利于机体再接受其他新异的刺激；而慢适应感受器能使机体对某些功能状态进行长时间的持续监测，有利于机体对这些功能进行经常性调节而维持其相对稳定性。例如，触觉感受器的快适应现象有利于感受器及中枢再次接受新的刺激；颈动脉窦压力感受器的慢适应现象则有利于机体对血压进行长期持续的监测，以便对可能出现的血压波动进行随时调整。

感受器的适应不同于疲劳，因为对某一刺激产生适应之后，如果再增加此刺激强度，又可引起传入神经冲动频率的增加。感受器发生适应现象的机制十分复杂，各不相同，可能与感受器的换能作用、离子通道的功能状态及感受器细胞与传入神经纤维之间的突触传递特性有关。例如，光感受器的适应现象是通过改变视色素的量来完成的。而环层小体有两种适应方式：当压力突然施加于环层小体一侧时，小体内的黏液成分直接将压力传递至轴心纤维的相同侧，引起感受器电位，但在几毫秒至几十毫秒之内，小体内的液体重新分布，整个环层小体的压力变得几乎相等，感受器电位随即消失；另一种适应方式是神经纤维本身对刺激的逐渐适应，可能是由于神经纤维膜内、外离子重新分布的结果。该适应过程比较缓慢。

第二节　眼的视觉功能

眼是人的视觉器官。人体从外界环境获得的信息中，约70%以上来自于视觉(vision)，视觉感受器是位于视网膜上的视锥细胞和视杆细胞，它的适宜刺激是波长为380～760 nm的电磁波(可见光)。视觉系统包括视觉器官、视神经和视觉中枢三部分，通过视觉系统，机体能感知物体的大小、形状、颜色、远近和动静等。一旦视觉功能异常将会影响人的工作和学习，生存质量明显下降。因此，视觉是极其重要的一种感觉。

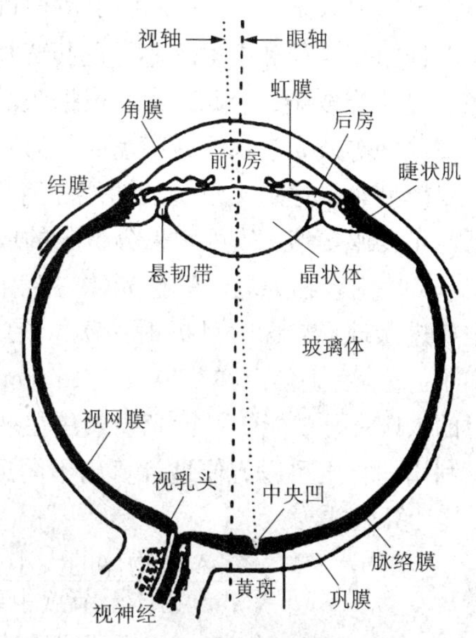

图9－1　人右眼水平切面示意图

眼的结构比较复杂(图9－1)，眼内与产生视觉直接相关的结构是位于眼球正中线上的折光系统和位于眼球后部的视网膜(感光系统)。人眼犹如照相机(图9－2)，折光系统包括角膜、房水、晶状体和玻璃体，其功能是将外界射入眼内的光线经过折射后在视网膜上形成清晰的物像；感光系统由视网膜构成，其功能是将物像的光刺激转变成生物电变化，继而产生神经冲动，经视神经传至大脑产生视觉。视觉的产生过程如下：一定波长的电磁波射入眼内，经折光系统折射后成像在视网膜上，经视网膜上的感光细胞（视锥或视杆细胞）换能编码，产生超极化型感受器电位，总和后形成视神经动作电位，传递至丘脑的外侧膝状体换元到达视觉中枢（枕叶皮质）整合产生视觉。

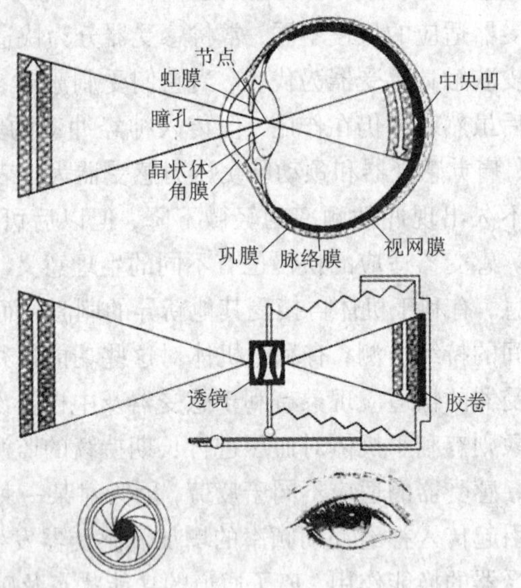

图 9－2 眼（上）与照相机（中）的结构比较

下：照相机光圈（左）与瞳孔（右）

一、眼的折光系统及其调节

（一）眼折光系统的组成及光学特性

人眼的折光系统是一个复杂的光学系统。由角膜、房水、晶状体和玻璃体组成。

外界光线射入眼后经过角膜、房水、晶状体和玻璃体四种折射率不同的介质，并通过四个屈光度不同的折射面，即角膜的前表面、后表面和晶状体的前表面与后表面。其折射的程度决定于四种介质的折射率，其中角膜的前表面折射程度最大。经折射后才能在视网膜上形成清晰的物像。按照光学原理，来自 6 m 以外的物体各发光点的光线均可看作是平行光线，可在视网膜上形成清晰的图像。经过复杂的光学计算得出，正常成年人眼在安静未进行调节时，折光系统的后主焦点正好位于视网膜上。

（二）眼的折光与成像

外界光线入眼后，在视网膜上成像过程与单球面折光体成像过程相似，但更复杂。因为它由四种曲率半径和折射率不同的折光体组成。利用光学原理画出光线在眼内的行进途径和成像情况相当复杂，因此，有人根据眼的实际光学特性，设计出与正常眼折光效果相同，但更为简单的等效光学系统或模型，称为简化眼（reduced eye）。为实际应用上的方便，通常用简化眼模型来描述折光系统的功能。简化眼只是一个假想的人工模型，但其光学参数和其他特征与正常眼等值，故可用来分析眼的成像情况和进行其他计算。简化眼假定眼球的前后径为 20 mm，内容物为均匀的折光体，折射率为 1.33，角膜的前表面相当于单球面，外界光线由空气进入球形界面时只折射一次，该球面的曲率半径为 5 mm，即节点在球形界面后方 5 mm 的位置，后主焦点在节点后方 15 mm 处，正好相当于视网膜的位置。这个模型和正常安静时的人眼一样，能使平行光线聚焦在视网膜上形成一个清晰的物像（图 9－3）。

利用简化眼可以方便地计算出不同远近物体在视网膜上成像的大小。根据相似三角形原理，其计算公式为：

$$\frac{AB(\text{物体的大小})}{Bn(\text{物体至节点距离})}=\frac{ab(\text{物像的大小})}{nb(\text{节点至视网膜距离})}$$

式中 nb 固定不变，为 15 mm，可根据物体大小和它与眼睛的距离，就可算出物像的大小。

此外，利用简化眼也可以算出正常人眼所能看清的物体在视网膜上成像大小的限度。事实上，正常人眼即使在光照良好的情况下，如果物质在视网膜上成像小于 5 μm，一般不能引

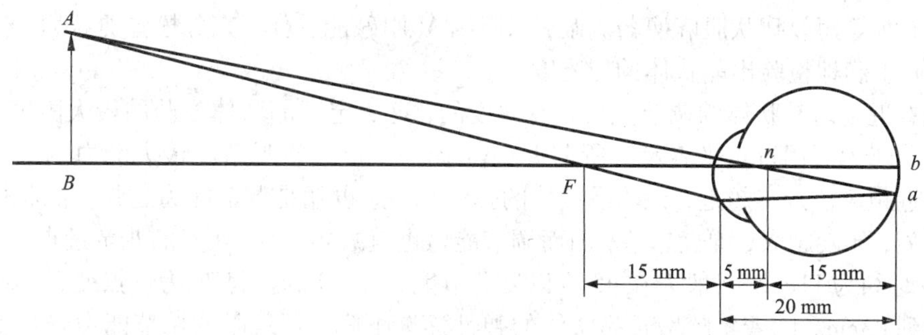

图 9-3 简化眼及成像示意图

起清晰的视觉，表明正常人的视力有一个限度，该限度只能用眼所能看清楚的最小视网膜像的大小来表示。由上面的公式可知，物像的大小取决于物体的大小和物体与眼之间的距离，故不能用眼所能看清楚物体的大小来表示。人眼能分辨的最小物体，在视网膜上的物像约等于5 μm，大致相当于视网膜中央凹处一个视锥细胞的直径。

（三）眼的调节

正常人眼看6 m以外的物体时，不需做任何调节即可在视网膜上形成清晰的物像。通常将人眼不作任何调节时所能看清眼前物体的最远距离称为远点(far point)。当人眼看6 m以内的物体时，物体上任意一点发出的光线呈现不同程度的辐散，光线经过折射后将成像在视网膜之后，因此在视网膜上只能形成一个模糊的物像。但实际上正常人眼也能看清一定距离的近处物体，这是由于眼在看近物时已进行了调节，称为视调节。视调节(visual accommodation)是指人眼看近物(6 m以内的物体)时进行的调节，它包括晶状体的调节、瞳孔的调节和两眼球会聚，这三种调节方式是同时进行的，其中以晶状体的调节最为重要。

1. 晶状体的调节

晶状体是一个透明、双凸透镜形折光体，富有弹性，其四周附着于悬韧带上，后者又系在睫状体上。睫状体内有睫状肌，由辐射状及环状两种平滑肌组成，前者受交感神经支配，后者受副交感神经支配。睫状肌的收缩和舒张活动控制晶状体的形状与折光能力。当看远物时，睫状肌舒张处于松驰状态，悬韧带保持一定的紧张度，牵引晶状体使之保持相对扁平；当看近物时，视网膜上物像模糊；当模糊的视觉图像到达视皮质时，经视觉中枢整合后下行冲动经皮质-中脑束到达中脑的正中核，继而传到动眼神经缩瞳核，反射性地引起动眼神经中副交感纤维兴奋，使睫状肌的环行肌收缩，引起悬韧带松弛，晶状体因自身的弹性而向前方和后方凸出，尤以前凸更为明显。此时，晶状体的曲率半径增大，折光能力增强，物像前移，使得进入眼内的辐散光线恰好聚焦在视网膜上(图9-4)。

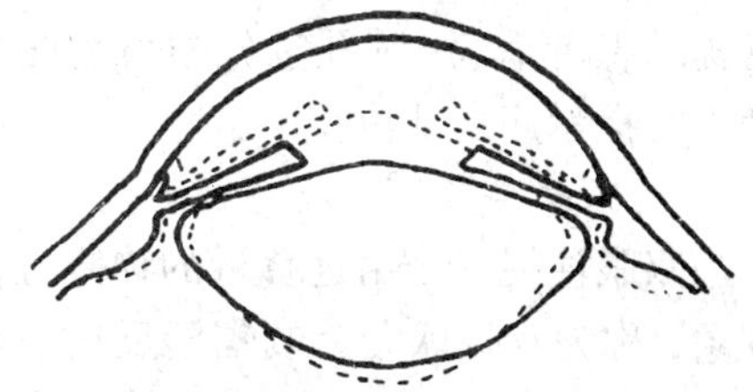

图 9-4 视近物时晶状体和瞳孔的调节

实线为安静时的情况，虚线为视近物时的情况

眼视近物时晶状体神经反射性变凸的生理意义在于增加折光系统的折光能力，使视网膜后的物像前移清晰地成像于视网膜上。物体距离眼球越近，到达眼的光线辐散程度越大，因而需要晶状体作更大程度的变凸，这时睫状肌的收缩需更强。故长时间看近物时眼睛感到疲

劳甚至疼痛。临床上，儿童验光配眼镜时，因其睫状肌的调节功能较强，故常用盐酸环喷托酯、托吡卡胺等短效睫状肌麻痹药滴眼，以阻断 M 胆碱能受体，充分松弛睫状肌，使晶状体固定，从而正确地检验出晶状体的屈光度。

人眼看近物时晶状体的调节能力是有限度的，这决定于晶状体变凸的最大限度，晶状体的最大调节能力可用近点来表示。所谓近点(near point)是指眼睛尽最大能力调节所能看清物体的最近距离。近点越近，说明晶状体的弹性越好，也就是调节能力越强。晶状体的弹性与年龄有关，年龄越大，弹性越差，因而调节能力也就减弱。如 10 岁的儿童近点平均约为 9 cm，20 岁时约为 11cm，一般人在 45 岁以后调节能力显著减退，表现为近点变远，60 岁时近点可增大到 83cm。随着年龄增长晶状体的弹性逐渐下降，导致眼的调节能力降低造成近点远移，看远物清楚，看近物则困难，称为老视(presbyopia)，俗称老花眼，可戴凸透镜矫正。

2. 瞳孔的调节

正常人眼瞳孔的直径在 1.5 ~ 8.0 mm 之间变动。瞳孔的大小取决于瞳孔括约肌和瞳孔散大肌的收缩程度，它们分别受动眼神经中副交感神经纤维和交感神经纤维的支配。两者共同作用使瞳孔保持一定的大小。看近物时，在晶状体凸度增加的同时，反射性地引起双侧瞳孔缩小，称为瞳孔近反射(near reflex of the pupil)或瞳孔调节反射。这种调节的意义在于视近物时，可减少由折光系统造成的球面像差及色像差和限制入眼的光线，使成像更清晰。

瞳孔的大小可随光线的亮度而改变，即弱光下瞳孔散大，强光下瞳孔缩小，这种瞳孔大小随光照强度而变化的现象称为瞳孔对光反射(pupillary light reflex)。它与视近物无关。其意义是调节进入眼内的光线量，使视网膜上的物像保持适宜的亮度，使视网膜不会因光线过弱而影响视觉，也不会因为光线过强而受到损害，从而保护视网膜。其反射过程是：当强光照射视网膜时，产生的冲动经视神经传入对光反射中枢，再经动眼神经中的副交感神经传出，使瞳孔括约肌收缩，瞳孔缩小。瞳孔对光反射的效应是双侧性的，光照一侧眼时，两眼瞳孔同时缩小，这种现象称为互感性对光反射。瞳孔对光反射的中枢在中脑，因此临床上常把它作为判断中枢神经系统病变部位、麻醉深度和病情危重程度的重要指标。例如，瞳孔散大常提示患者垂危；瞳孔过分缩小是吗啡、有机磷中毒的表现；瞳孔大小不等或瞳孔对光反射消失常提示病变部位在中脑。

3. 两眼球会聚

当双眼注视一个由远移近的物体时，两眼球内直肌反射性收缩，使两眼视轴向鼻侧会聚的现象，称为双眼球会聚或辐辏反射(convergence reflex)。其意义是，视近物时物像仍可落在两眼视网膜的对称点上，产生单一清晰的视觉，从而避免复视。反射途径与晶状体调节相似，传出冲动经动眼神经到达双眼内直肌，引起双眼内直肌收缩，导致双眼球向鼻侧会聚。

(四)眼的折光异常

正常人眼视近物(6 m 以内的物体)时，只要物距不小于近点的距离，经过眼的调节可以使物体清晰成像在视网膜上，称为正视眼[图 9 - 5(a)]。对来自远处物体(6 m 以外的物体)的平行光线不需调节就能在视网膜上形成清晰的物像，因而可看清远处的物体；因眼球折光能力异常或眼球的形态改变，使平行光线不能聚焦在视网膜上清晰成像，称为非正视眼，也称折光异常或屈光不正，包括近视眼、远视眼和散光眼。

1. 近视

近视(myopia)通常是由于眼球的前后径过长(轴性近视)或折光系统的折光能力过强(屈光性近视)所致。视远物时，来自远方物体的平行光线聚焦在视网膜的前方后又开始分散，最终在视网膜上形成模糊的图像，故视远物模糊不清；视近物时，由于眼球的前后径较长，近点变近，无需进行调节或进行轻度调节物像便可以落在视网膜上，故能看清近处物体。近视眼的形成，多与先天遗传或后天用眼不当等有关，如阅读姿势不正确、照明不足、阅读距离过近或持续时间过长、字迹过小或字迹不清等。因此，注意用眼卫生，纠正不良的阅读习惯，是预防近视眼的有效方法。纠正近视眼的方法是在眼的前方增加一个凹透镜片，使入眼的平行光线适当辐散后聚焦在视网膜上，以便看清楚远物[图9-5(b)]。

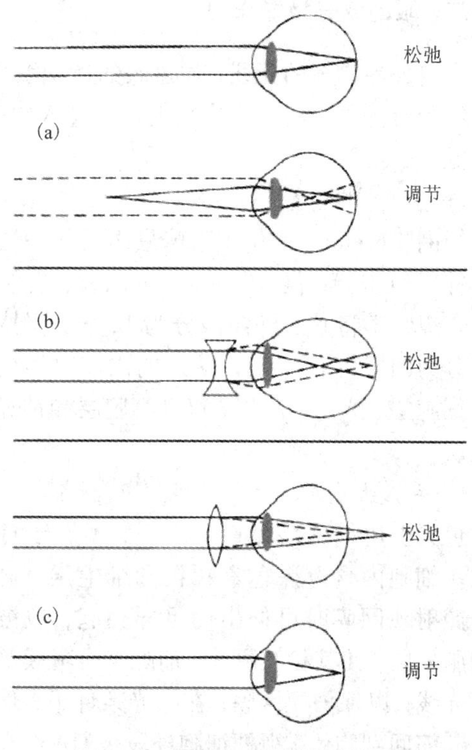

图9-5　眼的折光异常及其矫正

(a)正视眼；(b)近视眼及矫正；(c)远视眼及矫正

2. 远视

远视(hypermetropia)通常是由于眼球的前后径过短(轴性远视)或折光系统的折光能力过弱(屈光性远视)所致，常见于眼球发育不良，多系遗传因素；也可由于折光系统的折光力过弱引起，如角膜扁平等。新生儿多为远视眼，因为新生儿的眼轴往往过短，随着不断地发育逐渐变长，直至6岁左右成为正视眼。在安静状态下看远物时，所形成的物像落在视网膜之后；若是轻度远视，经过适当调节可以看清物体；远视眼看近物时，由于近点远移，物像更加靠后，晶状体的调节即使达到最大限度也不能看清。可见，远视眼无论看近物还是看远物，都需要动用眼的调节功能，因此容易产生疲劳。纠正的方法是在眼的前方增加一个凸透镜，使患者视远物时无需晶状体的调节就能使平行光线清楚地成像在视网膜上，而将眼的调节能力用于视近物[图9-5(c)]。

远视眼与老视虽然都用凸透镜矫正，但两者存在明显的区别：老花眼的晶状体弹性下降，而远视眼的晶状体弹性正常。因此，老花眼只是在看近物时才需用凸透镜矫正，而远视眼不管看近物、远物，均需用凸透镜矫正。

3. 散光

正视眼的折光系统的各折光面均是正球面，球面上各个方向的曲率半径都是相等的。到达球面各个点上的平行光线折射后均能聚焦于视网膜上。散光(astigmatism)是由于眼的角膜表面不呈正球面，即角膜表面不同方向的曲率半径不相等所致。经过曲率半径较小的角膜表面折射的光线将聚焦于视网膜的前方，经过曲率半径较大的角膜表面折射的光线将聚焦于视网膜的后方，经过曲率半径正常的角膜表面折射的光线将聚焦于视网膜上，致使经折射后的光线不能聚焦成单一的焦点而是形成焦线，导致物像变形或视物不清。除角膜外，晶状体表面曲率异常也可产生散光。矫正的办法可配戴合适的柱面镜，使角膜某一方位的曲率异常得到矫正。

二、眼的感光换能作用

来自外界物体的光线，通过眼的折光系统在视网膜上成像，这是一种物理现象，但它被感光细胞所感受后转变成生物电信号传入中枢，经视觉中枢分析处理后才能形成主观意识上的感觉。

（一）视网膜的结构特点

视网膜(retina)是位于眼球最内层的一层透明的神经组织膜，仅0.1～0.5 mm厚，但结构复杂。组织学将其由外向内分为10层，但按功能可分为四层(图9－6)，从外向内依次为色素上皮细胞层、感光细胞层、双极细胞层和神经节细胞层。

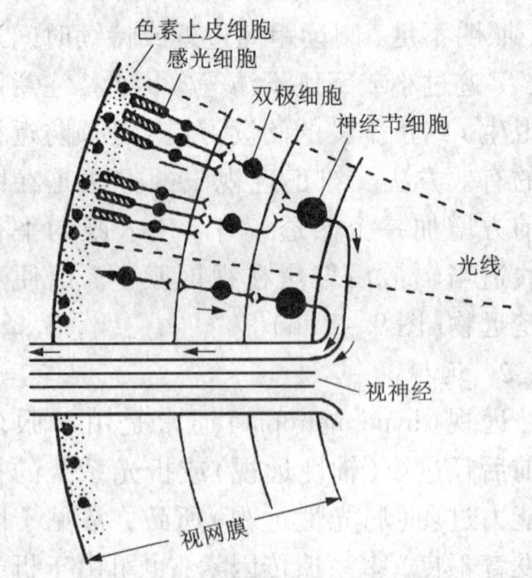

图9－6 视网膜的主要细胞层次及其联系图

→：神经冲动的方向

1. 色素上皮质

色素上皮细胞层靠近脉络膜，不属于神经组织。细胞内含有黑色素颗粒和维生素A。在强光照射视网膜时可伸出伪足样突起，包被视杆细胞外段，使其相互隔离，消除来自巩膜侧的散射光线，以保护视网膜；在暗光条件下，伪足样突起缩回到胞体，视杆细胞外段被暴露，充分接受光的刺激。此外，色素上皮细胞还能为视网膜提供营养并吞噬感光细胞外段产生的代谢产物，对感光细胞有营养和保护作用。

2. 感光细胞层

人的感光细胞层由视杆细胞(rod)和视锥细胞(cone)两种特殊分化的神经上皮细胞组成，它们都含有特殊的视色素，在视网膜的分布很不均匀，在中央凹处的中心只有视锥细胞，中央凹以外的周边部分主要分布着视杆细胞，最高密度在偏离中央凹6 mm处。两种感光细胞在形态上从外向内依次分为外段、内段和终足(图9－7)。其中外段是感光色素集中的部位，在感光换能中起重要作用，视锥细胞外段呈圆锥状，胞内含有膜盘，膜盘上含有视色素。不同的动物视色素种类不同，目前认为人的视锥细胞中含有三种视色素，分别为视红质、视绿质和视蓝质。视杆细胞外段呈圆柱状，胞内也含有膜盘，膜盘上含有大量的称为视紫红质(rhodopsin)的视色素，该色素在光的作用下产生一系列化学反应，是产生视觉的物质基础。它的超微结构如图9－8所示，膜内的细胞浆甚少，大部分为膜盘所充填。膜盘是一些排列整齐、重

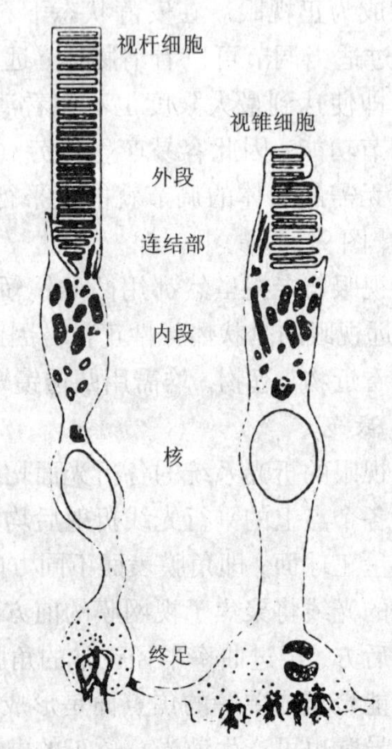

图9－7 视杆和视锥细胞超微结构示意图

叠成层的圆盘状结构，膜盘膜的结构和细胞膜类似，脂质双分子层结构中镶嵌着的蛋白质绝大部分是视紫红质。不同动物视杆细胞中的膜盘数目相差很大，人的每个视杆细胞外段约有1000个膜盘，每个膜盘约含有1百万个视紫红质分子，视杆细胞对光的反应较慢，这些结构特点增加了光量子与视紫红质相遇的机会，在一定程度上可以提高视杆细胞对光的敏感度；内段含有丰富的线粒体，生成的ATP为感光细胞的活动提供能量，两种感光细胞都通过终足与双极细胞发生突触联系。

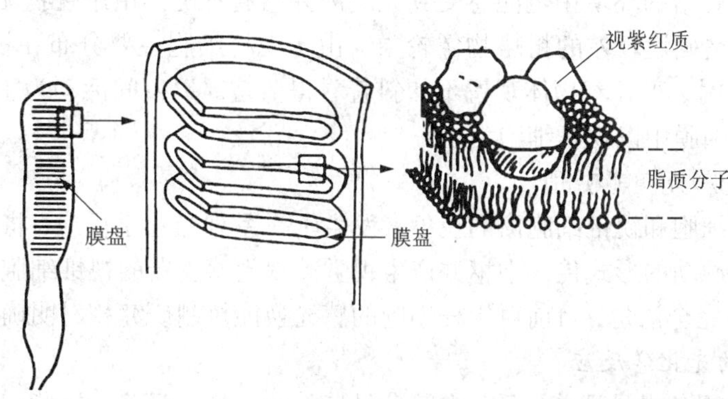

图9-8　视杆细胞外段超微结构示意图

视杆细胞外段含有大量的膜盘，膜盘上镶嵌有大量的视紫红质

3. 双极细胞层和神经节细胞层

双极细胞层中，双极细胞除了与感光细胞发生突触联系外，还与神经节细胞发生突触联系，将感光细胞的信息传递给神经节细胞。由神经节细胞发出轴突形成视神经，视神经再将相关的信息传入中枢。感光细胞和双极细胞以及神经节细胞之间既存在纵向联系，也存在横向联系，进而使视网膜不同区域间的活动相互协调。此外还发现，视网膜中还存在有大量的电突触，在细胞之间的快速信息传递和神经元同步化活动中起着重要的作用。

4. 盲点

视网膜由黄斑向鼻侧约3 mm处有一直径约1.5 mm、境界清楚的淡红色圆盘状结构，称为视神经乳头，是视神经的始端。因为该处无感光细胞，所以无光的感受作用，故称为生理盲点(blind spot)。正常人由于两眼视物，一侧盲点可以被对侧视觉补偿，因而感觉不到有盲点的存在。

(二)视网膜的两种感光换能系统

目前认为，在人的视网膜中存在两种感光换能系统，即视锥系统和视杆系统。

1. 视锥系统

视锥系统又称昼光觉或明视觉系统(photopic vision system)，由视锥细胞和与它们相联系的双极细胞和神经节细胞等组成。视锥细胞主要分布于视网膜的中心部。在黄斑中心的中央凹处，只有视锥细胞而无视杆细胞。在中央凹处常可见到一个视锥细胞只与一个双极细胞形成突触，而该双极细胞也只与一个神经节细胞形成突触，构成了视觉信息的一对一的"单线联系"，这是形成精细视觉的结构基础。该系统对光的敏感性较差，仅仅在类似白昼的强光条件下才能感受刺激。由于视物时可以辨别颜色，对物体表面的细节和轮廓境界看得很清楚，故分辨能力高。某些只在白昼活动的动物如爬虫类、鸡和麻雀等，视网膜中以视锥细胞为主。

2. 视杆系统

视杆系统又称晚光觉或暗视觉系统(scotopic vision system), 由视杆细胞和与它们相联系的双极细胞和神经节细胞等组成。视杆细胞主要分布于视网膜的周边部。常可见到多个视杆细胞与一个双极细胞形成突触, 而多个双极细胞只同一个神经节细胞形成突触, 构成了视觉信息的多对一的"会聚式联系", 这是形成对光敏感度高的视觉的结构基础。该系统对光的敏感度较高, 即使在昏暗的环境中也能感受到光刺激并引起视觉。由于视物无色觉, 仅能区别明暗, 故只能形成精确性较差的粗略物像轮廓。由于视杆细胞主要分布在视网膜的周边部, 故在黑暗中看物体时, 正盯着物体观看不如斜着看得清楚。以夜间活动为主的动物, 如地松鼠和猫头鹰等, 视网膜中以视杆细胞为主。

(三)视网膜的感光换能机制

光照时, 视杆细胞和视锥细胞内的视色素发生了一系列光化学反应, 将光能转换为生物电信号, 并以神经冲动的形式传入中枢并产生视觉。视觉感受器的视锥细胞与视杆细胞如何进行感光换能尚不完全清楚, 目前对视杆细胞的感光换能机制研究相对明确。

1. 视杆细胞的光化学反应

视杆细胞内的视色素是视紫红质, 在暗处呈紫红色。现已证实, 视紫红质是一种结合蛋白质, 由一分子视蛋白(opsin)和一分子视黄醛(retinene)的生色基团组成。视蛋白本身并不吸收光, 视黄醛是视紫红质中吸收光的部分, 由维生素 A 转变而来。维生素 A 是一种不饱和醇, 在体内一种氧化酶的作用下氧化生成视黄醛。

光照时, 视紫红质迅速分解为视蛋白和视黄醛。这是一个复杂的反应, 首先视黄醛分子构象发生改变, 使视紫红质分子中原有的 11 - 顺型视黄醛变为全反型视黄醛。视黄醛的分子构象的改变导致视蛋白分子构象上的变化, 经过信号转导作用, 诱发视杆细胞出现感受器电位。通过计算, 一个光量子被视紫红质吸收后足以使视黄醛分子结构发生改变, 导致视紫红质最后分解为视蛋白和视黄醛。

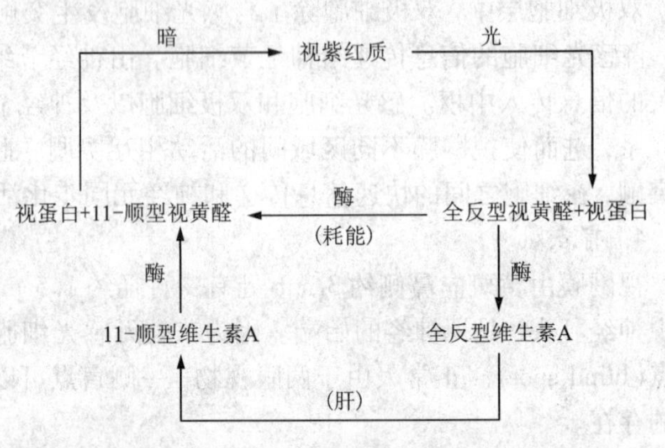

图 9-9 视紫红质的光化学反应

视紫红质在光的作用下分解, 在暗处则可重新合成, 为可逆反应(图 9-9)。视紫红质的再合成是全反型的视黄醛变为 11 - 顺型的视黄醛。而 11 - 顺型视黄醛的合成需要一种异构酶。储存在色素上皮中的维生素 A, 即全反型视黄醇, 在异构酶的作用下先转变为 11 - 顺视黄醇, 再转变为 11 - 顺视黄醛, 后者与视蛋白形成视紫红质。其合成与分解过程的快慢取决于光线的强弱, 光线越弱, 合成过程大于分解过程, 视杆细胞内处于合成状态的视紫红质越多, 视网膜对弱光越敏感; 相反, 光线越强, 视紫红质的分解过程越强, 合成过程减弱, 使较多的视紫红质处于分解状态, 视杆细胞暂时失去感光能力, 而由视锥细胞来承担亮光环境中的感光功能。视紫红质虽然可以不断地进行再生循环, 但在其分解和合成过程中, 总有一部分视黄醛被消耗，因此须靠由食物进入血液循环（相当部分储存于肝）中的维生素 A 来补充。长期维生素 A 摄入不足，将影响人在暗光时的视力，引起夜盲症（nyctalopia）。

2. 视杆细胞的感光换能机制

视杆细胞的外段是进行光－电转换的部位。视网膜未受光照时，视杆细胞的静息电位只有 −30 ~ −40 mV，小于一般细胞。这是由于视杆细胞未受光照时，细胞内 cGMP 浓度较高，使外段膜上的部分 Na^+ 通道处于开放状态，Na^+ 持续内流产生去极化造成的，同时内段膜上的 Na^+ 泵活动将 Na^+ 移出膜外，以维持膜内外的 Na^+ 浓度的平衡。

当视网膜受到光照时，视紫红质吸收光量子发生变构，最终分解为视蛋白和视黄醛，同时激活视盘膜上的转导蛋白，进一步激活了邻近的磷酸二酯酶（phosphodiesterase，PDE），PDE 使外段胞质内的 cGMP 分解转变为 5'－GMP 而失活，导致细胞内 cGMP 浓度减少，随之细胞膜上的 Na^+ 通道关闭，Na^+ 内流停止，但内段膜上的 Na^+ 泵仍继续活动，由此产生超极化的感受器电位。视杆细胞外段和整个视杆细胞都没有产生动作电位的能力，光刺激在外段膜上引起的超极化感受器电位以电紧张性扩布到细胞的终足部分，影响终足处递质的释放。

3. 视锥细胞的换能和颜色视觉

视锥细胞外段含有视色素。人和大多数脊椎动物的视锥细胞中含有三种视色素，分别存在于三种不同的视锥细胞中。三种视色素均由视黄醛和视蛋白结合而成，只是视蛋白的分子结构略有不同，决定了与它结合在一起的视黄醛分子对某种波长的光线最敏感，这样就可以区分三种不同的视色素。视锥细胞外段的换能机制与视杆细胞类似，当光线作用于视锥细胞外段时，外段膜也产生超极化感受器电位，是光－电转换的第一步，最终在相应的神经节细胞上产生动作电位。

（1）视觉与三原色学说：颜色视觉是一种复杂的物理－心理现象，是由不同波长的光线作用于视网膜后在人脑引起的主观感觉。正常人眼可区分波长 380 ~ 760 nm 之间约 150 种颜色，每种颜色都与一定波长的光线相对应。在可见光谱范围内，波长长度只要有 3 ~ 4 nm 的增减，即可以被视觉系统分辨为不同的颜色，但视网膜中并不存在上百种视锥细胞。目前，关于人类颜色视觉的形成机制尚不清楚，其中以 19 世纪初期由 Young 和 Helmholtz 提出的视觉三原色学说为多数学者所接受。该学说的主要内容认为在视网膜中存在三种视锥细胞，分别含有对红、绿、蓝光线敏感的三种视色素。当不同波长的光线照射视网膜时，会使三种视锥细胞以不同的比例兴奋，该信息传到中枢后将产生不同颜色的感觉。例如，当三种视锥细胞兴奋程度相同时，产生白色的感觉；当三种视锥细胞均不兴奋时，产生黑色的感觉；当三种视锥细胞兴奋比例为 2∶8∶1 时，产生绿色的感觉；三种视锥细胞兴奋比例为 4∶1∶0 时，产生红色的感觉等。

（2）色盲与色弱：色盲（color blindness）是一种色觉障碍，表现为对全部颜色或部分颜色缺乏分辨能力。大多数色盲是由遗传因素决定的，只有极少数是由视网膜的病变引起。男性色盲多于女性。色盲可分为全色盲和部分色盲。全色盲的人表现为不能分辨任何颜色，只能分辨光线的明暗，呈单色视觉。全色盲的人很少见。部分色盲又分为红色盲、绿色盲和蓝色盲，可能是由于缺乏相应的视锥细胞所造成的。部分色盲常见，其中最多见的是红色盲和绿色盲，通常称为红绿色盲，表现为不能分辨红色和绿色。目前认为红绿色盲与基因突变有关，大多数绿色盲者是因为绿敏色素基因发生缺失或被一杂合基因取代产生的；大多数红色盲者是因为红敏基因被相应的杂合基因取代而产生。

此外，有些患者的色觉异常明显不同于真正的色盲，只表现为对某种颜色的识别差一些，称之为色弱。引起色弱的原因是这些患者的颜色视觉反应能力较正常人弱，而不是缺少特殊的视锥细胞。色弱常由后天因素引起。

三、与视觉有关的生理现象

（一）视敏度

视敏度（visual acuity）也称视力或视锐度，是指眼对物体细微结构的分辨能力，即分辨物体上两点间最小距离的能力，通常以视角的倒数作为衡量标准。视角是指物体上两点发出的光线射入眼球后，在节点交叉时所形成的夹角。眼能辨别两点所构成的视角越小，表示视力越好。视力表就是根据这个原理设计的。视网膜上物像的大小与视角的大小有关，当视角为1分（1/60度，也称1分度）时，视网膜上的物像两点间的距离为5 μm，相当于视网膜中央凹处一个视锥细胞的平均直径，此时两点间刚好隔着一个未被兴奋的视锥细胞。于是，冲动传入中枢后可形成两点分开的感觉。

（二）暗适应和明适应

1. 暗适应

当人长时间在明处突然进入暗处时，最初看不见任何东西，经过一段时间后，视觉敏感度逐渐提高，渐渐地看见暗处物体，这种现象称为暗适应（dark adaptation）。暗适应是人眼在暗处对光敏感度逐渐提高的过程。进入暗室后的不同时间，连续测定人眼的视觉阈值即人眼刚能感知的光刺激强度，发现随着时间的推移，人眼的视觉阈值逐渐变小即视觉的敏感度在暗处逐渐提高。在进入暗处5～8分钟，视觉阈值出现一次明显的降低，称为暗适应的第一阶段，主要由于视锥细胞视色素的合成增加所致。8分钟后视觉阈值继续降低，25～30分钟降至最低点并保持不变，称为暗适应的第二阶段，此阶段是暗适应的主要组成部分，与视杆细胞中视紫红质的合成增加有关。整个暗适应过程大约需要25～30分钟（图9－10）。实验证明，光敏感度的强弱与视紫红质的含量有密切关系。视紫红质的浓度与光敏感度的对数成正比。因此，视紫红质的含量只要稍有减少，光敏感度就会大为降低。

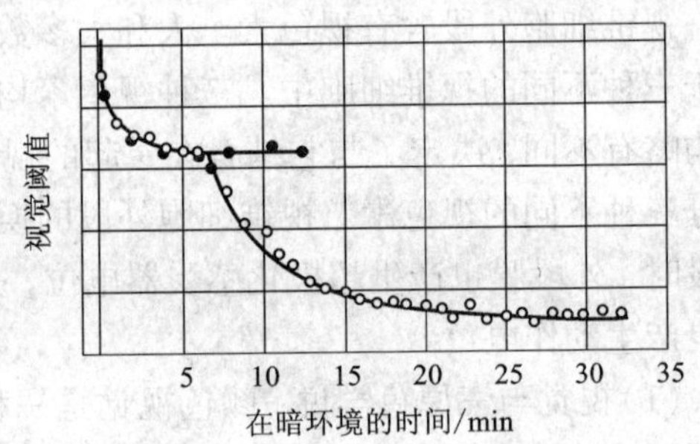

图9－10 暗适应曲线

实心圈代表红光对中央凹测定的结果；
空心圈代表白光对全眼的测定结果

2. 明适应

当人长时间在暗处突然进入亮处时，最初感到一片耀眼的光亮，不能看清物体，稍待片刻后才能恢复视觉，这种现象称为明适应（light adaptation）。明适应出现较快，通常在几秒内即可完成。其产生机制是，在暗处视杆细胞内蓄积了大量的视紫红质，到亮处时遇强光迅速分解，因而产生耀眼的光感。待视紫红质大量分解后，对光相对不敏感的视锥色素在亮处感光而恢复视觉。

（三）视野

单眼固定注视前方一点时，该眼所能看到的空间范围称为视野（visual field）。视野的最大界限以它和视轴所形成夹角的大小来表示，视野的大小还与视网膜中各类感光细胞的分布和感受不同颜色刺激的能力等因素有关。在同一光照条件下，用不同颜色的视标测得的视野大小不一，其中白色视野最大，其次为黄蓝色，再次为红色，绿色视野最小(图9-11)。由于面部结构(鼻和额)对光线的阻挡，也可影响视野的大小，颞侧与下侧视野较大，鼻侧与上侧视野较小。世界卫生组织规定，视野小于10度者即使中心视力正常也属于盲。临床上检查视野可帮助诊断视网膜、视神经和视觉传导通路上的某些病变。

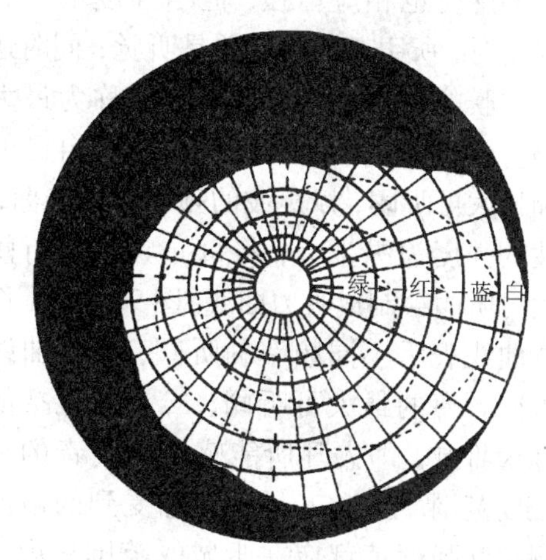

图9-11　人右眼视野图

(四)双眼视觉和立体视觉

人和灵长类动物的双眼均在面部的正前方，视物时两眼视野大部分重叠，因此凡是落在该范围内的任何物体都能同时被两眼看见。两眼同时看某一物体时产生的视觉称为双眼视觉(binocular vision)。正常人两眼视物时，两侧视网膜上各形成一个完整的物像，靠眼外肌的精细协调运动，可使来自物体同一部分的光线成像于两眼视网膜的对称点上，从而产生单一物体的视觉，称为单视。若物像落在两眼视网膜的非对称点上，产生有一定程度相互重叠的两个物体的感觉，称为复视(diplopia)。双眼视觉可扩大视野，弥补生理盲点的缺陷，同时还能感知物体的深度(厚度)，产生立体视觉。因为用两眼注视同一物体时，在两眼视网膜上所形成的物像并不完全相同，左眼看到物体的左侧面较多，右眼看到物体的右侧面较多。这些来自两眼视觉图像的信息经过高级中枢处理后，形成立体感觉。例如，一个球形体在每一侧视网膜上的像只能是一个圆平面，但左眼看球形体时更多地看到左侧面，右眼看球形体时更多地看到右侧面，这样的视觉图像信息经过高级神经中枢处理后，产生了一个有立体感的“球”形象，而不是一个椭圆面或圆平面。立体视觉的产生并不完全依靠双眼视觉，单眼视觉有时因物体阴影、光线反射、生活经验等原因，也可产生立体感，但不够精确。

第三节　耳的听觉功能

听觉的感觉器官是耳，由外耳、中耳和内耳的耳蜗组成。听觉的适宜刺激是物体振动时发出的声波，声波通过外耳和中耳组成的传音系统传至内耳，经内耳的感音换能作用将声能转变为听神经上的动作电位，经听神经传入到大脑皮质的听觉中枢，产生听觉。听觉对多种动物适应环境起着重要作用。在人类，语言是互通信息、交流思想的重要工具。因此，听觉对人认识自然界和参与社会活动具有重要意义。

一、人耳的听阈和听域

耳的感受细胞是耳蜗科蒂氏器中的毛细胞，其适宜刺激是空气振动的疏密波，但振动的频率必须在一定的范围内，并且达到一定的强度才能产生听觉。人耳能够感受到的声波振动频率在20～20000 Hz之间。对于每一种频率的声波，都有一个刚能引起听觉的最小振动强度，称为听阈(hearing threshold)。如果振动的频率不变，振动强度在听阈以上继续增加时，听觉的感受也相应增强，但当强度增大到某一限度时，所引起的将不单是听觉，同时还会引起鼓膜的疼痛感觉，这个限度称为最大可听阈。由于每一种振动频率均有它自己的听阈和最大可听阈，以声波的频率为横坐标，以声波的强度为纵坐标，将每一频率的听阈和最大可听阈绘制成听力曲线(图 9－12)，图中下方曲线表示不同频率的听阈，上方曲线表示不同频率的最大可听阈，二者所包括的范围称为听域，即人耳所能感受到声音的频率和强度范围。正常人耳所能感受到的声波振动频率和强度值都应在听域的范围之内。从听域图中可以看出，人耳最敏感的声波频率为 1000～3000 Hz，随着声波频率的升高或降低，听阈都会升高，人类语言的频率也主要分布在 300～3000 Hz，语音的强度为中等强度，也在听阈和最大可听阈之间。

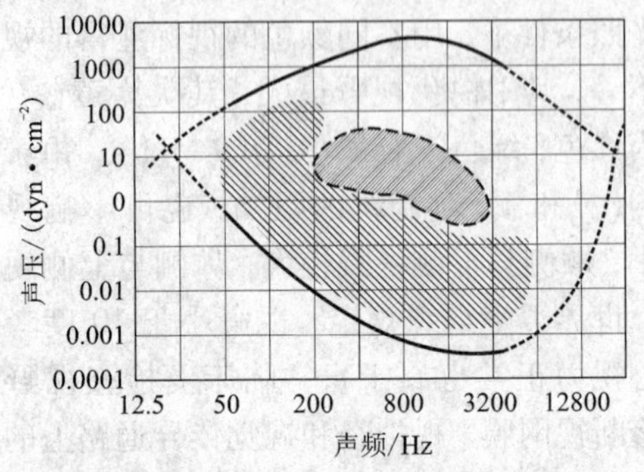

图 9－12 人的正常听域图

中心斜线区：通常的语言区；下方斜线区：次要的语言区

二、外耳和中耳的功能

(一)外耳的功能

外耳(external ear)由耳郭和外耳道组成。耳郭的形状有利于收集声波，起采音作用，许多动物的耳郭能够运动以判断声音的来源与方向。随着进化人耳耳郭的运动能力已经退化，但可通过转动头部判断声源的方向。

外耳道长约 2.5 cm，是声波传导的通路。一端开口于耳郭，另一端终止于鼓膜的盲性管道，声波进入后可产生共鸣现象。作为一个共鸣腔，其最佳共振频率大约在 3800 Hz，当声波频率为 3000～5000 Hz 的声音由外耳道传到鼓膜时，其强度可以增加约 10 分贝(decibel，dB)。

(二)中耳的功能

中耳由鼓膜、听骨链、鼓室和咽鼓管等结构组成，其主要功能是将空气中的声波振动能量高效地传递到内耳，其中鼓膜和听骨链在传音过程中起着重要作用。

1. 鼓膜

鼓膜为一椭圆形稍向鼓室凹陷的半透明薄膜，面积 50～90 mm^2，厚约 0.1 mm。它是外耳道和鼓室的分界膜，形状如同一个浅漏斗，其顶点在鼓室内与听骨链上的锤骨柄相连。鼓膜的形态和结构特点如同电话受话器中的振膜，是一个压力承受装置，具有较好的频率响应和较小的失真度，有利于声波如实传递给听骨链。实验观察，当低于 2400 Hz 的声波频率传至鼓膜时，它的振动可与声波的振动同始同终，无残余振动。

2. 听骨链

听骨链由三块听小骨：锤骨、砧骨和镫骨依次连接而成。锤骨柄附着于鼓膜，向上伸出的头部与砧骨紧密连接，砧骨的另一端与镫骨形成关节连合，镫骨脚板与卵圆窗膜(前庭窗膜)相贴，当鼓膜振动时，如果锤骨柄内移，镫骨脚板和砧骨长突也向内移将前庭窗膜向内推入。如果锤骨柄外移，镫骨脚板和砧骨长突也向外使前庭窗膜恢复至原位。三块听小骨形成一个以锤骨柄为长臂，砧骨长突为短臂的有固定角度的杠杆系统，支点的位置刚好在听骨链的重心上。因此，在能量传递过程中惰性最小，效率最高。

声波经鼓膜、听骨链到达卵圆窗膜时，其振幅稍减小而压强增大的现象称为中耳的增压作用。这样，既可提高声波传递的效率。又可避免对卵圆窗膜和内耳造成损伤。压强增大的原因主要有两个方面：①鼓膜的实际振动面积约为59.4 mm^2，而卵圆窗膜的面积只有3.2 mm^2，二者面积之比为18.6∶1，假设听骨链传音时总压力不变，作用于卵圆窗膜上的压强为鼓膜上压强的18.6倍；②听骨链杠杆的长臂与短臂的长度比例约为1.3∶1，即锤骨柄较长，通过杠杆作用短臂一侧的压力将增大到原来的1.3倍。因此，整个中耳传递过程中的增压效应为24.2(18.6×1.3)倍(图9-13)。

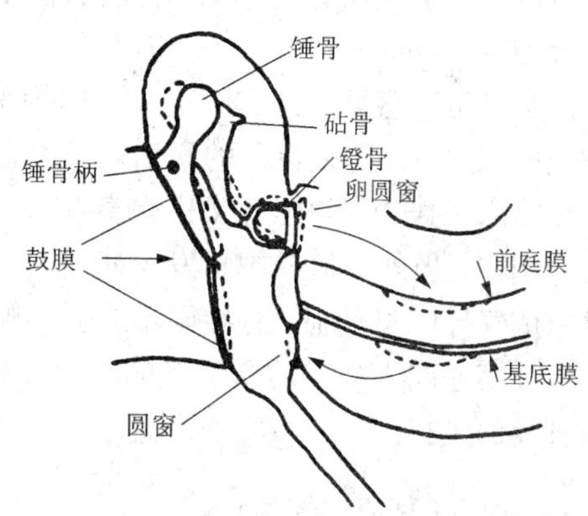

图9-13　人中耳与耳蜗示意图

中耳内的鼓膜张肌和镫骨肌的活动也与中耳的传音功能有关。例如，当鼓膜张肌收缩时，可以使锤骨柄和鼓膜向内牵引，增加鼓膜的紧张度，使其振幅减小，有利于接受高音；镫骨肌收缩时，能向外牵引镫骨脚板的前上缘，减轻鼓膜的紧张度，增大振幅，便于接受低音。强烈的声响或气流经过外耳道，以及角膜和鼻黏膜受到机械刺激时，可以反射性地引起这两块小肌肉收缩，使鼓膜紧张，各听小骨之间的连接更为紧密，听骨链传递振幅减小，阻力增大，最终引起中耳的传音效能降低，可阻止较强的振动传到耳蜗。因此，当强烈声波传入时，对感音装置有一定的保护作用。

3. 咽鼓管

咽鼓管是连通鼓室和鼻咽部的通道，鼓室内空气通过咽鼓管与大气相通。正常情况下，咽鼓管的鼻咽部开口常处于闭合状态；在吞咽、打哈欠或喷嚏时，咽鼓管鼻咽部的开口开放，使鼓室与外界相通，外界空气进入鼓室。咽鼓管的主要功能是调节鼓室内空气的压力，使之与外界大气压保持平衡，这对于维持鼓膜的正常位置、形状和振动性能具有重要意义。咽鼓管因炎症阻塞后，鼓室内空气被组织吸收，可造成鼓膜内陷，产生耳鸣，影响听力。在日常生活中，由于某种情况，可造成鼓室内外空气的压力发生变化。如乘坐飞机升空时，由于高空气压降低，以致鼓室内压相对增高，鼓膜可向外突出，将引起鼓膜剧烈疼痛甚至造成鼓膜破裂。此时，通过吞咽、打哈欠或喷嚏等动作可以使咽鼓管管口暂时开放，使鼓膜内外的压力平衡，即可缓解此种症状。

(三)声波传入内耳的途径

声音传入内耳的途径有两种：气传导与骨传导。一般以气传导为主。

1. 气传导

声波经外耳道空气传导引起鼓膜振动，再经听骨链和卵圆窗膜进入耳蜗，这种传导途径称为气传导(air conduction)，简称气导。气导是产生正常听觉的主要途径。此外，鼓膜振动也可通过鼓室内的空气传至圆窗，再经圆窗(蜗窗)传至内耳。这一途径在正常情况下，并不重要。当正常气传导途径的结构损坏时，如鼓膜大穿孔或听骨链严重受损，可以起到一定的代偿作用，但听力较正常时大为降低。

2. 骨传导

声波直接引起颅骨的振动，再引起位于颞骨骨质中的耳蜗内淋巴的振动，这种传导途径称为骨传导(bone conduction)，也称骨导。在正常情况下，骨导的敏感性比气导的敏感性低得多，人们几乎感觉不到它的存在。因为平时接触到的一般声音不足以引起颅骨的振动，只有较强的声波，或者是自己的说话声，才能引起颅骨较明显的振动。

在临床工作中，常用音叉检查患者气导和骨导的情况，帮助诊断听觉障碍的病变部位和性质。例如，当外耳道或中耳发生病变时，气导途径受损，引起的听力障碍称为传音性耳聋，此时患侧气导明显受损，骨导则不会受影响或甚至比健侧更加敏感；当耳蜗发生病变或各级听中枢及其通路上病变时所引起的听力障碍分别称为感音性耳聋和中枢性耳聋，此时患侧气导和骨导都受损。

三、内耳(耳蜗)的功能

内耳又称迷路，由耳蜗和前庭器官组成。其中感受声音的装置位于耳蜗，前庭器官则与平衡觉有关。耳蜗的生理功能是将传到耳蜗的机械振动能量转变成为听神经纤维的神经冲动。其中，一个关键的因素是耳蜗基底膜的振动刺激了基底膜表面的毛细胞，引起耳蜗内发生各种过渡性的电变化，最终导致毛细胞底部的传入神经纤维产生动作电位。前庭器官的功能将在前庭感觉中阐述。

(一)耳蜗的结构

耳蜗(cochlea)是一个形似蜗牛壳的骨管，由一条骨质的管道围绕一个骨轴旋转形成，人类耳蜗长35 mm，旋转2.5~2.75圈。耳蜗内有一条长约30 mm的基底膜，沿耳蜗的管道盘曲成螺旋状，声音感受器附着在基底膜上，称为螺旋器，也称柯蒂器(organ of Corti)。在耳蜗的横断面上可见两个分界膜：斜行的前庭膜和横行的基底膜，将管道分为三个腔，分别称为前庭阶、鼓阶和蜗管(图9-14)。蜗管是一个盲管，其中充满内淋巴。前庭阶和鼓阶在顶端相通，充满外淋巴。前庭阶的底端外侧壁有膜性的前庭窗，由镫骨板覆盖，鼓阶的底端有膜性的圆窗，朝向中耳腔。

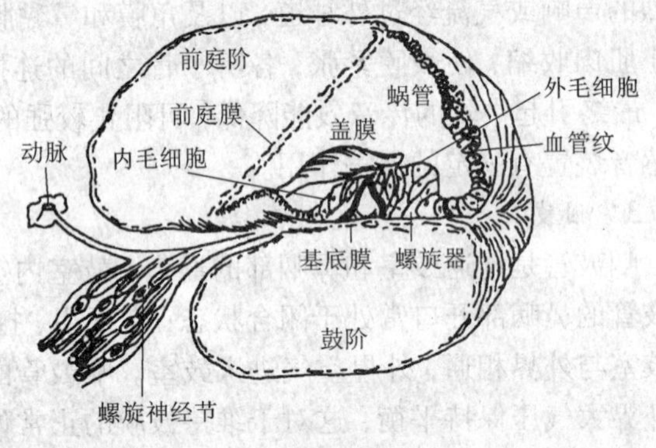

图9-14 耳蜗管横断面模式图

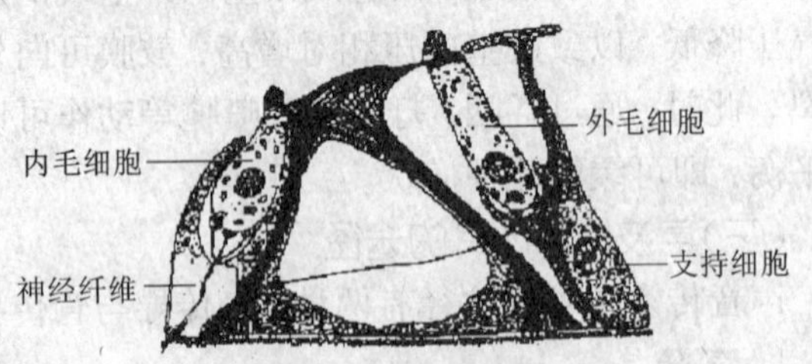

图9-15 柯蒂氏器毛细胞与支持细胞模式图

基底膜上的声音感受器(柯蒂氏器)由内毛细胞、外毛细胞及支持细胞等组成(图9-15)，靠蜗轴一侧有一行纵向排列的内毛细胞；靠外侧有3~5行纵向排列的外毛细胞。毛细胞的顶部与蜗管内淋巴液相接触，毛细胞周围和基底部则与外淋巴液相接触。每一个毛细胞的顶部表面都有上百条整齐排列的纤毛称为听毛，外毛细胞中较长的一些听毛埋植于盖膜的胶冻状物质中。盖膜的内侧连耳蜗轴，外侧游离在内淋巴液中。毛细胞的顶部与内淋巴接触，其底部则与外淋巴接触，且底部有丰富的听神经末梢。

（二）耳蜗的感音换能作用

1. 基底膜的振动与行波理论

内耳的感音作用是将传到耳蜗的机械振动转变为听神经纤维上的动作电位，即将机械能转换为生物电能。在这一转变过程中，耳蜗基底膜的振动起着关键作用。

当声波振动通过听骨链到达卵圆窗膜时，压力变化立即传给耳蜗内液体和膜性结构。如果卵圆窗膜内移，前庭膜和基底膜也将下移，最后是鼓阶的外淋巴压力升高，使圆窗膜发生外移；相反，当卵圆窗膜外移时，整个耳蜗内的淋巴和膜性结构均作相反方向的移动，使圆窗膜发生内移，如此反复，便形成了基底膜的振动（图 9－16）。在正常气传导过程中，圆窗膜可缓冲耳蜗内压力的变化，是耳蜗内结构发生振动的必要条件。

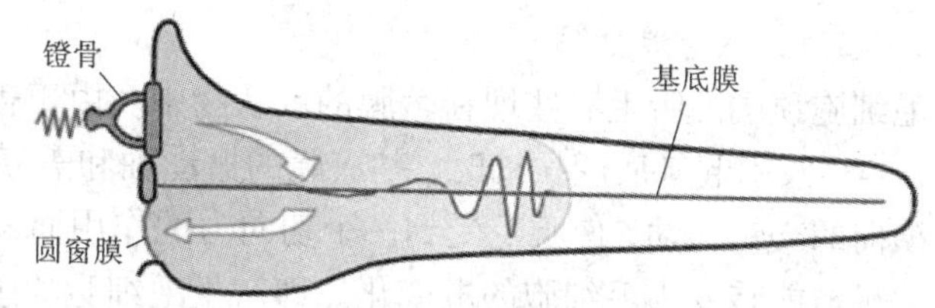

图 9－16　基底膜对声波频率共振示意图

进一步的观察表明，基底膜的振动是以所谓行波（traveling wave）的方式进行的。即振动最先发生在基底膜的底部（靠近卵圆窗处），随后以行波的方式沿基底膜向耳蜗顶部传播，就像有人在规律地抖动一条绸带，形成的波浪向远端传播一样。声波频率不同，行波传播距离和最大振幅出现的部位不同。声波振动频率越高，行波传播越近，引起最大振幅出现的部位越靠近卵圆窗处，即耳蜗的底部感受高频声波；反之，声波振动频率越低，则行波传播越远，最大振幅出现的部位越靠近耳蜗顶部，即耳蜗的顶部感受低频声波。这是行波理论的主要内容。

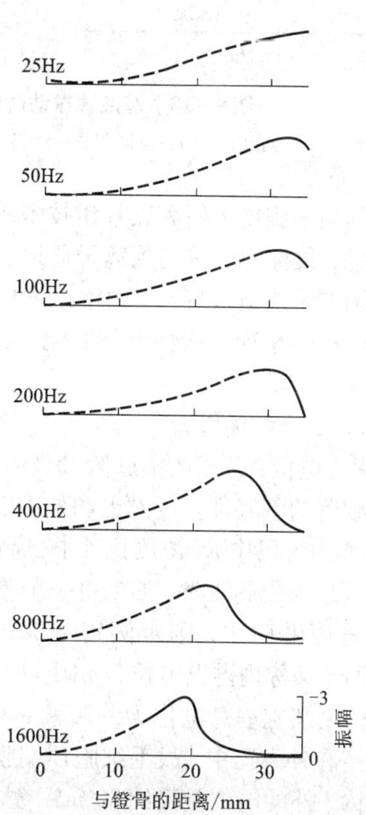

图 9－17　不同频率的纯音引起基底膜位移示意图

耳蜗能区分不同振动频率的声波，与所引起的基底膜振动形式有关。动物实验和临床研究证实，耳蜗底部受损时主要影响高频听力；耳蜗顶部受损时主要影响低频听力。可以认为，每一种声波的振动频率在基底膜上都有一个特定的行波传播范围和最大振幅区(图9-17)，位于该区域的毛细胞受到的刺激最强，与该毛细胞联系的听神经纤维的动作电位频率也最多，将声波振动的机械能转变成为听神经纤维上不同组合形式的神经冲动，到达听觉中枢的不同部位，引起不同音调的听觉。

基膜振动的频率与鼓膜振动的频率一致，从而与声波频率完全一致。在基底膜振动时，基底膜与盖膜之间的相对位置会随之发生相应的变化，从而使毛细胞受到刺激而引起生物电变化。

2. 毛细胞感受器电位

毛细胞顶端的听毛有些埋在盖膜的胶状物中。由于盖膜和基底膜的连接点不在同一水平面上，当行波引起基底膜振动时，基底膜的振动轴和盖膜的振动轴不一致，两种膜之间产生一个横向的交错移动，使听毛受到一个切向力的作用而发生弯曲或偏转(图9-18)，将声波振动的机械能转变为毛细胞的电变化。即产生毛细胞的感受器电位。

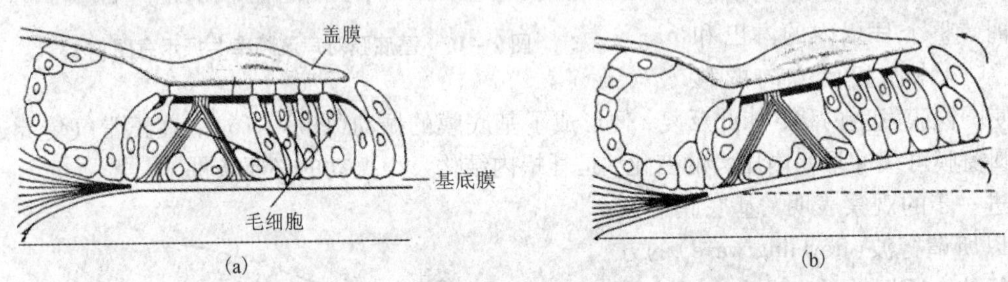

图9-18 基底膜振动时毛细胞顶部纤毛受力情况示意图

(a)静止时；(b)振动时基底膜上移，听毛与盖膜发生切向运动并向蜗管外侧弯曲

近年来利用细胞电压钳和膜片钳技术研究发现毛细胞的顶部存在离子通道，该通道对机械力非常敏感，故称为机械门控离子通道。实验中使静纤毛倒向动纤毛一侧时，纤毛侧膜上的机械门控阳离子通道被打开，内淋巴液中 K^+ 进入细胞内使膜去极化，从而产生毛细胞感受器电位。经过一系列过渡性电位变化，最终转变为听神经上的动作电位，完成耳蜗的感音换能作用。

3. 耳蜗的生物电现象

(1)耳蜗内电位：耳蜗的前庭阶和鼓阶中充满着外淋巴，蜗管内充满着内淋巴，内淋巴不能到达毛细胞的基底部。内淋巴和外淋巴的离子成分相差很大，外淋巴中 Na^+ 浓度比内淋巴高10倍，而内淋巴中 K^+ 浓度比外淋巴高30倍，因此静息状态下耳蜗不同部位存在的电位差不同。当耳蜗未受刺激时，如果将一个参考电极(零电位)放在鼓阶外淋巴中，另一个测量电极放在蜗管内淋巴中，则可测得 +80 mV 左右的电位，称为耳蜗内电位(endocochlear potential，EP)，又称内淋巴电位(endolymphatic potential)。如果将此测量电极刺入毛细胞膜内，此时测得毛细胞静息电位为 -70 ~ -80 mV。由于毛细胞顶端浸浴在内淋巴中，而周围和底部则浸浴在外淋巴中，故毛细胞顶端膜内、外的电位差可达150 ~ 160 mV，而毛细胞周围和底部膜内、外的电位差仅约80 mV，这是毛细胞静息电位与一般细胞不同之处。

目前实验已证实，内淋巴中正电位的产生和维持与蜗管外侧壁的血管纹细胞活动有直接关系。由于血管纹边缘细胞的细胞膜上含有大量的钠泵，通过钠泵活动，分解 ATP 提供能量，将血浆中的 K^+ 泵入内淋巴，同时将内淋巴中的 Na^+ 泵入血浆。使内淋巴中含有大量的 K^+，因而保持了较高的正电位。血管纹细胞对缺氧和钠泵抑制剂哇巴因十分敏感，缺氧时ATP的生成和钠泵活动障碍，使内淋巴的正电位不能维持，引起听力下降。因此，任何影响ATP生成和利用的因素均可使内淋巴正电位消失而导致听力障碍。

（2）耳蜗微音器电位：当耳蜗受到声音刺激时，耳蜗及其附近结构可以记录到一种与声波的频率和幅度完全一致的电位，称为耳蜗微音器电位（cochlear microphonic potential，CM）（图9－19）。耳蜗就像电话机的受话器或麦克风（即微音器），可以将声波振动转为相应的音频电信号。例如实验中，对着动物的耳郭讲话或唱歌，将记录电极放置在圆窗膜，记录到的生物电活动经过放大后，连接一个扬声器，扬声器发出的声音与讲话或唱歌的声音相同。表明耳蜗起着类似微音器的作用。

耳蜗微音器电位的特点有：没有潜伏期和不应期、不易疲劳、不发生适应现象、可以总和、对缺氧和深麻醉相对不敏感，甚至在听神经纤维变性时或动物死亡半小时左右，微音器电位仍能出现。在听域范围内能重复声波的频率。

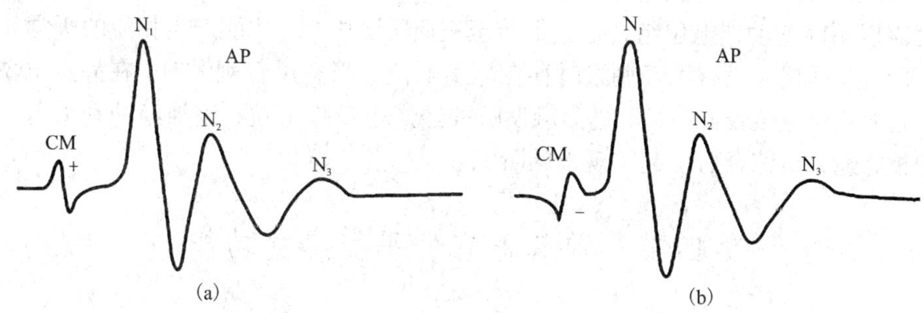

图9－19 耳蜗微音器电位及听神经动作电位

CM——微音器电位；AP——听神经动作电位，包括 N_1、N_2 和 N_3 三个负电位

（a）与（b）对比表明，声音位相变化时，微音器电位位相倒转，但听神经动作电位位相不变

实验证明，耳蜗微音器电位就是多个毛细胞在接受声音刺激时所产生的感受器电位的复合表现。与动作电位不同，耳蜗微音器电位具有一定的位相性，即当声音位相倒转时，耳蜗微音器电位的位相也发生倒转，而动作电位则不能（图9－19）。

用微电极记录单个毛细胞跨膜电位时发现，听毛只要发生0.1°的角位移，就可引起毛细胞感受器电位。电位变化的方向与听毛受力的方向有关，电位既可以是去极化型的，也可以是超极化型的。当静毛向动毛一侧弯曲时发生去极化；反之，当动毛向静毛一侧弯曲时则发生超极化。因而耳蜗微音器电位的波动与声波振动的频率和幅度相一致。

内耳的螺旋器由毛细胞和多种支持细胞组成。一侧耳蜗大约有23500个毛细胞，毛细胞又分为内毛细胞（inner hair cells）和外毛细胞（outer hair cells）。内毛细胞约为3500个，在近螺旋器的轴心处排成一行，外毛细胞约为20000个，在远离螺旋器的轴心处排成三到四行。外毛细胞对声音刺激的敏感性高，主要作用是感受声音。听神经的传入纤维大多数分布在内毛细胞上，内毛细胞的主要作用是对声音进行分析并将不同频率的声波振动转为听神经纤维的动作电位。

四、听神经动作电位

听神经动作电位是耳蜗对声音刺激的一系列反应中最后出现的电变化，由耳蜗毛细胞的微音器电位触发产生。是耳蜗对声波刺激进行换能和编码作用的结果，作用是向中枢传递声音信息。

图9－19中的N_1、N_2、N_3是从整个听神经上记录到的复合动作电位，它是所有听神经纤维产生的动作电位的总和，而并非单一听神经纤维的动作电位。记录单一听神经纤维放电的实验表明，某一特定频率的纯音只需很小的刺激强度便可使某一听神经纤维产生动作电位，这个频率即为该听神经纤维的特征频率。每一条听神经纤维都有自己特定的特征频率，其取决于该纤维末梢在基底膜上的分布位置，特征频率高的神经纤维起源于耳蜗底部，特征频率低的神经纤维起源于耳蜗顶部。不同频率的声音可兴奋基底膜上不同部位的毛细胞，并引起相应听神经纤维产生动作电位，再共同向听觉中枢传递声音的频率及其强度信息，这样人耳才具有区别不同音色的能力。在日常生活中，作用于人耳的声音振动频率和强度变化和由此引起的基底膜的振动形式以及听神经纤维的兴奋和组合均十分复杂。因此，不同的音调和声音的响度需以不同的动作电位组合形式上传至皮质听觉中枢，才能产生相应的听觉。

综上所述，耳蜗在没有声音刺激时存在静息电位。当有声音刺激时，在静息电位的基础上，耳蜗毛细胞产生微音器电位，进而触发听神经产生动作电位，该神经冲动沿着听神经传入听觉中枢，经分析综合后引起主观上的听觉。

第四节 前庭器官的平衡感觉功能

前庭器官由三个半规管（semicircular canals）、椭圆囊（utricle）和球囊（saccule）组成。当头部在空间的位置发生改变、机体进行旋转或直线变速运动时，会刺激相应的感受细胞，然后通过感受细胞的换能作用，将刺激转变为传入神经上的动作电位，冲动沿第Ⅷ脑神经的前庭支传向中枢，引起相应的感觉、反射性地维持机体的平衡和引起其他前庭反应。它们感受的信息以及由视觉器官和本体感受器感受的信息传入中枢，共同参与人体正常姿势的维持。

一、前庭器官的感受装置和适宜刺激

（一）前庭器官的感受装置

前庭器官的感受细胞都被称为毛细胞。每个毛细胞有60～100条纤毛，呈阶梯状排列，一侧边缘最长的一条纤毛，称为动纤毛（kinocilium）；其余的纤毛称为静纤毛（stereocilium）。电生理学实验证明，当动纤毛和静纤毛都处于自然状态时，细胞膜内外存在着约－80 mV的静息电位，毛细胞底部的神经纤维上有中等频率的持续放电；若外力使静纤毛倒向动纤毛侧，细胞膜电位发生去极化达到－60 mV的水平，神经纤维放电频率增加，表现为兴奋；与此相反，若外力使动纤毛倒向静纤毛侧，毛细胞的膜电位出现超极化，神经纤维放电频率减少，表现为抑制（图9－20），这是所有毛细胞感受外界刺激时的一般规律。前庭器官中毛细胞通过与耳蜗毛细胞相似的换能机制，使相应的神经纤维的冲动频率发生变化，把机体运动状态和头部在空间位置的变化信息传到中枢，引起特殊的位置觉和运动觉，并反射性地引起各种躯体和内脏功能的变化。

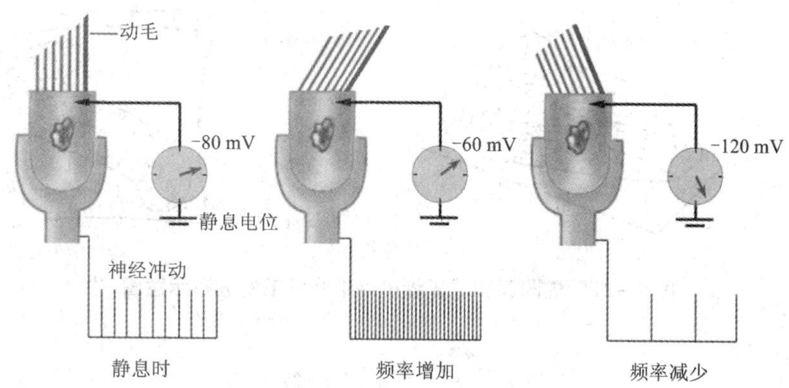

图 9-20 前庭器官中毛细胞顶部纤毛受力情况与电位变化的关系示意图

（二）前庭器官的适宜刺激

1. 半规管

内耳有三个相互垂直的半规管，分别称为上、外、后半规管，分别代表空间的三个平面。头部前倾30°时，外半规管与地面平行，因此又称水平半规管。每个半规管都呈半弧形，各半规管在与椭圆囊连接处均有一膨大的部位，称为壶腹。壶腹内有一隆起的结构称为壶腹嵴。毛细胞就位于壶腹嵴上，其纤毛较长，顶部埋植在一种称为终帽的胶质性圆顶壶腹帽中。毛细胞在各壶腹嵴上的排列方向都有自己的特点，动纤毛和静纤毛的相对位置也是相对固定的，以水平半规管为例，当人体向左旋转时，由于内淋巴的惯性作用，左侧水平半规管中内淋巴流向壶腹，壶腹嵴受冲击的方向正好是使静纤毛向动纤毛一侧弯曲，使该侧毛细胞兴奋，向中枢发放的神经冲动频率增加；与此同时，右侧水平半规管中的内淋巴离开壶腹，壶腹嵴受冲击的方向正好是使动纤毛向静纤毛一侧弯曲，于是该侧毛细胞产生抑制，向中枢发放的神经冲动频率减少。人脑根据来自两侧半规管传入信息的不同，来判定是否开始旋转及旋转方向。而当旋转停止时，半规管内淋巴因惯性继续运动，就会发生与旋转开始时相反的变化，毛细胞又受到新的刺激。因此，半规管的功能是感受旋转变速运动。其适宜刺激是正负角加速度运动。

2. 椭圆囊和球囊

椭圆囊和球囊内部充满内淋巴液，囊内各有一个特殊的结构，分别称为椭圆囊斑和球囊斑，毛细胞位于囊斑中，其纤毛埋植在一种称为耳石膜的结构内。耳石膜内含有许多微细的耳石，主要由碳酸钙组成，其比重大于内淋巴。椭圆囊和球囊主要感受人体作直线变速运动的刺激。椭圆囊中的囊斑和球囊中的囊斑所处的空间位置有所不同。人体直立时，椭圆囊中囊斑处于水平位置，毛细胞顶部朝上，耳石膜在纤毛的上方，而球囊中的囊斑所处的平面与地面垂直，毛细胞和纤毛由囊斑表面向水平方向伸出，耳石膜悬在纤毛的外侧，与囊斑平行。两个囊斑的每一个毛细胞顶部的静纤毛和动纤毛的相对位置几乎都不相同（图 9-21），有利于分辨人体在囊斑平面上所作的各种方向的直线变速运动。

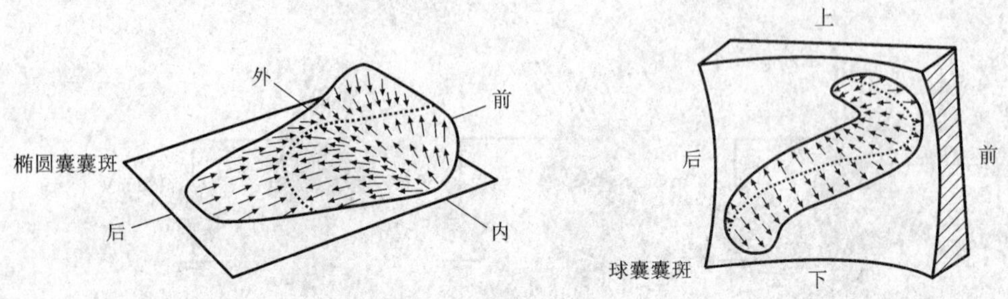

图9－21　椭圆囊和球囊囊斑毛细胞纤毛的分布示意图

二、前庭反应

来自前庭器官的传入冲动，除引起运动觉和位置觉外，还能引起各种姿势反射、自主神经反应和眼震颤等现象，这些现象统称为前庭反应(vestibular responses)。

(一)前庭姿势反射

当进行直线变速运动时，可刺激椭圆囊和球囊，反射性地改变颈部和四肢肌紧张的强度。例如，乘车时，车的突然向前加速，椭圆囊中的耳石由于惯性可使毛细胞的纤毛向后偏转，可反射性地使躯干的屈肌收缩和下肢伸肌的张力增加，使身体前倾，防止因惯性可能导致的身体向后倾倒，从而维持身体平衡。又如电梯突然上升，球囊中的耳石使毛细胞的纤毛向下方偏转，导致四肢伸肌被反射性抑制而发生下肢屈曲；电梯下降时，则反射性地引起伸肌收缩而出现下肢伸直，从而对抗外力以维持身体平衡。当发生直线变速运动或旋转变速运动时，产生姿势反射的结果，常同发动这些反射的刺激相对抗，其意义在于使机体尽可能地保持在原有空间位置上，以维持一定的姿势和平衡。

(二)前庭自主神经反应

前庭器官受到过强或过久的刺激，常可引起自主神经系统的功能发生变化，可引起恶心、呕吐、眩晕、皮肤苍白、心率加快和血压下降等现象。这是通过前庭神经核与网状结构的联系引起的自主神经功能失调的反应，故被称为前庭自主神经反应(vestibular autonomic reaction)。在有些人中，这种现象特别明显，会出现晕船、晕车等，这可能是因为其前庭器官的功能过于敏感的缘故。通过必要的锻炼，随着适应能力增强，上述内脏反应的症状会逐渐减轻。

(三)眼震颤

躯体作旋转运动时引起眼球产生的一种特殊的节律性往返运动，称为眼震颤(nystagmus)。眼震颤主要是由于半规管受刺激，反射性地引起眼外肌的活动，从而造成眼球的规律性往返运动。在生理情况下，两侧水平半规管受刺激时，引起水平方向的眼震颤；上、后半规管受刺激时，引起垂直方向的眼震颤。人在水平面上的活动较多，如转身、回头等，所以，水平方向的眼震颤最为常见。例如，当头部保持前倾30度的姿势，人体以垂直方向为轴向左旋转，当向左旋转开始时，左侧壶腹嵴内的毛细胞受刺激产生兴奋，而右侧正好相反(图9－22)，这时可出现两眼球先缓慢向右侧移动，这称为眼震颤的慢动相；当慢动相使眼球移动到两眼裂右侧端时，又突然返回到眼裂的中心位置，这称为眼震颤的快动相。以后再出现新的慢动相和快动相，如此反复，这就是眼震颤。当旋转变为匀速转动时，旋转虽在继续，但由于内淋巴的惯性滞后作用消除，眼球不再震颤而居于正中。当旋转减速或停止时，内淋巴因惯性而不能立刻停止运动，使壶腹嵴产生与开始时相反的压力变化，又引起与开始方向相反的慢动相和快动相。临床上通过检查眼震颤以判断前庭器官功能状态，一般是让受试者坐在转椅上，头前倾 30°，以每两秒一周的速度旋转 10 周，然后突然停止，这时一个正常人的眼震颤约持续 20 ~ 40 秒，若眼震颤的时间持续过长，提示前庭功能过于敏感，前庭功能过于敏感的人容易发生晕船、晕车和航空病等；若眼震颤的时间持续过短，提示前庭功能可能减弱。如前庭器官发生某些病变时，也可能出现自发性眼球震颤或眼震颤消失。

前庭系统疾病主要产生三大症状：眩晕感、眼震颤和平衡障碍，这些症状可先后出现或互为因果，如主观上严重的眩晕感可以诱发眼震颤和平衡功能障碍。客观上的眼震颤和平衡障碍又可引起或加重眩晕。三大症状虽表现不同，但发生机制均源于身体的姿势平衡障碍。

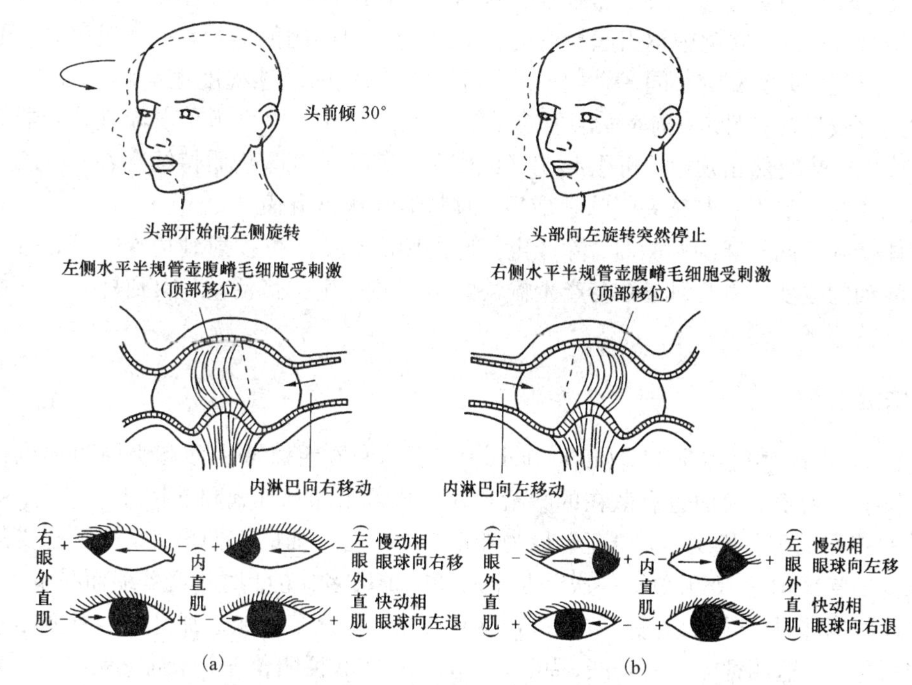

图 9 - 22　旋转变速运动时两侧水平半规管壶腹嵴毛细胞受刺激情况和眼球震颤方向示意图

(a)头前倾 30 度、旋转开始时的眼震颤方向；(b)旋转突然停止后的眼震颤方向

第五节　嗅觉和味觉的功能

一、嗅觉

人类的嗅觉是一种主观感觉，嗅觉(olfaction)的感受器是嗅上皮(olfactory epithelium)中的嗅细胞，嗅上皮位于上鼻道及鼻中隔后上部，总面积约 5 cm^2，由嗅细胞、支持细胞和基底细胞组成。嗅细胞属神经元，由于其部位较深，平静呼吸时的气流不易到达该处，故对一些不太浓的气味，要用力吸气，使气流深入到嗅上皮才能进行分辨。每个嗅细胞顶部有 6 ~ 8 条短而细的纤毛，称为嗅毛；细胞的底端有细而长的突起称为嗅神经，这些无髓纤维组成嗅丝，

嗅丝穿过筛骨直接进入嗅球，形成嗅束后进入更高级的嗅觉中枢。

嗅觉感受器的适宜刺激是空气中有气味的化学物质。嗅细胞的纤毛受到存在于空气中的物质分子刺激时，这些化学物质与嗅毛上的特异性受体结合，通过G蛋白和膜的效应器酶跨膜信号传递系统，使细胞内cAMP浓度升高，激活了嗅细胞膜上Na^+通道，大量Na^+进入到细胞内，使细胞膜产生去极化型的感受器电位，最终导致嗅神经元产生动作电位，通过嗅神经将冲动传至嗅球，进而将嗅觉信息传入嗅觉中枢引起嗅觉。

自然界能引起嗅觉的物质约2万余种，人类能辨别和记忆1万种不同的气味。不同的嗅觉感受可能与一些基本气味的不同程度的组合有关。用细胞内记录法检查单一嗅细胞电反应的实验发现，每一个嗅细胞只对一种或两种特殊的气味起反应；还证明嗅球中不同部位的细胞只对某种特殊的气味起反应。嗅觉系统也与其他感觉系统类似，不同性质的气味刺激有其相对专用的感受位点和传输线路；非基本气味则由于它们在不同传入通路上对神经冲动的不同程度的组合，最后在嗅觉中枢引起特有的主观感受。嗅觉的阈值很低，敏感度高，不同动物的嗅觉敏感程度差异很大，同一动物对不同有气味物质的敏感程度也不同。与动物相比，人的嗅觉则比较迟钝，例如：狗对醋酸的嗅觉敏感度比人高约1000万倍。嗅觉感受器的适应较快，当某种气味突然出现时，可引起明显的嗅觉，若这种气味物质持续存在，对该气味的嗅觉很快减弱甚至消失。对某一气味适应后，对其他气味仍敏感。

在机体受到不同气味的刺激时，除产生相应的嗅觉外，还可投射到边缘系统，引起机体其他功能活动的改变，如嗅到花香会产生愉快的情绪并产生记忆活动；嗅到喜爱的食物气味时可增加食欲等。

二、味觉

味觉(gustation)感受器是味蕾(taste bud)，主要分布在舌背部表面和舌周边部位的黏膜内，口腔和咽部黏膜的表面也有散在的味蕾存在。味蕾由味觉细胞和支持细胞组成，味觉细胞是味觉的感受细胞，其顶端有纤毛，称为味毛，由味蕾表面的孔伸出，是味觉感受的关键部位。味觉细胞平均每10天更新一次。儿童时期味蕾较多，老年时味蕾萎缩而减少。

人和动物的味觉系统可以感受和区分出多种味道，但众多的味道都是由四种基本味觉的不同组合所形成，这四种味觉就是酸、甜、苦、咸。有实验证明，一个味觉感受器并不只对一种味觉物质起反应，而是对酸、甜、苦、咸的刺激均有反应，但对不同味觉物质刺激的反应程度存在差异。舌表面不同部分对不同味觉刺激的敏感程度不一样。在人，一般是舌尖部对甜味道比较敏感，舌两侧对酸味比较敏感，舌前部对咸味比较敏感，而软腭和舌根部对苦味比较敏感。味觉的敏感度受食物或其他刺激物的温度影响。在20℃～30℃，味觉的敏感度最高。有时，同一种物质作用于不同部位的感受器，可引起不同的味觉。例如，以硫酸镁溶液刺激舌尖，可引起甜的感觉，刺激舌根则可引起苦味。表明味觉感受器具有机能特异性。

此外，味觉的辨别能力也受血液化学成分的影响，例如，动物实验中正常大鼠能辨出1∶2000的氯化钠浓度，而切除肾上腺皮质的大鼠，可能是由于血液中低Na^+，可辨别出1∶33000的氯化钠浓度，而主动选饮含盐多的液体。因此，味觉的功能不仅在于辨别不同的味道，而且与营养物的摄取和内环境稳态的维持也有关系。

味觉感受器的适宜刺激是能溶解于水的一些化学物质。这些物质诱发味觉细胞产生去极化型感受器电位，然后通过突触传递引起传入神经上动作电位产生，从而将味觉信息传至味觉中枢，中枢可能通过来自传导四种基本味觉的专用线路上神经信号的不同组合来认知基本味觉以外的各种味觉。引起各种味觉的物质种类繁多，其详细换能机制并不完全相同，有待进一步研究。

味觉的敏感度还与年龄有关，可随年龄的增长而下降，这与味蕾在儿童时较成人为多，老年时因萎缩而逐渐减少有关。味觉感受器属于快适应感受器，某种有味物质长时间刺激时，味觉的敏感度会迅速降低。若通过舌的运动移动有味物质的部位，可使适应变慢。但对某一种有味物质适应之后，对其他有味物质的味觉并无影响。

（王爱梅　李伟红）

第十章 神经系统的功能

【内容提要】 作为机体主导系统的神经系统，能够及时、有效地控制和调节机体其他器官、系统的功能活动，使机体适应内、外环境的各种变化，从而维持内环境的稳态并保证生命活动的正常进行。

神经元是构成神经系统的基本结构与功能单位，具有接受信息、整合信息和传送信息的重要功能；突触则是神经系统内不同神经元之间以及神经元和效应器细胞之间相互接触并传递信息的部位。经典的化学性突触传递具有电－化学－电的传递特征，神经递质是完成突触间信息传递的重要媒介，也决定了突触后兴奋或抑制作用的产生。

中枢神经系统兴奋的传播不同于兴奋在外周神经纤维上的传导。作为神经调节的方式，反射包括非条件反射和条件反射。各种反射活动均在中枢神经系统内体现出兴奋和抑制的相互协调和统一。

调节躯体运动的脊髓反射有屈肌反射、牵张反射等，后者包括腱反射和肌紧张；脑干网状结构中的易化区和抑制区分别调节肌紧张；小脑的功能主要是维持机体平衡、调节肌紧张及协调随意运动等；大脑皮质通过锥体系和锥体外系发动与控制躯体运动。

通过交感和副交感作用，神经系统对内脏活动实现有效调节，其中下丘脑是调节内脏活动的较高级中枢。

神经系统(nervous system)是人体结构和功能最复杂的系统，在机体活动中起主导作用。神经系统通过反射来控制和调节体内各器官、系统活动的协调与统一，使之成为有机的整体，保证生命活动的正常进行。在人类进化过程中，神经系统的形态和功能得到了高度发展，具备了有别于动物的高级神经活动能力，如意识思维、学习记忆和语言交流等。

第一节 神经系统的组成及其功能

神经系统的基本组织是神经组织，神经组织由神经细胞(neurocyte)与神经胶质细胞(neuroglia cell)构成。神经细胞也称神经元(neuron)，是组成神经系统的基本功能单位。神经元通过突触形成了复杂的神经网络，完成神经系统的各种功能及活动。神经胶质细胞目前仍被大多数学者认为是对神经元具有支持、保护和营养的辅助功能。但越来越多的实验证据表明，神经胶质细胞对神经系统功能(如信息传导等)的顺利完成具有重要作用。

一、神经元

(一)神经元基本特征

神经元是高度分化的细胞，其主要功能是接受、整合和传递信息。通过传入神经，神经元可接受机体内、外环境变化的各种刺激，并对这些刺激所产生的传入信息进行有针对性的分析、整合或储存，再通过传出神经把调控信息传递给相应的效应器，完成调节和控制效应。

此外，有些神经元(如下丘脑中的某些神经元)还能分泌激素，将神经信号转变为体液信号。

人类中枢神经系统内约有 10^{11} 个神经元，其中脊髓约有 10^{9} 个神经元。尽管神经元的形态和大小差别很大，但神经元均包括胞体和突起两部分(图 10－1)。神经元胞体的形状和大小不一，呈圆形、梭形或锥形等，直径为 4～120 μm。小脑颗粒细胞是人类神经系统内最小的神经元，胞体直径为 5～8 μm；而体积最大的神经元是脊髓前角运动细胞和大脑皮质的贝茨(Betz)细胞，直径可超过 100 μm。神经元胞体主要位于脑、脊髓、神经节以及某些器官的神经组织中，是神经元代谢和营养的中心。神经元胞体可合成蛋白质，对神经递质的形成及执行神经元的信息整合等功能具有重要作用。

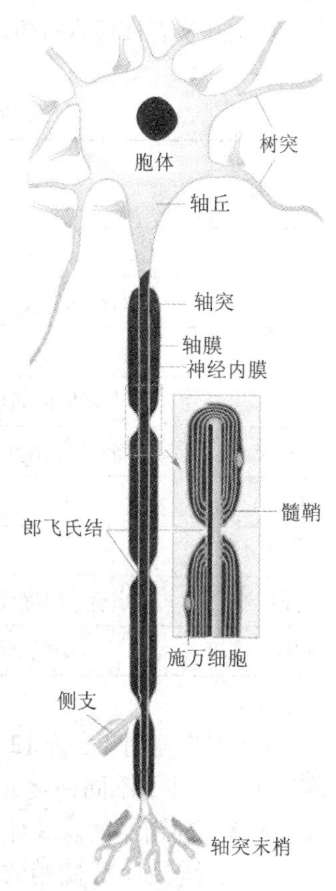

图 10－1　神经元模式图

神经元的突起可分为树突(dendrite)和轴突(axon)(图 10－2)。一个神经元可有一个或多个树突。树突通常较短，可有多级分支，其主要功能是接受其他神经元传递的信息。而轴突一般只有一个，且不同神经元的轴突长短差异很大。与树突相比，轴突的功能为传出信息。胞体发出轴突的起始部位称为轴丘，而轴突的起始部位则称为始段。轴突的末端通常有许多分支，每个分支末梢的膨大部分称为突触小体，通常是与其他神经元相接触形成突触的部位。轴突和感觉神经元的长树突二者统称为轴索。轴索的外面包有髓鞘或神经膜，构成神经纤维(nerve fiber)。而神经纤维末端通常称为神经末梢。

(二)神经纤维的功能与分类

生理学上常用的分类方法有两种：一种是根据电生理学特性，主要依据传导速度将神经纤维分为 A、B、C 三类，其中 A 类纤维再分为 α、β、γ、δ 四个亚类；另一种分类方法是根据神经纤维的来源与直径将其分为Ⅰ、Ⅱ、Ⅲ、Ⅳ四类，其中Ⅰ类纤维可再分为 I_a 和 I_b 两个亚类。在实际应用中习惯上对传出纤维多采用第一种分类法，如脊髓前角 α 运动神经元的传出纤维属于 Aα 纤维，γ 神经元的传出纤维属于 Aγ 纤维；对传入纤维多使用第二种

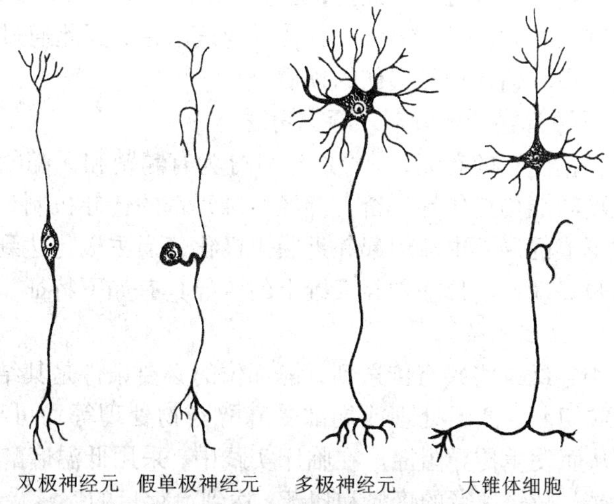

图 10－2　神经元类型

分类法，如对肌梭的传入纤维称I_a、I_b类纤维（表10－1）。但有时也出现两种分类的交叉混合使用，例如在叙述伤害性传入纤维时，习惯的用法是A类纤维和C类纤维。

表10－1 哺乳类动物周围神经纤维的类型

纤维类型	功 能	纤维直径（μm）	传导速度（$m\cdot s^{-1}$）	相当于传入纤维的类型
A（有髓）				
α	本体感觉、躯体运动	13～22	70～120	I_a、I_b
β	触－压觉	8～13	30～70	Ⅱ
γ	支配梭内肌（使其收缩）	4～8	15～30	
δ	痛觉、温度觉、触－压觉	1～4	12～30	Ⅲ
B（有髓）	自主神经节前纤维	1～3	3～15	
C（无髓）				
后根	痛觉、温度觉、触－压觉	0.4～1.2	0.6～2.0	Ⅳ
交感	交感节后纤维	0.3～1.3	0.7～2.3	

I_a类纤维直径稍粗，为12～22 μm；I_b类纤维直径略细，约12 μm。

在表10－1中，不同种类的神经纤维，其兴奋的传导速度各异。这与神经纤维的直径大小、髓鞘有无、髓鞘厚度以及环境温度密切相关。通常而言，直径较粗、有髓鞘的纤维，传导速度快；而直径较细、无髓鞘的纤维传导速度较慢。此外，环境温度降低可以减慢神经纤维的传导速度，甚至造成传导阻滞。基础实验与临床应用上通常采用冷冻技术来阻断传导，并实施麻醉。

通过电生理方法，可以记录神经纤维的动作电位，并精确地测定各种神经纤维的传导速度。例如人上肢正中神经内，运动纤维的传导速度为58 m/s，感觉纤维为65 m/s。当神经纤维出现病变时（如脱髓鞘），其传导速度减慢，因此通过测定传导速度，将有助于诊断神经纤维的疾患和估计神经损伤的预后。

（三）神经纤维传导兴奋的特征

根据髓鞘的有无，神经纤维可分为有髓鞘和无髓鞘神经纤维。无论有无髓鞘，神经纤维的主要功能均是传导兴奋。神经纤维兴奋的传导机制是由于兴奋部位与未兴奋部位之间的电位差形成的局部电流引起邻近膜去极化。当去极化达到阈电位时，则在邻近膜上产生新的动作电位。动作电位在神经纤维上的传导具有如下特征。

1. 生理完整性

神经纤维将兴奋传送到远隔部位的必要条件是其结构完整性和功能完整性。神经纤维受损、被切断、低温处理或局部受麻醉药物处理等均可导致神经纤维丧失结构或功能的完整性，从而发生传导阻滞。在临床实践中，采用低温麻醉和药物麻醉的方法可以阻断神经的传导功能，减轻患者的疼痛和痛苦，达到治疗目的。

2. 绝缘性

一条神经干中包含着许多神经纤维。由于细胞外液的存在使局部电流发生短路，并迅速消失。因此局部电流只在一条神经纤维上构成回路，各条纤维传导冲动时基本上互不干扰，表现为神经纤维传导的绝缘性。

3. 双向性

在实验条件下，人为刺激神经纤维上的任意一点，只要刺激强度足够大，引起的兴奋可在刺激点处沿神经纤维向两端传导。但在生物体内，由于神经纤维总是作为反射弧的传入或传出部分，以及突触的特殊结构共同决定了神经纤维上动作电位往往是单方向传导，表现为传导的单向性。

4. 相对不疲劳性

神经纤维可以在较长的时间内持续传导神经冲动而不易产生疲劳。实验表明，50～100 Hz的电刺激连续刺激神经纤维9～12小时，神经纤维仍能保持传导兴奋的能力。而电刺激神经-肌肉标本的神经部分时，肌肉很快因疲劳而不再收缩。如果预先阻滞神经-肌肉接头部位的信息传递而以持续高频刺激神经纤维，10小时后去除神经-肌接头部位的阻滞，此时仍可观察到肌肉的收缩，证明神经纤维依然保持着正常的传导功能。同时该实验也证明，神经-肌肉接头部位的信息传递容易发生疲劳。

（四）神经纤维的轴浆运输

神经纤维不仅具有传导动作电位的重要功能，而且其细胞浆（轴浆）还具有运输功能。由于轴突内的细胞器与胞体和树突内的不同，它几乎不具备合成蛋白质的能力，其所有代谢所需要的酶及其他蛋白质均需要在胞体的粗面内质网与高尔基复合体内合成，然后通过轴浆运输将它们运送到神经末梢；此外，含有递质的囊泡也大多在胞体形成后通过轴浆运输至神经末梢。

轴浆运输是双向的，既可以从胞体向轴突末梢运送，称为顺向轴浆运输（anterograde axoplasmic transport）；也可以从轴突末梢运向胞体，称为逆向轴浆运输（retrograde axoplasmic transport）。而顺向轴浆运输又可分为快速轴浆运输和慢速轴浆运输两类。快速轴浆运输主要运送含有神经递质的囊泡以及具有膜结构的细胞器，如线粒体等。慢速轴浆运输是将其他可溶性成分以及胞体内新合成的微管和微丝等结构缓慢向前延伸和移动。通常，快速轴浆运输的速度可达410 mm/d，需要耗能；而慢速轴浆运输速度仅为1～12 mm/d，其机制目前尚不十分清楚。而逆向轴浆运输可运输一些能被轴突末梢摄取的物质，如神经营养因子、狂犬病病毒和破伤风毒素等。

轴浆运输的发现促进了神经科学的发展。神经科学研究中的束路追踪法就是利用轴浆运输的特性来研究中枢神经系统内神经核团之间的相互联系［如采用辣根过氧化物酶（HRP）所进行的束路追踪］，即将示踪剂注射在神经终末附近，通过轴浆的逆向运输显示胞体的位置；也可以通过轴浆的顺向运输，通过胞体摄取示踪剂，显示神经纤维的投射部位。

二、神经胶质细胞

与神经元一样，神经胶质细胞（Neuroglia cell，简称胶质细胞）也是神经系统的重要组成成分。神经胶质细胞广泛分布于中枢神经系统和外周神经系统中。根据结构和功能划分，神经胶质细胞可分为星形胶质细胞（astroglial cell）、小胶质细胞（microglial cell）、少突胶质细胞（oligodendroglial cell）和施万细胞（Schwann Cell）等（图10-3）。神经胶质细胞具有支持、保护和营养神经元的功能。

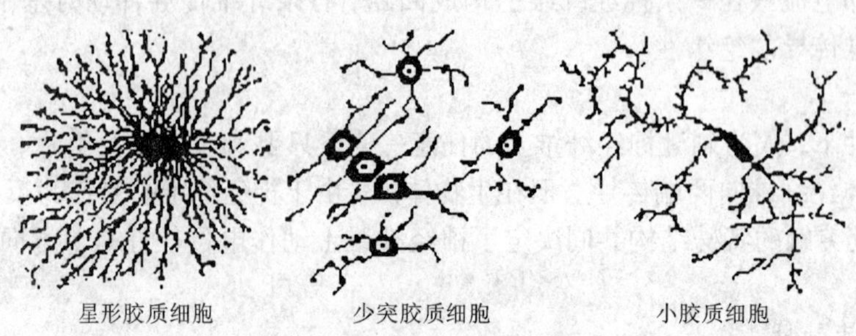

图 10－3 神经胶质细胞类型

在人类的神经系统中，神经胶质细胞约占神经系统体积的一半，数量上为神经元的 10～50 倍。在不同的区域，其数量和种类差异较大。中枢神经系统内的胶质细胞，按其起源可分为大胶质细胞（包括星形胶质细胞和少突胶质细胞）和小胶质细胞两大类。大胶质细胞起源与神经细胞相同，均起源于外胚层；小胶质细胞起源于中胚层，归属于吞噬细胞一类。外周神经系统内的胶质细胞主要是施万细胞。神经胶质细胞的功能不同于神经元，大多数神经胶质细胞不参与形成化学性突触，不产生动作电位和释放神经递质。镜下观察到，与神经元相比，神经胶质细胞具有较小的细胞核，易于与神经元区分。同时，尽管神经胶质细胞也有突起，但无树突与轴突之分。

（一）神经胶质细胞的功能

1. 支持作用

胶质细胞的突起能够构成神经组织的网架，对网架内的神经元起支持作用。

2. 修复和再生作用

神经元因外伤、缺血和感染等出现变性坏死时，小胶质细胞能转变成巨噬细胞，对神经组织损伤时所产生的坏死物或碎片进行清除。而星形胶质细胞可以形成胶质瘢痕来修复创伤部位。

3. 绝缘和屏障作用

少突胶质细胞和施万细胞分别在中枢与外周神经系统形成髓鞘，从而起到一定的绝缘作用；而星形胶质细胞的血管周足是构成血－脑屏障的重要组成部分。

4. 物质代谢和营养性作用

星形胶质细胞通过血管周足和突起连接毛细血管与神经元，对神经元起运输营养物质和排除代谢产物的作用；同时还能产生神经营养因子，以维持神经元的生长、发育和功能的完整性。

5. 调节细胞外 K^+ 浓度

神经元的强烈兴奋，可引起细胞外 K^+ 浓度明显升高。但由于星形胶质细胞膜上的钠泵活动可将细胞外过多的 K^+ 泵入细胞内，并在胶质细胞间扩散，从而维持了细胞外 K^+ 浓度的相对稳定。

6. 参与某些递质及生物活性物质的代谢

星形胶质细胞能摄取神经元释放的谷氨酸和 γ－氨基丁酸，再转变为谷氨酰胺而转运到神经元内，以消除氨基酸类递质对神经元的持续作用，并为神经元合成氨基酸类递质提供前体物质。此外，星形胶质细胞还能合成和分泌多种生物活性物质，如血管紧张素原、前列腺素、白细胞介素，以及多种神经营养因子等。

（二）神经营养因子

神经营养因子（neurotrophin）是由神经所支配的组织（如肌肉）和星形胶质细胞产生的且为神经元生长与存活所必需的蛋白质分子。神经营养因子通常在神经末梢以受体介导式入胞的方式进入神经末梢，再经逆向轴浆运输抵达胞体，促进胞体合成有关的蛋白质，从而发挥其支持神经元生长、发育和功能完整性的作用。近年来发现，有些神经营养因子由神经元产生，经顺向轴浆运输到达神经末梢，对突触后神经元的形态和功能完整性起支持作用。

人类发现的第一个神经营养因子是神经生长因子（nerve growth factor，NGF），由意大利神经科学家 Rita Levi - Montalcini 和美国生物化学家 Stanley Cohen 于 1956 年分离成功，他们于 1986 年共同获得了诺贝尔生理学或医学奖。NGF 的发现是研究生长因子和激发寻找其他神经营养因子的里程碑。现已知，NGF 仅仅是一系列具有促进神经元存活的分泌因子之一。目前，研究最多的神经营养因子是：NGF、脑源神经营养因子（brain derived neurotrophic factor，BDNF）、神经营养因子 - 3（NT - 3）和神经营养因子 - 4/5（NT - 4/5）。此外，可能还有神经营养因子 - 6（NT - 6）。

第二节　神经系统活动的基本原理

单个神经元无法完成神经系统的基本功能活动。神经元在神经系统内通过特殊的细胞连接相互联系，形成复杂的神经通路和网络。这种特殊的神经元之间相互接触并传递信息的部位称为突触（synapse）。兴奋从一个神经元传递给另一个神经元依靠突触传递而完成。传出神经元与效应细胞之间的突触也称接头。人类中枢神经元数量巨大，神经通路十分复杂，如按每个神经元接受约 1000 个突触小体计算，则中枢内约含有 10^{14} 个突触，远高于体内神经元的数量。

神经元数量多，接触方式各异，因而突触也有不同的分类方法。按突触的部位不同，经典的突触一般分为轴突 - 胞体突触、轴突 - 树突突触和轴突 - 轴突突触等（图 10 - 4）；按对突触后神经元的作用方式不同，突触可分为化学性突触和电突触（缝隙连接）；按突触传递产生的效应不同，突触分为兴奋性突触和抑制性突触等。

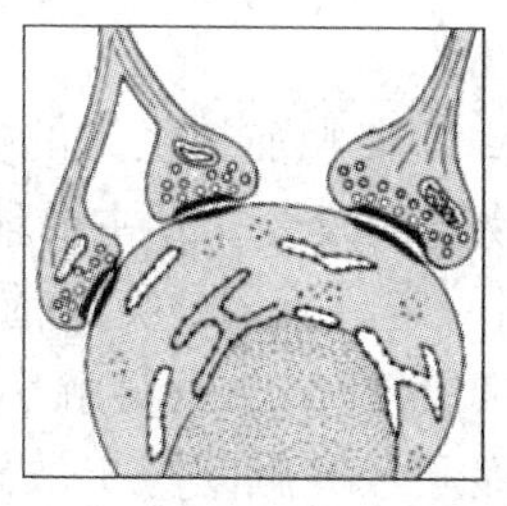
轴突-胞体突触

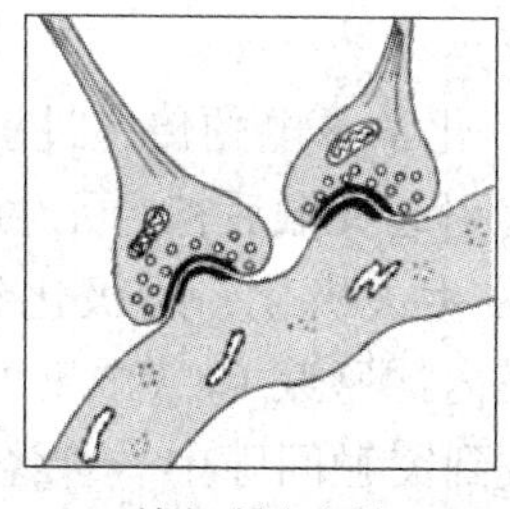
轴突-树突突触

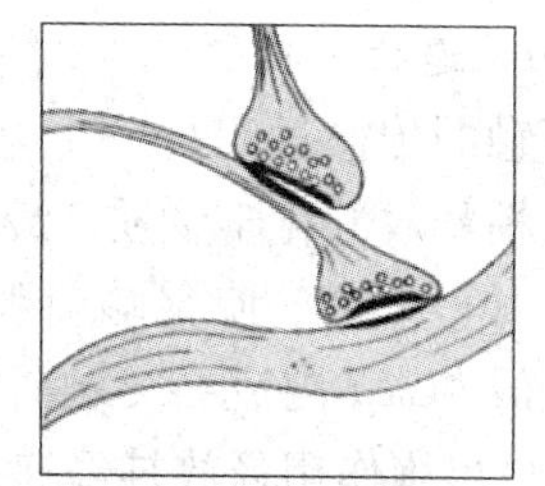
轴突-轴突突触

图 10 - 4　突触类型

一、突触传递

神经活动的信息通过突触从一个神经元传给另一个神经元或效应细胞的过程，称为突触传递(synaptic transmission)。突触传递是反射活动进行中的一个重要环节。按照信息传递是否需要化学媒介，突触传递可分为化学性传递和电传递两类。前者的信息传递媒介物是神经递质，而后者的信息传递媒介物则为局部电流。化学性传递又分为定向式突触传递(也称经典的突触传递，神经递质仅作用于范围极为局限的相对应的突触后成分，如经典的突触和神经－骨骼肌接头)和非定向式突触传递(神经递质则可扩散至相距较远和范围较广的突触后成分，如神经－心肌接头和神经－平滑肌接头)。由于体内的突触传递以化学性传递为主，而且中枢的化学性传递又以经典的突触传递为主，故本节将重点介绍经典的突触传递。

(一)经典的突触传递

1. 突触的超微结构

经典的突触由突触前膜、突触间隙和突触后膜三部分构成(图10－5)。突触前膜和突触后膜只占膜的极小部分，但两者间具有明确的定向关系，前膜释放的神经递质仅作用于相对应的范围极为局限的突触后膜，故经典的突触传递也称为定向式突触传递(directed synaptic transmission)。

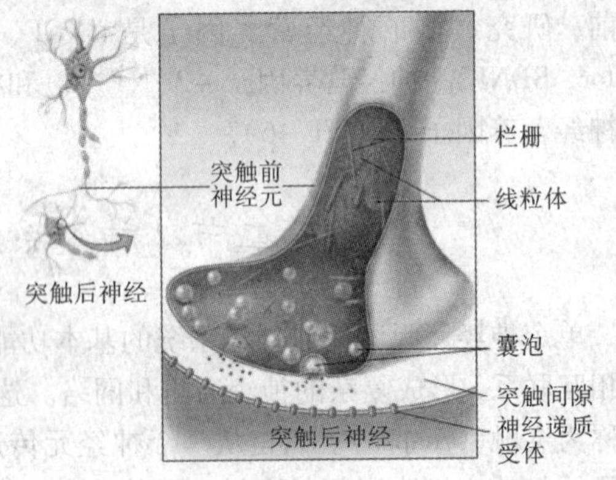

图10－5 突触结构模式图

在电子显微镜下，突触前膜和突触后膜较一般神经元膜稍增厚，约7.5 nm，突触间隙20～40 nm。在突触前膜内侧的轴浆内含有许多线粒体和囊泡(亦称突触小泡)。囊泡直径为20～80 nm，内含高浓度的神经递质。在不同的神经元，突触囊泡的大小和形态不完全相同，其内所含的神经递质各异。突触小泡通常聚集在突触前膜的特定部位即活性带(active zone)处，并在此释放神经递质。活性带含有许多与递质释放有关的蛋白质。与活性带相对应的突触后膜上具有与神经递质相应的受体或化学门控通道。按照突触活动后突触后神经元的功能状态被兴奋或被抑制，可将突触分为兴奋性和抑制性两类。其中，神经－骨骼肌接头可视为兴奋性突触。

2. 突触传递的过程

经典突触的传递过程是一个电－化学－电的传递过程，即突触前神经元的生物电变化，通过突触末梢释放的化学物质，最终引起突触后神经元生物电的改变。其主要环节如下：动作电位到达神经末梢，使突触前膜发生去极化→去极化到一定程度时，突触前膜电压门控Ca^{2+}通道开放、Ca^{2+}内流→突触前膜内侧胞浆Ca^{2+}浓度的瞬时增高触发突触小泡与突触前膜融合、通过出胞作用释放神经递质到突触间隙中→神经递质经突触间隙扩散到突触后膜、与后膜上的特异性受体或化学门控通道结合、引起后膜对某些离子的通透性改变→跨膜离子流动使突触后膜产生一定程度的去极化或超极化，形成突触后电位，从而将突触前神经元的信息传递到突触后神经元，引起突触后神经元活动的变化。

在上述过程中，突触前膜递质释放的量与进入突触前膜内的Ca^{2+}量呈正相关。临床实践和科学实验中，采用细胞外液低 Ca^{2+} 环境或运用钙拮抗药均可抑制神经递质的释放。神经递质释放后，突触前膜内增加的 Ca^{2+} 量可以被 Ca^{2+} 泵、$Na^+ - Ca^{2+}$ 交换体重新转运到细胞外，从而恢复突触前末梢内 Ca^{2+} 浓度。而那些释放到突触间隙中的神经递质可与突触后膜上的特异性受体结合完成信息传递。此外，剩余的神经递质也可被突触前膜重新摄取、转运至胶质细胞内或被突触间隙中的酶所降解。

3. 突触后电位

突触传递引起的突触后电位主要有兴奋性突触后电位和抑制性突触后电位两种形式。

（1）兴奋性突触后电位：突触后膜在兴奋性递质作用下产生的局部去极化电位活动称为兴奋性突触后电位（excitatory postsynaptic potential，EPSP）。兴奋性突触就是以突触后神经元能够产生 EPSP 为特征。如图 10－6，当神经冲动抵达突触前膜时，突触前膜释放兴奋性神经递质（如谷氨酸），该递质作用于突触后膜的相应受体，使化学门控通道开放，突触后膜对 Na^+、K^+ 的通透性增大，其中对 Na^+ 通透性增大尤其明显，使 Na^+ 的内流大于 K^+ 的外流，膜内正电荷增加，后膜产生局部去极化。

EPSP 是一种局部电位（局部兴奋），没有不应期。若突触前神经元活动增强或参与活动的突触数量增多，EPSP 可以发生总和（时间总和/空间总和），使电位幅度加大，当达到突触后神经元的阈电位水平时，则可以在突触后神经元的轴突始段诱发动作电位。

（2）抑制性突触后电位：突触后膜在抑制性神经递质的作用下产生的局部超极化电位变化称为抑制性突触后电位（inhibitory postsynaptic potential，IPSP）。如图 10－6，当神经冲动抵达突触前膜时，突触前膜释放抑制性递质作用于突触后膜的相应受体，使化学门控通道开放，后膜对 Cl^- 的通透性增大，使突触后膜产生超极化。也有证据表明，IPSP 的产生也与突触后膜 K^+ 通透性加大所引起的 K^+ 外流有关。

IPSP 使突触后神经元的膜电位与阈电位的距离增大而不易产生动作电位，即对突触后神经元产生了抑制效应。IPSP 是一种局部电位，可以发生总和。而抑制性突触电位总和后的效应是对突触后神经元产生更强的抑制作用。

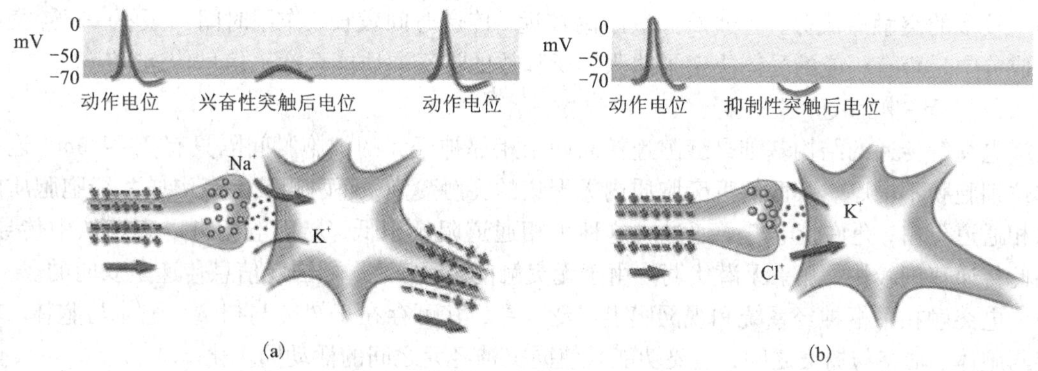

图 10－6　兴奋性突触后电位和抑制性突触后电位产生机制示意图

（a）兴奋性突触后电位；（b）抑制性突触后电位

由于一个神经元上均存在着大量的突触，而这些突触上的突触后电位既有 EPSP，也有 IPSP。因此，突触后膜电位的最终改变将取决于同时产生的 EPSP 和 IPSP 的总和。突触后神经元是被兴奋还是被抑制以及兴奋与抑制的程度将取决于这些突触传递产生的总和效应。

（二）非突触性化学传递

神经元之间的信息传递，除了发生在经典的突触部位外，还可以在没有典型突触结构的部位释放神经递质，释放的神经递质以弥散的方式到达附近的突触或远隔部位的神经元，影响多个靶细胞的功能，这种神经元间的信息传递方式称为非突触性化学传递（non-synaptic chemical transmission）。上述非突触性化学传递通常位于神经－平滑肌和神经－心肌接头处。交感肾上腺素能神经元的轴突末梢有多个分支，分支上形成串珠样的膨大样结构，称为曲张体（varicosity）。这些曲张体外无施万细胞包裹，而曲张体内含有大量的突触囊泡，囊泡内含高浓度的去甲肾上腺素。曲张体并不与平滑肌细胞形成经典的突触联系，而是沿着分支穿行于平滑肌细胞的组织间隙（图 10－7）。当神经冲动抵达曲张体时，递质从曲张体释放出来，通过弥散方式作用于平滑肌细胞的受体，产生一定的效应，从而实现细胞间的信息传递。

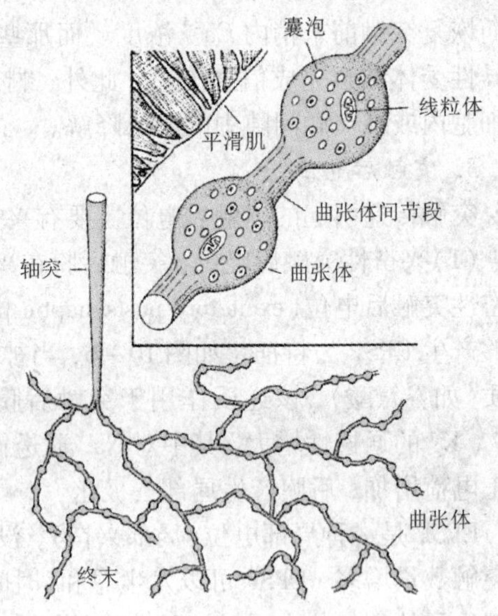

图 10－7 非突触性化学传递的结构模式图

非突触性化学传递也可见于中枢神经系统，所涉及的神经纤维除了肾上腺素能纤维，还有多巴胺能、5－羟色胺能以及胆碱能纤维等。例如，在大脑皮质内有直径很细的无髓鞘肾上腺素能纤维，其末梢分支上具有许多曲张体，能释放去甲肾上腺素。这种曲张体绝大部分不与支配的神经元形成经典的突触，因此是通过非突触性化学传递方式传递信息的。

非定向突触传递通常具有以下特点：①无突触前/后膜的特化结构；②曲张体与突触后靶点之间的距离较大（>20 nm）；③非定向性的弥散作用表现为一个曲张体释放的递质可作用于较多的突触后成分；且递质弥散距离较远，传递时间较长，作用时间长短不一；④突触后成分中是否有相应的受体决定了曲张体所释放的神经递质能否产生信息传递效应。

（三）电突触传递

电突触传递的结构基础是缝隙连接。两个相邻神经元的细胞膜间隔只有 2～4 nm，连接部位细胞膜不增厚。膜两侧近旁胞质内无聚集的突触囊泡，而两侧膜上有沟通两细胞胞质的水相通道蛋白，允许带电离子通过。这种水相通道阻抗很低，局部电流可以直接从中传导，因此传递速度较快，几乎无潜伏期。由于无突触前、后膜之分，因此信息传递是双向的。

电突触在中枢神经系统和视网膜上广泛存在，其可存在于树突与树突、胞体与胞体、轴突与胞体、轴突与树突之间，主要功能是使同类神经元之间的活动同步化。

二、神经递质和受体

经典化学性突触传递均是以神经递质为媒介、通过递质与特定受体的结合来完成相应的信息传递。神经递质和受体是化学性突触传递的最重要物质基础。

（一）神经递质

神经递质（neurotransmitter）是指由突触前神经元合成并在突触前膜释放，特异性作用于突触后神经元或效应器细胞上的受体，使突触后神经元或效应器细胞产生效应的信息传递物质。

1. 递质的鉴定

在人体的神经系统内存在多种化学物质，但不一定都是神经递质。一般认为，经典的神经递质应符合或基本符合以下条件：①突触前神经元内应具有合成该类递质的前体物质和合成酶系；②该物质储存于突触前膜突触小泡内，当兴奋冲动抵达末梢时递质可以从突触前膜释放；③递质自突触前膜释放后，能作用于后膜上相应受体发挥生理效应；实验条件下人为施加该类递质，能够产生相同的生理效应；④存在使这一递质失活的酶或其他方式（摄取回收等）；⑤通过特异的受体激动剂和拮抗剂，能够分别模拟或阻断该类物质的生理效应。

神经递质的种类较多，按其产生的部位，递质分为外周神经递质和中枢神经递质。

2. 神经调质

除神经递质外，神经元还能合成和释放另一类化学物质，它们并不在神经元之间起直接传递信息的作用，而是增强或减弱递质引起的效应，这类物质称为神经调质（neuromodulator），其所发挥的作用称为调制作用。由于神经递质在有些情况下可起到调质的作用，而在另外一些情况下调质也可发挥神经递质的作用，因此两者之间很难截然区分开。目前已知，递质和调质可达100多种，根据其化学结构，可将递质和调质大致分成若干个大类（表10－2）。

表10－2　哺乳类动物神经递质和神经调质的分类

分　类	主　要　成　员
胆碱类	乙酰胆碱
单胺类	多巴胺、组胺、5－羟色胺、去甲肾上腺素、肾上腺素
氨基酸类	谷氨酸、γ－氨基丁酸、甘氨酸、门冬氨酸
肽类	血管升压素、下丘脑调节肽、缩宫素、速激肽、阿片肽、脑－肠肽、心房钠尿肽、降钙素基因相关肽等
嘌呤类	腺苷、ATP
气体类	一氧化氮、一氧化碳，硫化氢
脂类	花生四稀酸及其衍生物（前列腺素等）、神经类固醇

3. 递质共存现象

过去认为，一个神经元内通常只存在一种递质，其神经末稍只释放同一种递质，该观点称为戴尔原则（Dale principle）。近年来的研究表明，两种或两种以上的递质（包括调质）能够共存于同一神经元内，这种现象称为递质共存（neurotransmitter co-existence）。递质共存现象的意义在于协调某些生理过程。

（二）受体

受体（receptor）是存在于细胞膜或细胞内能与某些化学物质（如递质、激素等）发生特异性结合并引起相应生物效应的特殊生物分子。通常将能与受体特异性结合并产生生物学效应的化学物质称为激动剂，只发生特异性结合但不产生生物学效应的化学物质则称为拮抗剂或阻断剂。无论是激动剂还是拮抗剂均统称为配体。

突触后膜的受体有多种亚型，表明一种递质能选择性地作用于效应器细胞并产生多样化的效应。例如，胆碱能受体可分为毒蕈碱受体(muscarinic receptor，M受体)和烟碱受体(nicotinic，N受体)，M受体可再分为M_1、M_2、M_3、M_4和M_5受体亚型，N受体分为N_1和N_2受体亚型。

受体不仅存在于突触后膜，也可存在于突触前膜上。突触前膜上的受体称为突触前受体。突触前受体激活后可对递质释放起反馈式调节作用。

(三)神经系统内相关神经递质及受体

1. 外周神经递质及其受体

(1)乙酰胆碱：乙酰胆碱(acetylcholine，ACh)是最早被发现的神经递质。能释放ACh的神经元称为胆碱能神经元，在外周神经，能够释放ACh的神经纤维则称为胆碱能纤维，包括躯体运动神经纤维、所有的自主神经节前纤维、大多数副交感节后纤维和少数交感节后纤维(支配汗腺和骨骼肌血管)。能够和乙酰胆碱结合的受体称为胆碱能受体，它包括两种类型。

1)毒蕈碱受体：大多数副交感神经节后纤维所支配的效应器细胞以及少数交感节后纤维支配的效应器细胞(汗腺和骨骼肌血管)膜上存在毒蕈碱受体。乙酰胆碱与上述受体结合后产生的效应包括心肌活动抑制、内脏平滑肌收缩、消化腺和汗腺分泌增加等。这些效应与植物中的毒蕈碱效应相似，因此将这类受体统称为毒蕈碱受体。

毒蕈碱、毛果芸香碱是M受体的激动剂。临床有机磷中毒时，患者会表现出多汗、流涎、腹痛、瞳孔缩小、心跳减慢等症状，这些症状就是由于ACh堆积，产生过强的M样作用所引起的。阿托品和山莨菪碱等是M受体阻断剂，可用于缓解有机磷中毒时患者出现的M样症状，还可用于扩瞳、解除平滑肌痉挛等。

2)烟碱受体：该受体存在于神经-骨骼肌接头处的终板膜及自主神经节的神经元突触后膜上，与乙酰胆碱结合后能导致骨骼肌和节后神经元兴奋。这些效应与植物中的烟碱效应相似，因此这些受体被称为烟碱受体，其作用称为N样作用。N受体可以分为两个亚型，神经节处神经元突触后膜上的N受体为N_1受体(神经元型)，骨骼肌终板膜上的N受体为N_2受体(肌肉型)。N_1和N_2受体均属于化学门控通道。筒箭毒可以阻断N_1和N_2受体；六烃季铵可选择性阻断N_1受体；十烃季铵可选择性阻断N_2受体。临床上常用筒箭毒和十烃季铵作为肌肉松弛剂。此外，有机磷中毒时，患者除了出现M样症状外，ACh也能在神经肌接头处过度蓄积而刺激N受体，使面、眼睑、四肢和全身骨骼肌发生肌纤维颤动。

(2)去甲肾上腺素：大部分交感神经节后纤维释放的递质是去甲肾上腺素(norepinephrine，NE)。在外周，多数交感节后纤维(除支配温热性汗腺和骨骼肌血管的交感舒血管纤维外)释放的递质是NE，以NE为递质的神经纤维称为肾上腺素能纤维。目前尚未发现以肾上腺素(E)为递质的神经纤维。而能与儿茶酚胺类(包括去甲肾上腺素和肾上腺素等)物质结合的受体则称为肾上腺素能受体。这种受体分布于大部分交感神经节后纤维支配的效应器细胞上，可分为α型和β型。

1)α受体：α受体兴奋后，可兴奋平滑肌(α_1受体)，如扩瞳肌收缩，瞳孔开大；血管收缩，外周阻力增大，血压升高。但其对平滑肌也有抑制效应，如使小肠平滑肌舒张(α_2受体)。酚妥拉明可以阻断 α_1 和 α_2 受体，哌唑嗪可以选择性阻断 α_1 受体，而育亨宾可以选择性阻断 α_2 受体。此外，肾上腺素能纤维末梢存在有 α_2 受体，该类受体属于突触前受体，其作用在于调节神经末梢递质的释放。当末梢释放的 NE 超过一定量时，即能与 α_2 受体结合，负反馈性抑制 NE 的释放。正是基于此，临床上可应用 α_2 受体激动剂，如可乐定，治疗高血压。

2)β 受体：β 受体兴奋后能产生抑制平滑肌效应(β_2 受体)，如冠状动脉舒张、支气管舒张等。而对心肌的效应却是兴奋性(β_1 受体)。普萘洛尔(心得安)可同时阻断 β_1 和 β_2 受体；阿替洛尔和美托洛尔(倍他乐克)可高选择性阻断 β_1 受体；丁氧胺(心得乐)可高选择性阻断 β_2 受体。因此，临床上心绞痛患者伴有呼吸系统疾病时，应采用阿替洛尔或美托洛尔达到单独阻断心肌上的 β_1 受体，同时不影响支气管平滑肌(β_2 受体)舒张的目的。

(3)嘌呤类或肽类递质：嘌呤类或肽类递质是自主神经节后纤维中除胆碱能、肾上腺素能纤维外的第三类纤维所释放的递质。该类纤维主要存在于胃肠，胞体位于壁内神经丛中，接受副交感神经节前纤维的支配。递质为三磷酸腺苷(ATP)或肽类，其作用与胃肠平滑肌舒张有关。

2. 中枢神经递质及其受体

(1)乙酰胆碱：胆碱能神经元在中枢神经系统中分布广泛。脊髓前角 α 运动神经元、丘脑后腹核的特异性投射神经元、脑干网状结构上行激动系统及丘脑非特异性投射系统的各个环节、尾核以及边缘系统中杏仁核、海马等结构内的某些神经元均属于胆碱能神经元。与外周相似，中枢内胆碱能受体也分为 M 受体和 N 受体。中枢内的乙酰胆碱能神经元对感觉、运动功能产生重要影响，并且能增进学习和记忆能力。临床上的阿尔茨海默病患者，其基底前脑中胆碱能神经元出现选择性退行性改变。因此，临床上可通过提高脑内胆碱能系统的功能性活动来治疗该病。

(2)单胺类：主要包括多巴胺、5－羟色胺和去甲肾上腺素。

多巴胺(dopamine，DA)能神经元主要存在于脑内的三个部位，如黑质－纹状体，中脑－边缘系统和下丘脑弓状核部位的结节－漏斗部。多巴胺能系统主要参与调节躯体运动、精神情绪活动、垂体内分泌功能等。临床上多巴胺能系统功能障碍时，可出现明显的运动和精神活动异常。如帕金森病就是黑质多巴胺能神经元退变的结果，而精神分裂症则与脑内多巴胺能系统功能性增强有关。

5－羟色胺(5－HT)能神经元主要位于低位脑干(如中缝核内)，其功能与睡眠、体温、情绪反应、痛觉等活动的调节有关。

中枢神经系统内，以 NE 为递质的神经元称为去甲肾上腺素能神经元，其胞体主要位于低位脑干(尤其是中脑网状结构、脑桥蓝斑以及延髓网状结构的腹外侧部分)和下丘脑。NE 有维持脑电和行为觉醒、维持血压、体温、情绪以及某些神经内分泌功能的重要作用。而以肾上腺素为递质的神经元称为肾上腺素能神经元，其胞体主要位于延髓。

(3)氨基酸类

1)兴奋性氨基酸：主要有谷氨酸和门冬氨酸。谷氨酸在中枢神经系统内含量很高(如大脑皮质和脊髓背角)。谷氨酸是感觉传入纤维和大脑皮质内的兴奋性递质。其受体可有离子型和代谢型两类。离子型受体(inotropic receptor)激活时主要是增加 Na^+、K^+ 或 Ca^{2+} 的通透性。但是，当兴奋性氨基酸浓度过度增高时，会造成大量 Ca^{2+} 内流而引起神经元死亡，此为谷氨酸毒性作用。谷氨酸代谢型受体(metabotropic receptor)属于 G 蛋白耦联受体。

2)抑制性氨基酸：主要有γ-氨基丁酸和甘氨酸：①γ-氨基丁酸(GABA)：大脑皮质浅层和小脑皮质的浦氏细胞层内含量最多。一般认为，GABA是一种抑制性递质。GABA受体中的亚型$GABA_A$是Cl^-通道；$GABA_B$则是G蛋白耦联受体。②甘氨酸：甘氨酸在脊髓前角含量最高，是由脊髓前角闰绍细胞的轴突末梢释放的一种抑制性递质，对脊髓前角α运动神经元起抑制作用。临床上破伤风杆菌的毒素能够阻断闰绍细胞释放甘氨酸，从而使脊髓前角α运动神经元活动亢进，引起惊厥。

(4)肽类：脑内具有多种肽类递质，如脑啡肽等。脑啡肽在纹状体、下丘脑前区、中脑中央灰质，杏仁核及脊髓背角胶质区等部位较高，可能是调控痛觉传入的递质；脑内还有脑肠肽，如缩胆囊肽(CCK)、血管活性肠肽等，其中CCK具有抑制摄食行为的作用。

三、反射活动的一般规律

反射是神经系统功能活动的基本形式。反射是指机体在中枢神经系统参与下，对内外环境刺激所做出的规律性应答反应。反射的结构基础是反射弧(reflex arc)，它由五个部分组成，即：感受器、传入神经、神经中枢、传出神经和效应器。感受器能够感受机体内、外的环境变化，并将这种变化转换成神经信号，通过传入神经纤维传到相应的神经中枢，中枢对传入信号进行分析综合后作出反应，再经传出神经纤维传至效应器，改变后者的活动状态。例如，当叩击股四头肌肌腱时，就刺激了股四头肌中的感受器(肌梭)，使肌梭兴奋，通过传入神经纤维将信息传至脊髓，脊髓对传入的神经信息进行分析、综合，然后通过传出神经纤维将兴奋传到效应器(股四头肌)，引起股四头肌的收缩，完成膝反射(knee reflex)。

反射活动的顺利完成需要反射弧的结构和功能的完整。在自然条件下，反射活动过程中如果反射弧中的任何一部分被破坏，都将导致这一反射的消失。反射调节是机体重要的调节机制，它使机体的动作更加准确、精巧和协调，从而能精确地适应内、外环境变化。

(一)反射活动

早在17世纪，人们就观察到机体对一些环境刺激具有规律性的应答反应，例如，机械刺激角膜可以规律性地引起眨眼等。著名生理学家巴甫洛夫发展了反射的概念，将反射分为非条件反射和条件反射两类。非条件反射是指生来就有、数量有限、比较固定和形式低级的反射活动。它是人和动物在长期的种系发展中形成的，对于个体和种系的生存具有重要意义；而条件反射则为后天形成、通过后天学习和训练而形成的形式高级的反射活动。它是人和动物在个体生活过程中，按照所处的生活条件，在非条件反射的基础上不断建立起来的，其数量无限，可以建立，也可以消退。

尽管每一反射都有自己特定的反射通路，但其复杂程度取决于反射弧的中枢部位。反射弧中若只有传入和传出两个神经元，经过一次突触接替，此种反射称为单突触反射，如腱反射。而在中枢内经过多次突触接递的反射则称为多突触反射。人类和高等动物体内的反射大部分均属于多突触反射。在整体情况下，不论反射弧的简单或复杂，其传入冲动在进入脊髓或脑干后，除了在同一水平与传出部分发生联系并发出传出冲动外，均有上行传入冲动传递至更高级中枢。通过位于更高级水平的整合，再发出下行冲动信息来调控反射的传出冲动，由此使反射活动更具精确性和适应性。

(二)中枢神经元的联系方式

按神经元在反射弧中的功能可分为传入神经元、中间神经元和传出神经元三类，其中传入神经元数量较传出神经元多1～3倍，中间神经元的数量最多。神经元的的联系非常复杂，有单线式、辐散式、聚合式、链锁式和环式等几种(图10-8)。

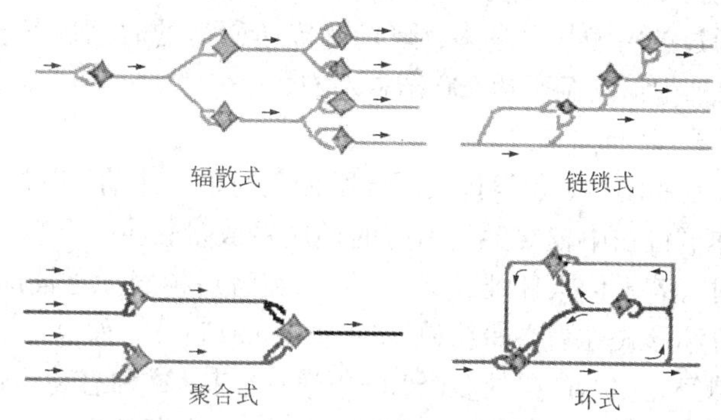

图10-8　中枢神经元的联系方式

单线式联系是指一个突触前神经元仅与一个突触后神经元发生突触联系的方式。例如，视网膜中央凹处常见到一个视锥细胞仅与一个双极细胞联系，而该双极细胞也只与一个神经节细胞联系，此种联系方式使视锥细胞具有较高的分辨能力。一般情况下，单线式联系在中枢神经系统内较为少见。

辐散式联系是指一个神经元的轴突通过分支与许多神经元建立突触联系。即一个神经元的兴奋可以引起多个神经元同时兴奋或抑制。中枢神经系统通过这种联系，可以把一个神经元的兴奋同时传达到许多其他神经元，从而扩大影响。辐散式联系在感觉传入通路中较为多见。

聚合式联系是指多个神经元轴突末梢与同一个神经元建立突触联系。此种方式能使许多神经元的作用集中到同一个神经元上，使源自不同神经元的兴奋和抑制在同一个神经元上发生整合现象，导致后者被兴奋或被抑制。与辐散式联系不同，聚合式联系在传出通路中较为多见。

中枢神经系统内，聚合式和辐散式联系常共同存在，并通过中间神经元组成了多种更加复杂的联系方式，如呈链锁式联系或环式联系，是机体产生反馈调节的结构基础。兴奋通过链锁式联系，在空间上加大了作用范围；兴奋通过环式联系，可因负反馈而使活动及时终止，或因正反馈而使兴奋增强或延续(例如后放现象)。

(三)中枢兴奋传播的特征

在进行反射活动时，兴奋在反射弧中枢部分传播，要比在神经纤维上的传导复杂得多。由于中枢神经元之间复杂的联系以及中枢突触的固有特性，中枢兴奋传播具有与外周兴奋传递不同的特征，主要表现在以下方面。

1. 单向传递

在反射活动中，兴奋通过化学性突触传递时只能从突触前神经元向突触后神经元单向进行而不能逆向进行。如刺激脊髓背根可以在腹根引出动作电位，刺激腹根则不能在背根上引出动作电位。单向传递是由突触本身的结构和递质释放等因素所决定，因为神经递质通常是由突触前膜释放的。但近年来有研究指出，突触后的细胞也能释放一些物质(如NO等)，逆向传递到突触前神经末梢，改变突触前神经元的递质释放过程，但与兴奋传递无直接关系。

2. 中枢延搁

兴奋通过中枢传播时往往比较缓慢，称为中枢延搁(central delay)。原因是兴奋通过化学性突触传递时需经历突触前神经递质释放、递质在突触间隙扩散以及和突触后膜上受体结合、改变后膜离子通透性等多个环节，因而耗费时间较长。据测定，兴奋通过一个突触所需时间为0.3～0.5毫秒，比在同样距离的神经纤维上传导要慢得多。因此，在反射活动中，兴奋通过的突触数目越多，则兴奋传递所需的时间就越长。例如，大脑皮质所参与的反射活动，其中枢延搁可达500毫秒左右。

3. 总和

在中枢内，单根传入纤维所传入的单一冲动，通常不能引起反射性传出效应。因为一个动作电位在中枢突触处引起的递质释放量较少，产生的EPSP较小，达不到阈电位。但如果同时有若干传入纤维兴奋，在同一突触后神经元上同时产生的多个EPSP就会总和起来，这一总和形式称为空间总和(spatial summation)。如果在单一纤维上给予连续刺激，就会使突触后神经元相继产生的多个EPSP总和起来，这种总和形式称为时间总和(temporal summation)。若干神经纤维对同一神经元引起的IPSP也可发生叠加，从而发生抑制的总和。

同样，总和现象在周围神经系统的感受器电位(receptor potential)上也可发生，从而形成动作电位。

4. 兴奋节律的改变和后放

在某一反射活动中，传出神经发出的冲动频率往往与传入神经上的频率不同。传出神经元的兴奋节律除取决于传入冲动的节律外，还取决于中间神经元和传出神经元的功能状态。如果反射通路中存在环路式正反馈联系，或效应器活动后又有继发的反馈性传入，则可使反射效应在刺激停止后仍能持续一段时间(后发放或后放电)。此外，在发生反射活动时，效应器的感受装置(如肌梭)也受到刺激，可产生冲动传入中枢，使反射活动得到维持或纠正，这也是产生后发放的原因之一。

5. 对内环境变化的敏感性和易疲劳性

突触间隙与细胞外液沟通，故突触对内环境的变化十分敏感，缺氧、CO_2过多、麻醉剂、pH及某些药物等均可影响化学性突触传递。例如，酸中毒可引起神经元兴奋性降低，甚至引起昏迷；数秒的脑细胞缺氧即可导致意识丧失；咖啡因类药物可使神经元的阈值下降，提高神经元的兴奋性；大部分麻醉剂可以提高神经元发生兴奋的阈值，阻断脑内突触传递。此外，在反射活动中，突触部位是反射弧中最易疲劳的环节。实验发现，较高频率电刺激突触前神经元，经过一段时间后，突触后神经元的放电频率逐渐下降，反射活动明显减弱的疲劳现象。疲劳产生的原因可能与神经递质的耗竭有关。

(四)中枢抑制

中枢神经系统的反射活动包括兴奋和抑制两个基本过程。任何反射活动均按一定的次序和强度协调进行，是中枢内兴奋活动和抑制活动的综合结果。中枢抑制的本质是突触活动的抑制，而根据突触活动时抑制发生在突触后膜还是突触前膜，可将中枢抑制分为突触后抑制(postsynaptic inhibition)和突触前抑制(presynaptic inhibition)两类。

1. 突触后抑制

突触后抑制的主要结构基础是抑制性中间神经元。突触前的抑制性神经元释放抑制性神经递质，使突触后神经元产生抑制性突触后电位(IPSP)，从而使突触后神经元受到抑制，故突触后抑制称为超极化抑制。根据抑制性中间神经元在神经通路中联系方式的不同，可将突触后抑制分为以下两种形式。

(1)传入侧支性抑制：传入神经纤维进入中枢后，在兴奋一个中枢神经元的同时，发出侧支兴奋一个抑制性中间神经元，通过后者的兴奋转而抑制另一个中枢神经元，这种现象称为传入侧支性抑制(afferent collateral inhibition)或交互抑制。例如，伸肌肌梭的传入纤维进入中枢后，直接兴奋支配伸肌的α运动神经元；同时发出侧支兴奋抑制性中间神经元，转而抑制支配屈肌的α运动神经元，导致伸肌收缩而屈肌舒张(图10-9)。这种抑制方式不仅发生在脊髓，在脑内也有，脑内的吸气中枢和呼气中枢之间、体温调节中枢的产热中枢和散热中枢之间也都存在交互抑制，它能使不同中枢之间的活动协调起来。

(2)回返性抑制：某一中枢神经元兴奋时，其传出冲动沿轴突外传的同时，还经轴突侧支兴奋另一个抑制性中间神经元，而后者释放抑制性神经递质，反向抑制原先发生兴奋的神经元及同一中枢的其他神经元，这种现象称回返性抑制(recurrent inhibition)。这一抑制效应是以神经元之间的环路式联系为基础的负反馈抑制，其意义在于使神经元的活动及时终止，并使同一中枢内的多个神经元的活动同步化。例如，脊髓前角运动神经元发出轴突支配骨骼肌时，也在脊髓内发出侧支兴奋闰绍细胞。闰绍细胞是抑制性中间神经元，兴奋时释放甘氨酸，回返性抑制原先发动兴奋的神经元和其他同类神经元(图10-9)。

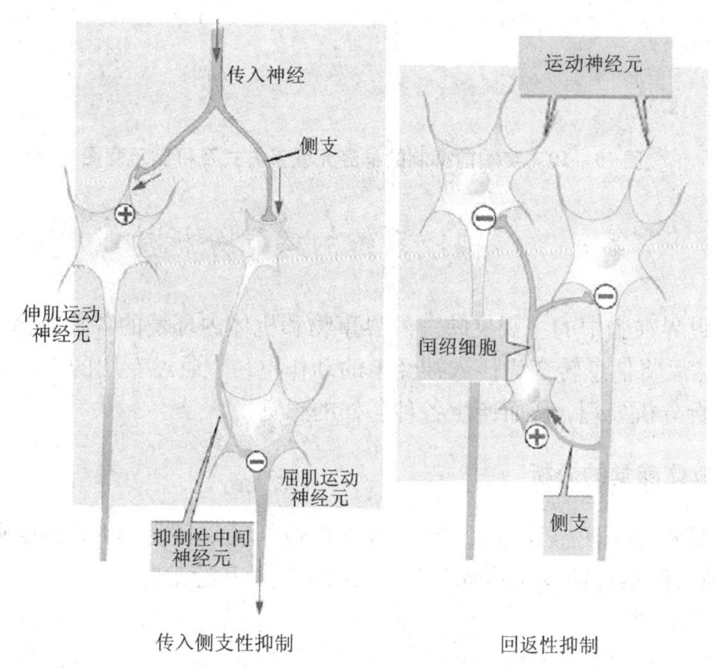

图10-9　传入侧支性抑制和回返性抑制示意图

2. 突触前抑制

突触前抑制的主要结构基础是轴-轴型突触，是通过改变突触前膜的活动而使突触后神经元产生抑制的现象。图10-10显示这种突触关系，B纤维末梢与运动神经元C构成轴突-胞体突触，能兴奋该运动神经元；A纤维末梢与B纤维末梢构成轴突-轴突突触，但与运动神经元C不直接形成突触。当B纤维兴奋抵达末梢时，可引致运动神经元产生一定大小的EPSP；当仅有A纤维兴奋冲动传入时，C运动神经元不发生反应。如果先使A纤维兴奋，一定时间后再使B纤维兴奋，则运动神经元产生的EPSP明显减小。突触前抑制产生的机制目前尚未完全明了，但这种抑制是通过轴-轴型突触活动使到达轴突突触前膜的动作电位幅度减小，从而引起轴突末梢钙内流减少，兴奋性递质释放减少而造成的。这种抑制被称为突触前抑制，属于去极化抑制。

突触前抑制在中枢神经系统内广泛存在，尤其多见于感觉传入途径。它的生理意义是控制从外周传入中枢的感觉信息，使感觉更加清晰和集中，因此，对调节感觉传入活动有重要作用。

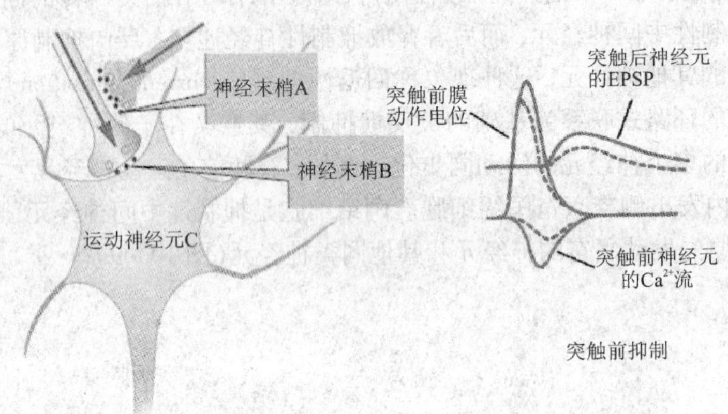

图 10－10　突触前抑制的神经元联系方式及机制示意图

第三节　神经系统的感觉分析功能

感觉是客观世界在脑中的主观反映。外界事物和机体内环境的各种刺激，首先由一定的感受器所感受，然后将信息转变为传入神经上的动作电位，通过专用的神经通路传向大脑皮质的特定区域进行分析处理，从而产生各种各样的感觉。

一、中枢对躯体感觉的分析

一般将躯体感觉分为浅感觉和深感觉，浅感觉包括触－压觉（触觉和压觉）、温度觉（热觉和冷觉）和痛觉；深感觉即本体感觉，主要包括位置觉和运动觉。

（一）躯体感觉概述

1. 触－压觉

触－压觉是触觉和压觉的统称，两者均由皮肤受机械性刺激而引起，压觉实为持续性触觉。其感受器呈点状分布，分布不均匀，因此不同部位的敏感性各异。人的鼻、口唇和指尖等处，感受器分布密度很高，故这些部位对触压觉敏感性高；而腕和足等处的感受器密度低，故敏感性较低。触－压觉在内侧丘系和前外侧系两条通路中上行，这两个系统中传导的触－压觉类型是不同的。经内侧丘系传导的精细触－压觉与刺激的具体定位、空间和时间的型式等有关，而经脊髓丘脑束传导的粗略触－压觉仅有粗略定位的功能。

2. 温度觉

温度觉有热觉和冷觉之分。实验表明，冷觉感受器多于热觉感受器，前者为后者的4～10倍。冷觉感受器对10℃～38℃的温度起反应，其传入神经为 A_δ 和C类纤维；而热觉感受器主要感受30℃～45℃的温度，其传入神经为C类纤维。当皮肤温度超过46℃，热觉突然消失，代之出现痛觉。

3. 本体感觉

本体感觉主要是躯体深部的肌肉、肌腱、骨膜和关节等处的组织结构对躯体的空间位置、姿势、运动状态和运动方向的感觉，其感受器主要包括肌梭、腱器官和关节感受器等。用微电极的研究表明，感觉皮质的许多神经元主要对运动时的体位，而不是对静止时的体位起反应。

4. 痛觉

痛觉是机体受到伤害性刺激时产生的一种不愉快或痛苦的感觉，常伴有情绪变化和自主神经反应。痛觉感受器是游离的神经末梢。痛觉的形成不存在适宜刺激，任何形式（机械、温度、化学）的刺激只要达到对机体伤害的程度均可使痛觉感受器兴奋，因而痛觉感受器又称伤害性感受器。不同于体内其他感受器的是，痛觉感受器没有适应性；相反，感受器对相同的伤害性刺激会越来越敏感。痛觉为机体提供遭遇危险的警报信号，对机体具有保护意义。按照来源而分，痛觉有躯体痛和内脏痛之分。而躯体痛包括体表痛和深部痛。

（1）体表痛：当伤害性刺激作用于皮肤时，可先后出现两种性质不同的痛觉，即快痛和慢痛。快痛是一种尖锐而定位清楚的“刺痛”，产生和消失迅速。慢痛是一种定位不明确的“烧灼痛”，它在刺激后0.5～1.0秒甚至更长时间开始，痛感强烈而难以忍受，持续时间较长，并常伴有情绪反应及心血管和呼吸活动等方面的变化。快痛和慢痛分别由 A_{δ} 和C类纤维传导。

（2）深部痛：发生在躯体深部，如骨、关节、骨膜、肌腱、韧带和肌肉等处的痛感称为深部痛。深部痛一般表现为慢痛，其特点是定位不明确，可伴有恶心、出汗和血压改变等自主神经反应。

（二）感觉传入通路

1. 温觉与粗触－压觉的传入通路

传导躯干和四肢浅感觉的通路由三级神经元组成。第一级神经元的胞体在脊神经节，其周围突与躯干和四肢皮肤内的感受器相连，中枢突经后根进入脊髓，在脊髓背角的不同层次进行突触接替。第二级神经元的纤维经白质前联合交叉到对侧，在脊髓前外侧1/4部分形成前外侧索。其中传导痛觉和温度觉的纤维走行于外侧而形成脊髓丘脑侧束；传导粗略触－压觉的纤维大部分交叉至对侧腹侧，小部分不交叉，从而形成脊髓丘脑前束。脊髓丘脑束上行终止于丘脑腹后外侧核。第三级神经元的胞体在丘脑腹后外侧核，由此核发出的纤维经内囊投射到中央后回的中、上部和中央旁小叶后部。

来自头面部的痛觉和温度觉冲动主要由三叉神经脊束核中继，而触－压觉与本体感觉则主要由三叉神经脑桥核中继。自三叉神经脑桥核和脊束核发出的二级纤维越至对侧组成三叉丘系，与脊髓丘脑束毗邻上行，终止于丘脑腹后内侧核。丘脑腹后内侧核发出的纤维经内囊投射到中央后回的下部。

2. 本体感觉与精细触－压觉的传入通路

传导本体感觉和精细触－压觉的通路也由三级神经元组成。第一级神经元的胞体在脊神经节，其周围突与分布于肌、腱、关节等处的感受器相连接；中枢突经脊神经的后根进入脊髓，在同侧后索内形成薄束和楔束，上行到延髓，分别与薄束核和楔束核内的第二级神经元形成突触联系。换元后的第二级神经元发出纤维交叉至对侧组成内侧丘系，投射到丘脑的腹后外侧核。第三级神经元的胞体在丘脑腹后外侧核，由此核发出的纤维经内囊投射到中央后回的中、上部和中央旁小叶后部，部分纤维投射至中央前回(图 10－11)。

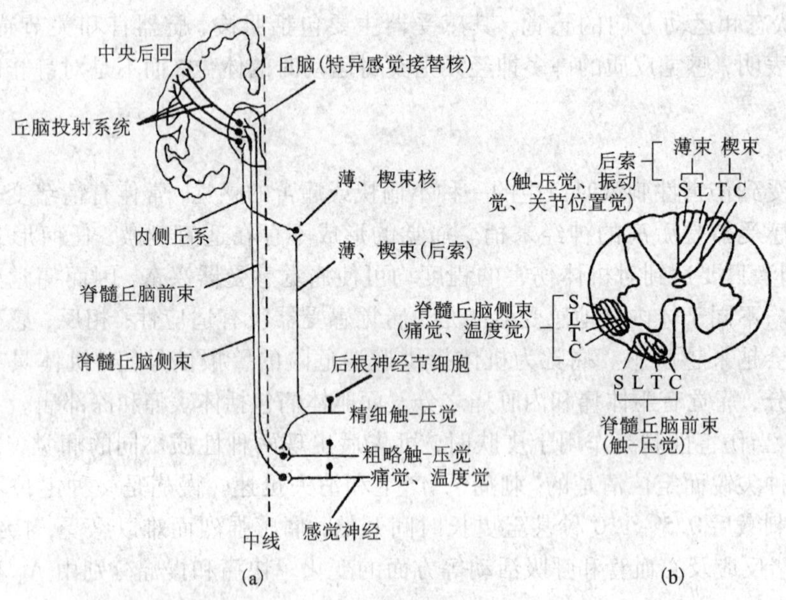

图 10－11 躯体感觉传导通路及脊髓横断面示意图

(a)躯体感觉传导通路；(b)感觉通路的脊髓横断面

S—骶；L—腰；T—胸；C—颈

(三)丘脑在感觉形成中的作用

丘脑是除嗅觉外的各种感觉传入通路的重要中继站，能对感觉传入进行初步的分析和综合。

1. 丘脑的主要核团

丘脑的核团或细胞群可分为以下三大类。

(1)第一类细胞群：它们接受第二级感觉投射纤维，换元后投射到大脑皮质感觉区，故称为特异感觉接替核。主要包括后腹核(腹后内侧核和腹后外侧核)、内侧膝状体和外侧膝状体等。腹后外侧核是脊髓丘脑束与内侧丘系的换元站，与躯干、肢体感觉的传导有关；腹后内侧核是三叉丘系的换元站，负责传递头面部感觉信号。此外，内侧膝状体和外侧膝状体分别是听觉和视觉传导通路的换元站，它们发出纤维分别投射到大脑皮质的听觉区和视觉区。

(2)第二类细胞群：它们接受来自特异感觉接替核和其他皮质下中枢的纤维，换元后投射到大脑皮质特定区域，协调各种感觉在丘脑和大脑皮质的功能联系，故称为联络核。主要有丘脑前核、丘脑外侧核和丘脑枕核等。如丘脑前核接受来自下丘脑乳头体的纤维，并发出纤维投射到大脑皮质扣带回，参与内脏活动的调节；丘脑外侧核主要接受来自小脑、苍白球和后腹核的纤维，而后发出纤维投射到大脑皮质运动区参与运动调节。

(3)第三类细胞群：它们是指靠近中线的所谓内髓板内各种结构，主要是髓板内核群，包括中央中核、束旁核、中央外侧核等。这些细胞群经多突触换元接替后弥散地投射到整个大脑皮质，被称为非特异投射核，对维持和改变大脑皮质的兴奋状态有重要作用。

2. 感觉投射系统

丘脑向大脑皮质的感觉投射系统有两类，即特异投射系统与非特异投射系统。

(1)特异投射系统：丘脑特异感觉接替核及其投射至大脑皮质的神经通路称为特异投射系统(specific projection system)。它们投向大脑皮质的特定区域，具有点对点的投射关系。投射纤维主要终止于感觉皮质的第四层，与该层内神经元构成突触联系；还通过多个中间神经元接替，与大锥体细胞形成兴奋性突触联系。特异性投射系统的主要功能是引起特定的感觉，激发大脑皮质发出传出冲动。联络核在结构上大部分也与大脑皮质有特定的投射关系，也属于特异性投射系统，但它不引起特定的感觉，主要起联络和协调作用。

(2)非特异投射系统：丘脑非特异投射核及其投射至大脑皮质的神经通路称为非特异投射系统(nonspecific projection system)。该系统经多次换元并弥散性投射到大脑皮质的广泛区域，因而与皮质不具有点对点的投射关系；同时，它通过脑干网状结构，间接接受来自感觉传导通路第二级神经元侧支的纤维投射，因此该系统失去了专一的感觉传导功能，不能引起各种特定的感觉，起维持和改变大脑皮质兴奋状态的作用。只有在非特异投射系统维持大脑皮质清醒状态的基础上，特异性投射系统才能发挥作用，形成清晰的特定感觉。

(四)大脑皮质感觉代表区

从丘脑腹后核携带的躯体感觉信息经特异投射系统投射到大脑皮质的躯体感觉代表区，主要有体表感觉区和本体感觉区。

1. 体表感觉代表区

有第一和第二两个感觉区，第一感觉区更为重要。

(1)第一感觉区：位于中央后回，相当于 Brodmann 分区的 3－1－2 区。第一感觉区的投射规律是：①交叉投射，即左侧躯体的感觉投射在右侧皮质，右侧躯体的感觉投射在左侧皮质，但头面部感觉的投射是双侧的；②投射区域的大小与躯体感觉的灵敏度有关，感觉灵敏度高的部位，如手，尤其是拇指和示指代表区面积很大，相反，躯干代表区则很小；③呈倒立的人体投射，即下肢代表区在顶部，膝以下代表区在半球内侧面，上肢代表区在中间，而头面部代表区则在底部，总体安排是倒置的，但头面部代表区内部安排却是正立的。第一体表感觉区定位明确而且清晰。

中央后回皮质的细胞呈纵向柱状排列，从而构成感觉皮质最基本的功能单位，称为感觉柱(sensory column)。一个柱内的神经元对同一感受野的同一类感觉刺激起反应，是一个传入－传出信息整合处理单位。一个细胞柱兴奋时，其相邻细胞柱即受抑制，形成兴奋和抑制镶嵌的模式。这种形态和功能的特点，在第二感觉区、视区、听区和运动区中也同样存在。

(2)第二感觉区：在人脑位于中央前回与脑岛之间，面积远比第一感觉区小。呈双侧性的、正立的人体投射分布，对感觉仅有粗糙的分析作用，定位也较差。人类切除第二体表感觉区后，并不产生显著的感觉障碍。

2. 本体感觉代表区

中央前回(4 区)是主要运动区，也是本体感觉代表区。在较低等哺乳动物如猫、兔等，体表感觉区与运动区基本重合，称为感觉运动区。在灵长类动物如猴、猩猩等，两区逐渐分离，前者位于中央后回，后者位于中央前回，但这种分化也是相对的。关节和肌梭的感觉传入冲动可投射到运动区，但运动区主要接受从小脑和基底神经节传来的反馈信息。

二、中枢对内脏感觉的分析

内脏中温度觉和触－压觉感受器很少，无本体感受器，但有痛觉感受器。因此，内脏感觉主要是痛觉。

（一）内脏感觉概述

1. 内脏痛特点

内脏痛是临床常见症状，常由机械性牵拉、痉挛、缺血和炎症等刺激所诱发。内脏痛的特点是：①定位不准确，如腹痛时常不易明确分清疼痛发生的部位，这是内脏痛最主要的特点，其原因是痛觉感受器在内脏的分布比在躯体要稀疏得多；②发生缓慢，持续时间较长，但有时也可较快发生，疼痛也可以非常剧烈；③对机械性牵拉、缺血、痉挛和炎症等刺激十分敏感，而对切割、烧灼等刺激不敏感；④常伴有不愉快的情绪活动和恶心、呕吐、血压变化等自主神经反应，这可能是由于内脏痛的传入通路与引起这些自主神经反应的通路之间存在密切的联系。了解疼痛的部位、性质和时间等规律对于某些疾病的诊断具有十分重要的参考价值。

2. 牵涉痛

某些内脏疾病时，患者自觉疼痛部位不在内脏而在体表某一部位。这种因内脏疾患引起远隔的体表部位发生疼痛或痛觉过敏的现象称为牵涉痛（referred pain）。例如，心肌缺血时，可发生心前区、左肩和左上臂的疼痛；胆囊炎、胆石症发作时，右肩区可出现疼痛；阑尾炎时，初期可出现上腹部或脐周疼痛。了解牵涉痛的部位，对诊断某些内脏疾病具有一定的意义。

牵涉痛的发生机制仍不清楚，目前有会聚学说和易化学说。会聚学说认为来自内脏痛和躯体痛的传入纤维会聚到脊髓同一水平的同一个后角神经元，即两者通过同一通路上传，且因为疼痛刺激多来源于体表部位，大脑皮质更习惯于识别体表信息，因而把内脏痛误以为体表痛［图 10－12（a）］。易化学说认为来自内脏和躯体的传入纤维到达脊髓后角同一区域内彼此非常接近的不同神经元，由患病内脏传来的冲动可提高邻近的躯体感觉神经元的兴奋性，从而对体表传入冲动产生易化作用，使平常不至于引起疼痛的刺激信号变为致痛信号［图 10－12（b）］。

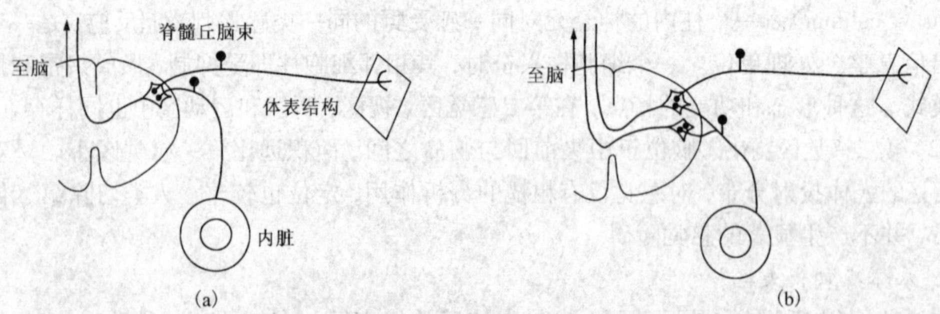

图 10－12 牵涉痛的会聚学说和易化学说示意图

（a）会聚学说；（b）易化学说

（二）传入通路

内脏感觉的传入神经为自主神经，包括交感神经和副交感神经（图 10－13）。它们的细胞体主要位于脊髓胸$_7$～腰$_2$和骶$_2$～骶$_4$后根，以及第Ⅶ、Ⅸ、Ⅹ对脑神经节内。内脏感觉的传入冲动进入中枢后沿着躯体感觉的同一通路上行，即沿着脊髓丘脑束和感觉投射系统到达大脑皮质。

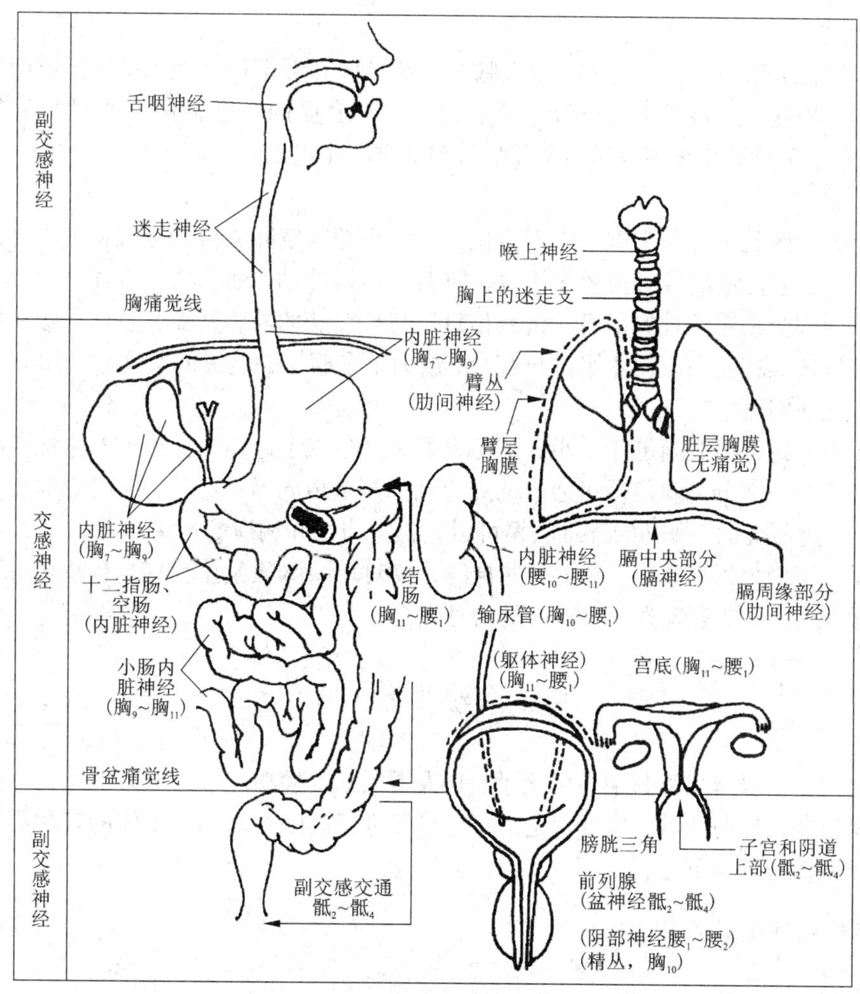

图 10－13　内脏感觉传入神经通路的示意图

位于胸痛觉线和骨盆痛觉线之间的器官，其痛觉通过交感神经纤维传入；在胸痛觉线以上和骨盆痛觉线以下的器官，其痛觉通过副交感神经纤维传入

（三）内脏感觉皮质代表区

内脏感觉的皮质代表区混杂在体表第一感觉区中。人脑的第二感觉区、运动辅助区和边缘系统也与内脏感觉有关。

三、中枢对特殊感觉的分析

(一)视觉

视觉皮质代表区位于枕叶距状裂的上、下缘。视皮质也有六层结构，在表浅4C层的细胞能产生移动的、位置的和立体的视觉，在深部4C层的细胞则能产生颜色、形状、质地和细微结构的视觉，而在二、三层内含有的多簇状细胞也与色觉有关。

(二)听觉

听觉皮质代表区位于颞叶上部，在人脑位于颞横回和颞上回。在人类，低音调组分分布于听皮质的前外侧，而高音调组分分布于后内侧。听皮质的各个神经元能对听觉刺激的激发、持续时间、重复频率等诸参数，尤其是传来的方向作出反应。

(三)平衡感觉

人体的平衡感觉主要与头部的空间方位有关。头部的空间方位在很大程度上决定于前庭感受器的传入，但视觉信号的提示作用也很重要。传入冲动也来自关节囊本体感受器，它提供了身体不同部分相对位置的信息。传入信息还来自皮肤的外感受器，尤其是触-压觉感受器。以上四种传入信息在皮质水平进行综合，成为整个躯体的连续的空间方位图像。

(四)嗅觉和味觉

嗅皮质随着进化而逐渐趋于缩小，在高等动物仅存在于边缘叶前底部，包括梨状区皮质的前部和杏仁的一部分。嗅信号可通过前连合从一侧脑传向另一侧脑，但两侧嗅皮质并不对称。此外，通过与杏仁、海马的纤维联系可引起嗅觉记忆和相应的情绪活动。

味皮质位于中央后回底部，其中有些神经元仅对单一味质发生反应，有些还对别的味质或其他刺激发生反应，表现为一定程度的信息整合。

第四节　神经系统对躯体运动的调节

躯体运动是全身或局部骨骼肌的运动，是人类最基本的功能之一。人体的躯体运动可以是不受意识控制的反射活动，也可以是按一定目标进行的随意活动。躯体的各种姿势和运动都是在神经系统的控制下进行的。

一、躯体运动概述

(一)躯体运动分类

躯体运动一般可以分为三类，即反射运动、随意运动和节律性运动。

1. 反射运动

反射运动是随意运动和节律性运动的基础。它通常由特定的刺激引起，运动形式有固定的轨迹，运动的强度与刺激强弱有关。躯体反射可在皮质下中枢的控制下完成，因此神经系统高级部位损伤的患者仍然可以产生反射运动，但正常情况下，反射运动接受高级中枢的调控。中枢神经系统以多种反射活动调节人体的姿势，不仅保持了人体的直立和平衡，而且对躯体运动的平稳进行提供了必要的背景或基础。

2. 随意运动

随意运动随主观意愿而产生，通常因某种目的(动机)而发动，运动的方向、轨迹、速度以及持续的时间等均可随意选择和变更。随意运动必须有大脑皮质的参与。

3. 节律性运动

节律性运动一般先由随意运动发起，但开始后的节律性运动可以不再受意志的控制，而是受到其他反射活动的调节，如呼吸、咀嚼和行走等。

（二）感觉传入对运动调控的意义

在运动过程中，运动的即时状态和身体的空间位置等信息必须传入控制运动的各级中枢。这些感觉信息对于运动过程中的反馈调节是必需的，它使运动中枢根据不断反馈来的信息及时纠正偏差，使运动达到既定目标。这些反馈的感觉信息主要来自肌肉、关节的本体感觉传入，也来自前庭器官的平衡觉传入以及来自视觉、听觉和皮肤的浅感觉传入。

二、脊髓对躯体运动的调节

（一）脊髓内与运动有关的神经元与运动单位

1. 与运动有关的神经元

在脊髓前角存在大量运动神经元，即α、β和γ运动神经元。脊髓α运动神经元接受来自躯干四肢皮肤、肌肉和关节等处的外周传入信息，也接受从脑干到大脑皮质各级高位中枢的下传信息。各种神经冲动均在此发生整合，最终以一定的形式和频率发出冲动，直达所支配的骨骼肌中的梭外肌纤维，引起梭外肌的兴奋与收缩，梭外肌的收缩与舒张是运动产生的动力。脊髓α运动神经元和脑干内的运动神经元是躯体骨骼肌运动反射的最后公路（final common path）。α运动神经元的轴突末梢以乙酰胆碱为神经递质。

γ运动神经元支配骨骼肌的梭内肌纤维。γ运动神经元兴奋性较高，常以较高的频率持续放电，其主要功能是调节肌梭对牵张刺激的敏感性，其轴突末梢也以乙酰胆碱为递质。β运动神经元发出的纤维对骨骼肌的梭外肌和梭内肌都有支配，但其功能尚不十分清楚。

2. 运动单位

一个运动神经元及其所支配的所有肌纤维共同组成的功能单位，称为运动单位（motor unit）。运动单位的大小差别很大，如一个眼外肌的运动神经元仅支配6～12根肌纤维，有利于肌肉进行精细运动；而一个四肢肌（如三角肌）的运动神经元所支配的肌纤维数目可达2000根左右，有利于产生巨大的肌张力。

（二）脊休克

有许多反射可在脊髓水平完成。但由于脊髓经常处于高位中枢控制下，故本身独自的功能不易表现出来。在动物实验中，为了观察脊髓本身所具有的功能并维持正常呼吸，可在脊髓的第五颈段以下切断脊髓，这种脊髓与高位中枢离断的动物称为脊动物。当脊髓与高位中枢离断后，离断水平以下的脊髓所支配的躯体和内脏暂时丧失一切反射活动，呈现无反应状态，称为脊休克（spinal shock）。

脊休克主要表现为横断面以下的脊髓所支配的躯体与内脏反射活动均减退以至消失，如骨骼肌紧张性降低甚至消失，外周血管扩张，血压下降，发汗反射消失，粪、尿潴留。脊休克持续一定时间后可逐渐在不同程度上得以恢复。恢复的速度与不同动物脊髓反射依赖于高位中枢的程度有关。如蛙在脊髓离断后数分钟内反射即可恢复；大鼠在1～2小时内恢复，犬于数天后恢复；而人类由于外伤等原因出现脊休克后则需数周以至数月（1～2个月）才能恢复。恢复过程中，较简单和较原始的反射先恢复，如屈肌反射、腱反射等；较复杂的反射后恢复，如对侧伸肌反射、搔爬反射等。血压也逐渐回升到一定水平，并具有一定的排便与排尿能力，但反射往往不能很好适应机体生理功能的需要。断面以下的随意运动功能和各种感觉将永久性丧失。有些反射比正常时增强并扩散，例如屈肌反射、发汗反射等。因此，临床上对脊髓横断的患者应加强护理，尽量减少刺激，以避免肢体过度屈曲造成痉挛性瘫痪，或因出汗过多而引起压疮感染。此外，脊髓离断后，屈肌反射增强而伸肌反射往往减弱，不利于瘫痪肢体支持体重，需加强患者伸肌的功能锻炼。

动物实验证明，脊休克恢复后的动物，再做第2次脊髓离断手术，在离断水平以下的部位不再发生脊休克现象，表明脊休克发生的原因是由于离断水平以下的脊髓突然失去高级中枢（大脑皮质、脑干网状结构和前庭核等）的调控所致，而不是由切断脊髓时的损伤刺激所引起。脊休克的出现以及恢复表明，脊髓本身具有调节躯体与及内脏反射的功能，但在正常机体内这些反射通常会受到高位中枢的调节。

（三）脊髓的躯体反射

脊髓作为低级中枢可完成一些简单的躯体运动反射，参与对姿势的调节。中枢神经系统通过调节骨骼肌的紧张度或产生相应的运动，以保持或改正身体在空间的姿势，这种反射活动称为姿势反射。在脊髓能完成的姿势反射有对侧伸肌反射、牵张反射等。

1. 屈肌反射与对侧伸肌反射

当动物的皮肤受到伤害性刺激时，受刺激一侧的肢体出现屈曲的反应，称为屈肌反射。屈肌反射使肢体脱离伤害性刺激，具有保护意义，但不属于姿势反射。屈肌反射的强弱与刺激强度有关，如果受到很强的刺激，则在同侧肢体发生屈曲的基础上可出现对侧肢体伸直的反射活动，称为对侧伸肌反射。对侧伸肌反射支持体重，具有维持姿势保持平衡的作用，是姿势反射之一。屈肌反射通常被作为痛觉研究的行为学观察指标。

2. 牵张反射

骨骼肌在受到外力牵拉使其伸长时，会反射性地引起受牵拉的同一肌肉收缩，这种反射活动称为牵张反射（stretch reflex）。

（1）牵张反射的类型：包括腱反射和肌紧张两种类型。

腱反射也称位相性牵张反射，是指快速牵拉肌腱时发生的牵张反射，表现为被牵拉肌肉迅速而明显地缩短。例如，叩击膝关节下的股四头肌肌腱使之受到牵拉，股四头肌即发生一次收缩，称为膝跳反射；又如，叩击跟腱使小腿腓肠肌发生一次收缩的牵张反射成为跟腱反射。腱反射主要是快肌纤维收缩，为体内唯一的单突触反射。临床上常检查不同部位的腱反射来了解神经系统的功能状态。若腱反射减弱或消失，常提示反射弧的某一部分受损；若腱反射亢进，则提示控制脊髓的高级中枢发生病变。

肌紧张也称紧张性牵张反射，是指缓慢持续牵拉肌腱时发生的牵张反射，表现为受牵拉肌肉发生紧张性收缩，阻止其被拉长。肌紧张是维持躯体姿势最基本的反射活动，是姿势反射的基础。例如，由于重力影响，支持体重的关节趋向于弯曲，关节弯曲势必使伸肌肌腱受到持续牵拉，引起被牵拉的肌肉收缩，即使背棘肌、颈部以及下肢伸肌群的肌紧张加强，以对抗关节的屈曲，保持抬头、挺胸、伸腰、直腿，维持一定的姿势。肌紧张主要是慢肌纤维收缩，为多突触反射。肌紧张过程中，同一肌肉的不同运动单位可发生交替收缩，故肌紧张能持久地进行而不易疲劳。

（2）牵张反射的反射弧：腱反射和肌紧张的感受器都是肌梭，中枢主要在脊髓内，传入和传出纤维都包含在支配该肌肉的神经中，效应器是该肌肉的肌纤维。因此，牵张反射反射弧的显著特点就是感受器和效应器位于同一块肌肉中。

肌梭(muscle spindle)是感受肌肉长度变化或感受牵拉刺激的特殊梭形感受装置，是一种长度感受器。肌梭的外层为一结缔组织囊膜，囊内所含肌纤维称为梭内肌纤维，囊外肌纤维则称为梭外肌纤维。肌梭与梭外肌纤维呈并联关系。梭内肌纤维的收缩成分位于肌梭的两端，而感受装置位于其中间部，两者呈串联关系。肌梭的传入神经纤维有 I_a 和Ⅱ类纤维两类，I_a 类传入纤维直径较粗，Ⅱ类传入纤维直径较细，两类纤维都终止于脊髓前角的 α 运动神经元。α 运动神经元发出 α 传出纤维支配梭外肌纤维，γ 运动神经元发出 γ 传出纤维支配梭内肌纤维。

当梭外肌纤维被牵拉变长时，梭内肌中间部分的感受装置受到的刺激加强，导致 I_a 类纤维传入冲动增加，引起支配同一肌肉的 α 运动神经元活动加强和梭外肌收缩，产生牵张反射。当梭外肌收缩变短时，肌梭也变短放松，它的中间部分感受装置受到的刺激减弱，传入冲动减少甚至停止，梭外肌纤维又恢复原来的长度。γ 运动神经元支配梭内肌，当 γ 运动神经元兴奋时，可使梭内肌从两端收缩，中间部位的感受装置被牵拉，并引起 I_a 类传入纤维放电增加。因此，γ 传出冲动增加可提高肌梭的敏感性，对调节牵张反射有重要意义。

此外，在肌腱胶原纤维之间还有另一种牵张感受装置，称为腱器官(tendon organ)。它与梭外肌纤维呈串联关系，其传入神经是 I_b 类纤维。如前所述，肌梭是一种长度感受器，其传入冲动对支配同一肌肉的 α 运动神经元起兴奋作用；而腱器官则是一种张力感受器，其传入冲动对支配同一肌肉的 α 运动神经元起抑制作用。肌肉受牵拉时，肌梭首先兴奋而引起受牵拉肌肉的收缩；若牵拉力量进一步加大，则可兴奋腱器官而抑制牵张反射，从而避免肌肉被过度牵拉而受损。

3. 节间反射

节间反射是脊髓某节段神经元发出的轴突与邻近上下节段的神经元发生联系，通过上下节段之间神经元的协同活动所进行的一种反射活动。例如，脊动物恢复后期刺激腰背皮肤会引起后肢发生搔爬反射。

三、脑干对躯体运动的调节

(一)脑干对肌紧张的调节

1. 脑干网状结构易化区和抑制区

脑干网状结构中存在加强肌紧张及肌运动的区域，称为脑干网状结构易化区。易化区的范围较广，包括延髓网状结构背外侧部分、脑桥被盖、中脑中央灰质及被盖等部位。脑干网状结构中的抑制肌紧张及肌运动的区域，称为脑干网状结构抑制区。抑制区较小，位于延髓网状结构腹内侧部分。正常情况下，易化区的活动较强，抑制区的活动较弱，两个区的功能既相互拮抗又维持相对平衡，以形成适宜的肌紧张强度。

除脑干外，大脑皮质运动区、纹状体、小脑前叶蚓部等区域也有抑制肌紧张的作用；而前庭核、小脑前叶两侧部等部位则有易化肌紧张的作用。这些区域的功能可能都是通过脑干网状结构内的抑制区和易化区来完成的。

2. 去大脑僵直

脑干易化和抑制系统对肌紧张的影响，可以用去大脑僵直实验(图 10－14)加以说明。

在中脑上下丘之间切断脑干后，动物出现伸肌（抗重力肌）的肌紧张亢进，表现为四肢伸直，坚硬如柱，头尾昂起，脊柱挺硬，这一现象称为去大脑僵直（decerebrate rigidity）。如果此时于某一肌肉内注入局麻药或切断相应的脊髓后根以消除肌梭的传入冲动，则该肌的僵直现象即消失。可见，去大脑僵直是一种增强的牵张反射。

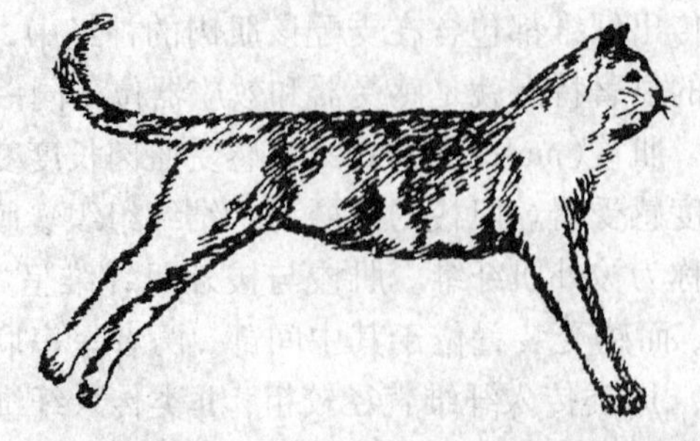
图 10－14 去大脑僵直示意图

去大脑僵直的产生原因是由于在中脑水平切断脑干后，中断了大脑皮质、纹状体等部位与脑干网状结构抑制区的功能联系，使抑制区的活动大为减弱，造成抑制区和易化区之间的活动失衡，易化区的活动明显占优势的结果。

临床上，有些患者患某些脑部疾病时，也可出现头后仰，上下肢僵硬伸直，上臂内旋，手指屈曲等去大脑僵直的表现，往往表明病变已严重侵犯了脑干，预后不良（图 10－15）。蝶鞍上囊肿往往能阻断皮质与皮质下的联系，患者出现明显的下肢伸肌僵直，而上肢呈半屈曲状态，此称为去皮质僵直（decorticate rigidity），这也是抗重力肌出现肌紧张增强的表现。

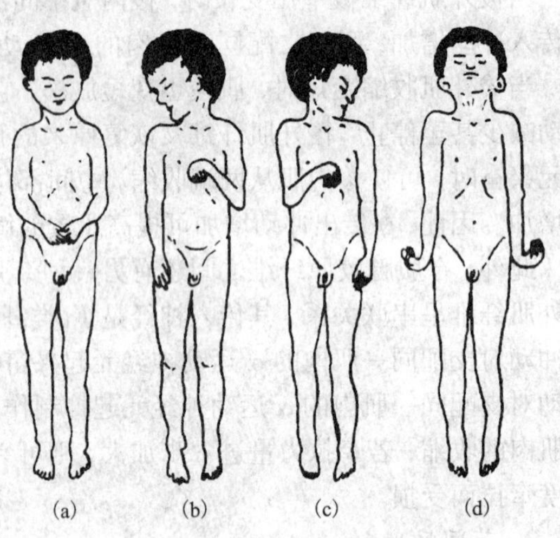

图 10－15 人类去皮质僵直及去大脑僵直

(a)、(b)、(c)去皮质僵直；(a)仰卧，头部姿势正常时，上肢半屈；(b)和(c)转动头部时的上肢姿势；(d)去大脑僵直，上下肢均僵直

（二）脑干对姿势的调节

由脑干整合而完成的姿势反射有状态反射、翻正反射、直线和旋转加速运动反射等。

1. 状态反射

头部在空间的位置发生改变以及头部与躯干的相对位置发生改变时，均可反射性地改变躯体肌肉的紧张性，这种反射称为状态反射。状态反射包括迷路紧张反射与颈紧张反射。

迷路紧张反射是指由于头部位置的变化，刺激内耳迷路的椭圆囊和球囊使其传入冲动改变，从而改变躯体伸肌紧张性。在去大脑动物实验中见到，当动物取仰卧位时伸肌紧张性最高，而取俯卧位时伸肌紧张性最低。这是由于头部位置的不同对内耳迷路刺激不同而造成的。

颈紧张反射是指颈部扭曲时，颈椎关节韧带或肌肉受刺激后，对四肢肌肉紧张性的调节反射。当头向一侧扭转时，下颏所指一侧的伸肌紧张性加强；头后仰时，上肢伸肌紧张性加强；头前俯时，前肢伸肌紧张性降低，而后肢伸肌紧张性加强。在正常情况下，状态反射常受高级中枢抑制而不易表现出来。

2. 翻正反射

正常动物可保持站立姿势，如将其推倒则可翻正过来，这种反射称为翻正反射。如将动物四足朝天从空中坠下，可清楚地观察到动物在下落过程中，先是头颈扭转，随后前肢和躯干扭转过来，接着后肢也扭转过来，最后四肢安全着地。这一过程包括一系列反射活动，最先是由于头部位置不正常，刺激视觉与内耳迷路使头部的位置翻正。头部翻正后，头与躯干的位置不正常，刺激颈部关节韧带或肌肉，从而使躯干的位置也翻正。

四、小脑和基底神经节对躯体运动的调节

（一）小脑对躯体运动的调节

小脑对于维持姿势、调节肌紧张、协调随意运动均有重要作用。根据小脑传入、传出纤维联系，可将其分为前庭小脑、脊髓小脑和皮质小脑三个主要功能部分(图 10 – 16)。

1. 前庭小脑

前庭小脑主要由绒球小结叶构成，其主要功能是控制躯体的平衡和眼球的运动。切除绒球小结叶的猴或第四脑室附近患肿瘤压迫绒球小结叶的患者会出现站立时两脚间距宽大、站立不稳、步态蹒跚和易跌倒等症状，但在躯体得到支持物扶持时，其随意运动仍能协调进行。绒球小结叶的身体平衡功能与前庭器官和前庭核活动密切相关，其反射途径为：前庭器官→前庭神经核→绒球小结叶→前庭神经核→脊髓运动神经元→肌肉装置。

此外，前庭小脑也接受经脑桥核中转而来的视觉传入，并通过对眼外肌的调节而控制眼球的运动，从而协调头部运动时眼的凝视运动。猫在切除绒球小结叶后可出现位置性眼震颤，即当头部固定于某一特定位置时出现的眼震颤。

2. 脊髓小脑

脊髓小脑由蚓部和半球中间部组成。脊髓小脑主要通过脊髓小脑束接受躯体感觉的传入信息，尤其是肌肉和关节等本体感觉的传入信息。此外脊髓小脑还接受视觉、听觉的传入信息。蚓部的传出纤维投向脊髓前角的内侧部分，也上行至运动皮质的躯体近端代表区；半球中间部的传出纤维投向脊髓前角的外侧部，也上行至运动皮质的躯体远端代表区。

脊髓小脑的主要功能是调节进行过程中的运动，协助大脑皮质对随意运动进行适时的控制。目前认为，当大脑运动皮质向脊髓发出运动指令时，还通过皮质脊髓束的侧支向脊髓小脑传递有关运动指令的“副本”；而运动过程中来自肌肉与关节等处的本体感觉传入以及视、听觉传入也到达脊髓小脑。脊髓小脑将这两方面的反馈信息加以比较，察觉运动执行情况和运动指令之间的偏差，向大脑皮质发出矫正信号；同时通过脑干 – 脊髓下传途径调节肌肉活动，使运动能按大脑皮质预定的目标和轨道准确进行。脊髓小脑受损的患者，运动变得笨拙而不准确，其随意运动的力量、方向及限度发生紊乱。当机体完成精巧动作时，因肌肉出现震颤而把握不住动作的方向，这种现象称为意向性震颤。此外患者还出现行走摇晃呈酩酊蹒跚状、不能进行拮抗肌的快速轮替活动(如上臂不断交替进行内旋与外旋)，但静止时则无异常的肌肉运动出现，这种运动协调障碍称为小脑性共济失调。

此外，脊髓小脑还参与肌紧张的调节，包括抑制和易化双重作用，分别通过脑干网状结构抑制区和易化区来实现。小脑前叶蚓部具有抑制肌紧张的作用，其空间分布呈倒置，即前端与动物尾部及下肢肌紧张的抑制功能有关，后端及单小叶与上肢及头面部肌紧张的抑制功能有关。小脑前叶两侧部和后叶中间部有易化肌紧张的作用，其空间分布也是倒置的。在动

物进化过程中，小脑的肌紧张抑制作用逐渐减弱，而易化作用逐渐占主要地位。因此，脊髓小脑受损后出现肌张力减退、四肢乏力等现象。

3. 皮质小脑

皮质小脑主要指小脑半球外侧部，它不接受外周感觉的传入信息，仅接受大脑皮质广大区域(感觉区、运动区、联络区)经脑桥核转接而来的信息，并与大脑形成反馈回路。

皮质小脑的功能主要是参与随意运动的设计和程序的编制。较复杂的运动均由多个运动子成分有序联系而成，皮质小脑的损伤可出现各运动成分之间的紧密联系障碍，使运动不再协调有序。例如，右侧小脑半球损伤的患者左右臂摆动的连续性降低，左臂可以有下意识的运动，但在右臂交换性运动前一般出现停顿，或必须有意识性支配才能连贯，这种现象称为运动分解。此外，皮质小脑也参与机体的运动学习过程。

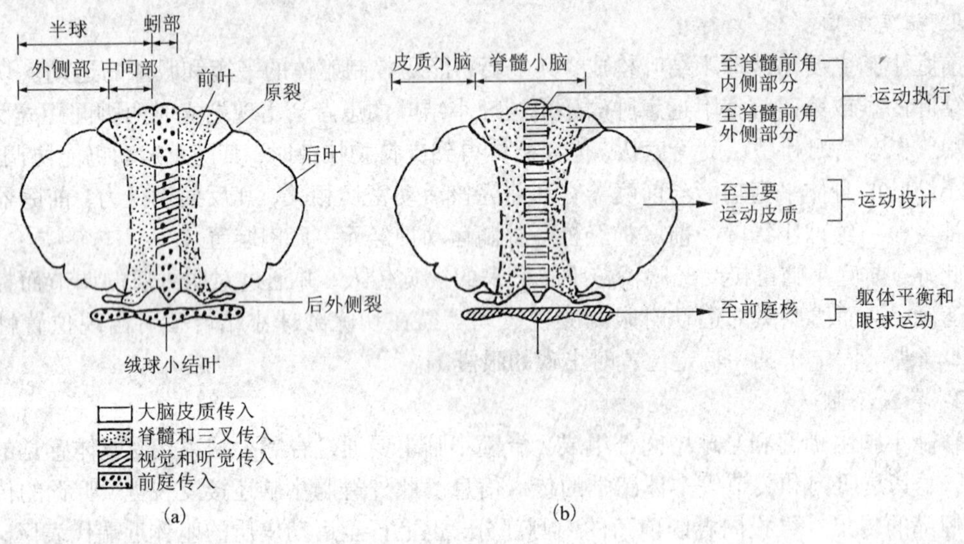

图 10－16 小脑的分区与传入、传出纤维联系示意图

(a)小脑的分区和传入纤维联系：以原裂和后外侧裂可将小脑横向分为前叶、后叶和绒球小结叶三部分，也可纵向分为蚓部、半球的中间部和外侧部三部分，小脑各种不同的传入纤维联系用不同的图例表示；(b)小脑的功能分区(前庭小脑、脊髓小脑和皮质小脑)及其不同的传出投射，脊髓前角内侧部的运动神经元控制躯干和四肢近端的肌肉运动，与姿势的维持和粗大的运动有关，而脊髓前角外侧部的运动神经元控制四肢近远的肌肉运动，与精细的、技巧性的运动有关

(二)基底神经节对躯体运动的调节

1. 基底神经节组成

基底神经节是皮质下一些核团的总称，主要包括尾状核、壳核、苍白球、黑质和丘脑底核。尾状核、壳核、苍白球统称为纹状体，其中尾状核和壳核在进化中较新，称为新纹状体；而苍白球的进化较古老，称旧纹状体。基底神经节与皮质小脑是皮质下两个与大脑皮质构成回路的重要运动脑区。

2. 基底神经节功能

迄今为止，人们对基底神经节功能的认识仍不十分清楚。结合对人类基底神经节损害的症状、药物治疗效应及其机制分析，基底神经节可能参与运动的设计和程序编制，将一个抽象的设计转换为一个随意运动。基底神经节与随意运动的产生和稳定、肌紧张的调节、本体感觉传入信息的处理等都有关。此外，基底神经节中某些核团还参与自主神经活动的调节、感觉传入、心理行为和学习记忆等功能活动。

3．基底神经节损害相关疾病

基底神经节的损害主要表现为肌紧张异常和动作过分增减，临床上主要有以下两类疾病。

(1)肌紧张过强而运动过少性疾病：这类疾病的典型代表是帕金森病，又称震颤麻痹。帕金森病的主要症状是全身肌紧张增强、肌肉强直、随意运动减少、动作缓慢、面部表情呆板呈“面具脸”，常伴有静止性震颤等。运动症状主要表现在动作的准备阶段，而动作一旦发起，则可顺利进行下去。现已清楚，帕金森病的病因是双侧黑质病变。患者黑质的多巴胺能神经元变性受损，使得多巴胺递质系统功能受损，导致纹状体内 ACh 递质系统的功能亢进，因而出现帕金森病的表现。临床上给予多巴胺的前体左旋多巴能明显改善肌肉强直和动作缓慢的症状。但左旋多巴和 M 受体拮抗剂对静止性震颤无明显疗效，该症状可能与丘脑外侧腹核等结构的功能异常有关。

(2)肌紧张不全而运动过多性疾病：这类疾病有舞蹈病和手足徐动症等。舞蹈病又称亨廷顿病，其主要表现为不自主的上肢和头部的舞蹈样动作，伴肌张力降低等症状。其病因是双侧新纹状体病变。新纹状体内 γ－氨基丁酸(GABA)能神经元变性或遗传性缺损，使得 ACh 和 GABA 递质系统的功能减退，黑质多巴胺递质系统的功能相对亢进。故临床上用利血平耗竭多巴胺可缓解其症状。

五、大脑皮质对躯体运动的调节

(一)大脑皮质对躯体随意运动的调节

高等动物躯体运动的发动和协调都是由大脑皮质调控的。躯体随意运动的发动和完成是一个十分复杂的过程，其机制至今仍不十分清楚。目前认为，随意运动的设想起源于皮质联络区。运动的设计在大脑皮质、基底神经节和皮质小脑进行，设计好的运动信息可被传送到运动皮质(即中央前回和运动前区)，再由运动皮质发出指令经由运动传出通路到达脑干和脊髓运动神经元。在此过程中，运动的设计需在大脑皮质和皮质下的两个运动脑区之间不断进行信息交流；而运动的执行需要小脑半球中间部(即脊髓小脑)的参与，后者利用其与脊髓、脑干和大脑皮质的纤维联系，将来自肌肉、关节等处的感觉传入信息与大脑皮质发出的运动指令反复进行比较，并修正大脑皮质的活动，外周感觉反馈信息也可直接传入运动皮质，经过对运动偏差的不断纠正，使动作变得平稳而精确(图 10－17)。

(二)大脑皮质的运动区

人和灵长类动物的大脑皮质运动区得到高度发展，它们包括中央前回、运动前区、运动辅助区和后部顶叶皮质等区域。

1．主要运动区

包括中央前回(4 区)和运动前区(6 区)，是控制躯体运动最重要的区域。

它们接受本体感觉冲动，感受身体的姿势和身体各部分在空间的位置及运动状态，并藉此调整和控制全身的运动。运动区有以下功能特征：①对躯体运动的调节为交叉性支配，即一侧皮质支配对侧躯体的肌肉。但在头面部，除下部面肌和舌肌主要受对侧支配外，其余部分多为双侧性支配。因此，一侧内囊损伤会产生对侧下部面肌及舌肌麻痹，但头面部多数肌

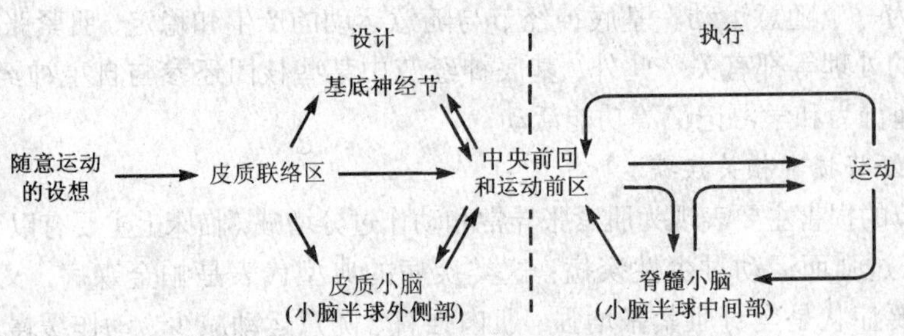

图10-17 产生和协调随意运动的示意图

肉活动仍基本正常。②具有精细的功能定位，运动愈精细愈复杂的肌肉，其代表区面积愈大。如手和五指以及发声部位所占皮质面积很大，而躯干所占面积则很小。③运动区定位从上到下的安排是倒置的，即下肢的代表区在皮质顶部，膝关节以下肌肉的代表区在半球内侧面；上肢肌肉的代表区在中间部；而头面部肌肉的代表区在底部，但头面部内部的安排仍是正立的。运动区的前后安排为：躯干和近端肢体的代表区在前部(6 区)；远端肢体的代表区在后部(4 区)；手指、足趾、唇和舌等肌肉的代表区在中央沟前缘。

2. 其他运动区

人与猴的运动辅助区位于两半球纵裂的内侧壁，扣带回沟以上，4 区之前的区域，电刺激该区引起的肢体运动一般为双侧性的。用测定皮质血流量的方法(如功能性磁共振)可以发现，当运动涉及广泛协调的肌群活动时，尤其是双手协调活动时，辅助运动区被激活；而当只有一个关节做屈或伸的活动时，此区不被激活。破坏该区可使双手协调性动作难以完成，复杂动作变得笨拙。此外，第一、第二感觉区，5、7、8、18、19 区都与运动有关。有证据表明，皮质脊髓束和皮质脑干束中约 40% 的纤维来自后部顶叶皮质，尤其是来自感觉皮质；约 30% 的纤维来自 6 区；仅有约 30% 的纤维来自 4 区。

在大脑皮质运动区也可见到类似感觉区的纵向柱状排列，从而组成运动皮质的基本功能单位，称为运动柱。一个运动柱可控制同一关节几块肌肉的活动，而一块肌肉可接受几个运动柱的控制。

(三)运动传出通路及其功能

1. 皮质脊髓束

由皮质发出，经内囊、脑干下行，到达脊髓前角运动神经元的传导束，称皮质脊髓束。皮质脊髓束中约 80% 的纤维在延髓锥体跨越中线到达对侧，沿对侧脊髓外侧束下行而形成皮质脊髓侧束。其纤维与同侧脊髓前角外侧部的运动神经元构成突触联系，功能是控制四肢远端肌肉的活动，与精细的、技巧性的运动有关。皮质脊髓束其余约 20% 的纤维不跨越中线，在同侧脊髓前索下行而形成皮质脊髓前束。皮质脊髓前束一般只下降到胸部，其纤维通过中间神经元接替，与双侧前角内侧部分的运动神经元构成突触联系，功能是控制躯干和四肢近端肌肉的活动，尤其是屈肌的活动，与姿势的维持和粗大的运动有关。值得注意的是，啮齿类动物(如大鼠)的皮质脊髓束终止于脊髓的背角神经元，与感觉调控有关。

2. 皮质脑干束

由皮质发出，经内囊下行到达脑干内各脑神经运动核的传导束称为皮质脑干束。其纤维下行终止于双侧脑神经的运动核，但面神经核的下部和舌下神经核只接受对侧皮质脑干束的纤维。脑神经运动核发出的纤维支配头、颈、咽、喉等部位的肌肉。

3. 其他下行传导通路

上述通路发出的侧支和一些直接起源于运动皮质的纤维，经脑干某些核团接替后形成顶盖脊髓束、网状脊髓束、前庭脊髓束以及红核脊髓束。前三者的功能与皮质脊髓前束相似，参与对躯干和四肢近端肌肉粗大运动和姿势的调节；而红核脊髓束的功能与皮质脊髓侧束相似，参与对四肢远端肌肉精细运动的调节。

运动传导通路损伤，临床上常出现柔软性麻痹（软瘫）和痉挛性麻痹（硬瘫）两种表现。两者都有随意运动的丧失，但前者伴有牵张反射减退或消失；而后者则伴有牵张反射亢进。目前认为，单纯损伤皮质脊髓束和皮质脑干束可能仅出现软瘫，当合并损伤姿势调节通路后才出现硬瘫。此外，损伤人类皮质脊髓侧束将出现巴宾斯基征（Babinski sign）阳性体征：以钝物划足跖外侧时，出现拇趾背屈和其他四趾外展呈扇形散开的体征。正常成人，由于脊髓在高位中枢控制下，故该原始反射被抑制而不表现出来，此时以钝物划足跖外侧，足趾将向跖面屈曲，称为巴宾斯基征阴性。在婴儿皮质脊髓束发育尚不完全，或成人在深睡或麻醉状态下，也可出现巴宾斯基征阳性。临床上常用此法来检查皮质脊髓侧束的功能是否正常。

第五节　神经系统对内脏活动的调节

神经系统对内脏活动的调节是通过自主神经系统来实现的。自主神经系统分为交感和副交感神经两部分。体内大多数内脏器官都受它们的双重支配。但少数器官例外，如食管上段只有副交感神经支配；汗腺、竖毛肌、肾上腺髓质、肾等只有交感神经支配。

一、自主神经系统

调节内脏活动的神经总称为自主神经系统（autonomic nervous system），也称内脏神经系统。和躯体神经一样，自主神经也包括传入神经和传出神经两部分，但习惯上自主神经仅指支配内脏器官的传出纤维，并将其分为交感神经和副交感神经两部分（图 10－18）。

（一）自主神经的结构特征

与躯体运动神经不同，自主神经在传出神经和效应器之间有众多外周神经节，由此将传出神经分为节前纤维和节后纤维两部分。例外的是肾上腺髓质只有交感神经节前纤维支配。节前纤维属 B 类神经纤维，传导速度较快；而节后纤维属 C 类神经纤维，传导速度较慢。

交感神经系统起源于脊髓胸段和腰段 1～3 节段灰质侧角的中间外侧柱，其分布极为广泛，几乎全身所有内脏器官都受其支配。交感神经节离效应器较远，因此节前纤维短而节后纤维长。

副交感神经系统起源比较分散，一部分起源于脑干内的脑神经核，另一部分起源于脊髓骶段灰质相当于侧角的部位，分布较局限。副交感神经节多数离效应器较近，有的神经节就在效应器壁内，因此节前纤维长而节后纤维短。

体内有些器官如肾上腺髓质、皮肤和肌肉的血管、一般的汗腺、竖毛肌和肾等，通常只接受交感神经支配。一条交感神经节前纤维往往与多个节后神经元形成突触联系，故刺激节前纤维，产生的反应比较弥散。而副交感神经则不同，节前纤维与较少的节后神经元联系，引起的反应比较局限（表 10－3）。

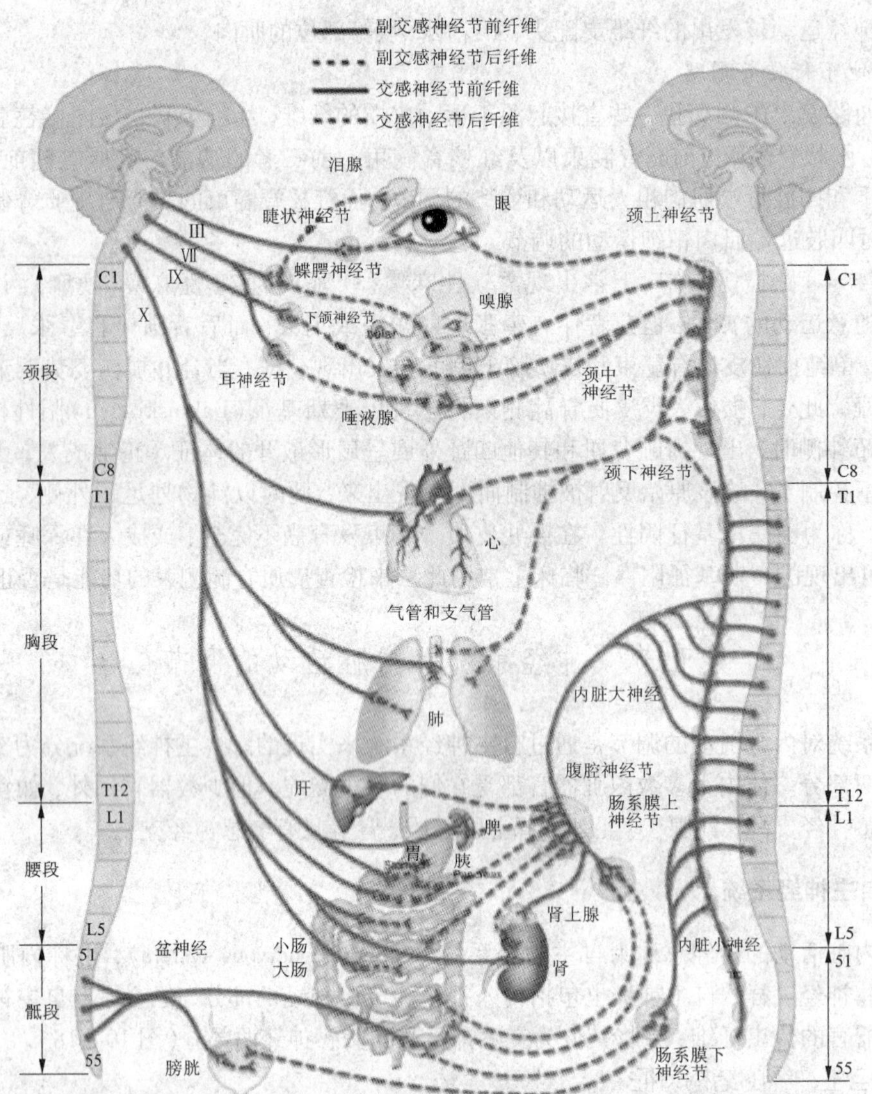

图 10－18　自主神经分布示意图

表 10－3　交感神经和副交感神经结构特征

比较点	交 感 神 经	副 交 感 神 经
中枢起源	较集中，全部起源于脊髓($T_1 \sim L_3$)灰质侧角	较分散，起源于 ①脑干的Ⅲ、Ⅶ、Ⅸ、Ⅹ对脑神经的副交感核； ②脊髓 $S_2 \sim S_4$ 相当于侧角的部位
神经节所处部位	靠近中枢，于椎前或椎旁 节前纤维短，节后纤维长*	靠近支配器官或在器官壁内 节前纤维长，节后纤维短
外周分布	广泛，几乎所有内脏器官△	部分器官不受副交感神经支配，如皮肤和肌肉的血管、汗腺、竖毛肌、肾上腺髓质、肾等

注：* 肾上腺髓质只有交感节前纤维支配；△食管上段无

（二）自主神经系统的功能

自主神经系统的功能主要是调节心肌、平滑肌和腺体（消化腺、汗腺、部分内分泌腺）的活动，其主要功能见表10－4。

表10－4　自主神经的主要功能

器官	交感神经	副交感神经
循环器官	心率加快、心肌收缩能力加强，腹腔内脏血管、皮肤血管以及分布于唾液腺与外生殖器的血管收缩，骨骼肌血管收缩（肾上腺素能受体）或舒张（胆碱能受体）	心率减慢、心肌收缩能力减弱，部分血管（如软脑膜动脉与分布于外生殖器的血管等）舒张
呼吸器官	支气管平滑肌舒张	支气管平滑肌收缩，呼吸道黏膜腺体分泌
消化器官	分泌黏稠唾液，抑制胃肠运动，促进括约肌收缩，抑制胆囊活动	分泌稀薄唾液，促进胃液、胰液和胆汁分泌，促进胃肠运动，促进胆囊收缩和括约肌舒张
泌尿生殖器官	促进肾小管的重吸收，使逼尿肌舒张和尿道内括约肌收缩，抑制排尿 使有孕子宫平滑肌收缩，无孕子宫平滑肌舒张	使逼尿肌收缩、尿道内括约肌舒张，促进排尿
眼	促进虹膜辐射肌收缩，瞳孔扩大 睫状肌松弛	促进虹膜环形肌收缩，瞳孔缩小 睫状肌收缩 促进泪腺分泌
皮肤	竖毛肌收缩，汗腺分泌	
内分泌腺和新陈代谢	促进肝糖原分解 促进肾上腺髓质激素分泌	促进胰岛素分泌

自主神经系统的功能特征主要有：

1．紧张性支配

生理安静状态下，交感和副交感神经系统常有低频的神经冲动传至效应器官，该现象称为紧张性作用（tonic action），包括交感紧张（sympathetic tone）和副交感紧张（parasympathetic tone）。紧张性作用的生理学意义在于可双向性（增加或减少）及时改变其支配器官的功能活动。动物实验中发现，切断心迷走神经，心率加快，表明心迷走神经平时有紧张性冲动传出，对心脏的活动具有抑制作用；切断心交感神经，则心率减慢，表明心交感神经也有紧张性冲动传出。通常认为，自主神经的紧张性活动源自中枢神经系统，而中枢的紧张性则来源于神经反射和体液因素等多种原因。例如，来自主动脉弓和颈动脉窦压力感受器的传入冲动对维持心交感神经和心迷走神经的紧张性活动起重要作用；而中枢组织内CO_2浓度对维持交感缩血管中枢的紧张性活动也有重要作用。

2．对同一效应器的双重支配

除少数器官外，一般组织器官都接受交感和副交感的双重支配。例如，对于心脏，迷走神经具有抑制作用，而交感神经具有兴奋作用；对于小肠平滑肌，迷走神经可促进小肠的运动，而交感神经则起抑制作用。这种正反两方面的调节可使内脏器官的活动状态能很快调整到与机体当时需要相适应的水平。拮抗作用的对立统一是神经系统对内脏活动调节的特点。值得注意的是，交感和副交感神经对某些效应器的作用是一致的，例如支配唾液腺的交感神经和副交感神经，它们兴奋时均可引起唾液分泌。但两者的作用也有差别，交感神经兴奋时分泌少而稠的唾液，而副交感神经兴奋时则分泌大量稀薄唾液。

3. 作用受效应器所处功能状态的影响

自主神经的作用与效应器本身的功能状态有关。例如，由于未孕子宫与有孕子宫上表达的受体有所不同，因此刺激交感神经可抑制动物未孕子宫的运动，而对有孕子宫则可加强其运动。又如，胃幽门如果原来处于收缩状态，则刺激迷走神经能使其舒张；而当幽门处于舒张状态时，刺激迷走神经则会使其收缩。

4. 对整体生理功能调节的意义

交感神经系统的活动一般比较广泛，常伴有肾上腺髓质激素的分泌，故称交感－肾上腺髓质系统。当遭遇紧急情况，如剧痛、窒息、失血和恐惧等，可引起交感神经的广泛兴奋，儿茶酚胺类物质分泌增加，表现出一系列交感－肾上腺髓质系统亢进的现象，该反应称为应急反应(emergency reaction)。由此可知，交感神经系统活动的主要作用在于动员机体多个器官的潜力，增强储备能量的消耗，减弱排泄和生殖功能等，提高机体应急能力，以适应环境的急剧变化，维持机体内环境的相对稳定。

副交感神经系统的活动相对比较局限，常伴有胰岛素的分泌，故称迷走－胰岛素系统。这个系统的活动主要在于保护机体、休整恢复、促进消化、积蓄能量以及加强排泄和生殖功能等。

二、中枢对内脏活动的调节

(一)脊髓的内脏调节功能

作为调节内脏活动的初级中枢，脊髓能对血管张力反射、排尿反射、排便反射、发汗和生理性勃起反射等起调节作用。调节这些内脏活动的交感神经和部分副交感神经节前神经元位于脊髓灰质侧角的中间外侧柱。临床中可观察到，脊髓高位离断的患者，脊髓休克过后，由脊髓调节的各种内脏反射可逐渐恢复。然而，这种反射调节功能仅仅是初级的，不能适应生理功能的需要。例如，当患者由平卧位突然转成直立位时常会感到头晕，这是因为脊髓初级交感中枢丧失了高位心血管中枢调节，患者因此对直立性低血压反射的调节能力很差，血管的外周阻力不能及时发生适应性改变。另外，患者的排尿和排便反射虽可以进行，但不能受到意识的控制(失禁)，且排空不完全。

(二)低位脑干的内脏调节功能

由延髓发出的自主神经(副交感)传出纤维支配头部的所有腺体、心脏、支气管、喉、食管、胃、胰腺、肝脏和小肠等；同时，脑干网状结构中存在多个与内脏功能有关的神经中枢，其下行纤维支配脊髓，并调节脊髓的自主神经功能。许多基本生命现象(如循环、呼吸和消化等)的反射性调节均在延髓水平初步完成。动物实验或临床实践中观察到，延髓被压迫或受损时，可迅速引起呼吸、心跳等生命活动停止，造成死亡，故延髓被称为“生命中枢”。此外，吞咽反射和呕吐反射的中枢也存在于延髓；而中脑是瞳孔对光反射的调节中枢。瞳孔对光反射消失常提示病变侵犯中脑，病情危急。

(三)下丘脑的内脏调节功能

下丘脑是调节内脏活动和内分泌活动的高级中枢，它可通过与更高位的中枢、脑干和脊髓的广泛联系，把内脏活动与机体的其他生理功能活动（如本能行为、情绪等）密切联系、整合。其主要功能如下：

1. 体温调节

在哺乳动物，体温调节中枢位于下丘脑。视前区－下丘脑前部存在着温度敏感神经元，能够直接感受所在部位的温度变化，同时对传入的温度信息进行整合。因此，下丘脑内相关核团的传出活动通过调节产热和散热过程使体温保持相对恒定，对于维持体温的相对恒定有着非常重要的作用。

2. 摄食行为调节

摄食行为是动物维持个体生存的最基本活动，主要受下丘脑和边缘系统（杏仁核）的调节。实验证实，下丘脑内存在摄食中枢，位于下丘脑外侧区。该中枢的活动与血糖水平有关，血糖降低时，摄食中枢神经细胞放电频率增高，出现饮食动机和行为。下丘脑的腹内侧核存在饱中枢，两中枢之间存在相互制约关系。电刺激清醒动物腹内侧部，可引起动物停止摄食。损毁饱中枢，动物则出现贪食，在食物供应充足的条件下，动物形成下丘脑性肥胖。

3. 水平衡调节

机体内，水的摄入和水的排出应达到平衡。下丘脑前部存在渗透压感受器，下丘脑损伤可引致烦渴与多尿。水平衡调节包括调节水的摄入与排出，人体通过渴感引起摄水行为，而排水则主要取决于肾脏的活动。下丘脑存在有较高浓度的心房钠尿肽，其在外周具有利钠、利尿作用，在中枢能对抗抗利尿激素和血管紧张素，故与水平衡的中枢调节密切相关。

4. 对腺垂体和神经垂体激素分泌的调节

下丘脑促垂体区的神经分泌小细胞能合成下丘脑调节肽，促进或抑制腺垂体激素的分泌。同时，下丘脑内存在能敏感感受血中激素浓度变化的监察细胞，反馈性的调节下丘脑调节肽的分泌。此外，下丘脑视上核和室旁核的神经内分泌大细胞能合成血管升压素和缩宫素，这两种激素经下丘脑－垂体束运输后可以储存在神经垂体。

5. 对生物节律的控制

机体内的各种生理活动常按一定的时间顺序发生周期性变化，这一现象称为生物节律（biorhythm）。根据周期的长短可分为日周期（昼夜节律）、月周期和年周期等，其中昼夜节律最为多见。机体大部分细胞的功能活动都表现为以 24 小时为周期的节律性波动，即昼夜节律（circadian rhythm）。昼夜节律是人体最重要的生物节律。许多生理活动，如觉醒与睡眠、血细胞计数、体温、松果体激素、促肾上腺皮质激素和其他垂体激素分泌等都呈现明显的昼夜节律变化。有研究表明，这种昼夜节律节律控制中心可能在下丘脑的视交叉上核。视交叉上核发出的神经和体液信号控制了机体各种昼夜节律活动。同时，视交叉上核还接受视网膜神经节细胞纤维的传入，从而使机体活动的昼夜节律能与外界光照周期同步运转。

6. 对情绪反应的影响

下丘脑有与情绪反应密切相关的神经结构。下丘脑内存在防御反应区，如腹内侧区和外侧区，杏仁核也与防御反应有关。在动物实验中，于间脑水平以上切除大脑的猫，可观察到一系列交感神经活动亢进的现象，如腰背弓起、张牙舞爪、毛发竖起、心跳加速、呼吸加快、瞳孔扩大和血压升高等，好似要搏斗，这一现象称之为“假怒”。而损毁这些部位后，动物则变得温顺驯服。下丘脑的上述活动通常受到大脑的抑制而不易表现出来，但切除大脑后，则抑制被解除。因此，微弱的刺激就能激发强烈的假怒反应。在临床上，人类下丘脑的疾病也往往伴随着情绪反应异常。

(四)大脑皮质的内脏调节功能

大脑皮质对内脏活动的调节，目前了解不多。与内脏活动关系密切的皮质结构是边缘系统和新皮质的某些区域。

1. 边缘叶和边缘系统

边缘叶是指大脑半球内侧面胼胝体周围环绕脑干的皮质结构，包括海马、穹窿、扣带回、海马回和齿状回等。由于边缘叶在结构和功能上与大脑皮质的岛叶、颞极、眶回以及皮质下的杏仁核、隔区、下丘脑和丘脑前核等密切相关，于是有人把边缘叶连同这些相关结构统称为边缘系统。研究表明，边缘系统与躯体性、内脏性活动密切相关。如刺激杏仁核，躯体性运动包括转离刺激侧、咀嚼、吞咽等。内脏反应方面，有如呼吸、血压反应，自发性排尿、排便，唾液分泌等生理效应。同时可观测到对激素分泌的影响，如脑垂体释放促性腺激素和促肾上腺皮质激素。而刺激扣带回前部，可引起呼吸运动抑制、血压下降或升高、心率减慢、胃运动抑制、瞳孔扩大或缩小。实验表明，边缘系统除参与嗅觉、情绪活动的调节和自主神经系统的调节外，还参与摄食行为、性行为以及学习与记忆等。

2. 新皮质

新皮质中的某些区域与内脏活动调节密切相关。例如，在动物实验中电刺激皮质运动区及其周围区域，除了能引起躯体运动外，也可引起相关部位血管运动变化、汗腺分泌、呼吸、直肠与膀胱活动改变等。上述结果表明，新皮质与内脏活动有关，而且区域分布和大脑皮质躯体运动代表区的分布有一致的地方。

第六节 脑电活动及觉醒与睡眠

大脑皮质的神经元具有生物电活动，包括自发脑电活动和皮质诱发电位两种形式。皮质诱发电位是指在感觉传入系统或脑的某一部位受到刺激时，在大脑皮质的某一局限区域引出的电位变化。长期以来，在对人脑功能的认识过程中，无创伤性脑功能检测技术为研究人类的脑功能提供了理想的途径。这些技术包括脑诱发电位(evoked potential of brain)、脑电图(electroencephalogram, EEG)等。

一、脑电活动

(一)脑电图

自发脑电活动是指在无明显刺激情况下，脑能自发地经常产生节律性的电位变化。一般采用双极或单极引导法，将引导电极按照国际通用的标准和方法安放在头皮表面，通过各导联所记录到的自发脑电活动，称为脑电图（图 10 - 19）。颅骨打开后直接在大脑皮质表面安放电极记录到的电位变化，称为脑皮质电图(electrocorticogram, ECoG)。

1. 脑电图波形

从头皮上引导出的脑电活动其波幅为 20 ~ 200 μV，频率变动范围 1 ~ 30 Hz。在不同脑区和在不同条件下记录出的波形也有很大差异。有时在同一脑区可记录到不同频率和振幅的波。脑电图波形的分类主要根据其频率的不同划分为 α、β、θ 和 δ 四种基本波形。正常成年人的脑电图以 α 波和 β 波为主。

(1)α 波：频率为 8 ~ 13 Hz，波幅为 20 ~ 100 μV，是成年人安静时的主要脑电波，在枕叶皮质最为显著。α 波在清醒、安静并闭眼时出现，睁眼或接受其他刺激时，α 波立即消失而呈现低振幅快波，这一现象称为 α 阻断(α - block)。

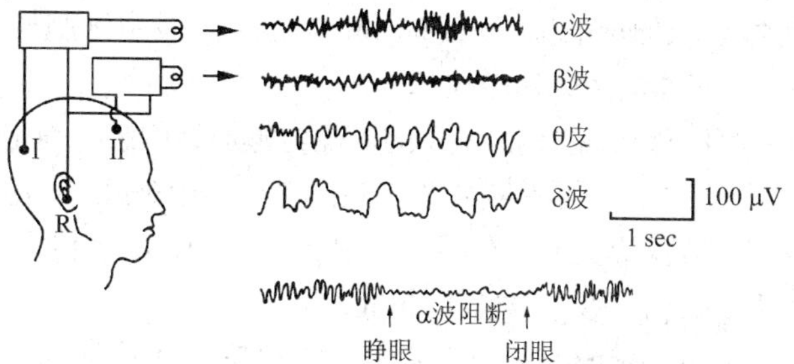

图 10 - 19　脑电图记录方法与正常脑电图波形

Ⅰ、Ⅱ—引导电极放置位置(分别为枕叶和额叶)；R—无关电极放置位置(耳郭)

(2)β 波：频率为 14 ~ 30 Hz，波幅为 5 ~ 20 μV，在额叶和顶叶皮质比较显著，一般认为 β 波是大脑皮质处于紧张活动状态的主要脑电表现。

(3)θ 波：频率为 4 ~ 7 Hz，波幅为 100 ~ 150 μV，可出现于颞叶和顶叶皮质。θ 波在成年人处于抑制状态及困倦时出现。在幼儿，一般常可见到 θ 样波形，青春期开始出现成人型 α 波。

(4)δ 波：频率为 0.5 ~ 3 Hz，波幅为 20 ~ 200 μV，δ 波常见于成年人熟睡时，在极度疲劳或深度麻醉状态时也可以出现。

2. 脑电波机制

一般认为，脑电图记录的电位变化是由突触后电位形成的，是大量神经元同步活动产生突触后电位的总和。大脑皮质内部震荡性回路的活动以及皮质与丘脑之间负反馈环路的振荡活动是产生 EEG 波形的主要原因。已知锥体细胞在皮质排列整齐，其顶树突相互平行并垂直于皮质表面。因此，其同步电活动易总和而形成强大电场，从而改变皮质表面的电位，这种电位的变化，通过容积导体在脑表面上显示出电位波动。此外，皮质 - 丘脑的振荡回路也与复杂的脑电图波形有关。丘脑中线核群与大脑皮质之间的交互振荡性活动可以阻滞皮质神经元接受或处理特异性感觉传入。此与睡眠时的慢波脑电活动的产生有关。研究发现，动物在睡眠时丘脑的神经元常有节律性慢波发放，以及觉醒时有紧张性高频率波产生，与脑电图在不同状态时的波形相似。

3. 脑电图的应用价值

脑电图具有很高的敏感性。记录脑电图是观察和研究睡眠的常用方法。此外脑电图对某些疾病，如癫痫、脑炎和颅内占位性病变(如肿瘤)等，有一定诊断意义，尤其对癫痫有非常重要的诊断价值。癫痫患者常产生异常的高频高幅脑电波或在高频高幅波后跟随一个慢波的综合波形；即使在发作间歇期，亦有异常脑电活动出现。因此，根据脑电波改变的特点，并结合临床资料，可用来判断癫痫的发生部位。

(二)脑诱发电位

大脑皮质的神经元具有生物电活动，大脑皮质保持有持续性的节律性电位改变活动。记录脑诱发电位是研究涉及脑高级活动的方法之一。它对于探讨感觉的中枢定位、感觉系统内的纤维投射以及核团联系等有着重要作用。

1. 诱发电位的定义

通过刺激外周感受器或感觉传导途径的任何一点，在中枢神经系统的任何部位所产生的电变化，均可称为感觉通路的诱发电位(evoked potential)。在感觉传入冲动的激发下，脑的某一区域可以产生较为局限的电位变化，称为脑诱发电位。与单细胞放电不同，脑诱发电位是慢电位的场电位(field potential)变化，是由细胞群体突触后电位总和所形成的。

2. 诱发电位的一般性质

(1)潜伏期：诱发电位的出现与施加的刺激有固定的时间关系，二者的时间差是潜伏期。与自发放电的重要区别是诱发电位的潜伏期相对恒定。潜伏期的长短主要取决于中枢的突触延搁。

(2)反应类型：在不同的感觉系统中，由于传入通路不同，反应形式可以不同，但在同一感觉系统中，反应类型是相同的。

(3)一定的空间分布：由于感觉信息的传导途径是一定的，所以诱发电位只限于中枢神经系统的一定部位，而自发电位可以在脑的任何部位记录出。

3. 诱发电位常见类型

按照感觉刺激的形式不同，常见的诱发电位有：

(1)躯体感觉诱发电位(somatosensory evoked potential，SEP)：电刺激一侧肢体，可从对侧相应的大脑皮质感觉区记录获得。皮质躯体感觉代表区的感觉投射规律，就是采用记录皮质诱发电位的方法获得的。

(2)视觉和听觉诱发电位(visual & auditory evoked potential)：光照视网膜或短声刺激单侧耳，分别在皮质特定部位可记录获得视觉或听觉皮质诱发电位。在脑干记录可获得视觉或听觉的脑干诱发电位。临床上用记录以上感觉诱发电位的方法，辅助诊断中枢及感觉传导通路的损伤。

4. 皮质诱发电位组成

各种诱发电位均有一定的反应形式，躯体感觉诱发电位一般可区分出主反应、次反应和后发放(图10－20)。主反应是一先正后负的电位变化，在大脑皮质的投射有特定的中心区。主反应出现在一定的潜伏期之后，即与刺激有锁时关系。次反应是跟随主反应之后的扩散性继发反应，可见于皮质的广泛区域，即在大脑皮质无中心区，与刺激亦无时间关系。后发放是在主反应和次反应之后的一系列正相周期性电位波动，波幅较小。由于皮质诱发电位常出现在自发脑电活动的背景上，因此较难分辨，但因主反应与刺激具有锁时关系，而诱发电位的其他成分和自发脑电均无此关系，因此应用计算机将电位变化叠加和平均处理能使主反应突显出来，而其他成分则相互抵消。

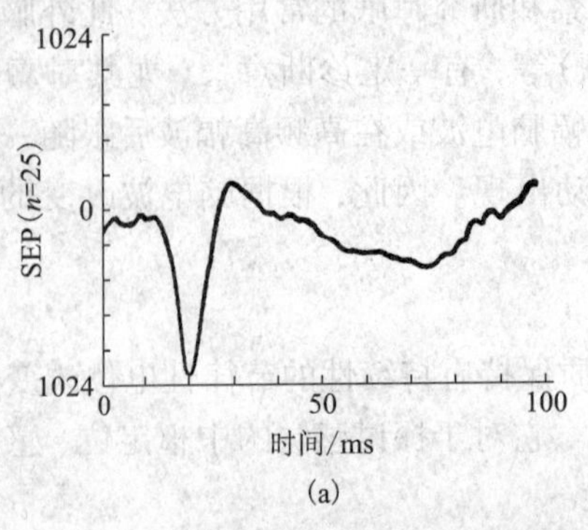

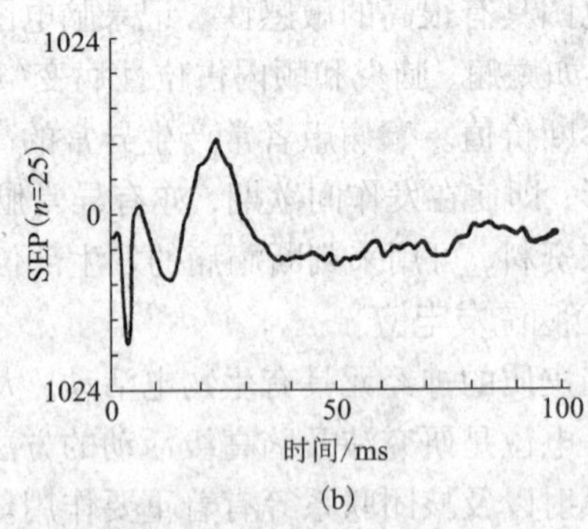

图10－20 刺激家兔腓总神经引起的躯体感觉诱发电位

(a)刺激后0～100毫秒内的SEP描记，即B中前100毫秒的展宽；(b)刺激后0～500毫秒内的SEP描记，刺激后约12毫秒出现先正(向下)后负(向上)的主反应，随后出现次反应，约300毫秒后出现后发放，横坐标为描记时间，纵坐标为计算机数字量，n数为计算机叠加次数

二、觉醒和睡眠

觉醒(wakefulness)与睡眠(sleep)是人类和哺乳动物共有的复杂行为，是一种典型的生物节律性的生命现象。目前认为，觉醒和睡眠的节律性并非是受自然界昼夜交替的被动性反应，而是受机体自身中枢内某些特定结构内源性、主动、周期性的活动所调控。觉醒和睡眠是两种明显不同的行为状态，以近似昼夜节律交替和规律性相互转化，并与机体多种生理功能的改变相伴随，如呼吸、循环、内分泌和体温等。觉醒与睡眠的昼夜交替是人类生存的必要条件。觉醒状态可使机体迅速适应环境变化，因而能进行各种体力和脑力劳动；而睡眠则使机体的体力和精力得到恢复。一般情况下，成年人每天需要睡眠7~9小时，儿童需10~12小时，新生儿需18~20小时，而老年人所需睡眠时间则较少，为5~7小时。

(一)觉醒

研究发现，觉醒状态有行为觉醒和脑电觉醒之分。行为觉醒表现为对外界新刺激有探究行为；脑电觉醒则不一定有探究行为，但脑电波呈现去同步化快波。神经药理学研究指出，参与行为觉醒和脑电觉醒状态的神经递质可能不同。行为觉醒的维持可能与中脑黑质多巴胺递质系统有关，而脑电觉醒的维持与蓝斑核去甲肾上腺素递质系统和脑干网状结构ACh递质系统有关。

目前认为，觉醒状态的维持与各种感觉传入冲动均有关。感觉传入纤维进入脑干网状结构后，可通过脑干网状结构上行激动系统(以ACh为神经递质)维持和调节大脑皮质的觉醒状态。动物实验证明，电刺激处于睡眠状态的动物中脑网状结构可唤醒动物，并使脑电波表现出同步化快波。而巴比妥类药物可以通过阻断脑干网状结构上行激动系统的活动而诱导催眠效应。

(二)睡眠

人类在睡眠过程中，会与周围环境停止主动联系，继而各种感觉信息的传入也大大减少；同时引起机体反应的外界刺激阈值明显升高。能中断睡眠的最低刺激强度(阈强度)被称为唤醒阈(arousal threshold)，它是衡量睡眠深度的常用指标。在相同性质刺激的条件下，睡眠越深，则唤醒阈越高。

1. 睡眠深度与脑电变化

在睡眠的过程中，按照脑电波的变化规律，一般将人类的慢波睡眠共分为4个时期，即入睡期、浅睡眠期、中度睡眠期和深度睡眠期，脑电的改变特征也分别称为1、2、3、4期(stage)。在睡眠的全过程中，脑电图出现周期性的变化。每个周期的表现先是频率逐渐减小、波幅逐渐增大，然后再反方向变化；即从1期开始，经过2、3期到4期，然后再由4期经3期到2期完成一个周期。如此循环往复，每夜出现4~5次。但每一循环达到的最大睡眠深度不同，随睡眠时间延长睡眠的最大深度越来越浅，最后甚至只能达到浅睡眠期(即1期和2期)(图10-21)。

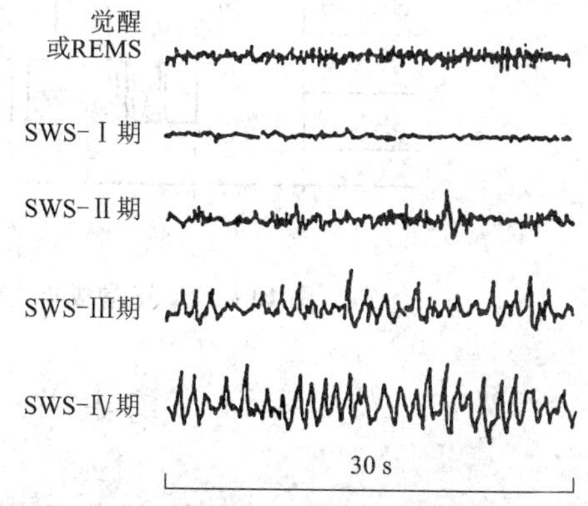

图10-21　正常成年人慢波睡眠各期的脑电波

2. 睡眠的两个时相

通过脑电变化与其他多项功能指标(如血压、呼吸、肌电图、眼电图和心电图等)的比较分析，证实睡眠可以分为慢波睡眠与快动眼睡眠两种时相。

(1)慢波睡眠(slow wave sleep, SWS)时相：这一睡眠时相的行为表现主要是循环系统、呼吸系统和交感神经的活动水平均降低，且随睡眠的深度变化呈平行的规律性变化，肌张力也随睡眠的加深而逐渐降低；唤醒阈的变化与脑电所显示的睡眠深度相一致。脑电图分期中的2、3、4期均属于慢波睡眠，首次出现的1期虽然脑电波为低振幅快波，但在睡眠行为上也属于慢波睡眠。在慢波睡眠中，机体的耗氧量下降，但脑的耗氧量不变；同时，腺垂体分泌生长激素明显增多。因此，慢波睡眠有利于促进生长和体力恢复。

(2)快波睡眠(fast wave sleep, FWS)时相：这一时相睡眠的特征主要是眼球的快速运动，因此又称为快动眼睡眠(rapid eye movement sleep, REMS)，同时伴随呼吸不规则、血压升高、心率加快、四肢肌肉抽动、颈肌的张力进一步降低等，做梦是异相睡眠期间的特征之一。快动眼睡眠是在第一个睡眠循环周期之后的每一个1期，脑电的表现为低振幅的去同步快波，类似于慢波睡眠的第一个阶段。此时的唤醒阈较慢波睡眠时高，实际上是一种深度睡眠状态。由于睡眠深度与脑电波表现相矛盾，故这种睡眠时相又称为异相睡眠(paradoxical sleep)。异相睡眠中，脑的耗氧量增加，脑血流量增多，脑内蛋白质合成加快，但生长激素分泌减少。异相睡眠与幼儿神经系统的发育有密切的关系，可能有利于建立新的突触联系，促进学习记忆和精力恢复。但异相睡眠期间出现的一些阵发性表现，可能与某些疾病在夜间突然发作有关，如心绞痛、哮喘和阻塞性肺气肿的低氧发作等。

以上两个睡眠时相在整个睡眠过程中多次循环和重复(图10-22)。两个睡眠时相均可直接转变为觉醒状态，但由觉醒状态不能直接进入异相睡眠，而是必须先进入慢波睡眠期，而由异相睡眠自动醒来的可能性更大。

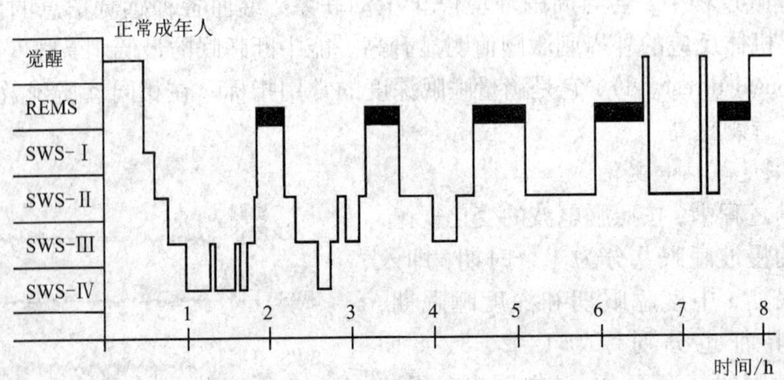

图10-22 正常成年人整夜睡眠中两个时相交替的示意图

第七节 脑的高级功能

人的大脑除了能产生感觉、调节躯体运动和内脏活动外，还涉及更为复杂的功能，如完成复杂的条件反射、学习与记忆、思维与判断、语言与其他认知活动、觉醒与睡眠等，这些功能统称为脑的高级功能。

一、学习与记忆

学习与记忆是人类脑的高级功能之一，但人类学习、记忆的许多特征同样也存在于不同种类的动物中。所以，可以用动物作为观测对象，进行学习与记忆的基本特征和神经机制研究。近些年，学习与记忆的研究进展很快，其神经机制的研究目前已深入到了分子水平。

（一）学习与记忆的概念

学习（learning）是指人或动物依赖于经验来改变自身行为以适应环境的神经活动过程。记忆（memory）是指将学习到的信息或经验在脑内储存和提取的神经活动过程。所以，学习与记忆是既有区别又有联系的两个神经活动过程，是机体适应环境的重要方式。

（二）学习与记忆的类型、过程及机制

1. 学习的类型

通常将学习分为联合型学习（associative learning）和非联合型学习（non-associative learning）两大类。也有人将学习分为简单学习、联合学习和复合（杂）学习三类。

（1）简单学习：即非联合型学习，是指不需要在刺激和反应之间形成某种特定的联系，机体通过反复接受刺激获得经验，改变自身行为。习惯化（habituation）和敏感化（sensitization）属于简单学习。习惯化是指当一个不产生伤害性效应的刺激重复作用于机体时，机体对该刺激的反应逐渐减弱的过程。例如对有规律而反复出现的强噪声，人们的反应逐渐减弱或消失。敏感化是指反应加强的过程，例如一个弱伤害性刺激本身仅引起弱的反应，但在强伤害性刺激作用后对弱刺激的反应就明显加强。在这里，强刺激与弱刺激之间并不需要建立什么联系。

（2）联合型学习：是指在时间上有特定顺序关系的两个事件重复地发生，最后在脑内逐渐形成联系的学习形式。经典条件反射和操作性条件反射均属于联合型学习。

（3）复合（杂）学习：这种学习具有人类的“判断与推理”的性质。如潜伏学习（latent learning）和模仿学习（mimicking learning）。潜伏学习是指新经验的获得依赖潜在性的经验，学习的速度和效果取决于对这项学习任务的相关环境的熟悉程度；模仿学习则是模仿同类动物其他个体行为的过程。

2. 记忆的类型

（1）按照记忆的内容分类：记忆总体可分为两类，即陈述性记忆（declarative memory）和非陈述性记忆（non-declarative memory）。①陈述性记忆：又称为情景记忆和外显性记忆，它是对场景、事实与活动事件的记忆。记忆内容可以进入意识系统，比较具体，可以清楚地描述。②非陈述性记忆：又称为程序性记忆和内隐性记忆。主要是对技巧和习惯的记忆，没有意识成分的参与，只涉及刺激程序的相互关系。储存各个事件之间相关联的信息，只有通过顺序性的操作过程才能体现出来。

（2）按照记忆时间的长短分类：分为瞬时记忆、短时记忆、长时记忆和永久记忆。此外，还有一种记忆被称为工作记忆（working memory）。这种记忆属于非陈述性记忆，具有自动性，没有明确的意识成分，而且从记忆时间上分类它属于短时记忆。工作记忆是在过去的经历和当前的行动之间提供时间和空间的联系，因而它对于思维、运算、下棋、弹钢琴以及演说等行为过程起非常重要的作用。

3. 学习与记忆的过程

学习与记忆的基本过程可以大致分为三个阶段，即获得(acquisition)、巩固(consolidation)和再现(retrieval)。获得是感知外界事物或接受外界信息的阶段，也就是通过感觉系统向脑输入信息的过程，这是学习阶段；巩固是获得的信息在脑内编码储存和保持的阶段，保持时间的长短和巩固程度的强弱与该信息对个体的意义以及是否反复应用有关；再现是将储存于脑内的信息提取出来使之再现于意识中的过程。

4. 遗忘

在记忆形成的过程中，只有少量的信息进入较长久的记忆中储存，大量短期记忆中的内容会随时间的推移自然遗忘(spontaneous forgetting)，是一种正常的生理现象，具有适应性的保护意义。遗忘在学习后即已开始，最初遗忘的速率很快，以后逐渐减慢。遗忘并不意味着记忆痕迹的完全消失，因为学习已经遗忘的内容总比学习新的内容容易。产生遗忘的原因与条件刺激长期不予强化所引起的消退抑制和后来信息的干扰等因素有关。非生理性遗忘，是与疾病相关的记忆障碍。它包括记忆功能不同程度的变化(如记忆亢进、记忆减退、记忆空白或遗忘)，记忆性质特征的紊乱，也就是记忆内容上的混乱(如错构症、虚构症、歪曲性记忆等)。临床上将病理性的遗忘称为记忆缺失或遗忘症，常见的是顺行性遗忘(anterograde amnesia)和逆行性遗忘(retrograde amnesia)两类。凡不能保留新近获得的信息称为顺行性遗忘，即近期记忆严重障碍，多见于慢性酒精中毒者，其发生机制可能是由于海马及其环路的功能受损，导致信息不能从短时性记忆转入长时性记忆。另外，阿尔茨海默病等神经退行性疾病也常以近期记忆障碍为早期临床表现。而逆行性遗忘症表现为正常脑功能发生障碍之前的一段时间内的记忆均已丧失，发病机制可能是第二级记忆中原有的信息不能读出或第二级记忆本身发生紊乱。该类病症多见于非特异性的脑疾患，如脑震荡、电击和麻醉等。

5. 学习与记忆的机制

(1)学习与记忆的神经解剖机制：脑内存在多重记忆系统，不同的脑区参与的记忆类型不同。如陈述性记忆主要由内侧颞叶参与，程序性记忆主要由纹状体和小脑参与，而大脑联合皮质与多种记忆有关，其中前额叶联合皮质是工作记忆的关键脑区。大量的临床资料和研究证据显示，海马及其相邻结构在学习记忆中发挥着重要作用。海马损伤可以出现明显的陈述性记忆障碍，但仍然对技巧性功能保持良好的记忆。

(2)学习与记忆的神经生理机制：在神经系统中，突触是信息接替与整合的部位，突触可塑性(synaptic plasticity)是引起神经系统适应性改变的关键。突触可塑性包括突触的结构可塑性和功能可塑性两个方面。一般认为，突触结构可塑性是功能可塑性的基础。结构可塑性主要表现为突触的大小、突触间隙、突触膜的厚度、面积和界面曲率以及活性区的大小与数量等所发生的不同程度改变。突触功能的可塑性主要表现为传递效能的增强或减弱。

突触的可塑性被认为是学习与记忆的重要机制。19世纪末，在突触这一重要概念尚未出现之前，许多学者就曾推测，记忆的产生是神经细胞之间相互作用的结果，而学习过程可能涉及神经元之间突触连接强度的变化。20世纪中叶，心理学家Hebb提出了记忆的形成可能是由于突触联接效能的增强。20世纪后期，Bliss等人在家兔海马部位首次发现了突触传递的长时程增强(long-term potentiation, LTP)现象。LTP是指特定的条件刺激或行为活动之后，突触传递效应会出现长时间的增强。在慢性动物实验中发现，条件刺激结束后，LTP现象可以持续数周时间。由于LTP出现在海马部位，而临床资料早已证明海马这一部位与记忆的形成有着极为密切的关系。因此，长时程增强现象被广泛认为是信息储存过程中突触功能增强的电生理指标。另有研究表明，LTP 现象存在一定的神经元网络这一必备的物质基础，可能是易化现象的表现形式。除 LTP 外，在小脑和其他部位还发现了长时程抑制(long-term depression，LTD)现象，即突触传递效应的长时程降低。小脑的 LTD 可能与小脑在运动学习中的作用有关。

(3)学习与记忆的分子机制：自 20 世纪 60 年代起，Kandel 对低等动物海兔的简单性学习的神经机制进行了深入研究，他发现习惯化和敏感化机制与突触传递功能的可塑性变化、神经递质释放量的改变以及突触后信号转导机制的一系列变化有关。近年来大量的研究结果表明，哺乳类动物的学习与记忆有着非常复杂的细胞和分子机制。一般认为，参与学习记忆的神经递质主要是谷氨酸，此外乙酰胆碱、去甲肾上腺素以及 NO 等也参与。而众多的神经递质大多是在学习记忆过程中起调质作用。如运动学习后给动物注射拟胆碱药(如毒扁豆碱)可加强记忆活动，而注射抗胆碱药(如东莨菪碱)则使学习记忆减退。参与学习记忆的重要神经受体目前认为可能是谷氨酸的 NMDA 受体和 AMPA 受体。这些神经递质、受体与调质通过复杂的细胞内信号转导过程，引起突触传递效应的增强、突触数量的增多以及行为学上各种学习记忆行为的改变。而在上述信号转导过程中，可以只引起离子通道功能的改变，出现电信号短时间的变化，这可能是瞬时记忆或短期记忆的机制。信号转导的途径也可以进入到细胞核内，引起基因的表达和新蛋白质的合成，包括合成新的代谢酶类、离子通道和受体，从而引起长短不等的记忆时程与学习效果。目前已经证实神经细胞内有一百多种重要分子与学习、记忆有关，已被证实的细胞内信号转导网络所涉及的蛋白质超过 3000 种。

二、语言和其他认知功能

长期以来，探索和阐明人类语言和思维等脑的高级功能一直是人类的梦想。随着科技的迅速发展，人类对客观世界的认识已经深入到大至观测宇宙、小到辨析各种离子的水平，但对人的认知行为以及人脑的高级功能了解依然很少。

(一)语言中枢

语言与思维是不可分割的。语言是用于思维的载体，语言使用的单元是对事物高度抽象与概括的词汇。因此，使用语言的过程又是抽象思维的主动认知过程。在神经解剖学上，语言是大脑高级整合功能的产物。常用的研究方法主要有两方面，其一是对脑损伤患者的临床观察；其二是通过先进的、无创性脑功能检测技术，如功能性磁共振(functional magnetic resonance imaging，fMRI)和正电子成像术(Positron emission tomography，PET)，对正常人体中枢神经系统进行系统研究。

1. 语言相关脑区

与语言有关的脑区位于大脑侧沟附近。临床发现，人类大脑皮质一定区域的损伤，可引起特有的某种语言活动的功能障碍，可见人类大脑皮质的语言功能具有一定的分区(图 10－23)。

(1)Wernicke 语言解译区：颞叶、顶叶、枕叶的交界处，是经过各感觉联合区处理后的躯体感觉、视觉、听觉的会合处。在人类的优势半球，这一区域高度发达，是脑的理解或解译区(interpretative area)，也称其为大脑的智能区(intelligence area)。为纪念发现它重要功能的神经科学家 Wernicke，又将该区称为 Wernicke 区。该区受损后，患者通常会丧失与语言和词汇相关的所有智力功能。患者的听力完好，但是听不懂语言的表达；能认识单个字，但不能将字排列成有意义的顺序；可以读出这些词汇，但不能理解其中的含义。这种临床表现称为 Wernicke 性失语（Wernicke's aphasia）。

（2）视觉语言解译区：视觉语言解译区位于后顶叶下方，Wernicke 区之后邻接角回处。如果该部位损伤而 Wernicke 区完好，患者能理解听觉获得的语言信息，但不能理解从视皮质到 Wernicke 区的视觉语言信息。所以患者能看到字或词，但对以前熟悉的词汇不能理解其含义，这种视觉语言理解障碍称为失读症（dyslexia）。

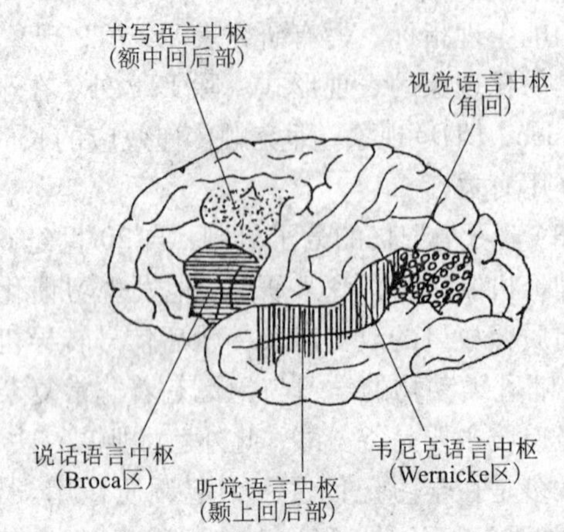

图 10－23　人类大脑皮质语言功能区域示意图

（3）听觉语言解译区：在颞叶初级听觉皮质的下方并与 Wernicke 区邻接的脑区。该部位的损伤导致患者能看懂文字，能听到其他人讲话但不能理解其讲话的内容，这一现象称为听觉感受性失语（auditory receptive aphasia）。

（4）Broca 区：这是最先发现与语言有关的脑区，位于中央前回底部前方。该部位损伤后可出现运动性失语（motor aphasia），即患者在语言的口头表达方面出现障碍，发音正常，其他的语言感觉功能均正常，但不能组织成有意义的语言。

2. 语言相关脑区的功能联系

在左侧半球，与语言功能有关的脑区位于大脑侧裂附近。颞上回后端的 Wernicke 区有纤维经弓状束投射到中央前回底部前方的 Broca 区，Broca 区能将来自 Wernicke 区的信息处理为相应的发声形式，然后传到位于脑岛的说话区来启动唇、舌、喉的运动而发音。当人们看到某一物体并说出该物体名称时，整个信号传递的过程即按图 10－24 中所示的顺序进行。在 Wernicke 区后的角回能将阅读文字形式的信息转变为 Wernicke 区所能接受的听觉文字形式的信息。听觉语言感受引起的讲话与视觉引起的相似。

（二）优势半球

1. 概念

大脑皮质具有复杂功能的脑区在两侧半球的相同部位并不对称，而是一侧较另一侧更大些。将以上功能区较大的半球称为优势半球（dominant hemisphere）。人群中约 95% 的优势半球在左侧，语言中枢及控制运动的区域均存在左侧大于右侧的发育优势。这种半球的发育不均衡可能在胚胎发育中已经形成。人类的左侧半球优势自 10～12 岁起逐步建立，左侧半球若在成年后受损，由于左侧优势已经形成，就很难在右侧皮质再建语言中枢。尽管左侧半球是优势半球，右侧半球也有其特殊的重要功能，它在非语词性的认知功能上，如对空间的辨认、深度知觉、触－压觉认识、图像视觉认识、音乐欣赏分辨等方面占优势。而且，一侧优势也是相对的，因为左侧半球也有一定的非语词性认知功能，右侧半球也有一定的简单语词活动功能。

2. 大脑皮质的其他认知功能

除语言活动功能外，大脑皮质还有许多其他认知功能。如前额叶皮质可能参与短时程情景式记忆和情绪功能活动，颞叶联络皮质可能参与听觉和视觉记忆，而顶叶联络皮质则可能

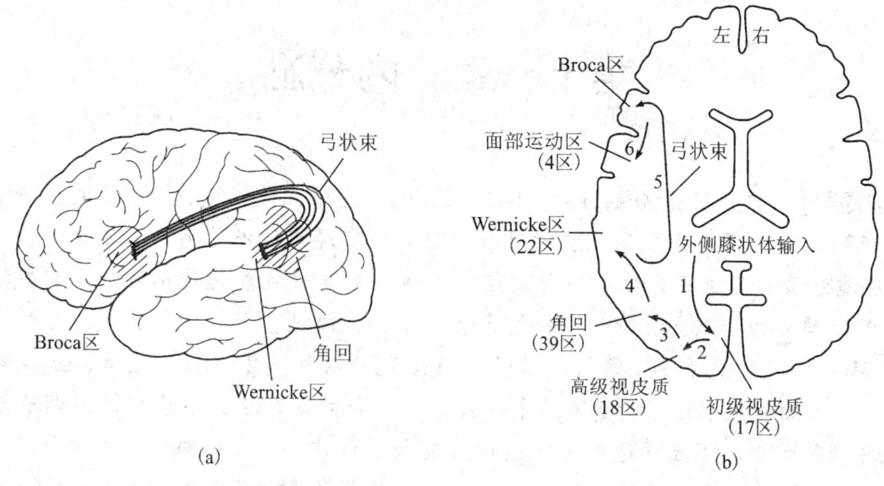

图 10-24　语言中枢传送和处理视觉传入信息的有关脑区和纤维联系示意图

(a)语言功能活动有关的脑区部位和纤维联系；

(b)看见某一物体后到能说出其名称时的语言信息传送路径(按图中 1→6 的顺序进行)

参与精细躯体感觉和空间深度感觉的学习等。右侧顶叶皮质损伤的患者常表现为穿衣失用症(apraxia)，虽无肌肉麻痹，但穿衣困难，常将衬衣前后穿倒或只把一个胳膊伸入袖内。右侧大脑皮质顶叶、枕叶、颞叶结合处损伤的患者，常无法分清左右侧，穿衣困难，不能绘制图表。右侧半球颞叶中部病变常引起视觉认识障碍，患者不能辨认别人的面部，只能根据语音来辨认熟人，有的患者甚至不认识镜子里自己的面部，这种功能障碍称为面容失认症(prosopagnosia)。这类患者往往还伴有对颜色、物体、地方的认知障碍。此外，还发现额顶部损伤可引起失算症(acalculia)，患者表现为数学计算能力的损害。

3. 两半球功能

通过对动物裂脑手术后行为的研究以及对极少数裂脑人的观察，研究人员发现双侧大脑半球存在功能分工的不同，也有协同活动。对于语言中枢在左侧的、大多数右利手者，左半球大脑主要参与对时间的分析，对知觉形象进行精细加工，并把感觉信息纳入语言描述以及善于对语音进行分析等；而右半球大脑主要对空间进行综合，对知觉形象进行轮廓性加工，把感觉信息纳入印象以及对音乐的理解和分析。所以，优势半球主要具备以语言为基础的智力功能，而非优势半球具备其他形式的多种智力功能，如非词汇的视觉经验、人与周围的空间关系以及理解身体语言的意义等。

优势半球的存在说明大脑皮质的精细分工。但不同脑功能的完成也有赖于两侧半球信息的交流。例如，尽管优势功能区位于左半球，但优势功能区可接受双侧半球(已被处理过的)传入的各种感觉信息。联系两侧大脑皮质功能的结构基础是连合纤维。在哺乳类动物中最大的连合纤维结构是胼胝体，进化越高则胼胝体越发达，人类的胼胝体估计含有 100 万根纤维。人类两侧大脑皮质的功能也是相关的，两半球之间的连合纤维对完成双侧的运动、一般感觉和视觉的协调功能有重要作用。右手学会了某种技巧动作，左手虽未经训练，但一定程度上也能完成这种技巧动作。说明一侧皮质的学习活动功能可以通过连合纤维向另一侧传送。

(尤浩军　牛　楠)

第十一章 内分泌

【内容提要】 内分泌系统由内分泌腺和散在的内分泌细胞组成，对机体的生命活动发挥重要而广泛的调节作用。内分泌系统通过分泌激素来实现其调控作用。激素分为蛋白质和肽类激素、胺类激素、类固醇类激素和脂肪酸衍生物四大类。激素的作用机制：①多数水溶性激素，如蛋白质和肽类激素，可与细胞膜受体结合，通过激活G蛋白和效应器酶，产生cAMP、cGMP、Ca^{2+}、IP_3和DG等第二信使调节细胞的功能；②脂溶性激素，如类固醇类激素，可直接进入细胞内，与胞浆受体结合形成激素-受体复合物，并进入核内调节基因的表达而实现其调节作用。下丘脑通过垂体门脉系统和下丘脑垂体束分别与腺垂体和神经垂体发生联系，构成下丘脑-垂体功能单位。腺垂体分泌七种激素，其主要作用有：生长激素促进机体的生长发育和代谢；催乳素促使乳腺泌乳并维持泌乳；促黑素促进黑色素细胞合成黑色素；促甲状腺激素、促肾上腺皮质激素和促性腺激素分别调节其相应靶腺的发育和功能活动。甲状腺分泌甲状腺激素，促进机体新陈代谢，维持正常生长发育和成熟。肾上腺皮质分泌糖皮质激素和盐皮质激素，糖皮质激素参与物质代谢和应激反应，盐皮质激素有保钠、保水、排钾及稳定细胞外液容量的作用。肾上腺髓质合成分泌的肾上腺素和去甲肾上腺素，除了对中枢神经系统和心血管活动影响外，还参与应急、应激反应。胰岛分泌的胰岛素，是机体唯一降低血糖的激素。调节钙、磷代谢的激素主要有甲状旁腺激素、降钙素和维生素D_3，通过对骨、肾和肠的作用，维持血中钙和磷水平的相对稳定。

第一节 概 述

内分泌系统(endocrine system)是由内分泌腺和和散在于各系统或组织内的内分泌细胞共同组成。人体内主要的内分泌腺有垂体、甲状腺、甲状旁腺、肾上腺、胰岛、性腺、松果体和胸腺等。内分泌细胞广泛分布于各组织器官中，如胃肠道、心、肺、脑、肝、肾、皮肤、胎盘以及中枢神经系统的下丘脑等。内分泌组织和细胞将其分泌的微量具有特殊生理作用的物质(激素)直接分泌到血液或体液中，对远处或局部激素敏感的器官或组织发挥生理调节作用。人体内分泌系统作用十分广泛，对机体基本生命活动，如新陈代谢、生长发育、内环境稳态及各种功能活动发挥重要而广泛的调节作用。

一、激素的运输形式和分类

激素(hormone)是由内分泌腺或散在的内分泌细胞所分泌的高效能的生物活性物质，经组织液或血液传递而发挥其调节作用。

(一)激素传递信息的方式

大多数激素通过远距分泌(telecrine)的方式发挥其作用，有的激素还可通过旁分泌(paracrine)、自分泌(autocrine)和神经分泌(neurocrine)等方式进行信息传递(图11-1)。

1. 远距分泌

激素释放后直接进入毛细血管，经血液循环运送到远距离的靶器官发挥作用。大多数经典的内分泌腺和非内分泌器官分泌的激素经此途径。

2. 旁分泌

激素不经血液运输，仅由组织液扩散而作用于邻近的靶细胞。例如，胰高血糖素可以刺激胰岛 B 细胞分泌胰岛素。

3. 自分泌

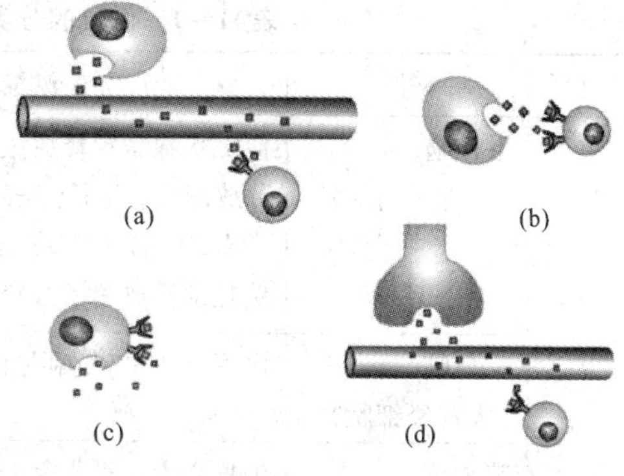

图 11－1　激素的信息传递形式

(a)远距分泌；(b)旁分泌；(c)自分泌；(d)神经分泌

内分泌细胞所分泌的激素可作用于产生该激素的细胞，可以通过局部扩散又返回作用于该内分泌细胞，或者不释放而直接在合成激素的细胞内发挥作用。某些胃肠激素的作用通过本途径。

4. 神经分泌

神经细胞合成的激素沿神经细胞轴突借轴浆流动运送至末梢而释放到所连接的组织，或从神经末梢释放入毛细血管，由血液运送至靶细胞。下丘脑神经元分泌的很多肽类激素通过垂体门脉系统作用于腺垂体。

（二）激素的分类

激素来源复杂，种类繁多，已知的激素和化学介质达 150 余种。根据其化学特性可将激素分为四类：蛋白质和肽类激素、胺类激素、类固醇激素以及脂肪酸衍生物(图 11－2)，这些激素在机体内起着广泛的生物学作用(表 11－1)。

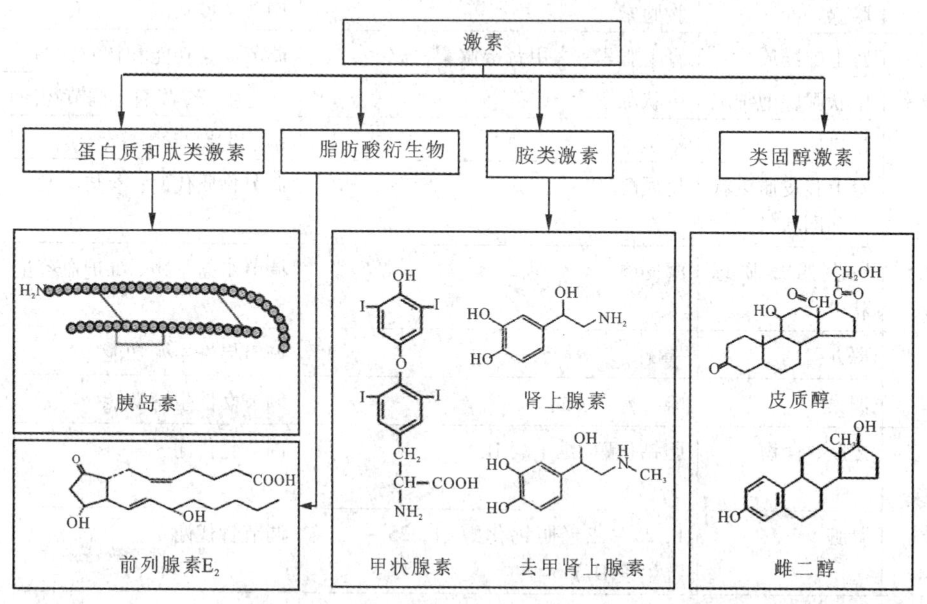

图 11－2　激素的分类和化学结构

表 11－1 激素的分类、主要来源及生理作用

化学性质	来源	激素	主要作用
肽类、蛋白质类	下丘脑（小神经细胞）	促甲状腺激素释放激素；促性腺激素释放激素；生长抑素与生长激素释放激素；促肾上腺皮质激素释放激素；催乳素释放因子及释放抑制因子等	调节腺垂体内分泌活动
	下丘脑（大神经细胞）	血管升压素（抗利尿激素）；缩宫素	调节机体水平衡；调节子宫活动
	腺垂体	生长激素；催乳素；促肾上腺皮质激素；促黑激素；促甲状腺激素；卵泡刺激素；黄体生成素等	促进生长；促进乳腺发育、乳汁分泌；调节外周靶腺（肾上腺，甲状腺，性腺）内分泌活动
	消化道	促胰液素；缩胆囊素；促胃液素；抑胃肽等	调节消化系统功能
	胰岛	胰岛素；胰高血糖素	调节物质代谢、能量平衡和血糖
	甲状旁腺	甲状旁腺激素	调节血钙水平
	甲状腺C细胞	降钙素	调节血钙水平
	心房肌	心房钠尿肽	调节水、钠排泄，维持血容量
	肝	胰岛素样生长因子	调节生长和物质代谢
	胎盘	绒毛膜生长激素；绒毛膜促性腺激素	调节胎盘功能，维持妊娠
	血管内皮细胞	内皮素	调节循环功能
	血浆	血管紧张素Ⅱ	调节水盐平衡、维持血容量
	胸腺	胸腺素	调节免疫功能
胺类激素	肾上腺髓质	肾上腺素；去甲肾上腺素	调节器官功能和物质代谢
	甲状腺腺泡细胞	甲状腺激素	促进生长、发育；调节物质代谢
	松果体	褪黑素	调节生物节律
类固醇激素	肾上腺皮质束状带和网状带	皮质醇	调节物质代谢；参与应激
	肾上腺皮质球状带	醛固酮	调节水盐平衡，维护血容量
	睾丸	睾酮	调节男性生殖功能
	卵巢	雌二醇；孕酮	调节女性生殖功能
固醇类激素	皮肤、食物	胆钙化醇（维生素 D_3）	调节骨代谢
	肾脏	1，25－二羟胆钙化醇（1，25－二羟维生素 D_3）	调节骨代谢
脂肪酸衍生物	广泛存在于各种组织	前列腺素	调节各器官局部活动

1. 蛋白质和肽类激素

该类激素分子量有很大差异，从最小的三肽分子到几百个氨基酸组成的多肽链。下丘脑激素、垂体激素、胃肠激素和降钙素等激素都属于此类。

2. 胺类激素

主要为酪氨酸衍生物，包括甲状腺激素和肾上腺髓质激素等。

3. 类固醇激素

主要有肾上腺皮质激素与性腺激素。此外，胆固醇的衍生物1，25－二羟维生素D_3也被归为固醇类激素。

4. 脂肪酸衍生物

如前列腺素，广泛存在于各种组织中，由花生四烯酸转化而成。

二、激素作用的机制

激素对靶细胞发挥调节作用的实质是激素受体介导的细胞信号转导机制。激素受体(hormone receptor)是指位于靶细胞表面或细胞内，能特异性与激素结合，并引起各种生物学效应的功能蛋白质。根据激素受体在细胞中的定位，激素受体可分为两类：一类是细胞膜受体，主要是蛋白质和肽类激素的受体。膜受体可分为G蛋白耦联受体、酪氨酸蛋白激酶受体和鸟苷酸环化酶受体等。这些受体的分子结构不同，激素与膜受体结合后通过不同的信号转导过程调节细胞的功能。另一类受体为细胞内受体，主要是类固醇类激素的受体，分为胞浆受体和核受体。胞浆受体是存在于靶细胞胞浆中特殊的可溶性蛋白质，可与相应的激素特异性结合。核受体存在于核内能与相应的激素结合并调节转录过程的蛋白质。细胞信号转导过程是一系列的复杂反应，主要环节有：靶细胞受体对激素的识别与结合、激素－受体复合物的信号转导、以及由所转导的信号引起的靶细胞的生物效应。

(一)细胞膜受体介导的信号转导——第二信使学说

细胞膜受体多为糖蛋白，其结构一般分为细胞膜外区段、质膜部分和细胞膜内区段三部分。细胞膜外区段含有多个糖基，是识别激素并与之结合的部位。激素与细胞膜受体结合后，可通过一系列反应途径激发细胞内第二信使物质生成而实现其调节效应。这些反应途径主要有以下几种：

1. G蛋白耦联受体途径

G蛋白耦联受体(G－protein-coupled receptor)超家族目前发现已超过100种，属于此类受体途径的有除甲状腺激素以外的其他蛋白质和肽类激素，以及胺类和前列腺激素等，作用广泛，涉及到机体的各个组织器官。激素作为第一信使，与靶细胞膜上的特异受体结合，可使受体构象发生改变，通过胞膜G蛋白介导，调节效应器酶的活性，从而活化胞内第二信使实现其调节效应。

腺苷酸环化酶(adenylate cyclase，AC)是G蛋白最重要的效应器酶之一。在有Mg^{2+}存在时，腺苷酸环化酶催化ATP转变为环一磷酸腺苷(cyclic adenosine monophosphate，cAMP)。cAMP作为第二信使，激活cAMP依赖的蛋白激酶A(protein kinase A，PKA)，进而催化细胞内多种底物磷酸化，最后导致细胞发生生物效应。通过AC－cAMP途径信号转导的激素有多种，如肾上腺素、胰高血糖素，以及腺垂体释放的促甲状腺激素、促肾上腺皮质激素等促激素。

磷脂酶 C(phospholipase C, PLC)是另外一种重要的 G 蛋白效应器酶。PLC 可以使磷脂酰二磷酸肌醇(phosphatidylinositol biphosphate, PIP_2)分解生成三磷酸肌醇(inositol triphosphate, IP_3)和二酰甘油(diacylglycerol, DG)。IP_3的作用是促使细胞内 Ca^{2+} 储存库释放 Ca^{2+} 进入胞浆，使胞浆内 Ca^{2+} 浓度明显增加，Ca^{2+} 与细胞内钙调蛋白结合，激活蛋白激酶，促进蛋白质或酶磷酸化，从而调节细胞的功能活动。DG 的作用主要是特异性激活蛋白激酶 C(protein kinase C, PKC)。此外，DG 的降解产物花生四烯酸是合成前列腺素的原料，花生四烯酸与前列腺素的过氧化物又参与鸟苷酸环化酶(guanylate cyclase, GC)的激活，促进环一磷酸鸟苷(cyclic guanosine monophosphate, cGMP)的生成。IP_3、DG、Ca^{2+} 和 cGMP 是机体内非常重要的第二信使物质，在细胞内发挥信息传递作用，可使多种蛋白质或酶发生磷酸化反应，进而调节细胞的生物学效应，参与机体许多生理功能及病理机制的发生(图 11-3)。

2. 酪氨酸蛋白激酶受体介导的信号转导系统

有些激素，如胰岛素、生长激素等，其受体本身具有酪氨酸蛋白激酶(tyrosine protein kinase, PTK)活性，其分子兼具受体和效应器酶的双重功能，胞外段可特异性的识别和结合激素，导致受体聚合形成二聚体，胞内段酪氨酸残基发生自身磷酸化，进而使自身肽链和膜内蛋白底物中的酪氨酸残基磷酸化，经胞内一系列信息传递的级联反应，最后作用于细胞核内的转录因子，调控基因转录以及细胞内相应的生物学效应(图 11-3)。

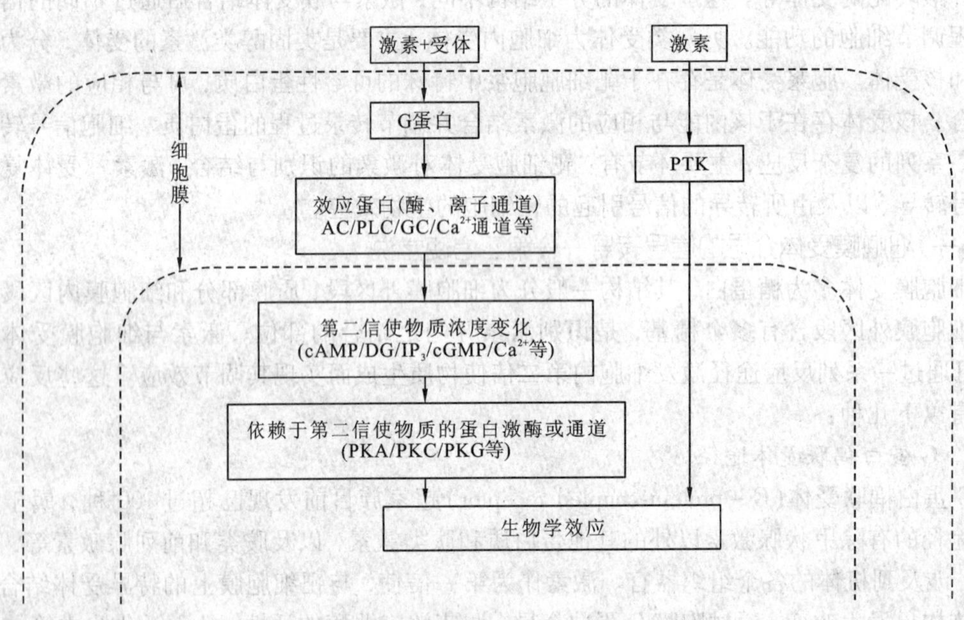

图 11-3 细胞膜受体介导的激素信号转导

(二)细胞内受体介导的信号转导

细胞内受体是位于细胞质和细胞核内的激素受体，分为胞浆受体与核受体。胞浆受体是存在于靶细胞浆中的特殊可溶性蛋白质，能特异性地与相应的激素结合，其最终发挥作用时，由胞浆转移至核内。核受体是存在于核内能与相应激素结合，并对转录过程起调节作用的蛋白质。核受体多为单肽链结构，含有激素结合结构域、DNA 结合结构域和转录激活结构域等功能区。通过细胞内受体发挥作用的激素主要有类固醇激素、性激素、甲状腺激素与维生素 D_3 等亲脂性激素。这类激素分子量小，呈脂溶性，能透过细胞膜进入细胞。

胞内受体信号转导机制的基本过程：第一步，激素进入细胞，在胞浆内与受体结合形成激素-受体复合物，受体蛋白发生构象改变，将激素转移到核内。第二步，激素与核内受体结合形成激素-核受体复合物后，暴露出隐蔽于分子内部的DNA结合结构域及转录增强结构域，使受体与DNA结合，从而激发DNA的转录过程，生成新的mRNA，诱导蛋白质合成，引起相应的生物效应(图11-4)。通常情况下，这种"基因效应"需要数小时甚至数天才能完成。

目前发现，除了这种经典的基因效应，类固醇激素还可以通过细胞膜受体以及离子通道产生非常快速的反应(数分钟甚至数秒钟)，这种效应称类固醇激素的"非基因效应"。

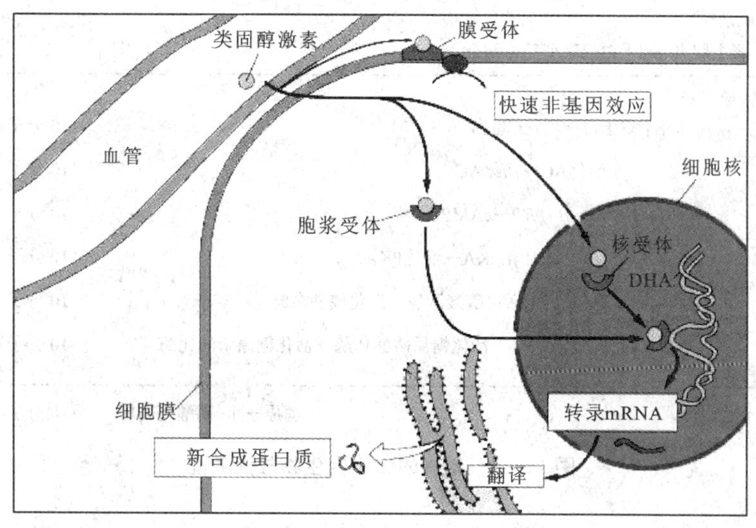

图11-4　细胞内受体介导的激素信号转导

三、激素作用的一般特征

激素虽然种类很多，作用复杂，但它们在对靶组织发挥调节作用的过程中，具有某些共同的特征。

(一)激素作用的特异性

虽然激素可以进入血液并运输至全身各个部位，但仅选择性地作用于某些器官、组织及细胞，产生特定的生物学效应。激素作用的器官、组织或细胞，分别称为该激素的靶器官、靶组织和靶细胞。激素作用的特异性与靶细胞上存在能与该激素发生特异性结合的受体有关。激素与受体相互识别并发生特异性结合，经过细胞内复杂的反应，从而发挥其调节作用。激素和受体可以相互诱导而改变本身的构象以适应对方的构象，这为激素与受体发生专一性结合提供了物质基础。

(二)激素的信息传递作用

激素在内分泌细胞与靶细胞之间充当"化学信使"的作用。在反应过程中，激素将生物信息传递给靶细胞，使靶细胞内原有的活动增强或减弱，例如，生长激素促进生长发育，甲状腺激素增强代谢过程，胰岛素降低血糖，但激素不能发动细胞本来不存在的代谢过程。

(三)激素的高效生物活性

激素在血液中的生理浓度很低，多在10^{-12} ~ 10^{-7} mol/L数量级，但激素与受体结合后在细胞内引发一系列酶促反应，形成一个极高效能的生物信息放大系统，影响机体的生理过程(图11－5)。例如，一个分子的胰高血糖素激活AC后，通过cAMP－蛋白激酶，可激活下游上万个分子的磷酸化酶。再如，0.1 μg的促肾上腺皮质激素释放激素，可引起腺垂体释放1 μg促肾上腺皮质激素，后者再引起肾上腺皮质分泌40 μg糖皮质激素，最终可产生6000 μg糖原储备的效应。可见，血中激素水平保持相对稳定是十分重要的，因为一旦激素水平即使小范围偏离正常范围，也将影响机体的各种正常活动。

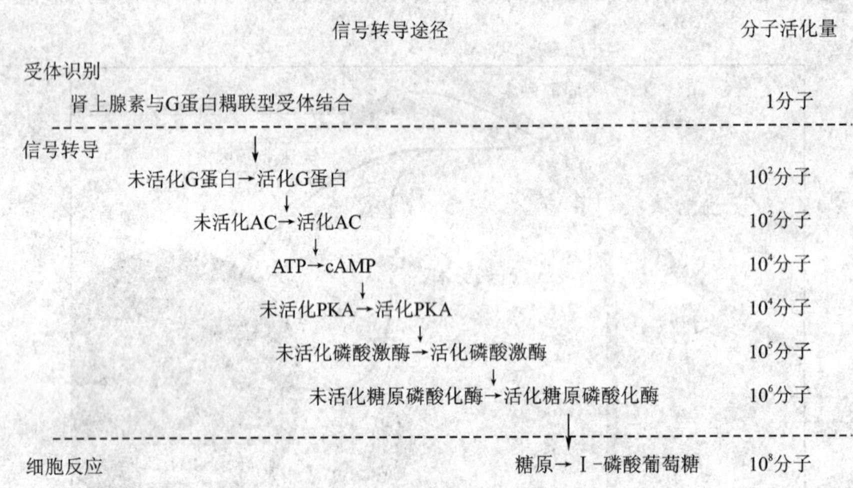

图11－5 激素的细胞内生物放大效能

(四)激素间的相互作用

激素在发挥作用时相互影响。当多种激素共同参与某一生理活动的调节时，引起的效应比单独应用其中任何一种激素时的作用明显增强或减弱，称为激素的协同作用(synergistic action)。例如，生长激素、肾上腺素、糖皮质激素及胰高血糖素，在升糖效应上有协同作用。拮抗作用(antagonistic action)是指两种激素的效应相反。例如，胰高血糖素和糖皮质激素的升糖作用，会拮抗胰岛素的降低血糖作用。此外，有些激素虽然不能直接影响器官、组织或细胞的某一功能，但它的存在却使另一种激素的这种作用明显增强，即对另一种激素的效应起支持作用，这种现象称为允许作用(permissive action)。例如，糖皮质激素本身对心肌和血管平滑肌并无直接的收缩作用，但必须有糖皮质激素的存在，儿茶酚胺才能很好地发挥对心血管的调节作用。

四、激素分泌的调节

(一)内分泌调节轴

在激素分泌的调节中，下丘脑－腺垂体－靶腺轴调控系统对激素分泌的调控是维持激素稳态最重要的调控机制，主要有下丘脑－腺垂体－甲状腺轴、下丘脑－腺垂体－肾上腺皮质轴和下丘脑－腺垂体－性腺轴。在调控系统中，激素的分泌表现出层次等级，构成下丘脑－

腺垂体－靶腺三级水平调控系统，同时还受大脑皮质等高级中枢的调控。下丘脑－腺垂体－靶腺轴调节中，一般高位内分泌细胞所分泌的激素促进下位内分泌细胞的活动；而下位内分泌细胞所分泌的激素对高位对应内分泌细胞活动产生反馈影响。例如，下丘脑分泌神经激素控制腺垂体激素分泌，腺垂体释放促激素控制甲状腺、肾上腺皮质、性腺等靶腺激素分泌，靶腺激素对下丘脑－腺垂体又起着反馈调节作用。因此，在下丘脑－腺垂体－靶腺之间存在着相互依赖、相互制约的关系。

反馈控制是内分泌系统的主要调节机制，维持着下丘脑－腺垂体和靶腺激素的分泌量的相对稳定，以满足机体的正常需要。反馈作用按照调节距离的长短，又可分长反馈、短反馈和超短反馈。长反馈是指终末靶腺分泌激素对下丘脑和腺垂体活动的负反馈调节；短反馈是指腺垂体分泌的促激素对下丘脑活动的负反馈调节；超短反馈则指下丘脑分泌某些释放激素通过自分泌及刺激相应释放抑制激素的分泌实现的负反馈调节（图11－6）。

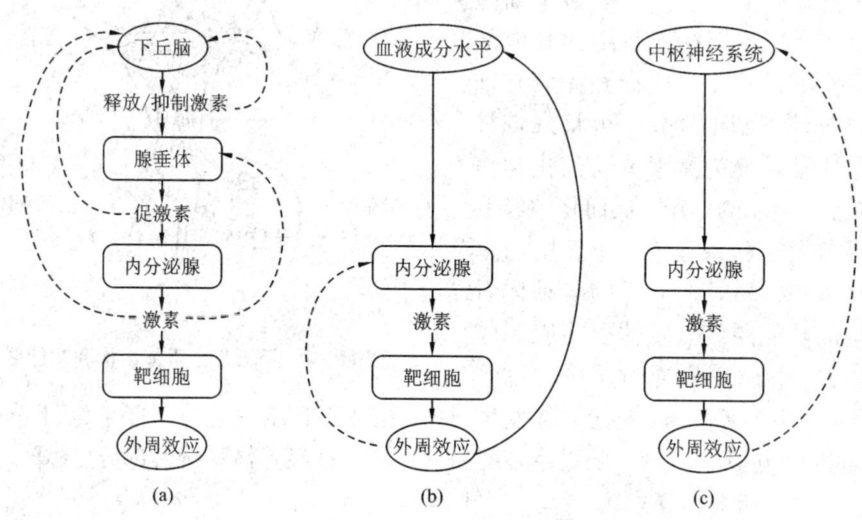

图11－6　激素分泌的调节

(a)下丘脑－垂体－靶腺轴调节系统；(b)激素所致外周效应的调节；(c)神经性调节

负反馈调节作用有助于在内、外环境变化时内分泌系统反应的高级整合。少数反馈调节为正反馈调节，当血液中靶腺激素浓度增高时，能兴奋下丘脑－垂体促激素的分泌。这种调节作用不如负反馈调节作用普遍，主要见于下丘脑－腺垂体－性腺之间的调节。在月经周期的卵泡期，在黄体生成素和卵泡刺激素的作用下，卵巢分泌的雌激素增多到一定程度时，血液中增高的雌激素水平促进下丘脑－垂体的促性腺激素的释放，黄体生成素、卵泡刺激素的分泌突然增加，出现高峰水平，引起排卵。

（二）直接反馈调节

有些激素的分泌水平直接受控于其作用产生的终末效应物的调节。例如，血中葡萄糖浓度增加可以促进胰岛素分泌，使血糖浓度下降；血糖浓度下降后，则对胰岛分泌胰岛素的作用减弱，胰岛素分泌减少，这样就保证了血中葡萄糖浓度的相对稳定。

（三）神经反射调节

神经系统对激素的分泌也有调控作用。下丘脑是联系神经系统和内分泌系统的枢纽，也受中枢神经系统其他各部位的调控。此外，体内内分泌腺如甲状腺、胰岛以及胃肠内分泌细胞等的功能活动也都不同程度受自主神经的支配和调节。内、外环境的改变通过相应的感受器和传入神经，作用于中枢神经系统，再由传出神经直接调节内分泌腺的分泌。例如，甲状腺接受自主神经的支配，交感神经兴奋可引起甲状腺激素释放，而副交感神经则起抑制作用。

第二节 下丘脑与垂体

一、下丘脑与垂体的功能联系

下丘脑是重要的调节中枢，位于丘脑下部、第三脑室周围。下丘脑有多个细胞核团和纤维束，与中枢神经系统的其他部位联系广泛。下丘脑的一些神经元兼有神经细胞和内分泌细胞的功能，可将来自神经系统的电活动转变为激素分泌的化学信号，起着换能神经元的作用，从而将神经调节与体液调节紧密联系起来。下丘脑与垂体联系非常密切，一般将下丘脑与垂体看作一个完整的功能系统。垂体分为腺垂体和神经垂体，下丘脑分别通过垂体门脉系统、下丘脑垂体束与腺垂体、神经垂体发生联系，构成下丘脑－垂体功能单位（hypothalamus-hypophysis unit），包括下丘脑－腺垂体系统和下丘脑－神经垂体系统两部分（图 11－7）。

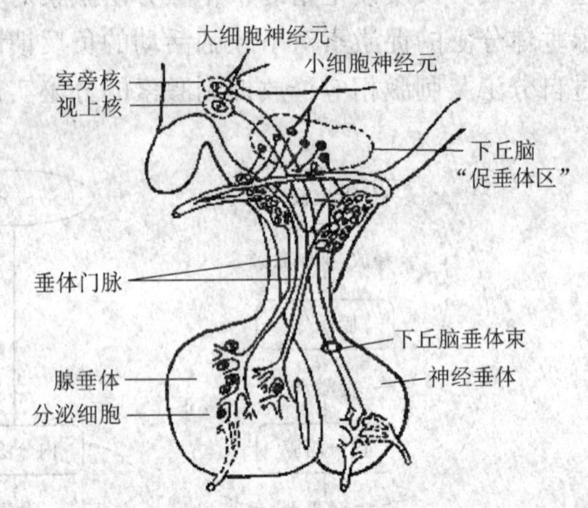

图 11－7 下丘脑、垂体结构和功能联系

（一）下丘脑－神经垂体系统

下丘脑的视上核和室旁核的神经元轴突延伸终止于神经垂体，形成下丘脑－垂体束。由视上核和室旁核的神经元合成的神经垂体激素抗利尿激素（antidiuretic hormone，ADH）和缩宫素（oxytocin，OXT）通过轴浆运输至神经垂体储存起来。在适宜的刺激下，这两种激素释放入血。

（二）下丘脑－腺垂体系统

1. 垂体门脉系统和促垂体区

在下丘脑与腺垂体之间的垂体门脉系统（hypophyseal portal system），始于下丘脑附近正中隆起的毛细血管网，然后汇集成几条小血管，通过垂体柄进入腺垂体后，再次形成毛细血管网，经局部血流直接实现二者之间的双向沟通，而不需通过体循环。下丘脑内侧基底部的小细胞神经元可分泌多种激素，通过神经分泌的方式，直接释放到垂体门脉血管血液中，调节腺垂体的分泌，因此又称内侧基底部为下丘脑促垂体区（hypophysiotrophic area）。由下丘脑基底部促垂体区的肽能神经元产生和分泌的神经激素属肽类激素，称为调节性多肽。下丘脑促垂体区的肽能神经元也接受中枢神经系统的控制，与中脑、边缘系统及大脑皮质等处传来的神经纤维形成突触联系。

2. 下丘脑调节肽

下丘脑促垂体区肽能神经元分泌的，能调节腺垂体功能的肽类激素，称为下丘脑调节肽（hypothalamic regulatory peptides，HRP）。迄今共发现九种HRP，化学性质已经清楚的称为激素，尚未弄清化学结构的称为因子。在9种HRP中，TRH、CRH和GnRH均在下丘脑-腺垂体-靶腺轴上，可接受来自轴下位激素的长反馈调节；其他六种HPR则成对出现，分别促进和抑制催乳素、促黑素和生长激素释放。HRP除调节腺垂体活动外还有广泛的垂体外作用，具体作用见表11-2。

表11-2　下丘脑分泌的调节肽及其对垂体的作用

下丘脑调节肽（HRP）	英文全称	英文缩写	化学性质	主要作用
促甲状腺激素释放激素	thyrotropin-releasing hormone	TRH	3肽	促进腺垂体分泌促甲状腺激素（TSH）；还可促进腺垂体催乳素的释放
促性腺激素释放激素	gonadotropin-releasing hormone	GnRH	10肽	促进腺垂体分泌卵泡刺激素（FSH）和黄体生成素（LH），形成下丘脑-腺垂体-性腺轴
促肾上腺皮质激素释放激素	corticotropin-releasing hormone	CRH	41肽	促进腺垂体分泌促肾上腺皮质激素（ACTH），形成了下丘脑-腺垂体-肾上腺皮质轴
催乳素释放肽	prolactin-releasing peptide	PRP	31肽	促进腺垂体催乳素（PRL）释放
催乳素释放抑制激素	prolactin-inhibiting hormone	PIH	DA	抑制腺垂体PRL释放
促黑素细胞激素释放因子	melanophore-stimulating hormone releasing factor	MRF	肽	促进腺垂体促黑素细胞激素（MSH）释放
促黑素细胞激素抑制因子	melanophore-stimulating hormone releasing-inhibiting factor	MIF	肽	抑制腺垂体MSH释放
生长激素释放激素	growth hormone-releasing hormone	GHRH	44肽	促进腺垂体分泌生长激素（GH）
生长激素抑制激素/生长抑素	growth hormone-inhibiting hormone/ somatostatin	GHIH/SS	14肽	作用非常广泛，主要抑制腺垂体分泌GH，还抑制FSH、LH、TSH、PRL、ACTH、胰岛素以及胃肠激素等多种激素的分泌

HRP的释放主要受下丘脑-腺垂体-靶腺轴调节系统的调节。在此系统中，一般上位激素对下位激素的分泌有促进作用，而下位细胞分泌的激素对上位激素分泌多起负反馈抑制，以维持HRP激素水平的稳态。此外，HRP的释放还受到某些神经递质的影响，影响肽能神经元活动的神经递质种类主要包括：多巴胺（dopamine，DA）、去甲肾上腺素（norepinephrine，

NE)和5－羟色胺(5－hydroxytryptamine，5－HT)等单胺类递质，三种单胺类递质的作用各不相同(表11－3)；脑啡肽、β－内啡肽、血管活性肠肽、P物质、缩胆囊素及垂体腺苷酸环化酶激活肽等肽类递质。

表11－3 三种单胺类递质对下丘脑调节肽和相关激素分泌的影响

单胺类递质	TRH(TSH)	GnRH(LH、FSH)	GHRH(GH)	CRH(ACTH)	PRF(PRL)
NE	↑	↑	↑	↓	↓
DA	↓	↓(－)	↑	↓	↓
5－HT	↓	↓	↑	↑	↑

注：括号内是腺垂体激素。↑表示加强，↓表示减弱，(－)为不变。

二、腺垂体

腺垂体是人体最重要的内分泌腺。腺垂体主要分泌7种激素：促甲状腺激素(thyroid-stimulating hormone，TSH)、促肾上腺皮质激素(adrenocorticotropic hormone，ACTH)、卵泡刺激素(follicle-stimulating hormone，FSH)、黄体生成素(luteinizing hormone，LH)、生长激素(growth hormone，GH)、催乳素(prolactin，PRL)和促黑(素细胞)激素(melanophore stimulating hormone，MSH)。其中，TSH、ACTH、FSH与LH均有各自的靶腺，可直接特异性作用于靶腺发挥调节作用，故统称为促激素(tropic hormone)。促激素分别与各自靶腺和下丘脑一起，共同形成下丘脑－腺垂体－靶腺功能轴。促激素对靶腺的作用表现为双重促进，不仅促进靶腺激素的分泌，并且可促进靶腺细胞的增生发育。而促激素分泌的稳态维持，是受下丘脑调节肽的促进作用和靶腺激素的负反馈抑制调节。另外三种激素(GH、PRL与MSH)无特定靶腺，分别作用于各自的靶细胞，调节着个体的生长、乳腺发育与泌乳及黑素细胞的活动。腺垂体分泌的激素的主要作用见图11－8、表11－4。

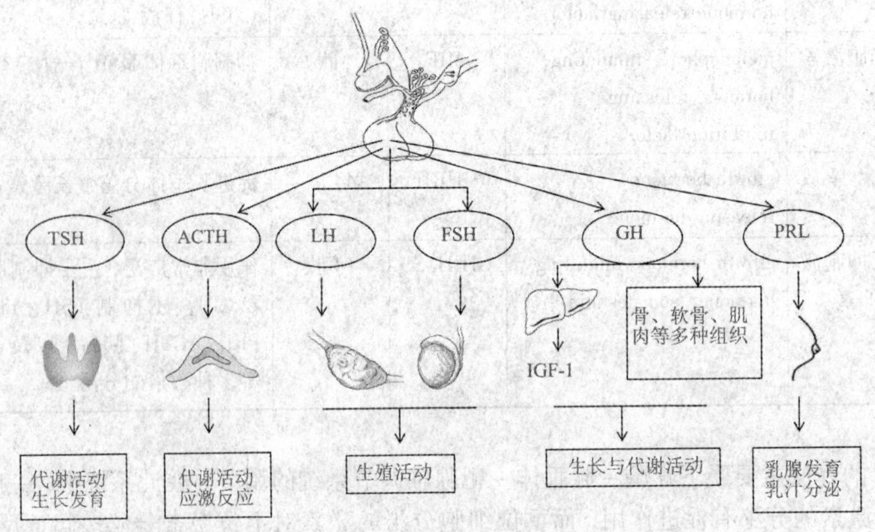

图11－8 腺垂体激素的主要作用

表 11 - 4　腺垂体激素的主要作用

分泌细胞	分泌激素	主要作用
生长激素分泌细胞	生长激素	促进生长，调节物质代谢
催乳素分泌细胞	催乳素	刺激乳腺成熟，促进乳汁分泌
促甲状腺激素分泌细胞	促甲状腺激素	促进甲状腺激素的合成分泌和甲状腺腺体细胞的增生
促肾上腺皮质激素分泌细胞	促肾上腺皮质激素 促黑激素	促进肾上腺皮质的糖皮质激素合成分泌和肾上腺皮质的增生 刺激黑色素细胞合成黑色素
促性腺激素分泌细胞	卵泡刺激素 黄体生成素	调节性腺的活动，包括调节男性生精过程的启动和雄激素的合成分泌，调节女性卵子发育、成熟、排卵及月经周期的激素分泌

（一）生长激素

1. 生长激素与胰岛素样生长因子

（1）人生长激素：人生长激素（human growth hormone，hGH）由 191 个氨基酸组成，分子量为 22 kD，其化学结构与人 PRL 十分相似，因而二者除自身的特定作用外，相互间作用有一定的交叉效应。腺垂体生长激素分泌细胞占垂体前叶细胞总数的 30% ~40%，故 GH 是腺垂体中含量最多的激素。在安静空腹情况下，正常成年男性血浆 GH 浓度不超过 5 μg/L。青春发育期分泌量最大，成年后逐渐降低。GH 的基础分泌呈节律性脉冲释放，每隔 1 ~4 小时出现一次波动，在入睡后，GH 分泌明显增加，约在 60 分钟时达到高峰，以后逐渐减少。50 岁以后，睡眠时的 GH 峰逐渐消失；至 60 岁时，GH 生成速率仅为青春期的一半左右。GH 在血中的半衰期为 6 ~20 分钟，肝和肾是其降解的主要部位。GH 的化学结构和免疫性质方面有显著的种属差异，除猴 GH 之外，其他动物垂体中提取的 GH 对人类无效。血中的 GH 以结合型和游离型两种形式存在，其中结合型占总量的 40% ~45%。与 GH 结合的生长激素结合蛋白（growth hormone binding proteins，GHBP）分为高亲和力 GHBP1 和低亲和力 GHBP2 两种，高亲和力 GHBP1 与 GH 的结合，是 GH 在血浆中的主要存在形式。

（2）胰岛素样生长因子：GH 促进骨、软骨、肌肉及其他组织细胞分裂增殖，蛋白质合成增加，这一作用是通过生长素介素（somatomedin，SM）的间接作用造成的。SM 是由生长激素诱导靶细胞（如肝细胞）产生的一种具有促生长作用的肽类物质，因其化学结构及促生长作用与胰岛素相似，又称为胰岛素样生长因子（insulin-like growth factor，IGF）。IGF 主要有 IGF -1 和 IGF -2。GH 的促生长作用主要由 IGF -1 介导。肝脏产生的 IGF -1 释放入血液后，与血中载体蛋白结合，输送至全身发挥作用。而在其他组织，如骨、肌肉、肾及心等产生的 IGF -1 则经旁分泌或自分泌方式，促进内脏器官的生长，但对脑组织发育一般无影响。IGF -1 与其受体结合后，通过酪氨酸激酶受体跨膜信号途径激活 PTK，导致受体 β 亚单位酪氨酸残基的磷酸化，这是受体活化后跨膜信息传递的关键性步骤。IGF -2 主要在胚胎期产生，对胎儿的生长发育起重要的作用。

2. 生长激素的作用

GH 可促进生长发育和物质代谢，对机体各器官组织产生广泛影响，尤其对骨骼、肌肉和内脏器官的作用显著。此外，GH 还参与机体的应激反应，是机体重要的应激激素之一。

(1)促进生长发育：机体生长发育受多种激素的影响，GH 是起关键作用的激素。GH 主要促进骨、软骨、肌肉、内脏和其他组织细胞的分裂增殖和蛋白质合成，从而加速骨骼和肌肉的生长发育，但对脑的发育无明显影响。人幼年期若 GH 分泌不足，将出现生长停滞，身材矮小，称为侏儒症(dwarfism)，其智力正常；若幼年期 GH 分泌过多可引起巨人症(gigantism)；成年人如果 GH 分泌过多，由于骨骺已闭合，长骨不再生长，只能使软骨成分较多的手足、肢端短骨、面骨及其软组织生长异常，以致形成手足粗大，鼻大唇厚，下颌突出，内脏器官肥大等现象，称为肢端肥大症(acromegaly)。多种激素影响机体的生长发育，将它们的作用及其机制总结为表 11 -5。

表 11 -5 促进和抑制生长发育激素的主要作用

性质	激素	主要生理作用
促生长激素	生长激素	促进全身器官组织生长和蛋白质合成，尤其是骨和肌肉
	甲状腺激素	维持胚胎期生长发育，尤其是脑和骨 促进生长激素分泌，提供允许作用
	胰岛素	与生长激素协同作用，促进胎儿生长
	雄激素	促进青春期躯体生长；促进骨骺愈合、肌肉生长
	雌激素	促进青春期躯体生长；促进骨骺愈合
抑生长激素	肾上腺皮质激素	抑制躯体生长；抑制蛋白质合成

(2)调节物质代谢：GH 可促进蛋白质代谢，总效应是合成大于分解，特别是促进肝外组织的蛋白质合成；GH 可促进氨基酸进入细胞，增强 DNA、RNA 的合成，减少尿氮，使机体呈正氮平衡；GH 可激活对激素敏感的脂肪酶，促进脂肪分解，增强脂肪酸的氧化，提供能量，并使组织特别是肢体的脂肪量减少；GH 还可抑制外周组织摄取和利用葡萄糖，减少葡萄糖的消耗，升高血糖水平。当 GH 分泌过多时，可因血糖升高而引起糖尿，称为垂体性糖尿。

(3)参与应激：GH 是机体重要的应激激素之一。应激反应时，腺垂体 GH、PRL 和 ACTH 分泌均增加。

3. 生长激素分泌的调节

GH 的分泌受多种因素的调节，包括下丘脑 GHRH 和 GHIH 的双重调节和 GH 的反馈调节。此外，性别、睡眠、代谢和某些激素也可影响 GH 的分泌。

(1)下丘脑对生长激素分泌的调节：腺垂体 GH 的分泌受下丘脑 GHRH 促进和 GHIH 抑制的双重调节(图 11 -9)；前者促进 GH 分泌，后者抑制其分泌。在整体条件下，GHRH 的作用占优势，对 GH 的分泌起经常性的调节作用，只有在应激等刺激引起 GH 分泌过多时，GHIH 才对 GH 分泌起抑制作用，二者相互配合，共同调节腺垂体 GH 的分泌。

(2)生长激素的反馈调节：与其他垂体激素一样，GH 也可对下丘脑和腺垂体产生负反馈调节作用。此外，IGF -1 对 GH 的分泌也有负反馈调节作用，IGF -1 可直接抑制 GH 的基础分泌和 GHRH 刺激引起的分泌，也能通过刺激 GHIH 释放来抑制垂体分泌 GH。

(3)其他因素：人的 GH 分泌呈现明显的昼夜节律波动。在慢波睡眠时 GH 分泌达高峰。

因此，对于成长期的儿童和青少年，睡眠充足十分必要。在饥饿、运动、低血糖等机体能量缺乏及应激反应时，均能刺激 GH 的分泌。其中，低血糖刺激 GH 分泌的效应最显著；相反，血糖升高则可抑制 GH 分泌。此外，甲状腺激素、胰高血糖素、雌激素与雄激素均能促进 GH 分泌。

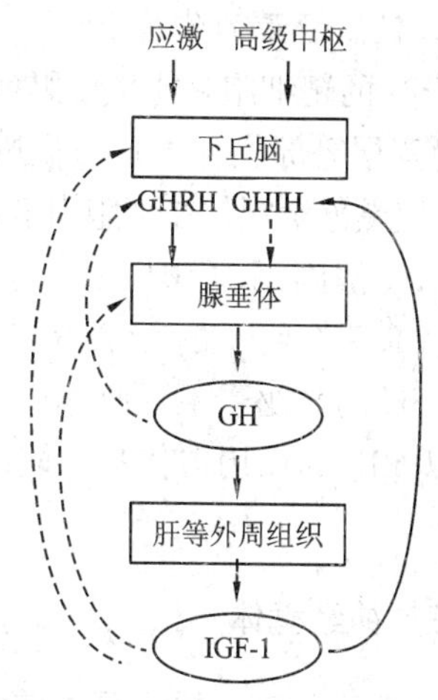

图 11－9　生长激素分泌的调节

（二）催乳素

催乳素（PRL）是由腺垂体催乳素细胞合成和分泌的多肽激素，由 199 个氨基酸组成，分子量 22 000，分子结构与 GH 近似。因此，PRL 也具有微弱的 GH 的作用。PRL 及其受体在垂体外组织也有广泛分布，因而 PRL 作用十分广泛。除对乳腺、性腺发育和分泌起重要作用外，还参与对应激反应和免疫的调节。

1. 催乳素的作用

（1）对乳腺与泌乳的作用：PRL 的主要作用是促进乳腺发育生长，引起和维持泌乳。女性乳腺发育分为青春期、妊娠期和哺乳期。PRL 对女性不同时期乳腺发育的作用有所不同。青春期乳腺的发育主要是雌激素的刺激作用，糖皮质激素、孕激素、甲状腺激素及 GH 也起一定协同作用；在妊娠期间，PRL、雌激素和孕激素分泌增加，使乳腺组织进一步发育成熟，并具备泌乳能力，但不分泌乳汁，其原因是由于此时血中雌激素与孕激素浓度高，与 PRL 竞争受体，使 PRL 不能发挥作用；分娩后，来自胎盘的雌激素和孕激素突然降低，PRL 才发挥其始动和维持泌乳的作用。

（2）调节性腺功能：在女性，小剂量 PRL 能促进排卵和黄体生长，刺激雌激素、孕激素分泌。但大剂量催乳素则抑制卵巢雌激素和孕激素的合成。PRL 可抑制腺垂体 FSH 和 LH 对卵巢的作用，从而防止哺乳期女性排卵。高催乳素血症可导致妇女患闭经溢乳综合征，表现为闭经、溢乳与不孕，因为高浓度的 PRL 可通过负反馈方式抑制下丘脑 GnRH 的分泌，减少腺垂体 FSH 和 LH 的分泌，致使患者出现无排卵和雌激素水平低下以及性兴奋减弱。男性在睾酮存在的情况下，PRL 促进男性前列腺素及精囊的生长，增强 LH 对睾酮间质细胞的作用，使睾酮的合成增加。

（3）参与应激反应：PRL 是机体在应激反应中腺垂体分泌的三大激素之一。

2. 催乳素分泌的调节

（1）PRL 的分泌受下丘脑 PRP 与 PIH 的双重调控。前者促进 PRL 分泌，后者抑制其分泌。平时以 PIH 的抑制作用为主。此外，TRH、5－HT、内源性阿片肽等也可促进 PRL 的分泌。

（2）哺乳期婴儿吸吮乳头的刺激经传入神经将神经冲动传至下丘脑，使分泌 PRL 释放激素的神经细胞兴奋，PRP 分泌增加，使腺垂体分泌 PRL 增加。

（三）促黑（素细胞）激素

促黑（素细胞）激素（MSH）属于多肽类激素，其结构与功能均与 ACTH 有密切关系。产生 MSH 的细胞散在分布于下丘脑、腺垂体或退化的垂体中间叶中。

1. 促黑激素的作用

MSH 的靶细胞为能生成黑色素的黑素细胞。在人体主要分布于皮肤、毛发、眼球虹膜及视网膜色素层等部位。MSH 可促进黑素细胞中酪氨酸酶的合成和激活，进而促进酪氨酸转变为黑色素，使黑色素颗粒在细胞内散开，导致皮肤、毛发、虹膜等部位颜色加深。此外，MSH 还可能参与 GH、醛固酮、CRH、胰岛素及 LH 等激素分泌的调节，以及抑制摄食等作用。

2. 促黑(素细胞)激素分泌的调节

MSH 的分泌受下丘脑 MIF 和 MRF 双重调节。前者抑制 MSH 的分泌，后者促进其分泌。平时以 MIF 的作用占优势。同时，血中 MSH 的浓度也可以通过负反馈方式抑制腺垂体 MSH 的分泌。

三、神经垂体

(一)下丘脑－神经垂体结构功能联系

神经垂体是脑垂体的一部分，由神经胶质细胞和神经纤维组成，不含腺细胞，自身不能合成激素，只能储存下丘脑内分泌细胞分泌的神经激素。下丘脑视上核和室旁核主要由神经内分泌大细胞组成，其神经元轴突向下投射到神经垂体，形成下丘脑－垂体束。下丘脑的视上核与室旁核可合成血管升压素(vasopressin，VP)或称抗利尿激素(ADH)和缩宫素(OXT)两种激素，前者主要在视上核产生，后者主要在室旁核合成。两者均为九肽物质，仅第三位与第八位氨基酸的残基不同，故两者生理作用有交叉现象。合成的激素沿下丘脑－垂体束运输到神经垂体储存，在适宜的刺激下释放进入血液循环。

(二)神经垂体激素

1. 血管升压素

血管升压素(VP)的生理作用与剂量有关。生理状态下，血液中 VP 浓度很低，仅为 1.0～1.5 ng/L，主要作用是增加肾脏远曲小管和集合管对水的通透性，促进水的重吸收，增加尿的浓缩，产生抗利尿效应，对正常血压的调节不起重要作用。但在机体大失血的情况下，血中 VP 浓度明显升高时，表现为缩血管作用，对维持血压有一定的意义。若垂体分泌 VP 障碍可引起尿崩症，每日尿量达 5～10 L。

2. 缩宫素

缩宫素(OXT)又称为催产素，主要生理作用是在分娩时刺激子宫收缩和在哺乳期促进乳汁排出。

(1)对乳腺的作用：促进乳汁排出，是乳汁排出的关键激素。哺乳期的乳腺在腺垂体分泌的 PRL 作用下，不断分泌乳汁，储存于乳腺腺泡。哺乳时，婴儿吸吮乳头时，感觉信息经传入神经传至下丘脑兴奋 OXT 神经元，神经冲动沿下丘脑－垂体束下行至神经垂体，使 OXT 释放入血，引起乳腺肌上皮细胞收缩，乳腺排乳，此过程为射乳。此外，OXT 对乳腺也有营养作用，维持哺乳期乳腺不致萎缩。

(2)对子宫的作用：OXT 可促进子宫收缩，但其作用与子宫的功能状态有关。OXT 对非孕子宫作用较弱，对妊娠子宫作用较强，使之强烈收缩。雌激素可提高子宫对 OXT 的敏感性，而孕激素的作用相反，但 OXT 并非分娩时发动子宫收缩的决定因素。在分娩过程中，胎儿刺激子宫颈可反射性地引起 OXT 释放，形成正反馈调节机制，使子宫进一步收缩，起到“催产”作用。

第三节　甲状腺内分泌

甲状腺是人体内最大的内分泌腺，正常成年人的甲状腺平均重量为20～25 g，血液供应十分丰富。甲状腺由约300万个大小不等的由单层上皮细胞围成的甲状腺滤泡组成。腺泡上皮细胞是甲状腺激素合成与释放的部位，腺泡腔是激素的储存库。腺泡上皮细胞的形态及胶质的量随甲状腺功能状态发生相应的变化。通常情况下，腺泡上皮细胞为立方形。当甲状腺受到刺激而功能活跃时，细胞变高呈柱状，胶质减少；相反，在缺少TSH刺激状态下，细胞呈扁平状，胶质增多，腺泡增大。腺泡上皮细胞的主要作用是合成与释放甲状腺激素。在甲状腺组织中，还有滤泡旁细胞，可分泌降钙素。

一、甲状腺激素的合成与运输

甲状腺激素(thyroid hormone，TH)是酪氨酸的碘化物，主要形式是四碘甲腺原氨酸[又称甲状腺素(thyroxin，3，5，3′，5′－thetraiodothyronine，T_4]、三碘甲腺原氨酸(3，5，3′－triiodothyronine，T_3)和极少量的逆－三碘甲腺原氨酸(3，3′，5′－triiodothyronine T_3 或 reverse T_3，rT_3)。T_4分泌量大，约占总量的90%；但T_3的生物活性最强，T_3的生物学活性约为T_4的5倍，是TH发挥生理作用的主要形式，rT_3则不具有TH的生物活性。图11－10显示TH及酪氨酸的化学结构。

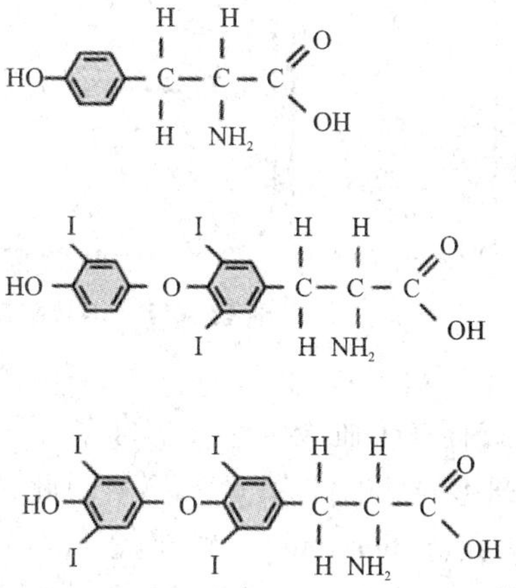

图11－10　酪氨酸、T_3、T_4的化学结构

(一)甲状腺激素的合成

1．甲状腺激素合成的主要原料

TH合成的主要原料是碘和甲状腺球蛋白(thyroglobulin，TG)。

(1)碘：碘主要来源于食物。人每天从食物中摄取碘100～200 μg，碘化物进入体内以碘的形式存在，经肠黏膜吸收后，约1/3被甲状腺摄取。甲状腺含碘量约800 μg，占全身含碘总量的90%。每日维持甲状腺正常功能至少需要75 μg碘。因此，甲状腺与碘代谢的关系极为密切。

(2)甲状腺球蛋白：TG是T_4和T_3的前体，TG是由腺泡上皮细胞分泌的由5496个氨基酸组成的糖蛋白，分子量约为670 kD。TG在甲状腺滤泡上皮细胞内合成后，释放到滤泡腔储存，成为胶质的基本成分。TG的酪氨酸残基被碘化后形成TH，但在其所含约140个酪氨酸残基中，只有20个左右可被碘化，用于合成TH。

2．甲状腺激素的合成过程

TH的合成过程包括滤泡聚碘、碘的活化、酪氨酸碘化和碘化酪氨酸缩合三个步骤(图11－11)。

(1)滤泡聚碘：是TH合成的第一个重要环节。生理情况下，食物中的碘经肠道吸收，以

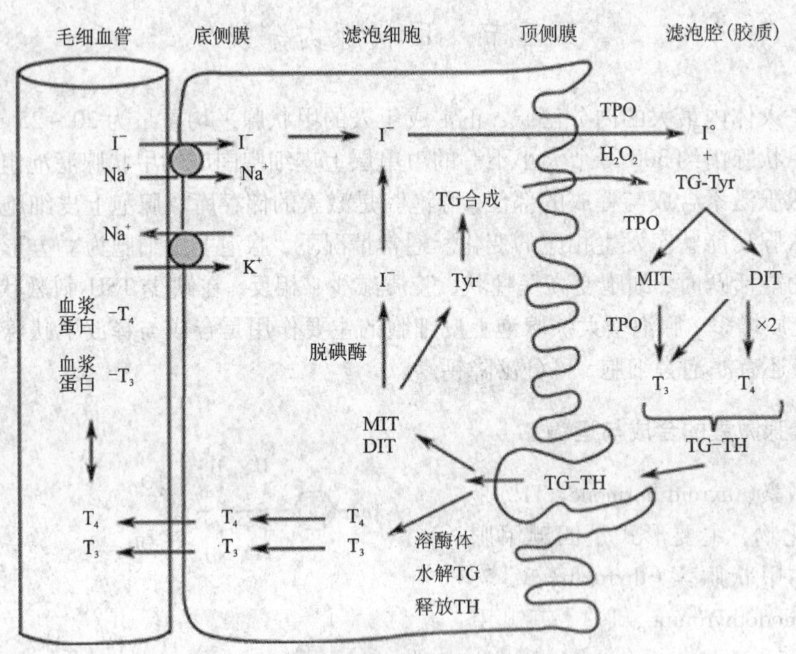

图 11-11 甲状腺激素的合成、分泌与运输

碘(I^-)的形式存在于血液中，浓度约为 250 μg/L，而甲状腺内的 I^- 浓度约为血清的 30 倍，加上腺上皮细胞静息电位为 -50 mV，因此，甲状腺对碘的摄取是逆电化学梯度的主动转运过程，即碘捕获(iodide trap)。碘捕获分两步，先在腺泡上皮细胞底部逆着碘的电化学梯度将碘浓集于细胞内，依靠位于底部的钠-碘同向转运体，以 $1I^-:2Na^+$ 的同向转运模式，实现 I^- 的继发性主动转运，随后 I^- 顺电化学梯度经细胞顶部进入滤泡腔。转运 I^- 的能量不是直接由 ATP 来提供，而是来自膜外 Na^+ 的高势能，但造成这种高势能是需要碘泵分解 ATP 才能形成。

甲状腺的强大聚碘能力是临床上应用放射性碘来测定甲状腺功能和治疗甲状腺功能亢进的依据。

(2)碘的活化：发生在滤泡上皮细胞顶膜微绒毛与滤泡腔的交界处，是由甲状腺过氧化物酶(thyroid peroxidase，TPO)催化的氧化过程。TPO 是催化甲状腺激素合成的关键酶，由甲状腺滤泡上皮细胞合成，在滤泡腔面的微绒毛处分布最为丰富。在 H_2O_2 存在的条件下，TPO 能迅速催化 I^- 为“活化碘”，活化碘的形式可能是 I^0(碘原子)。

(3)酪氨酸碘化和碘化酪氨酸缩合：酪氨酸碘化是活化的碘取代酪氨酸残基苯环上的氢。在 TPO 催化下，甲状腺球蛋白的酪氨酸残基上的氢原子被碘原子取代或碘化，首先合成一碘酪氨酸残基(monoiodotyrosine，MIT)和二碘酪氨酸残基(diiodotyrosine，DIT)。碘化酪氨酸的缩合或耦联也是在 TPO 催化下进行的。两个分子的 DIT 耦联生成 T_4，或一个分子的 MIT 与一个分子的 DIT 发生耦联形成 T_3。在一个 TG 分子上，T_4 与 T_3 之比为 20:1，碘含量变化可影响该比值。当甲状腺内碘化活动增强时，由于 DIT 含量增加，T_4 含量也相应增加；反之，碘缺乏时，TG 上 MIT 含量增加，则 T_3 含量明显增加。上述 I^- 的活化、酪氨酸碘化以及耦联过程，主要发生在腺泡上皮细胞微绒毛与腺泡腔交界处，并在同一过氧化酶系 TPO 的催化下完成的。因此，抑制此酶活性的药物，如硫脲嘧啶及硫脲类药物，具有抑制 T_4 和 T_3 合成的作用，可用于治疗甲状腺功能亢进。

此外，TH 的合成和分泌过程也受 TSH 的调节。在 TSH 作用下，滤泡上皮细胞顶部一侧的微绒毛伸出伪足，将腺泡中含有多种碘化酪氨酸的 TG 胶质小滴吞饮入细胞内，形成吞饮小体（胶质小泡），后者随即与溶酶体融合成吞噬泡，在蛋白水解酶作用下水解 TG 的肽键，释放游离的 T_4、T_3、MIT 和 DIT 等。进入胞质的 MIT 和 DIT，在微粒体碘化酪氨酸脱碘酶的作用下迅速脱碘，大部分释出的碘被重新利用合成激素，已脱去碘化酪氨酸的 TG 不再进入血液。脱碘酶对游离的 T_4 和 T_3 无作用，T_3 和 T_4 可迅速由滤泡细胞底部分泌入血。

（二）甲状腺激素的储存、释放、运输和降解

1. 储存

合成的 T_4 和 T_3 以 TG 的形式储存于腺泡腔的胶质中，其储存量很大，可供人体利用 50 ~ 120 天，是人体储存量最多的激素。由于激素储存量能保证机体长时间的代谢需求，因此在抗甲状腺治疗时的疗程应当足够长。

2. 释放

在适宜刺激下，甲状腺上皮细胞通过胞饮作用将腺泡腔中的 TG 吞入细胞内，在溶酶体蛋白水解酶的作用下，将 MIT、DIT、T_3、T_4 从 TG 分子中水解出来。MIT 和 DIT 在脱碘酶的作用下迅速脱碘，可再循环利用。对脱碘酶不敏感的 T_3 和 T_4 则由滤泡细胞底部分泌到血液中。

3. 运输

T_3、T_4 释放入血后，99% 以上与血浆中甲状腺素结合球蛋白（thyroxine-binding globulin，TBG）、甲状腺素结合前清蛋白（thyroxine-binding prealbumin，TBPA）和清蛋白结合。以游离型存在的 T_4 仅为 0.03%，T_3 仅为 0.3%，但只有游离型 TH 才能进入靶组织细胞发挥其生物学作用。游离型和结合型的 TH 可相互转变并维持动态平衡。

4. 降解

血浆中 T_4 半衰期长达 6 ~ 7 天，T_3 为 1.5 天。肝、肾、垂体和骨骼肌是 TH 降解的主要部位，脱碘是 T_3 和 T_4 降解的主要方式。80% 的 T_4 在外周组织脱碘酶的作用下生成 T_3 和几乎无生物活性的 rT_3，成为血液中 T_3 的主要来源。T_4 脱碘转化的产物取决于机体状态，当生理活动需要更多的 TH 时，如机体处于寒冷状态下，T_4 转化为 T_3 多于 rT_3；而当妊娠、饥饿、应激等状态下，T_4 转化 rT_3 比例增加。T_3 或 rT_3 可进一步脱碘，所脱下的碘可由甲状腺再摄取或由肾排出。

二、甲状腺激素的作用

TH 是维持机体基础性功能活动的激素，几乎对各组织细胞均有影响，其主要作用是促进人体生长发育和代谢。

（一）甲状腺激素的生理作用

1. 促进生长发育

TH 具有全面促进组织细胞分化、生长及发育成熟的作用，是人体正常生长发育必不可少的因素，尤其对脑和长骨的发育十分重要。TH 能促进胚胎期的神经元增殖、分化、突起和突触形成，促进胶质细胞生长和髓鞘形成，诱导神经生长因子和某些酶的合成，促进神经元

骨架的发育等。在人类，先天性甲状腺功能不足的患者，胚胎时期缺碘导致TH合成不足，或出生后甲状腺功能低下的婴幼儿，可呈现明显的脑发育障碍且身材矮小，称为克汀病(cretinism)，也称呆小症。TH是胎儿和新生儿脑发育的关键激素。TH与GH具有协同作用，调控幼年期生长发育，但TH对胚胎期骨生长并非必需。先天性甲状腺功能不全的患儿出生时身长可基本正常，然而脑的发育已经受到了一定程度的影响，一般在出生后数周至3~4个月后才出现明显的智力障碍和生长发育迟缓。因此，治疗呆小症必须抓住时机，应在出生后3个月以前补给TH。

2. 调节新陈代谢

(1)促进能量代谢：TH具有显著的产热效应，能增加体内绝大多数组织细胞的耗氧量，增加产热，使基础代谢率增高，体温也因此而发生相应波动。T_3的产热作用比T_4高3~5倍，但持续作用时间较短。TH对组织TH受体分布量的差异导致产热效应不同，以对心、肝、骨骼肌和肾脏的效应最为显著。TH的产热机制可能与Na^+-K^+-ATP酶的浓度及活性明显升高有关，如用哇巴因抑制Na^+-K^+-ATP酶的活性，则TH的产热效应可完全被消除；T_4、T_3还可以促进线粒体中生物氧化过程，提高氧化量。因此，甲状腺功能亢进(甲亢)患者产热增多，食欲增加，怕热多汗，基础代谢率可较正常人高25%~80%；反之，甲状腺功能减退(甲减)时，患者产热减少、基础代谢率显著降低(-30%~-50%)，体温偏低，喜热恶寒。

(2)调节物质代谢：TH对物质代谢包括合成代谢和分解代谢均有影响，因此作用十分复杂。生理水平的TH对蛋白质、糖、脂肪的合成和分解代谢均有促进作用，但总体上可促进蛋白质合成、脂肪分解和血糖升高；而大量的TH则对分解代谢的促进作用更为明显。

1)蛋白质代谢：TH对蛋白质代谢的影响取决于甲状腺激素的分泌量。生理情况下，TH可作用于靶细胞的核受体，加速DNA复制并转录形成mRNA，加速蛋白质与酶的生成，使肌肉、肝与肾的蛋白质合成明显增加，细胞体积增大，数量增多，尿氮减少，表现为正氮平衡，有利于机体的生长发育和各种功能活动。当甲状腺功能亢进(甲亢)时，TH分泌过多，加速蛋白质的分解，特别是骨骼肌蛋白质大量分解，可出现肌肉消瘦和肌无力；而当TH分泌不足时，蛋白质合成减少，肌肉乏力；但组织间隙中黏蛋白增多，后者可结合大量离子并吸引水分子，在皮下形成特殊的非凹陷性水肿，称为黏液性水肿。

2)糖代谢：TH通过促进肠黏膜对糖的吸收，增强糖原分解和糖异生；加强肾上腺素、胰高血糖素、皮质醇和GH升血糖效应，从而升高血糖。同时，TH增加外周组织对糖的利用，使血糖降低。甲亢患者在进食后血糖迅速升高，甚至出现糖尿，但随后又快速降低。

3)脂肪代谢：TH对脂肪代谢的作用也包括影响脂肪合成与分解。TH可促进脂肪酸氧化，加速胆固醇降解，并增强儿茶酚胺与胰高血糖素对脂肪的分解作用；同时，TH可促进胆固醇的合成；又增加低密度脂蛋白受体的可利用性，使更多的胆固醇从血中清除，从而降低血清胆固醇水平。因此，甲亢患者脂肪代谢增强，总体脂减少，且血中胆固醇的含量低于正常。

甲亢患者由于蛋白质、糖和脂肪的分解代谢均强，故常感饥饿、食欲旺盛、却又明显消瘦。而在甲状腺功能减低(甲减)患者，脂肪合成与分解均降低，体脂比例升高，胆固醇含量升高。

3. 对其他系统的影响

(1)对神经系统的影响：TH能提高中枢神经系统的兴奋性。因此，甲亢患者有烦躁不安、多言多动、喜怒无常、失眠多梦等症状；而甲减患者则有言行迟钝、记忆减退、表情淡漠、少动思睡等表现。

(2)对心血管系统的影响：TH 可使心率增快、心肌收缩力量增强，心排血量增大；同时因耗氧量大而使血管平滑肌舒张，舒张压下降。因此，甲亢患者脉压明显增高。甲亢患者还可因心脏做功量增加而出现心肌肥大，可导致充血性心力衰竭。

(3)对消化系统的影响：TH 可使肠蠕动加快、食欲增加。因此甲亢患者食欲旺盛，进食量明显增加，但由于 TH 过量分泌导致蛋白质分解增强，患者体重反而降低。

(二)甲状腺激素的作用机制

由于 TH 具有亲脂性，因此作用机制与类胆固醇激素相似。通过与核受体结合，调节基因转录和蛋白质表达而实现。但与一些类固醇激素的受体不同，甲状腺激素受体(thyroid hormone receptor，TH-R)定位在核内。T_3与 TH-R 的亲和力约为T_4的 10 倍。TH-R 包括激素结合域、DNA 结合域和转录激活域等与其他核转录因子类似的结构，其中 DNA 结合域可以识别 TH DNA 特定序列。TH 与 TH-R 结合后，通过启动特异性 TH 应答基因的转录表达功能蛋白质，并产生一系列生物学效应。但有些作用可能不是通过核受体介导的，如增加葡萄糖和氨基酸跨膜转运等。

三、甲状腺激素分泌的调节

TH 的合成和分泌主要受下丘脑－腺垂体－甲状腺轴的调节，包括下丘脑 TRH 对腺垂体 TSH 的调节、TSH 对甲状腺的直接调节以及 TH 的负反馈调节，以维持血中 TH 水平的稳态和甲状腺正常生长发育。此外，还存在一定程度的自身调节和神经调节等(图 11－12)。

(一)下丘脑－腺垂体－甲状腺轴调控系统

在下丘脑－腺垂体－甲状腺轴调控系统中，甲状腺的功能主要受循环血中腺垂体分泌的 TSH 水平的调节；同时下丘脑释放的 TRH 加强 TSH 的分泌。

1. 促甲状腺激素释放激素

促甲状腺激素释放激素(TRH)由下丘脑正中隆起神经末梢分泌后，经下丘脑－垂体门脉血流运至腺垂体，直接促进 TSH 的合成与释放。下丘脑 TRH 神经元也接受大脑及其他部位神经元传入信息的调控。例如，当机体处于寒冷环境中，寒冷刺激在传入下丘脑体温中枢的同时，也刺激附近的 TRH 神经元，引起 TRH 分泌，进而促进 TSH 分泌。此外，当机体受到严重创伤、手术等应激刺激时，下丘脑释放生长抑素(GHRIH)抑制 TRH 的合成与释放，使腺垂体 TSH 释放减少。

2. 促甲状腺激素

TSH 是调控甲状腺腺泡细胞生长和 TH 合成及分泌的主要因素。TSH 刺激甲状腺滤泡细胞增长，滤泡增生，腺体增大；血管分布改变，供血量增加。TSH 长期作用可导致腺体显著增生，如碘缺乏造成的单纯性甲状腺肿大。同时，TSH 还可促进 TH 合成分泌。TSH 调节 TH 合成与分泌的多个环节：加强碘泵活性，促进碘转运；增加 TG 和 TPO 的 mRNA 含量，加强酪氨酸碘化，MIT、DIT、T_3和T_4合成增加；刺激 TG 基因转录；促进滤泡细胞伸出伪足，吞饮胶质中 TG；加强腺泡内 TG 的水解，促进T_3和T_4的释放。

某些甲亢患者血中可出现一些免疫球蛋白，如人甲状腺刺激免疫球蛋白，由于其化学结构和功能均与 TSH 相似，可与 TSH 竞争甲状腺腺细胞膜上的受体，从而刺激甲状腺分泌，使

TH释放增加，腺体增生肥大，目前认为这可能是引起甲状腺功能亢进原因之一。

3. 甲状腺激素的反馈调节

甲状腺激素的负反馈作用是体内T_4和T_3浓度维持生理水平的重要机制。TH可反馈调节腺垂体TSH分泌。血液中T_4和T_3浓度升高时，可刺激腺垂体TSH细胞产生抑制性蛋白，减少TSH的合成与分泌；或者也可能通过降低腺垂体对TRH的反应性，抑制TSH的分泌，最终使血中T_4和T_3的释放也随之减少；反之则增多。与T_4相比，T_3对腺垂体TSH分泌的抑制作用更强，血液中T_3水平是TRH分泌最主要的反馈调节因素。临床上当饮食中缺碘造成TH合成减少时，TH对腺垂体的负反馈作用减弱，引起腺垂体TSH分泌增加，从而刺激甲状腺细胞增生、甲状腺肿大，称为单纯性甲状腺肿。

总之，在下丘脑-腺垂体-甲状腺轴调节系统中，下丘脑释放的TRH通过垂体门脉系统刺激腺垂体分泌TSH，后者可促进TH的合成与分泌，也促进甲状腺滤泡增生；当血液中游离的T_3和T_4超过一定水平时，又可通过长反馈抑制腺垂体TSH和下丘脑TRH的分泌，如此形成激素分泌的三级反馈自动控制环路（图11-12）。

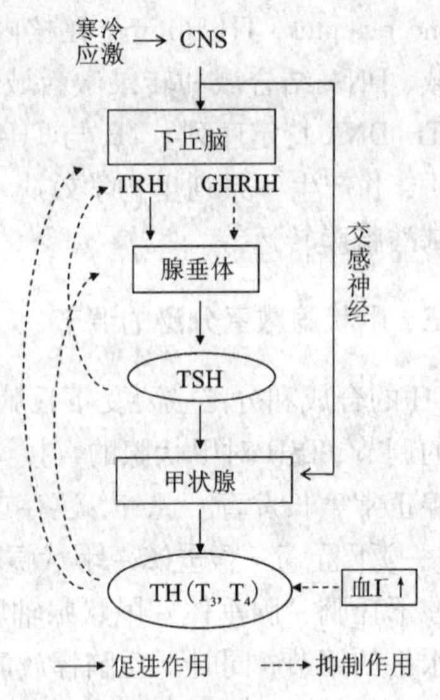

图11-12 甲状腺激素分泌的调节

（二）甲状腺功能的自身调节

甲状腺能根据碘供应（血碘水平）的变化，调整自身摄取碘及合成TH的能力，这种调节不受神经及体液调节的影响，故称为自身调节。当血碘浓度增加时，最初T_4、T_3合成增加，呈线性关系；但超过一定限度后，T_4、T_3合成速度不再增加，反而明显下降。这种过量碘引起的抗甲状腺作用，称为Wolff-Chaikoff效应（Wolff-Chaikoff effect），其机制目前尚不清楚。自身调节作用使甲状腺的功能适应食物中碘供应量的变化，以保证腺体内合成激素量的相对稳定，是一个有限度的、缓慢的调节方式。利用Wolff-Chaikoff效应，临床上常在甲状腺手术前给患者服用大剂量碘剂，使甲状腺腺体缩小，特别是减少了甲状腺的血液供应，有利于减少手术出血，保证术中和术后的安全。Wolff-Chaikoff效应只是暂时的，如果持续加大碘剂量，甲状腺可"脱逸"此效应，激素的合成再次增加。甲状腺自身调节的意义在于可根据食物中含碘量的差异而对摄碘量进行适应性的调整，随时缓冲甲状腺激素合成和分泌波动。

（三）甲状腺功能的神经调节

甲状腺腺泡接受交感神经肾上腺素能纤维和副交感神经胆碱能纤维双重支配。甲状腺腺泡细胞膜上存在α、β肾上腺素能受体和M胆碱能受体。刺激交感神经可使TH合成、分泌增加；刺激支配甲状腺的副交感神经胆碱能纤维则使TH合成、分泌减少。交感神经-甲状腺轴的这种神经体液调节，与下丘脑-腺垂体-甲状腺轴的体液调节作用相互协调，前者主要是在内外环境变化引起机体应急反应时对甲状腺的功能起调节作用，后者维持各级激素效应的稳态。

第四节　肾上腺内分泌

肾上腺位于两侧肾脏的内上方，外覆被膜，由皮质和髓质组成，二者在胚胎发生、组织结构和功能上均不相同，实际上是两个独立的内分泌腺体。肾上腺皮质分泌类固醇激素，其作用广泛，主要参与机体物质代谢的调节，是维持生命活动所必需的。肾上腺髓质嗜铬细胞分泌儿茶酚胺类激素，在机体应急反应中起重要的作用。

一、肾上腺皮质激素

肾上腺皮质由外向内分为球状带、束状带和网状带，这三层细胞的组织学结构、所含酶类及分泌的激素都不相同。肾上腺皮质分泌的皮质激素分为三类，即盐皮质激素(mineralocorticoids，MC)、糖皮质激素(glucocorticoids，GC)和性激素(gonadal hormones)，分别由肾上腺皮质不同层的上皮细胞分泌。球状带合成分泌 MC，主要是醛固酮(aldosterone)；GC 主要由束状带合成分泌，主要是皮质醇(cortisol)，其次为皮质酮(corticosterone)；网状带合成和分泌少量性激素，如脱氢表雄酮(dehydroepiandrosterone，DHEA)和雌二醇(estradiol)。

胆固醇是合成肾上腺皮质激素的基本原料，主要来自血液。血浆中的胆固醇经与皮质细胞上的低密度脂蛋白受体结合入胞，以胆固醇酯形式储存。应激情况下，皮质细胞内的胆固醇酯分解生成游离胆固醇后，随即被转运入线粒体内，在裂解酶作用下转变成孕烯醇酮，然后在皮质细胞线粒体、内质网中多种羟化酶和氧化酶的作用下，进一步转化为各种皮质激素。由于肾上腺皮质各层细胞存在的酶系不同，所合成的皮质激素即不同。

皮质醇分泌入血后，75% ~80% 与血中皮质类固醇结合球蛋白(corticosteroid - binding globulin，CBG)结合，15% 与血浆清蛋白结合，5% ~10% 的皮质醇呈游离状态。结合型与游离型的皮质醇可以相互转化，保持动态平衡。CBG 对皮质醇的转运、储备起重要作用，同时也可减少皮质激素从肾脏排出。结合型的皮质醇无生物活性，只有游离的皮质醇才能进入靶细胞发挥其作用。醛固酮与血中清蛋白及 CBG 结合能力很差，主要以游离状态存在和运输。

正常人血浆皮质醇半衰期为 60 ~100 分钟，体内 45% ~50% 的皮质醇是以 17 - 羟类固醇形式排出的，皮质醇还可降解为 17 - 氧(酮)类固醇，约占尿中排泄量的 10%。醛固酮半衰期为 25 ~40 分钟，主要以醛固酮 - 葡萄糖醛酸的形式从尿中排出。肾上腺皮质激素都在肝中降解，其降解产物 70% 为 17 - 羟类固醇，经尿排出，故测定尿中 17 - 羟类固醇的含量可反映肾上腺皮质激素的分泌水平。此外，肾上腺皮质网状带分泌的性激素以脱氢表雄酮为主，为 17 - 氧类固醇，睾酮的代谢产物也是 17 - 氧类固醇。因此，男子尿中 17 - 氧类固醇的来源有肾上腺皮质分泌的皮质醇、雄激素以及睾丸分泌的睾酮。

(一)肾上腺皮质激素的生物学作用

动物摘除双侧肾上腺后，如不适当处理，动物很快衰竭死亡，若及时补充肾上腺皮质激素，动物的生命可以维持；如仅切除肾上腺髓质，动物可以存活较长时间，说明肾上腺皮质激素是维持机体生命活动所必需的。

1. 糖皮质激素

在人体血浆中的糖皮质激素主要是皮质醇，其次为皮质酮。皮质酮的含量仅为皮质醇的 1/20 ~1/10，皮质酮的生物活性约为皮质醇的 35%。

(1)对物质代谢的影响

1)糖代谢：GC是调节糖代谢的重要激素之一。主要通过加速肝糖原异生，减少组织糖的利用，而升高血糖。其主要作用机制是：促进肝外组织，特别是肌肉蛋白质分解，释放氨基酸入血，抑制外周组织对氨基酸的利用，增强肝中糖异生酶的合成，使糖异生加强；增强禁食期间肝脏对参与肾上腺素及胰高血糖素的反应性；降低机体组织，特别是肌肉和脂肪对胰岛素的敏感性，产生抗胰岛素效应，使外周组织对葡萄糖的利用减少，最终导致血糖升高。肾上腺皮质功能亢进，如库欣综合征(Cushing's syndrome)或服用此类激素药物过多的患者可有血糖升高，甚至出现糖尿，故糖尿病患者应慎用GC；相反，肾上腺皮质功能低下，如艾迪生病(Addison's disease)患者，则可出现低血糖，严重者空腹时可出现昏迷。

2)蛋白质代谢：GC促进肝外组织，特别是肌肉组织蛋白质分解，加速氨基酸转移至肝，生成肝糖原。体内GC浓度过高时，由于蛋白质分解增强、合成减少，将出现生长停滞、肌肉消瘦、骨质疏松、淋巴系统免疫功能低下以及皮肤变薄等体征。

3)脂肪代谢：GC促进脂肪分解，增强脂肪酸在肝内氧化过程，有利于糖异生。全身不同部位的脂肪组织对GC的敏感性各异，四肢敏感性较高，面部、肩、颈、躯干部位对GC敏感性较低而对胰岛素(可促进脂肪合成)的敏感性较高。因此，GC过多时，将使体内脂肪重新分布，面部和肩、颈部脂肪合成增多而四肢脂肪分解加强，呈现出圆面(满月脸)、厚背(水牛背)，躯干发胖而四肢消瘦的"向心性肥胖"体形(图11-13)。

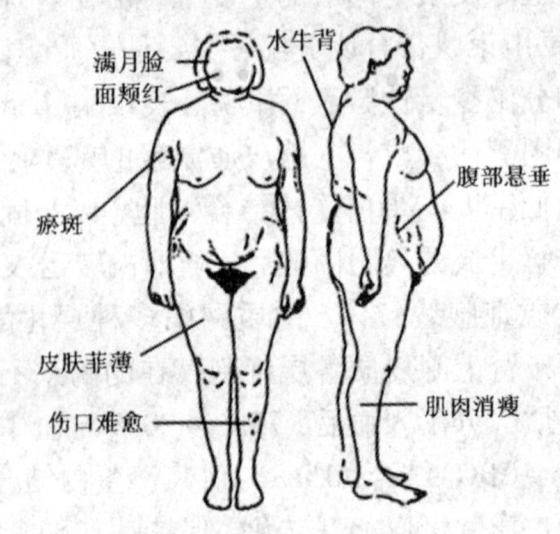

图11-13 糖皮质激素分泌过多患者的特殊体形

(2)对水盐代谢的影响：皮质醇有较弱的储钠排钾作用，与醛固酮作用类似。此外，皮质醇还可以降低肾小球入球血管阻力，增加肾小球血浆流量而使肾小球滤过率增加，有利于水的排出。肾上腺皮质功能低下的患者，水盐代谢可发生明显障碍，严重时可出现"水中毒"，如补充适量的GC即可得到缓解，而补充盐皮质激素则无效。

(3)对其他组织器官的影响

1)对血液系统的影响：GC可促进骨髓造血功能，加速红细胞和血小板的生成；同时促使附着在小血管壁边缘的中性粒细胞进入血液循环，使血液中性粒细胞增多；增强巨噬细胞系统吞噬和分解嗜酸性粒细胞，使血中嗜酸性粒细胞的数量减少。此外，GC可抑制淋巴细胞DNA的合成过程以及胸腺与淋巴组织的细胞分裂，使淋巴细胞数量减少，因而用于淋巴肉瘤和淋巴细胞性白血病的治疗。

2)对循环系统的影响：GC对于维持正常血压是必需的，这是由于：①GC能增强血管平滑肌对儿茶酚胺的敏感性(允许作用)，这可能是由于GC能提高血管平滑肌细胞膜上的儿茶酚胺受体数量以及调节受体介导的细胞内信息转导过程；②GC能抑制具有舒张血管作用的前列腺素的合成，有利于提高血管的张力和维持血压；③GC能降低毛细血管的通透性，减少血浆的滤出，有利于维持血容量。肾上腺皮质功能低下时，血管平滑肌对儿茶酚胺的反应性降低，毛细血管扩张，通透性增加，血压下降，补充皮质醇后可恢复。

3）对消化系统的影响：GC 能促进胃酸和胃蛋白酶原的分泌，提高胃腺细胞对迷走神经和促胃液素的敏感性，并使胃黏膜的保护和修复功能减弱，因而有可能加剧和诱发溃疡病。因此，长期大量应用 GC 可诱发或加重胃溃疡，溃疡患者应慎用 GC。

4）对神经系统的影响：GC 能提高中枢神经系统兴奋性。小剂量可引起欣快感，大剂量则导致思维不能集中、烦躁不安和失眠等。

5）其他作用：GC 还具有增强骨骼肌的收缩力，抑制骨的形成以及促进胎儿肺表面活性物质的合成等作用。

（4）在应激反应中的调节作用：当机体遇到感染、缺氧、饥饿、创伤、疼痛、手术、寒冷及精神紧张等刺激时，ACTH 分泌增加，导致血中 GC 浓度升高；同时交感－肾上腺髓质系统兴奋，产生一系列增强机体的保护力的反应称为应激（stress）。

在应激反应中，以 ACTH 和 GC 分泌为主体，生长激素、催乳素、胰高血糖素、血管升压素和醛固酮等多种激素的分泌均增加，产生共同提高机体抵抗力的非特异性反应，但能增加机体耐受力的激素只有糖皮质激素。

2. 盐皮质激素

肾上腺皮质球状带分泌的盐皮质激素，主要包括醛固酮、脱氧皮质酮和脱氧皮质醇，其中以醛固酮的生物活性最大。醛固酮的主要作用是促进肾脏远曲小管及集合管重吸收钠、水和排出钾，即保钠、保水和排钾作用，调节机体的水盐代谢，维持体内钠含量的相对稳定及细胞外液量和循环血量的相对稳定。此外，盐皮质激素能增强血管平滑肌对儿茶酚胺的敏感性（允许作用），该作用比糖皮质激素更强。

（二）肾上腺皮质激素分泌的调节

1. 糖皮质激素分泌的调节

无论是生理状态下的基础分泌或应激状态下的应激分泌，GC 的分泌均受下丘脑、腺垂体、肾上腺皮质三者共同构成的反馈调节系统，即下丘脑－腺垂体－肾上腺皮质轴的调节。

（1）腺垂体促肾上腺皮质激素的作用：ACTH 是由腺垂体分泌的含有 39 个氨基酸的多肽，分子量 4.5 kD，ACTH 分子上的 1～24 位氨基酸是生物活性所必需的，25～39 位氨基酸可保护激素，减慢降解，延长作用时间。各种动物的 ACTH 前 24 位氨基酸均相同。在垂体，ACTH 是由阿黑皮素原（POMC）经酶分解而来，同时产生 β－MSH。ACTH 再经酶分解生成 α-MSH，ACTH 的第 4～10 位氨基酸与 α－MSH 第 4～10 位氨基酸和 β－MSH 第 11～17 位氨基酸相同，这部分氨基酸是产生 MSH 活性最小单位，因此 ACTH 也具有促黑素细胞产生黑色素的作用。

各种应激刺激作用于中枢神经系统的不同部位，通过神经递质的信息传递，促进下丘脑 CRH 神经元合成释放 CRH，CRH 经垂体门脉系统作用于腺垂体，引起 ACTH 的分泌增加。

ACTH 的分泌受体内“生物钟”节律的影响，呈现日周期性分泌，这种日节律波动是由下丘脑 CRH 节律性释放决定的。由于 ACTH 分泌的节律波动，使 GC 的分泌也呈现出日节律基础上的脉冲式分泌，一般在清晨觉醒前分泌达到高峰，随后减少，白天维持在较低水平，夜间入睡到午夜降至最低，随后逐渐升高（图 11－14）。

ACTH 能调节 GC 的基础分泌和应激分泌，同时 ACTH 也可刺激束状带和网状带细胞生长发育。ACTH 的作用机制是通过与肾上腺皮质细胞膜上的受体结合，激活膜上 AC，启动细胞内的 cAMP－PKA 系统，从而导致某些与皮质激素合成有关的蛋白质磷酸化，促进皮质激素的生物合成。

(2)糖皮质激素的反馈调节：在下丘脑－腺垂体－肾上腺皮质轴中，还存在着反馈调节。当血液中GC浓度升高时可反馈作用于下丘脑和腺垂体，抑制CRH和ACTH的分泌，这种反馈即长反馈；而垂体分泌的ACTH在血中浓度达到一定水平时也可抑制下丘脑CRH神经元活动，这种反馈称为短反馈。总之，下丘脑、垂体和肾上腺皮质组成了一个密切联系、协调统一的功能活动轴，从而维持血中GC浓度的相对稳定和在不同状态下的适应性变化(图11－15)。

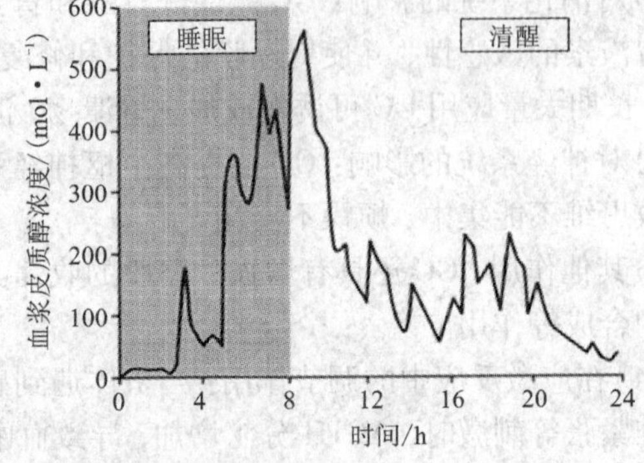

图11－14　血浆糖皮质激素(皮质醇)分泌的昼夜节律

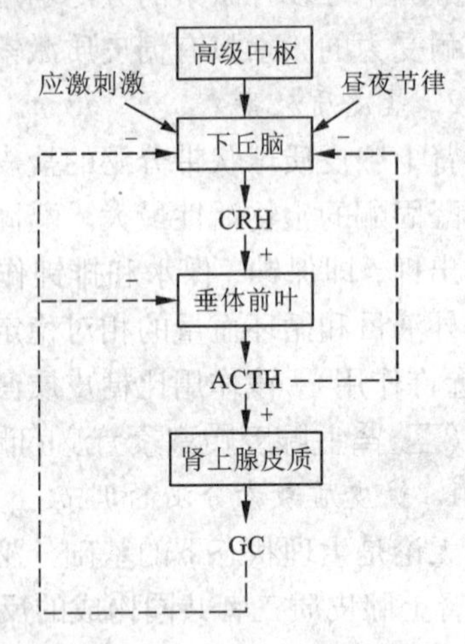

图11－15　糖皮质激素分泌的调节

由于GC对下丘脑、腺垂体的负反馈作用，临床上长期大剂量应用GC治疗时，GC可抑制腺垂体合成和分泌ACTH，以致患者肾上腺皮质趋于萎缩，分泌功能减退甚至停止。若此时突然停药，则可因体内GC突然减少而导致严重后果。因此，治疗过程中应逐渐减量停药，最好间断补充ACTH以促进肾上腺皮质功能恢复，并防止其萎缩。

2．盐皮质激素分泌的调节

醛固酮的分泌除受肾素－血管紧张素系统调节外，血K^+浓度升高和血Na^+浓度降低也可直接刺激球状带使醛固酮分泌增加。在正常情况下，ACTH对醛固酮的分泌并无调节作用，但在机体受到应激刺激(如切除垂体)时，ACTH对醛固酮的分泌有微弱的刺激作用。

二、肾上腺髓质激素

肾上腺髓质是交感神经系统的延伸部分，其嗜铬细胞主要分泌肾上腺素(epinephrine, E)和去甲肾上腺素(norepinephrine, NE)，它们都属于儿茶酚胺类激素，均以酪氨酸为原料，在一系列酶的作用下合成。

肾上腺髓质激素的合成过程与肾上腺素能神经纤维合成NE的过程基本一致，所不同的是肾上腺髓质嗜铬细胞浆中存在大量苯乙醇胺氮位甲基移位酶(phenyle thanolamine－N－methyltransferase, PNMT)，可使NE甲基化后生成E(图11－16)。肾上腺髓质释放E与NE的比例大约为4∶1，在不同的生理情况下，二者比例可能发生变化。血液中的NE，除由髓质分泌外，主要来自肾上腺素能神经纤维末梢，而血中的E则主要由肾上腺髓质分泌。

体内的NE和E在单胺氧化酶(monoamine oxidase, MAO)和儿茶酚氧位甲基转移酶(catechol-O-methyltransferase, COMT)作用下灭活，也有部分NE和E以原形从尿中排出。

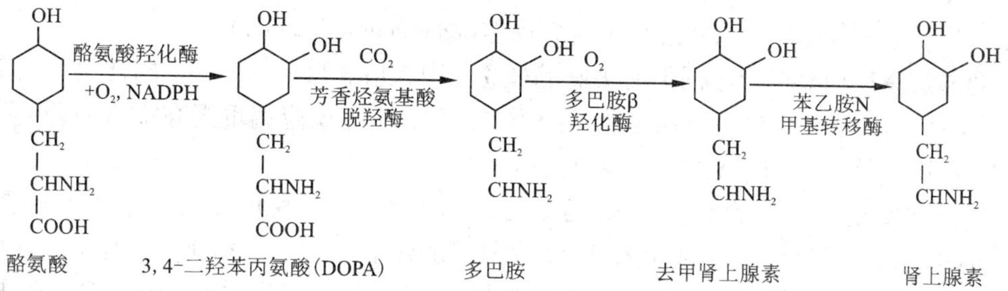

酪氨酸 —酪氨酸羟化酶（$+O_2$, NADPH）→ 3, 4-二羟苯丙氨酸（DOPA） —芳香烃氨基酸脱羟酶（CO_2）→ 多巴胺 —多巴胺β羟化酶（O_2）→ 去甲肾上腺素 —苯乙胺N甲基转移酶→ 肾上腺素

图 11－16　肾上腺素和去甲肾上腺素的合成

（一）肾上腺髓质激素的生物学作用

E 与 NE 对代谢调节及对各器官、组织的作用十分广泛（表 11－6）。这里主要讨论其在应急反应中的作用。

表 11－6　肾上腺素与去甲肾上腺素的作用比较

作用类别	肾上腺素（E）	去甲肾上腺素（NE）
心率	加快	减慢（在体）
心排血量	增加	不定
冠脉血流量	增加	增加
皮肤小动脉	收缩	收缩
静脉	收缩	收缩
总外周阻力	降低	增加
血压	增高，尤其是收缩压	显著增加，尤其是舒张压
支气管平滑肌	舒张	稍舒张
消化道平滑肌	稍舒张	稍舒张
妊娠子宫平滑肌	舒张	收缩
脂肪代谢	分解	分解
糖代谢	血糖显著增加	血糖增加
产热作用	较强	较弱
中枢神经系统	激动与焦虑	激动但不焦虑

肾上腺髓质接受交感神经的支配和控制，两者关系密切，交感神经系统和肾上腺髓质组成交感－肾上腺髓质系统。当机体内外环境急剧变化时，如剧烈运动、剧痛、低血压、创伤、寒冷、恐惧等紧急情况，该系统立即调动起来，E 与 NE 分泌大大增加。这些激素作用于中枢神经系统，提高其兴奋性，使机体反应灵敏；心率加快，心肌收缩力加强，心排血量增加；内脏血管收缩，骨骼肌血管舒张、血流量增多，全身血液重新分配，以利于重要器官的血液供应；呼吸加强加快，肺通气量增加；肝糖原分解增加，血糖升高，脂肪分解加强，为骨骼肌、

心肌等活动提供更多的能量。这种在紧急情况下交感－肾上腺髓质系统活动加强，从而使机体处于反应机敏、高度警觉的状态称为应急反应(emergency reaction)。

应急与应激反应是两个不同但有关联的概念。引起应急反应的刺激，同样也可引起应激反应，应激反应偏重加强机体对伤害刺激的耐受能力，应急反应偏重提高机体的警觉和应变能力，二者相互配合，使机体的适应能力更加完善。

近年研究发现，肾上腺嗜酪细胞还分泌一种生物活性多肽激素，即肾上腺髓质素(adrenomedullin，AdM)。人类的AdM为52个氨基酸残基的多肽。AdM主要有舒张血管、降低外周阻力，抑制血管紧张素Ⅱ和内皮素的释放，降低动脉血压等作用。AdM还可以减少肾小管重吸收Na^+，具有利尿钠和利尿的作用。

(二)肾上腺髓质激素分泌的调节

1. 交感神经的作用

交感－肾上腺髓质作为一个功能系统发挥作用。当交感神经兴奋时，节前纤维末梢释放乙酰胆碱，作用于髓质嗜铬细胞上的N型受体，引起E与NE的释放。在应急反应时，其分泌量可增加到基础分泌量的1000倍。较长时间的交感神经兴奋，可促进儿茶酚胺某些合成酶的数量增加和活性增强。

2. ACTH的调节

腺垂体分泌的ACTH可间接通过GC或直接提高嗜铬细胞多巴胺β－羟化酶和PNMT的活性，促进肾上腺髓质合成释放儿茶酚胺。

3. 自身反馈性调节

肾上腺髓质激素的分泌也存在负反馈调节。当血中儿茶酚胺的浓度增加到一定数量时，可反馈地抑制儿茶酚胺的某些合成酶类的活性，如肾上腺髓质嗜铬细胞内NE增多到一定水平时，可反馈抑制酪氨酸β－羟化酶；E合成增多则可抑制PNMT的活性，从而限制儿茶酚胺的合成。反之，当胞浆儿茶酚胺含量减少时，即可解除对上述合成酶的抑制，使合成分泌儿茶酚胺增加。

在某些情况下机体代谢改变也可影响儿茶酚胺的分泌。例如，低血糖的动物E和NE分泌增加，使糖原分解，血糖升高。

第五节　胰岛内分泌

胰岛是存在于胰腺中的内分泌组织，人胰腺中含100万～200万个胰岛。人类的胰岛细胞根据其形态和染色的特点主要分为A细胞、B细胞、D细胞及PP细胞。A细胞约占胰岛细胞的20%，分泌胰高血糖素(glucagon)；B细胞占胰岛细胞的60%～70%，分泌胰岛素(insulin)；D细胞占胰岛细胞的10%，分泌生长抑素；PP细胞数量很少，分泌胰多肽(pancreatic polyeptide)。其中，以胰岛素和胰高血糖素最为重要。

一、胰岛素

胰岛素是含有51个氨基酸的小分子蛋白质，分子量为6 kD，胰岛素分子由含有21个氨基酸的A链和含有30个氨基酸的B链，借助两个二硫键联结而成；如果二硫键被打开则失去活性。B细胞先合成一个大分子的前胰岛素原，以后加工成86肽的胰岛素原，再经水解成为胰岛素与连接肽（C肽），一起释放入血。C肽无胰岛素活性。由于C肽是在胰岛素合成过程产生的，其数量与胰岛素的分泌量有平行关系，因此测定血中C肽含量可反映B细胞的分泌功能。B细胞分泌时也有少量胰岛素原入血，但其生物学活性只有胰岛素的3%～5%。

正常人空腹状态下血清胰岛素浓度为35～145 pmol/L。血液中胰岛素以游离形式及与血浆蛋白结合两种形式存在，两者呈动态平衡，只有游离型的胰岛素具备生物活性。正常人胰岛素在血中的半衰期为5分钟，主要在肝脏灭活，肌肉和肾也能灭活少量胰岛素。

（一）胰岛素的作用机制

研究表明，几乎体内所有细胞的膜上都有胰岛素受体，但不同组织细胞胰岛素受体数量存在显著差异。胰岛素受体是由两个α亚单位和两个β亚单位构成的四聚体，各亚单位之间靠二硫键连接。胰岛素受体本身具有酪氨酸蛋白激酶活性，胰岛素与受体结合后可激活该酶，使受体内的酪氨酸残基发生磷酸化，触发胞浆内多种蛋白磷酸化或去磷酸化，从而发挥其生物学效应。

（二）胰岛素的生物学作用

胰岛素是促进合成代谢、调节血糖稳定的主要激素。

1. 对糖代谢的调节

胰岛素加速全身组织，特别是肝脏、肌肉和脂肪组织对葡萄糖的摄取和利用，促进肝糖原和肌糖原的合成；抑制糖异生，促进葡萄糖转变为脂肪酸，储存于脂肪组织，导致血糖水平下降。胰岛素缺乏时，血糖浓度升高，如超过肾糖阈则可导致尿糖。

2. 对脂肪代谢的调节

胰岛素促进脂肪的合成与储存，加速葡萄糖转运入脂肪细胞用以合成甘油三酯和脂肪酸。胰岛素还抑制脂肪酶的活性，减少脂肪的分解。

胰岛素缺乏时，糖的利用受阻，脂肪分解增强产生脂肪酸，在肝内氧化生成大量酮体，引起酮血症与酸中毒；同时血脂升高易引起动脉硬化，进而导致心血管和脑血管系统的严重疾患。

3. 对蛋白质代谢的调节

胰岛素能作用于蛋白质合成的各个环节、促进蛋白质的合成。其主要作用机制是：促进氨基酸向细胞内转运；加快细胞核的DNA和mRNA的生成；加速核糖体的翻译过程，促进蛋白质合成；胰岛素还可抑制蛋白质分解和肝糖异生。

由于胰岛素能增强蛋白质的合成，因而有促进机体生长的作用；但胰岛素单独作用时，对生长的促进作用并不显著，只有与GH共同作用时，才能发挥明显的效应。

此外，胰岛素还可促进K^+、Mg^{2+}和磷酸根离子进入细胞，参与细胞代谢过程。

（三）胰岛素分泌的调节

1. 血糖浓度的调节

血糖浓度是调节胰岛素分泌的最重要因素。当血糖浓度升高时，胰岛素分泌明显增加，从而降低血糖。当血糖浓度降至正常水平时，胰岛素分泌也迅速恢复到基础分泌水平，从而维持血糖浓度相对稳定。

在持续高血糖的刺激下，胰岛素的分泌可分为三个时相：

（1）第一时相：血糖升高5分钟内，胰岛素的分泌可增加约10倍。主要来源于B细胞储存的激素释放，因此持续时间不长，5～10分钟后胰岛素的分泌便下降50%。

（2）第二时相：血糖升高15分钟后，胰岛素分泌再次增加，在2～3小时达高峰，并持续较长的时间。这主要是激活了B细胞的胰岛素合成酶系，促进了胰岛素的合成与释放。

(3)第三时相：倘若高血糖持续1周左右，胰岛素的分泌可进一步增加，这是由于长时间的高血糖刺激B细胞增生而引起的(图11－17)。

2. 氨基酸和脂肪酸的调节

多种氨基酸具有促进胰岛素分泌的作用，其中以精氨酸和赖氨酸作用最强。氨基酸和血糖对胰岛素分泌的刺激有协同作用。在血糖正常时，氨基酸只能使胰岛素分泌少量增加。但在血糖升高的情况下，过量的氨基酸则可使血糖引起的胰岛素分泌加倍增多，长时间作用可使胰岛B细胞衰竭，进而产生糖尿病。

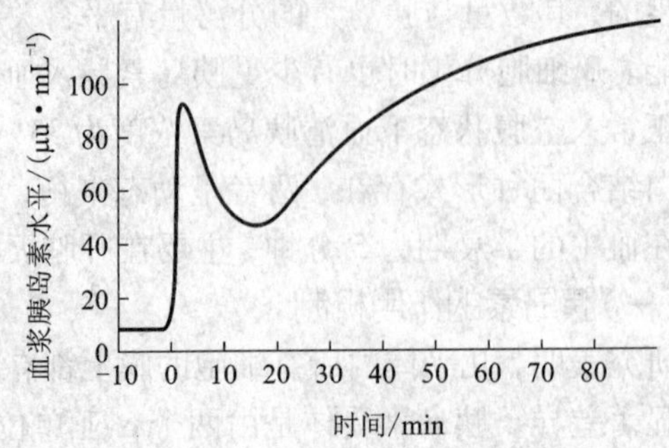

图11－17 血糖升高引起胰岛素分泌的时相性变化

游离脂肪酸和酮体大量增加时，也可促进胰岛素分泌。

3. 其他激素的调节

胃肠激素中的促胃液素、促胰液素、缩胆囊素和抑胃肽等均能促进胰岛素分泌，其中以抑胃肽的作用最明显。其意义是当食物尚在肠道中时，胰岛素的分泌便已增多，有利于机体提前对各种营养物质的代谢做好准备。

GH、TH及皮质醇可通过升高血糖间接刺激胰岛素分泌，如长期大剂量应用这些激素，有可能使B细胞衰竭而导致糖尿病。

胰岛A细胞分泌的胰高血糖素和D细胞分泌的生长抑素，可分别刺激和抑制B细胞分泌胰岛素。胰高血糖素引起的血糖升高又可进一步引起胰岛素的释放。

4. 神经调节

胰岛受迷走神经和交感神经支配。迷走神经兴奋时，神经末梢释放乙酰胆碱，作用于胰岛B细胞膜上的M受体，引起胰岛素的释放；也可通过刺激胃肠道激素的分泌而间接促进胰岛素分泌。交感神经兴奋B细胞膜上α_2受体，抑制胰岛素的分泌。

二、胰高血糖素

胰高血糖素由胰岛的A细胞分泌，人的胰高血糖素是由29个氨基酸组成的直链多肽，分子量3.5 kD。胰高血糖素在血清中浓度为50～100 ng/L，血浆中的半衰期为5～10分钟，主要在肝灭活，肾脏也有降解作用。

(一)胰高血糖素的生物学作用

与胰岛素的作用相反，胰高血糖素是一种促进物质分解代谢的激素，可促进肝糖原分解而升高血糖；还可促使氨基酸加快进入细胞，转化为葡萄糖，抑制蛋白质合成和促进脂肪分解，加强脂肪酸氧化，使酮体生成增多，为人体提供能量。

胰高血糖素与肝细胞膜上相应的受体结合后，通过cAMP－PKA途径，激活肝细胞内的磷酸化酶、脂肪酶和与糖异生有关的酶系，加速糖原分解，脂肪分解和糖异生。

(二)胰高血糖素分泌的调节

1. 血糖水平的调节

血糖水平是调节胰高血糖素分泌的重要因素。与胰岛素相反，血糖水平降低时促进胰高血糖素分泌，使血糖增加；反之则分泌减少。饥饿可促进胰高血糖素的分泌，这对维持血糖水平，保证脑的代谢和能量供应具有重要作用。

2. 血中氨基酸水平的调节

氨基酸的作用与葡萄糖相反，能促进胰高血糖素的分泌。血中氨基酸增多能直接刺激胰高血糖素分泌，也可通过促进胰岛素的释放使血糖降低，间接地促进胰高血糖素的分泌，这对防止低血糖的发生有一定意义。

3. 其他激素的调节作用

胰岛素和生长抑素能以旁分泌的方式直接作用于邻近的 A 细胞，抑制胰高血糖素的分泌；胰岛素又可通过降低血糖浓度间接刺激胰高血糖素分泌。

研究发现，口服氨基酸比静脉注射氨基酸引起的胰高血糖素分泌效应更强，表明胃肠激素参与胰高血糖素的分泌调节。已知缩胆囊素和促胃液素可刺激胰高血糖素的分泌，而促胰液素的作用则相反。

4. 神经调节

交感神经兴奋可通过 β 受体促进胰高血糖素的分泌，而迷走神经则通过 M 受体抑制其分泌。

第六节　调节钙磷代谢的激素

血浆钙、磷水平与机体的许多重要生理功能关系密切。甲状旁腺分泌的甲状旁腺激素、甲状腺 C 细胞分泌的降钙素和由皮肤、肝和肾等器官联合作用而形成的维生素 D_3（胆钙化醇）是共同调节钙磷代谢，维持机体钙和磷稳态的三种基础激素。

一、甲状旁腺激素

甲状旁腺激素（parathyroid hormone，PTH）由甲状旁腺主细胞合成和分泌。PTH 是含有 84 个氨基酸残基的直链多肽，分子量为 9.5kD，其氨基端 34 个氨基酸片段集中了 PTH 的全部活性。正常人血浆中 PTH 的水平呈昼夜节律波动，其波动范围为 10～50 ng/L。清晨 6 时最高，以后逐渐降低，至下午 4 时达最低，以后又逐渐升高。PTH 的半衰期为 20～30 分钟，主要在肝水解灭活，其代谢产物经肾排出体外。

（一）甲状旁腺激素的生理作用

PTH 是维持血钙稳态的关键激素，主要作用是升高血钙和降低血磷，调节血钙和血磷水平的稳态。实验中将动物的甲状旁腺切除后，其血钙水平逐渐下降，出现低钙抽搐，甚至死亡；血磷水平则往往呈相反变化，逐渐升高。在实施甲状腺手术时，如误将甲状旁腺摘除，可造成严重的低血钙。PTH 通过作用于肾脏、骨和小肠维持血钙和血磷的稳态，其主要的作用环节见图 11－18。

1. 对骨的作用

骨是体内最大的钙储存库。PTH 动员骨钙入血，使血钙浓度升高，其作用包括快速效应与延缓效应两个时相。PTH 的快速效应在其作用后数分钟即可出现，可使骨细胞膜对 Ca^{2+} 通透性迅速增高，Ca^{2+} 进入细胞，钙泵活动增强，将 Ca^{2+} 转运至细胞外液中，引起血钙升高。PTH 的延缓效应则在 PTH 作用后 12～14 小时出现，一般在几天或几周后才达高峰，这一效应是通过刺激破骨细胞的活动，加速骨基质的溶解，使钙、磷释放进入血液。因此，PTH 分泌过多可增强溶骨过程，导致骨质疏松。

PTH 的上述两种效应相互配合，既能对血钙的急切需要做出迅速反应，又可保证血钙在长时间内维持在一定水平。

2. 对肾的作用

PTH 作用于肾近端小管上皮细胞，可通过增加 cAMP 而促进近端小管对钙的重吸收，减少尿钙排泄，升高血钙；同时，PTH 可抑制近端小管对磷的重吸收，促进磷的排出，使血磷降低。

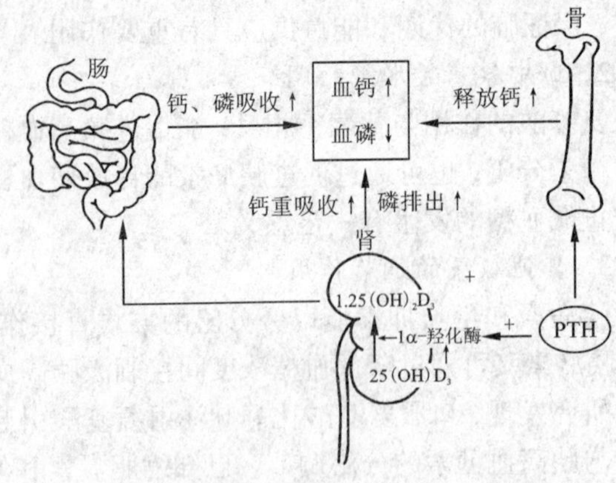

图 11－18 PTH 调节钙磷代谢的主要作用环节

PTH 对肾的另一作用是激活肾内 1α－羟化酶，后者可催化 25－(OH)D_3转变成有高度活性的 1，25－$(OH)_2D_3$，即胆钙化醇，后者可促进小肠和肾小管上皮细胞对钙和磷的重吸收。

(二)甲状旁腺激素分泌的调节

1. 血钙水平的调节作用

甲状旁腺主细胞有钙受体分布，对低血钙极为敏感。血钙水平轻微下降，1 分钟内即可增加 PTH 分泌，从而促进骨钙释放和肾小管对钙的重吸收，使血钙水平迅速回升。长期低血钙可致使甲状旁腺增生，促进 PTH 基因的转录；相反，长时间高血钙则可抑制 PTH 基因的转录，导致甲状旁腺萎缩。因此，血钙水平是调节甲状旁腺分泌最主要的因素。

2. 其他因素对甲状旁腺分泌的调节作用

血磷升高可使血钙降低，从而间接刺激 PTH 的分泌。血镁降低也可刺激 PTH 分泌，但血镁慢性降低则可减少 PTH 分泌。儿茶酚胺通过 β 受体，组织胺通过 H 受体均可促进 PTH 分泌；而 α 受体激动剂、PGE_5和生长抑素可抑制 PTH 分泌。

此外，尽管 1，25－$(OH)_2D_3$与 PTH 有协同作用，但前者因可抑制 PTH 的基因转录和分泌，也可抑制甲状旁腺细胞的增殖，对 PTH 的分泌产生负反馈调节作用。

二、降钙素

降钙素(calcitonin，CT)是由甲状腺 C 细胞分泌的肽类激素。C 细胞位于甲状腺滤泡之间和滤泡上皮细胞之间，因此又称滤泡旁细胞。CT 是含有一个二硫键的 32 肽，分子量 3.4kD。正常人血清 CT 浓度为 10～20 ng/L，血中半衰期不足 1 小时，主要经肾脏降解后排出。

除甲状腺 C 细胞以外，还有一些组织中也发现有 CT 存在。在人的血液中，存在一种与 CT 来自同一基因的降钙素基因相关肽(calcitonin gene related peptide，CGRP)，为 37 肽，主要分布于神经和心血管系统，具有强烈的舒血管和加快心率的效应。

(一)降钙素的生理作用

CT 的主要生理作用是降低血钙和血磷，其主要靶器官是骨，对肾也有一定的作用。是调节血钙作用最快的激素。CT 与其受体结合后，分别在反应早期和晚期经 cAMP－PKA 途径及 IP_3/DG－PKC 途径抑制破骨细胞的活动。

1. 对骨的作用

CT能抑制破骨细胞的活动，使溶骨过程减弱，同时能增强成骨过程，增加骨组织中的钙、磷沉积，从而降低血中钙和磷的水平。CT抑制溶骨的作用出现较快，在应用大剂量CT后的15分钟内，破骨细胞的活动便可减弱70%。在给CT后大约1小时，发现成骨细胞的活动增强，骨组织释放的钙、磷减少，反应可持续达数天。此外，CT还可提高碱性磷酸酶的活性，促进骨的形成和钙化。

在成人，CT对血钙浓度的调节作用较小。因为CT引起的血钙浓度下降可刺激PTH的分泌，抵消CT的降血钙效应；另外，成人的破骨细胞向细胞外液释放钙的量也十分有限。因此，抑制成人破骨细胞的活动对血钙水平的影响不大。但在儿童，由于骨的更新速度快，通过破骨细胞的活动每天向细胞外液提供较多的钙入血，因此，CT对儿童血钙的调节作用更为重要。

2. 对肾的作用

CT能抑制肾小管对钙、磷、钠和氯等离子的重吸收，增加这些离子在尿中的排出量。

（二）降钙素分泌的调节

1. 血钙水平的调节

CT的分泌主要受血钙水平调节。血钙浓度增加时，CT分泌增加；当血钙浓度升高10%时，血中CT的浓度可增加一倍。降钙素与PTH对血钙的作用相反，两者共同调节血钙浓度。与PTH相比，CT分泌启动较快，在1小时内即可达到高峰，而PTH分泌则需几个小时；降钙素只对血钙水平产生短期调节作用，其作用很快被作用强的PTH所抵消，后者对血钙浓度发挥长期调节作用。由于CT的作用快速而短暂，故对高钙饮食引起的血钙升高回复到正常水平起着重要作用。

2. 其他因素

进食可刺激CT分泌，可能与一些胃肠激素如促胃液素、促胰液素、缩胆囊素和胰高血糖素的分泌有关，其中以促胃液素的作用为最强。此外，血Mg^{2+}浓度升高也可刺激CT分泌。

三、维生素D_3

维生素D_3（vitamine D_3，VD_3）是胆固醇的衍生物，也称胆钙化醇。可由食物摄取，以肝、乳、鱼肝油等食物中VD_3含量最为丰富。在体内，VD_3主要由皮肤合成，即在紫外线照射下，皮肤中的7-脱氢胆固醇转化为维生素D_3原，首先在肝脏羟化为25-(OH)D_3，然后进一步在肾脏1α-羟化酶催化下成为1，25-$(OH)_2D_3$，后者为VD_3发挥作用的主要形式。进入血液中的VD_3与VD_3结合蛋白结合进行运输。血浆中1，25-$(OH)_2D_3$的含量为100 pmol/L，半衰期为12～15小时。此外，1，25-$(OH)_2D_3$也可在胎盘和巨噬细胞等组织细胞生成。

（一）1，25-$(OH)_2D_3$的生理作用

1，25-$(OH)_2D_3$与靶细胞内的核受体结合后，通过影响基因表达而发挥对钙磷代谢的调节，其作用的靶器官主要是小肠、骨和肾。

1. 对小肠的作用

1，25-$(OH)_2D_3$可促进小肠黏膜上皮细胞对钙的吸收。1，25-$(OH)_2D_3$进入小肠黏膜细胞内，与胞浆受体结合后进入细胞核，促进DNA转录，生成与钙有很高亲和力的钙结合蛋

白(calcium-binding protein, CaBP)，直接参与小肠黏膜上皮细胞钙的吸收过程；同时促进钙依赖的 ATP 酶、碱性磷酸酶等的生成，增加膜对 Ca^{2+} 的通透性，有利于钙的吸收。

1, 25 - $(OH)_2D_3$也能促进小肠黏膜细胞对磷的吸收。因此，它既能升高血钙，也能升高血磷。

2. 对骨的作用

1, 25 - $(OH)_2D_3$对骨钙动员和骨盐沉积过程均有作用。一方面，通过增加破骨细胞的数量，增强骨的溶解，从而释放钙与磷入血；同时还刺激成骨细胞的活动，促进骨钙沉积和骨的形成，但总的效应仍是升高血钙。由于对骨代谢的重要调节作用，缺乏1, 25 - $(OH)_2D_3$时可导致儿童的佝偻病和成年人的骨质疏松症。此外，1, 25 - $(OH)_2D_3$还可协同 PTH 的作用，如缺乏1, 25 - $(OH)_2D_3$，则 PTH 对骨的作用明显减弱。

3. 对肾的作用

1, 25 - $(OH)_2D_3$可促进肾小管对钙和磷的重吸收，使钙、磷从尿中排出量减少。

(二)1, 25 - $(OH)_2D_3$生成的调节

血钙、血磷水平下降时，1, 25 - $(OH)_2D_3$生成增多；反之，血中钙、磷浓度升高时，其生成减少。PTH 通过刺激肾内 1α - 羟化酶活性促进 VD_3活化。1, 25 - $(OH)_2D_3$的生成也受激素水平的影响，如 PRL、CT 与 GH 能促进1, 25 - $(OH)_2D_3$的生成，而 GC 可抑制其生成。

第七节 褪黑素与前列腺素

一、褪黑素

1959 年 Lerner 从牛松果体提取物中分离出一种能使青蛙皮肤褪色的物质，并命名为褪黑素(melatonin, MT)，其化学结构为 5 - 甲氧基 - N - 乙酰色胺，是由松果体内的色氨酸经羟化酶及脱羧酶催化形成 5 - 羟色胺，然后再经乙酰化和甲基化作用而生成。

MT 的合成与分泌呈现明显的昼夜节律变化，白天分泌减少，而黑夜分泌增加。研究发现，持续的光照可造成大鼠松果体重量减轻，细胞缩小，合成 MT 的酶活性明显降低，MT 合成减少；相反，持续生活在黑暗环境中的大鼠，松果体合成 MT 的酶活性发生增强，MT 的合成随之增加。分别摘除动物眼球、切除支配松果体的交感神经或损毁动物的视交叉上核后，则 MT 分泌的昼夜节律性分泌消失。因此认为，视交叉上核是控制 MT 昼夜节律分泌的中枢，交感神经肾上腺素能神经纤维是实现光 - 暗影响 MT 分泌的中介。MT 的分泌与人的年龄密切相关，随着年龄的增长，MT 的合成也相应减少(图 11 - 19)。

MT 对下丘脑 - 腺垂体 - 性腺轴与下丘脑 - 腺垂体 - 甲状腺轴活动均有抑制作用。切除幼年动物的松果体，出现性早熟，性腺与甲状腺的重量增加，功能活动增强。研究发现，MT 可通过清除体内自由基，调节机体的免疫功能而延缓衰老。人体多种生理功能呈日周期生物节律，下丘脑的视交叉上核可能是生物节律控制中心，使不同的生物节律统一起来，趋于同步化；而 MT 则作为生物节律同步的内源性因子，可使环境周期与生物体的内源节律保持同步。实验证明，外源性 MT 可使功能紊乱的生物钟(如时差)得以恢复或重建，也可改善衰老时生物钟不同步等障碍。在下丘脑视交叉上核也发现有大量 MT 受体，这为外源性 MT 可改

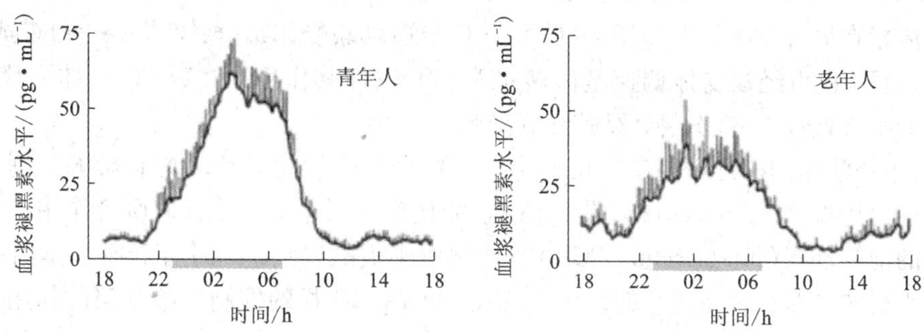

图 11－19　昼夜节律及年龄对褪黑素分泌的影响

善生物钟障碍提供了实验依据。此外，MT 有镇静、催眠、镇痛、抗惊厥及抗抑郁等作用，对心血管、肾、肺、消化系统等均有作用。

二、前列腺素

前列腺素(prostaglandin，PG)是广泛存在于动物和人体内的一组重要激素，因其最先在精液中发现，误以为由前列腺分泌而得名。细胞膜的磷酯在磷脂酶 A_2的作用下，生成 PG 的前体物质花生四烯酸，花生四烯酸经过一系列酶的作用生成 PG(图 11－20)。PG 的化学结构一般是具有五碳环和两条侧链的二十碳不饱和脂肪酸，依据其五碳环构造形式，PG 分为 A、

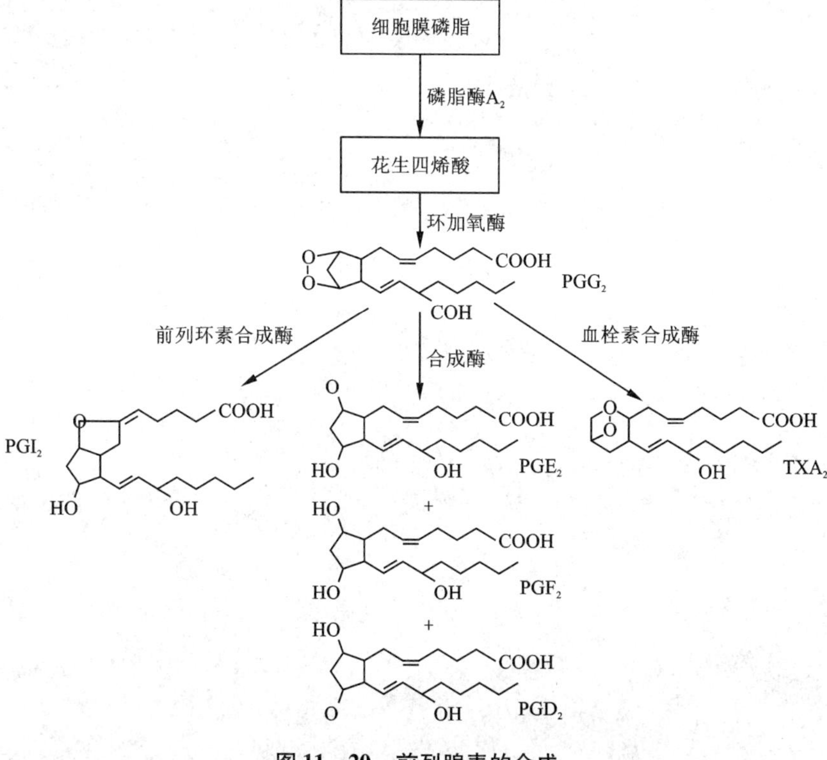

图 11－20　前列腺素的合成

B、C、D、E、F、G、H 和 I 九种主要类型。除 PGA_2和 PGI_2可经血液循环发挥作用外，其余多作为组织激素在局部发挥调节作用。PG 可与 G 蛋白耦联受体结合，经 PKA、PLC 或 Ca^{2+}等信号转导途径，也可经核受体调控基因转录机制而发挥其作用。多数 PG 在体内代谢极快，在血浆中的半衰期仅 1 ~2 分钟，经肺和肝降解。

PG 的生物学作用广泛而复杂，几乎对机体各个系统的功能活动均有影响。例如，由血小板产生的血栓烷 A_2(thromboxane A_2，TXA_2)能使血小板聚集，并有缩血管作用；而由血管内皮产生的前列环素(prostacyclin，PGI_2)能抑制血小板的聚集，同时有舒血管作用；PGE_2可使支气管平滑肌舒张，而 $PGF_{2\alpha}$ 的作用却相反；PGE_2有明显的抑制胃酸分泌的作用，可能是胃液分泌的负反馈抑制物，PGE_2还可增加肾血流量，促进排钠利尿。此外，PG 对体温调节、神经系统以及内分泌与生殖系统活动均有影响。

(朱　辉　吕春梅)

第十二章　生殖

【内容提要】 生殖是维持生物种系繁衍的重要生命活动，主要受下丘脑－腺垂体－性腺轴的调控。

睾丸具有生精作用和内分泌功能。睾丸曲细精管生成精子，间质细胞分泌雄激素。雄激素主要促进男性生殖器官的生长发育、引起和维持第二性征、维持生精以及促进合成代谢。睾丸的活动主要受下丘脑－腺垂体－睾丸轴的调节。生精过程受FSH和睾酮的双重控制，FSH起着始动生精的作用，而睾酮则有维持生精的效应。雄激素分泌功能主要受LH的调控。

卵巢具有生卵作用和内分泌功能。卵巢颗粒细胞主要分泌雌激素和少量雄激素，黄体细胞分泌孕激素和雌激素。雌激素主要促进女性附性器官的生长发育、促进第二性征的出现，并可影响代谢。孕激素的主要作用是为胚泡着床作准备和维持妊娠，但需在雌激素作用基础上发挥作用。

卵巢的活动在下丘脑－腺垂体－卵巢轴的调控下呈周期性变化。卵巢周期分卵泡期、排卵期和黄体期。卵巢周期开始时，在FSH和LH的作用下，优势卵泡逐渐发育为成熟的卵泡，并不断分泌雌激素。成熟卵泡在LH高峰的激发下发生排卵，原来的卵泡结构转变成黄体并分泌雌激素和孕激素。月经周期中的子宫内膜在卵巢激素影响下也呈周期性改变，分为月经期、增生期和分泌期。

妊娠是指母体内胚胎的形成及胎儿的生长发育过程，包括受精、着床、妊娠的维持及胎儿的生长发育。妊娠期间胎盘产生多种激素以维持妊娠和促进胎儿生长发育，主要有人绒毛膜促性腺激素、雌激素、孕激素和人绒毛膜生长素等。成熟胎儿及其附属物从母体子宫产出体外的过程称为分娩。

性兴奋的全过程划分为四个期，即兴奋期、平台期、高潮期和消退期。而通过抑制精子或卵子的生成、防止卵子受精、抑制着床和促进胚胎由子宫排出等途径可以实现避孕。

任何生物个体的寿命都是有限的，经过生长、发育、成熟后，必然要走向衰老，最终死亡。一切生物都要通过产生新个体来延续种系。生物体生长发育成熟后，能够产生与自己相似的子代个体的功能，称为生殖（reproduction），它是维持生物种系繁衍的重要生命活动，是生物体区别于非生物体的基本特征之一。人类的生殖是通过两性生殖器官活动完成的，包括两性生殖细胞（精子和卵子）的生成、交配与受精、着床及胚胎的发育以及胎儿分娩等重要环节。生殖的全过程受以下丘脑－腺垂体－性腺轴系统为主的神经和内分泌系统的调节。

第一节　男性生殖

男性生殖器官包括主性器官睾丸（testis）和附属性器官附睾、输精管、精囊腺、前列腺、尿道球腺、阴茎等。睾丸具有精子发生和激素分泌的双重功能。其他附属器官如附睾、输精管、精囊、前列腺、尿道球腺和阴茎的功能是完成精子的成熟、储存、运输及排出。

一、睾丸的功能

睾丸主要由100~200个睾丸小叶组成，后者由曲细精管和间质细胞组成。睾丸具有生精和内分泌功能，曲细精管是精子生成部位，间质细胞具有内分泌功能。睾丸的功能受下丘脑-腺垂体-睾丸轴（hypothalamus-adenohypophysis-testis axis）的调节。

（一）睾丸的生精功能

1. 精子的生成过程

睾丸的生精作用（spermatogenesis）是指精原细胞发育为成熟精子的过程（图12-1）。睾丸的生精部位在曲细精管。曲细精管上皮由生精细胞（spermatogenic cell）和支持细胞（sertoli cell）构成。男性自青春期开始，睾丸内的曲细精管上皮细胞中的原始生殖细胞（精原细胞）便分阶段发育成精子。第一阶段：精原细胞进入增殖期，通过多次有丝分裂变成初级精母细胞；第二阶段：初级精母细胞通过减数分裂变成次级精母细胞，染色体数目减少了一半，具有23条染色体，随后进行第二次减数分裂变成精子细胞，此染色体数目不再减半；第三阶段：精子细胞不再分裂，而是经过复杂的形态变化形成精子。

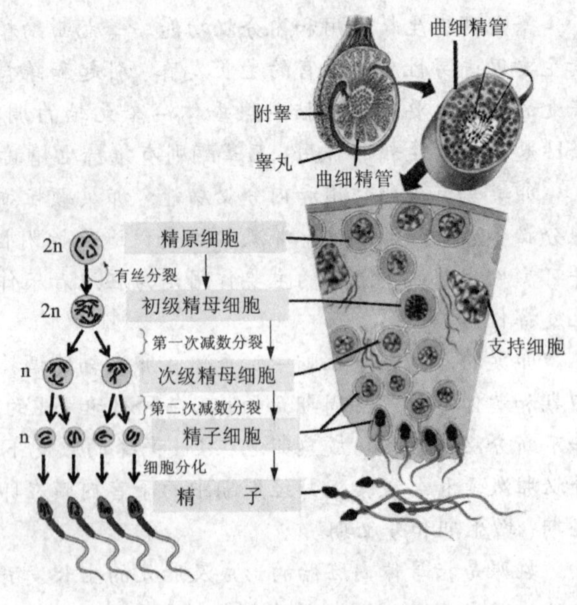

图12-1 睾丸的生精过程

在显微镜下，精子形如蝌蚪，全长60 μm，分头、尾两部分，头部主要由核、顶体及后顶体鞘组成，尾部又称鞭毛（图12-2）。新产生的精子进入曲细精管管腔后，靠小管外周肌样细胞的收缩和管腔液的移动被运送至附睾内。在附睾内精子进一步发育成熟，并获得运动能力，附睾内可储存少量精子，大量的精子则储存于输精管及其壶腹部。

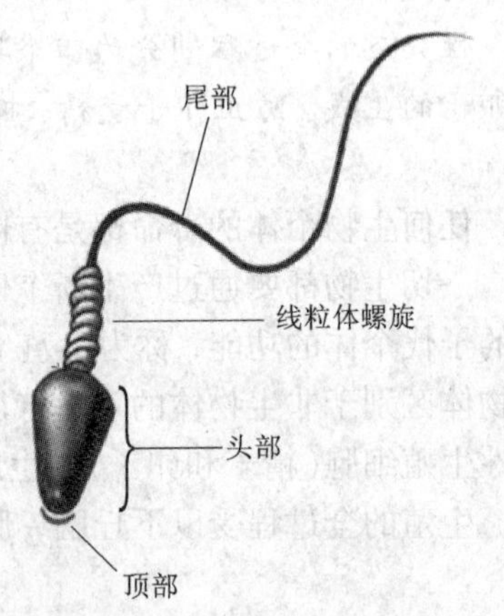

图12-2 精子的形态

2. 支持细胞的功能

支持细胞对精子的生成和发育起着极为重要的作用，主要有：①支持和保护作用：处于不同发育阶段的生精细胞都附着于支持细胞上；②提供适宜的环境：支持细胞为各级生精细胞提供营养，为生精细胞的分化、成熟营造适宜的微环境；③构成血-睾屏障：支持细胞之间的紧密连接构成血-睾屏障，可选择性地通透某些物质，防止某些抗原物质进入血液循环，避免发生免疫反应；④分泌生物活性物质，如雄激素结合蛋白（androgen binding protein，ABP）、抑制素（inhibin）及促性腺激素释放激素等。ABP与雄激素有较高的亲和力，可以提高曲细精管内雄激素的浓度，有利于精子的生成。

3．影响精子生成的因素

1 g 睾丸组织每天可产生约 10^7 个精子。正常男子每次射出精液 3～6 mL，每毫升精液含 0.2 亿～4 亿个精子。若低于 0.2 亿个精子，则不易使卵子受精。影响精子生成的因素主要有：①年龄：从青春期到老年，睾丸都有生精能力；45 岁之后，生精能力逐渐减弱；②温度：正常情况下，阴囊内的温度较腹腔内低，一般保持在 32℃ 左右，是精子生成的最适温度环境。在胚胎发育期间，由于某种原因睾丸不降入阴囊而停留在腹腔内或腹股沟内，称隐睾症，因局部温度增高影响精子生成，是男性不育的原因之一；③其他因素，如疾病、接触放射性及有毒的化学物质、吸烟和酗酒等可导致精子活力降低，畸形率增加，少精或无精。

（二）睾丸的内分泌功能

睾丸的内分泌功能是由睾丸间质细胞和支持细胞完成的，前者分泌雄激素，后者分泌抑制素。

1．雄激素

雄激素（androgen）是含 19 个碳原子的类固醇类激素，主要包括：睾酮、双氢睾酮、脱氢表雄酮、雄烯二酮和雄酮等五种激素。它们的生物活性差异较大，其中，双氢睾酮由睾酮进入靶组织后被 5α－还原酶还原而成，是生理条件下体内作用最强的雄激素。

（1）睾酮的合成、运输和代谢：在间质细胞内胆固醇经羟化、侧链裂解形成孕烯醇酮，再经 17－羟化并脱去侧链，形成睾酮。睾酮在其靶器官（如附睾和前列腺）内，被 5α－还原酶还原为双氢睾酮，再与靶细胞内的受体结合而发挥作用。睾酮也可在芳香化酶作用下转变为雌二醇。血液中 65% 的睾酮与血浆中存在的性激素结合球蛋白（sex hormone-binding globulin，SHBG）结合，其余 33% 的睾酮与血浆清蛋白结合，游离形式的睾酮只有 1%～3%。但只有游离形式的睾酮才能离开血液循环进入靶细胞，与细胞内的受体形成激素－受体复合物，并与 DNA 结合，通过促进基因转录而发挥生物学功能。睾酮主要在肝中被灭活，转变成 17－酮类固酮随尿排出，少量经粪便排出。

正常男性在 20～50 岁，睾丸每日分泌 4～9 mg 睾酮，血浆睾酮浓度为 19～24 nmol/L。50 岁以上随年龄增长，睾酮的分泌量逐渐减少。成年男性血中睾酮水平呈现三种节律性变化：①年节律：春季较低，秋季较高；②日节律：早晨最高，傍晚最低；③脉冲式节律：每隔 1～3 小时出现一次微小的波动。

（2）睾酮的生理作用：①维持生精作用：睾酮自间质细胞分泌后经支持细胞进入曲细精管，睾酮可直接或先转变为活性更强的双氢睾酮，与生精细胞的雄激素受体结合，促进生精细胞的分化和精子的生成。②刺激生殖器官的生长发育：雄激素可直接刺激睾丸，维持睾丸的正常发育；刺激精囊与前列腺的发育及其正常分泌，促进阴茎与阴囊的正常发育。③促进男性副性征出现并维持其正常状态。④维持正常的性欲。⑤促进同化代谢：促进蛋白质合成，特别是肌肉和生殖器官的蛋白质合成，同时还能促进骨骼生长与钙磷沉积和红细胞生成等。

2．抑制素与激活素

抑制素是由睾丸支持细胞分泌的一种糖蛋白激素，由 α 和 β 亚单位借二硫键连接组成二聚体。β 亚单位有两种类型，即 β_A 和 β_B；α 亚单位只有一种类型。由 α 和 β_A 组成的二聚体称为抑制素 A，由 α 和 β_B 组成的二聚体称为抑制素 B，抑制素 A 和 B 的生物活性大致相同。

生理剂量的抑制素对腺垂体 FSH 的分泌有抑制作用，对 LH 的分泌无明显影响；而剂量较大时，FSH 和 LH 的分泌均受到抑制。

激活素（activin）是由构成抑制素的两种 β 亚单位组合成的同源或异源二聚体，其作用与抑制素相反，可促进 FSH 的分泌。

二、睾丸功能的调节

睾丸的生精和内分泌功能有赖于下丘脑－腺垂体－睾丸轴系统、睾酮和抑制素的反馈调节以及睾丸局部的调节（图 12－3）。

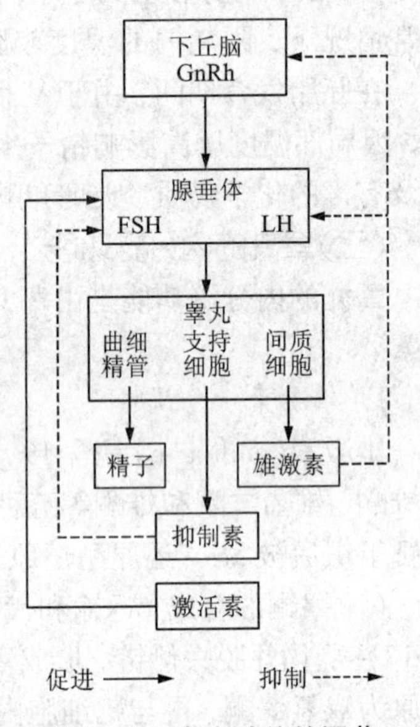

图 12－3 睾丸功能的调节

（一）下丘脑－腺垂体对睾丸活动的调节

下丘脑分泌的 GnRH 作用于腺垂体，促进腺垂体促性腺激素细胞合成和分泌 FSH 与 LH，进而对睾丸的生精作用以及支持细胞和间质细胞的内分泌活动进行调节。

1. 腺垂体对生精作用的调节

腺垂体分泌的 FSH 和 LH 对生精均有调节作用。FSH 调控精原细胞的分化与增殖，可使曲细精管上的生精细胞明显增加，对生精具有启动作用。LH 对生精过程也有调节作用，但不直接影响生精细胞，而是通过刺激睾丸间质细胞分泌睾酮而间接调节睾丸的生精作用。动物实验证明，成年动物摘除垂体后，注射睾酮可维持生精过程；而幼年动物摘除垂体后，补充睾酮则不能启动生精过程。可见，生精过程受 FSH 与睾酮的双重控制，FSH 起着始动生精的作用，而睾酮则有维持生精的效应。

2. 腺垂体对睾酮分泌的调节

睾丸持续的雄激素分泌功能主要受 LH 的调控。腺垂体分泌的 LH 与间质细胞膜上的 LH 受体结合，经信号转导系统，触发间质细胞的反应，促进睾酮的合成和分泌。腺垂体分泌的 FSH 具有增强 LH 刺激睾酮分泌的作用。

（二）睾丸激素对下丘脑－腺垂体的反馈调节

1. 睾酮对下丘脑－腺垂体的反馈调节

睾酮对腺垂体促性腺激素具有选择性负反馈抑制作用。当睾酮达到一定浓度后，抑制 GnRH 和 LH 的分泌，使血中的睾酮含量维持相对恒定。

2. 抑制素对下丘脑－腺垂体的反馈调节

抑制素可选择性抑制腺垂体合成和分泌 FSH，而 FSH 促进抑制素分泌，二者之间形成了闭合的反馈回路，从而调节 FSH 的分泌过程。

（三）睾丸内的局部调节

睾丸局部尤其在支持细胞与生精细胞、间质细胞与支持细胞、支持细胞与管周细胞之间存在着极其密切的局部反馈调节关系。在间质细胞上，还发现多种生长因子、细胞因子及其受体，以及多种生物活性物质，可能以旁分泌或自分泌的方式参与睾丸功能的局部调节。

第二节　女性生殖

女性生殖器官包括主性器官卵巢和附性器官输卵管、子宫、阴道及外生殖器等。女性生殖功能包括卵巢的生卵和内分泌，以及妊娠和分娩等。女性生殖系统的活动在下丘脑－腺垂体－卵巢轴(hypothalamus-adenohypophysis-ovaries axis)系统的调控下，呈现明显的周期性变化特征。其中，卵巢活动的周期性变化称为卵巢周期(ovarian cycle)；在卵巢激素的作用下，子宫内膜发生的周期性剥落出血现象称为月经；两次月经第一天的间隔时间称为月经周期(menstruation cycle)。

一、卵巢的生卵作用

卵巢的生卵作用是成熟女性最基本的生殖功能。青春期之后，下丘脑 GnRH 神经元发育成熟，GnRH 的分泌增加，FSH 和 LH 分泌也随之增加，卵巢功能开始活跃，呈现周期性变化，表现为卵泡的生长发育、排卵与黄体形成。因此，卵巢周期一般分为卵泡期、排卵期和黄体期三个时期。

(一)卵泡期

1. 卵泡发育过程

卵泡期(follicular phase)是卵泡发育并成熟的阶段。卵泡的发育过程是原始卵泡经过初级卵泡、次级卵泡发育为成熟卵泡(图 12－4)。原始卵泡由一个初级卵母细胞和周围的单层卵泡细胞组成，在原始卵泡发育成次级卵泡的过程中，整个卵泡发生以下变化：①初级卵母细胞逐渐增大；②卵泡周围的间质细胞分化增殖为内膜细胞和外膜细胞；③单层卵泡细胞变成单层颗粒细胞。当颗粒细胞由单层变成多层后，初级卵泡变成次级卵泡。当覆盖有多层颗粒细胞的卵细胞被推向一侧形成卵丘后，次级卵泡就转变成成熟卵泡。

在卵泡发育的同时，原始卵泡中的卵母细胞也发生一系列成熟分裂过程。在胚胎时期，卵母细胞开始第一次成熟分裂，成为初级卵母细胞，并停止于此期不再生长；青春期后，在每个月经周期排卵前 LH 峰的刺激下，部分初级卵母细胞进一步发育，完成第一次分裂，形成次级卵母细胞和第一极体(图 12－4)。

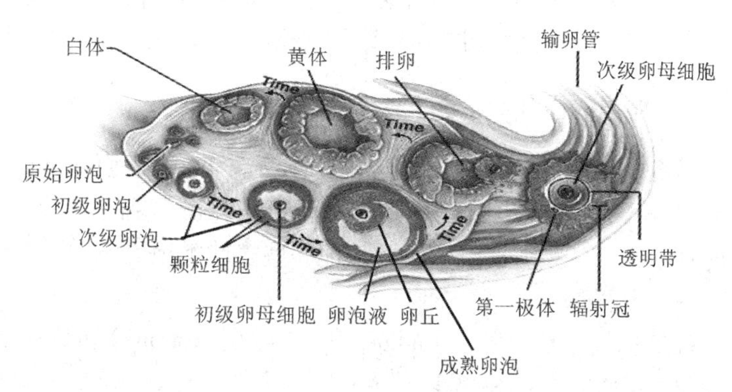

图 12－4　卵泡的发育过程

2. 妇女一生中卵泡数目的变化

卵泡是女性生殖的基本单位，妇女一生中的卵泡只减不增。胚胎时期，胎儿卵巢内逐渐出现原始卵泡，数量可达 600 万～700 万个；新生儿期卵巢内有 100 万～200 万个原始卵泡；青春前期内绝大多数卵泡在各个阶段发生退化而闭锁，仅少数卵泡能发育成排卵前卵泡；青春期时，卵泡数约30万个；在35岁时，由于卵泡闭锁和排卵的损失，每侧卵巢仅剩约30000个；到更年期，卵巢仅剩不足1000个卵泡(图12-5)。原始卵泡发育成为成熟卵泡的各阶段都伴随着卵泡闭锁，妇女一生中只能生成400~500个成熟卵子。每个月经周期通常只有一个卵泡发育成熟排卵。

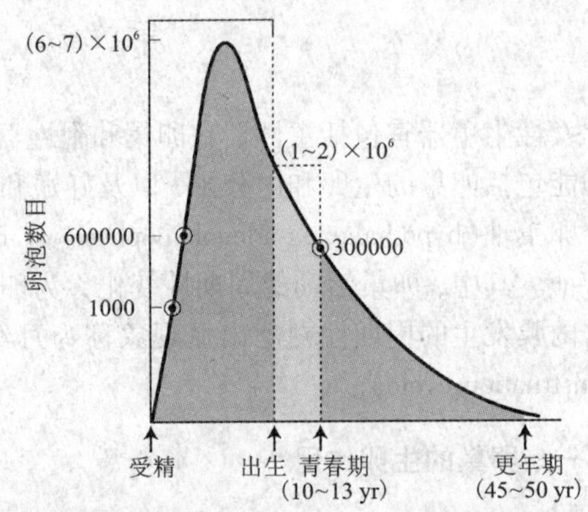

图12-5 女性一生中卵泡数目的变化

(二)排卵

排卵(ovulation)是指在LH峰的作用下，成熟卵泡壁出现破裂，卵细胞与透明带、放射冠及卵泡液等被排出的过程。排卵的产生是由下丘脑-腺垂体-卵巢轴以及卵巢内局部调控因素共同作用完成的。在排卵前，雌激素分泌达高峰形成的雌激素峰，通过正反馈效应使GnRH分泌增加，刺激LH释放，并于排卵前10~12小时形成LH峰(LH surge)。LH峰是引发排卵的关键因素。人类平均28天排卵一次。两个卵巢轮流排卵，一般每次排一个卵。排卵多发生在两次月经中间，一般是在下次月经来潮前14日左右。卵子排出后，经输卵管伞端的拣拾、输卵管壁蠕动及输卵管纤毛活动的协同作用，进入输卵管，向子宫运行。

(三)黄体生成

排卵后的卵泡结构发生明显改变，残余的卵泡壁内陷，血液填充泡腔，形成血体。此后新生血管长入，残留卵泡细胞增殖，在LH的作用下发生黄素化，颗粒细胞和内膜细胞分别转化为颗粒黄体细胞和卵泡膜黄体细胞，胞浆中积聚黄色的脂质而外观呈黄色，形成月经黄体(corpus luteum of menstruation)。排卵后的7~8天，黄体发育到达顶峰；若排出的卵未受精，在排卵后第9~10天开始退化，形成白体；若排出的卵受精，则黄体继续生长，形成妊娠黄体，一直持续到妊娠后3~4个月，之后便自动退化为白体(图12-4)。

二、卵巢的内分泌功能

卵巢主要分泌雌激素和孕激素。在卵泡期，主要由卵泡内膜细胞和颗粒细胞共同完成雌激素的合成；在黄体期，则由黄体细胞分泌雌激素和孕激素。此外，卵巢还分泌抑制素、少量的雄激素、一些生长因子以及其他一些多肽类激素。

(一)雌激素

雌激素包括雌二醇(estradiol，E_2)、雌酮(estrone)和雌三醇(estiol，E_3)三种。雌二醇是发挥主要生理作用的雌激素。

1. 雌激素的合成与分泌

排卵前雌激素的合成是由卵泡内膜细胞和颗粒细胞共同完成。LH作用于卵泡内膜细胞，可使细胞内的胆固醇合成雌激素的前体物质——睾酮和雄烯二酮，二者随后扩散入颗粒细胞；当FSH与颗粒细胞的FSH受体结合后激活颗粒细胞中的芳香化酶，从而在芳香化酶的催化下，睾酮和雄烯二酮分别转化为E_2和雌酮。在卵泡期，雌激素的合成由两种细胞参与，故称为雌激素合成的“双重细胞学说”(图12-6)。期间雌激素水平随着卵泡的生长发育而上升，至卵泡成熟时达雌激素的第一个高峰。

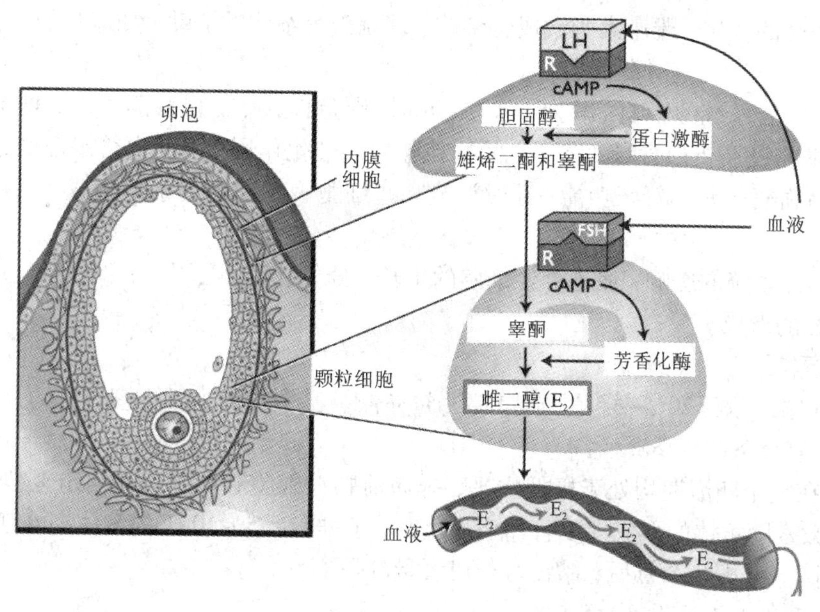

图 12－6　雌激素合成的“双重细胞学说”

排卵后，颗粒细胞和内膜细胞转变为黄体细胞。此时，雌激素主要由黄体细胞分泌，其水平随黄体功能的发育而再次上升，至黄体功能高峰期形成雌激素的第二个高峰。

2. 雌激素的生物学作用

雌激素的主要作用是促进女性生殖器官的发育和第二性征的出现，并维持其在正常状态。除生殖系统各器官外，机体多个器官组织均有雌激素的受体，是雌激素的靶器官。因此，雌激素对机体的生物学作用比较广泛。

(1)对卵巢生卵作用的影响：雌激素可与 FSH 协同促进卵泡的发育，在排卵前通过正反馈诱导 LH 高峰的出现而诱发排卵。因此，雌激素是卵泡发育、成熟和排卵必不可少的调节因素。

(2)对子宫的影响：雌激素能促进子宫发育，使子宫内膜呈现增生期变化；促进子宫平滑肌的增生，提高子宫平滑肌的兴奋性，提高子宫对缩宫素的敏感性，参与分娩过程；刺激子宫颈分泌大量清亮和稀薄的黏液，有利于精子的穿透。

(3)对输卵管的影响：雌激素可促进输卵管上皮增生、分泌及输卵管的节律性收缩，有助于卵子和精子的运行。

(4)对阴道的影响：雌激素能刺激阴道上皮细胞增生、角化；增加阴道上皮细胞内糖原含量，使阴道分泌物呈酸性而增强阴道的抗菌能力，维持阴道的自净作用。

(5)对女性乳腺和第二性征的作用：雌激素刺激乳腺导管和结缔组织增生，促进乳腺发育；青春期后，雌激素可激发与维持女性性征，使脂肪沉积于乳房、臀等部位，毛发分布呈女性特征，音调较高，骨盆宽大。

(6)对代谢的作用：①增强葡萄糖刺激的胰岛素分泌反应，可使血浆胰岛素水平增加，降低糖耐量，增加子宫对葡萄糖的摄取和利用；②使体液向组织间隙转移，增加醛固酮的分泌而引起机体水、钠潴留；③加速蛋白质的合成，促进生长发育。

(7)对骨骼的作用：雌激素刺激成骨细胞、抑制破骨细胞的活动，加速骨的生长，促进钙和磷沉积于骨，同时促进骨骺的愈合。

(8)对心血管系统的影响：减少主动脉的弹性硬蛋白，降低血浆胆固醇，增加高密度脂蛋白和减少低密度脂蛋白含量，有一定的抗动脉粥样硬化作用；阻断血管平滑肌细胞上钙离子通道、维持血管正常的舒张功能；通过调节某些细胞因子如内皮素的生成，发挥心血管保护作用。

(9)对神经系统的影响：促进神经细胞的生长、分化、存活与再生；促进神经胶质细胞发育；促进突触的形成。

(二)孕激素

孕激素包括孕酮、20α-羟孕酮与17α-羟孕酮。其中发挥主要生理作用的是孕酮。

1. 孕激素的合成与分泌

孕激素在整个卵泡期均处于极低水平，排卵前颗粒细胞和卵膜细胞可分泌少量的孕酮；排卵后，孕激素随黄体的形成和发育而明显上升，于排卵后5~10天的黄体高峰期形成峰值，以后逐渐下降。妊娠2个月后，胎盘可合成大量的孕酮。

2. 孕激素的生物学作用

孕激素主要作用于子宫内膜和子宫平滑肌，为受精卵的着床和妊娠的维持提供基本保障作用。孕激素的作用是在雌激素作用的基础上完成的。

(1)对子宫内膜的作用：在雌激素作用的基础上，孕激素可促使子宫内膜进一步增厚，使分泌腺体由直变弯，发生分泌期的改变，分泌含糖原的黏液，有利于受精卵的着床；促使子宫内膜基质细胞蜕膜化；抑制宫颈黏液的分泌，使黏液变得更加黏稠，阻止精子穿行。

(2)对妊娠的作用：孕酮可降低子宫平滑肌细胞的兴奋性和传导性，降低对缩宫素的敏感性，抑制其收缩，使子宫处于安静状态，有利于妊娠的维持；孕酮可抑制母体免疫反应，防止受精卵及胎儿被排斥。

(3)对乳腺的作用：在雌激素作用基础上，孕酮可进一步促进乳腺腺泡与导管的发育和成熟，为分娩后泌乳准备条件。

(4)对垂体激素分泌和排卵的影响：排卵前，孕酮有协同雌激素诱发腺垂体LH分泌高峰的作用；排卵后，孕酮对垂体激素的分泌表现负反馈调节作用，抑制LH的分泌高峰，使排卵不能发生，保证了孕妇在妊娠期间不致第二次受孕。

(5)对平滑肌的作用：孕激素可使血管和消化道平滑肌松弛，张力降低，这是妇女在妊娠期间较易发生静脉曲张、痔和便秘的重要原因。

(6)对体温的作用：孕激素作用于下丘脑的体温调节中枢，使基础体温在排卵后升高0.3℃~0.6℃，并在黄体期一直保持在此水平。由于体温在排卵前先表现短暂降低，排卵后升高，临床上将这一基础体温改变作为判断排卵日期的标志之一。

三、卵巢功能的调控

卵巢的周期性活动受下丘脑-腺垂体的调节，而卵巢激素周期性的分泌又使子宫内膜发生周期性变化，同时对下丘脑-腺垂体进行反馈调节，形成下丘脑-腺垂体-卵巢轴。

（一）月经周期

女性青春期后，子宫内膜因卵巢激素周期性分泌而发生周期性剥落，产生阴道流血现象，称为月经（menstruation）。月经具有明显的周期性。健康成年女性月经周期平均为28天，每次月经持续3～5天，经血量每次为50～100 mL。正常月经周期，按子宫内膜周期性变化分为三期：月经期（menstrual phase）、增生期（proliferative phase）和分泌期（secretory phase），月经周期子宫内膜的变化如表12－1所示。

表12－1　月经周期子宫内膜变化

月经周期	时　间	子宫内膜变化
月经期	第1～4天	剥脱、出血
增生期	第5～14天	内膜、腺体快速增生，螺旋动脉迅速生长
分泌期	第15～28天	内膜继续变厚，螺旋动脉增长、卷曲，腺体增大、增长，呈高度的分泌活动，晚期血管痉挛收缩

（二）卵巢周期与子宫周期的激素调节

女性自青春期开始，下丘脑分泌的GnRH、分泌的腺垂体FSH和LH、卵巢激素以及子宫内膜呈现周期性变化（图12－7）。

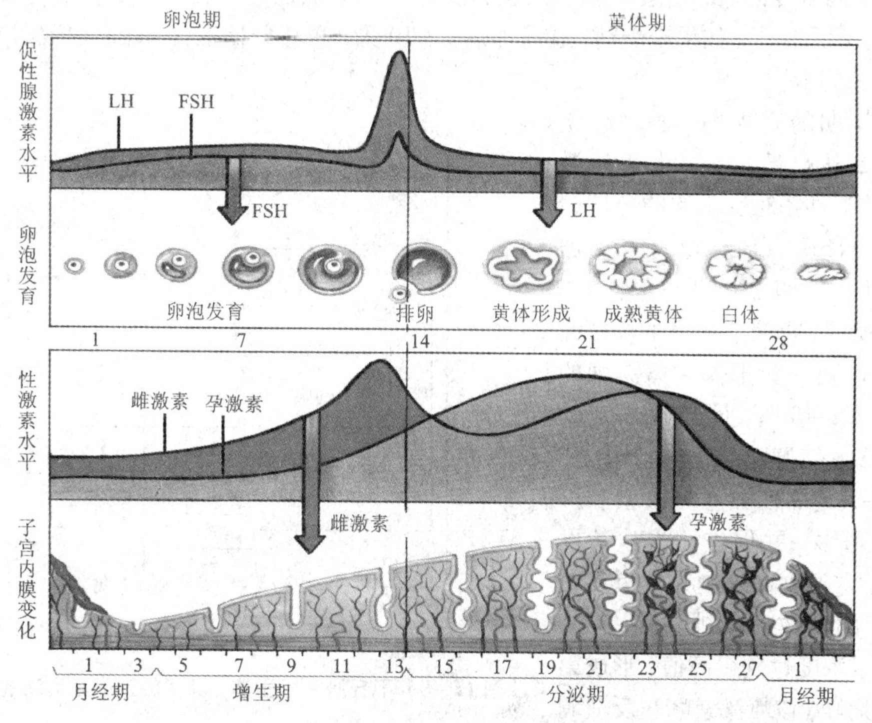

图12－7　月经周期中相关激素的变化

1. 卵泡期

在卵泡早期(月经周期第1~5天)，卵泡未发育成熟，雌、孕激素分泌量少，子宫内膜因缺乏卵巢激素的支持而剥落、出血，进入月经期；同时，雌、孕激素对腺垂体FSH和LH的负反馈抑制作用较弱，FSH和LH分泌呈现逐渐增高的趋势。在FSH的作用下，颗粒细胞增殖使雌激素分泌量逐步增加，子宫内膜进入增生期。当雌激素分泌达到一定水平时，与颗粒细胞产生的抑制素一起反馈性抑制腺垂体，使FSH的分泌量减少(抑制素可选择性抑制FSH，而不抑制LH)。在卵泡晚期，卵泡逐渐发育成熟，雌激素水平持续增高，在排卵前一天，血中雌激素浓度达到最高值，形成第一次雌激素峰。此雌激素峰对下丘脑不是起负反馈作用，而是正反馈地使下丘脑GnRH神经元分泌增加，刺激FSH和LH分泌，尤其是LH的分泌最为明显，形成LH峰。

2. 排卵期

LH峰形成后，可使初级卵母细胞恢复分裂，形成次级卵母细胞和第一极体，随后次级卵泡发育为成熟卵泡，最后卵巢中优势卵泡出现排卵，卵细胞、透明带与放射冠随同卵泡液冲出卵泡。LH峰是导致排卵的重要因素，可作为排卵的标志。

3. 黄体期

卵泡排卵后，破裂的卵泡在LH的作用下，形成黄体。随黄体逐渐发育成熟，孕激素分泌量显著增加，雌激素的分泌量亦随之增加。在雌激素作用的基础上，孕激素使子宫内膜呈现出分泌期的变化，进入分泌期。在排卵后7~8天，孕激素分泌达高峰，雌激素分泌出现第二次高峰。高浓度的雌、孕激素对下丘脑和腺垂体产生负反馈抑制作用，使黄体期FSH和LH一直处于低水平。如果未受精，在排卵后9~10天，黄体开始退化，雌、孕激素的分泌量逐渐减少。

在黄体期的后半期，血中雌激素、孕激素达最低水平，由于雌激素、孕激素减少，对腺垂体的负反馈作用减弱，FSH、LH分泌又开始增加，进入下一个卵巢周期。

综上所述，卵巢和子宫的周期性活动受下丘脑-腺垂体-卵巢轴的调节(图12-8)。下丘脑分泌的GnRH增多，使腺垂体分泌FSH和LH也增多，进而使卵巢雌激素和抑制素分泌增多，并促进卵泡生长发育；同时，雌激素和抑制素可负反馈抑制FSH的释放。在排卵前一天，血中雌激素浓度达到最高值，形成第一次雌激素峰，该雌激素峰正反馈调节下丘脑GnRH神经元导致LH峰的出现，并引发排卵。排卵后，黄体在LH的作用下分泌雌激素和孕激素，形成雌激素第二个高峰和孕激素分泌峰；同时，它们对下丘脑和腺垂体产生负反馈抑制作用，使FSH和LH水平下降。

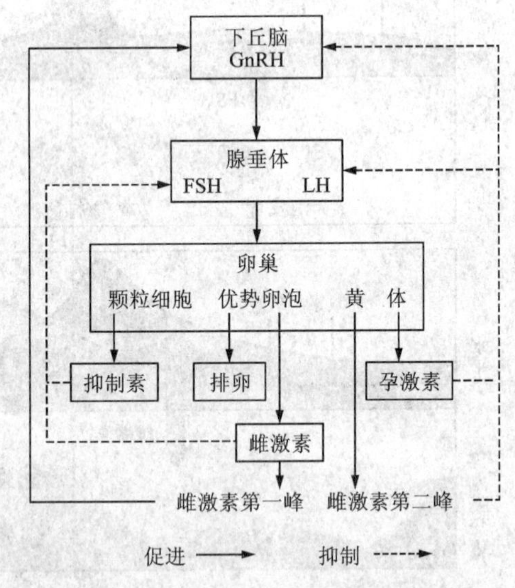

图12-8 下丘脑-腺垂体-卵巢轴对卵巢活动的调节

卵巢周期及其激素水平变化总结如表 12－2 所示。

表 12－2　卵巢周期及其激素水平变化

卵巢周期	月经周期	FSH	LH	雌激素	孕激素
卵泡早期	月经期	低	低	低	低
卵泡晚期	增生期	逐渐升高	略增高	逐增达第一峰	略增高
排卵期		达高峰	达高峰促排卵	仍高	较高
黄体期	分泌期	逐渐降低	逐渐降低	降后升高达第二峰再降	增高达高峰后降低

四、妊娠

妊娠(pregnancy)是新个体在母体内产生、发育成长的过程，包括受精、着床、妊娠的维持、胎儿的生长以及分娩。卵子受精是妊娠的开始，胎儿及其附属物自母体排出是妊娠的终止。

(一)受精

受精(fertilization)是精子与卵子互相融合的过程，发生在输卵管壶腹部。卵子从卵巢排出后进入输卵管，停留在输卵管壶腹部与峡部连接处等待受精。受精本身是一个比较短暂的事件，但精子和卵子在结合之前却必须经过一个复杂的过程。

1. 精子运行

精子射入阴道后，将在女性生殖道内进行较为复杂的运行过程，穿过子宫颈管和子宫腔沿输卵管运行相当长的一段距离，游至输卵管的壶腹部与输卵管狭窄部交界处和卵子会合。精子运行的动力，一方面依靠其自身尾部鞭毛的摆动，另一方面借助于子宫节律性舒缩活动和输卵管纤毛的摆动。一次射精精液量为 3 ~6 mL，内含精子 2 亿 ~5 亿个，其中只有数量不足 200 个“最佳”精子才能到达目的地，最后只有一个精子冲破层层屏障与卵子相遇而使之受精。

2. 精子获能

精子必须在女性生殖道中停留几个小时才能获得使卵子受精的能力，称为精子获能(capacitation of sperm)。在附睾中发育的精子已经具备了受精的能力，但由附性腺或附睾产生的一种被称为“去获能因子”的糖蛋白与精子的顶体帽可逆性地结合后，掩盖了精子膜上的钙离子结合位点，使已经获能的精子丧失受精能力。精子进入女性生殖道后，子宫颈和输卵管的一些酶可消除去获能因子，暴露精子表面与卵子识别的结构，从而恢复精子的受精能力。

3. 顶体反应

当精子与卵子相互靠近、接触的一瞬间，精子顶体释放出顶体酶，使卵子外围的放射冠及透明带溶解，协助精子进入卵细胞，这一过程称为顶体反应(acrosomal reaction)。参与顶体反应的酶有多种，基本属于蛋白酶。放射冠穿透酶分解放射冠细胞间的酯键，有利于精子穿透放射冠。精子的顶体蛋白酶可在透明带上消化一个通道，刚好可让一个精子通过。

精子与卵膜接触后，激发卵母细胞产生两个反应：①卵母细胞释放一些物质，封锁透明带，阻止其他精子穿过透明带，避免多精子受精；②卵母细胞完成第二次成熟分裂，并产生第二极体。进入卵细胞的精子尾部迅速退化，细胞核膨大形成雄性原核，随即与雌性原核融合，形成一个具有46条染色体的受精卵。

（二）着床

受精后的第4天，已形成胚泡的受精卵被运抵子宫腔。进入宫腔后，胚泡先处于游离状态，然后透明带消失（孵化）准备附着。大约在受精后的第8天，胚泡附着在子宫内膜上，并通过与子宫内膜的相互作用而逐渐进入子宫内膜，于受精后第10～13天，胚泡完全埋入子宫内膜中（图12－9）。这种胚泡与子宫内膜相互作用并植入子宫内膜的过程称为着床（implantation）。影响着床成功的关键因素有：①子宫处于接受期，子宫仅在一个极短的关键时期才能允许胚泡着床；②胚泡能与母体相互识别；③胚泡与子宫内膜的发育同步；④母体免疫排斥反应被抑制。

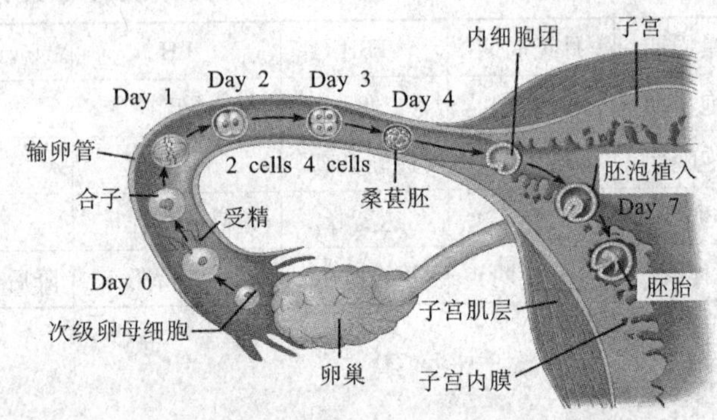

图12－9 受精卵形成、移行及着床

（三）分娩

成熟的胎儿及其附属物从母体子宫产出体外的过程，称为分娩（parturition）。在人类，妊娠期约280天。在妊娠末期，子宫平滑肌兴奋性逐渐提高，最终导致强烈的节律性收缩，子宫颈变软，宫口开放，将胎儿娩出。自然分娩的过程可分为三个阶段：第一阶段，子宫规律地由子宫底向子宫颈收缩，推动胎儿头部紧抵宫颈，持续6～12小时；第二阶段，子宫颈开放完全，胎儿由宫腔排出，经子宫颈和阴道到母体外，持续1～2小时；第三阶段，胎盘与子宫分离，并排出母体，约10分钟。随后子宫肌强烈收缩，压迫血管，可防止过量失血。

分娩过程是一个正反馈过程。分娩时，子宫颈受刺激后可反射性地引起缩宫素的释放，缩宫素可加强子宫肌的收缩，使子宫颈受到更强的刺激，如此反复，直至分娩过程完成为止。

（四）妊娠的维持及激素调节

正常妊娠的维持有赖于腺垂体、卵巢和胎盘分泌的各种激素相互配合，尤其与孕激素的作用密切相关。在受精与着床之前，在腺垂体分泌的LH作用下，卵巢黄体分泌大量的孕激素与雌激素，使子宫内膜处于分泌期，为受精卵着床做准备。在受精后第6天左右，胚泡滋养层细胞便开始分泌人绒毛膜促性腺激素，刺激卵巢黄体变为妊娠黄体。在妊娠10周以内主要由妊娠黄体继续分泌孕激素和雌激素，抑制排卵，维持蜕膜发育，抑制母体免疫反应，产生安胎作用。胎盘形成后，胎盘成为妊娠期一个重要的内分泌器官，大量分泌蛋白质激素、肽类激素和类固醇激素，完全代替卵巢和腺垂体分泌的激素，对维持妊娠起着关键性的作用。

（五）胎盘的内分泌功能

妊娠的重要标志是胎盘的形成。对胎儿来说，胎盘既可作为消化器官以吸收营养物质，作为肺以摄取氧排出二氧化碳，作为肾脏以调节体液量和排除代谢产物，同时还是内分泌器官，能分泌多种调节母体和胎儿代谢活动以及维持妊娠的激素。

1. 人绒毛膜促性腺激素

人绒毛膜促性腺激素(human chorionic gonadotropin，HCG)是由胎盘绒毛合体滋养层细胞分泌的一种糖蛋白激素，由 α 和 β 亚单位组成，分子质量为46000。HCG 与 LH 有高度的同源性，它们生物学作用与免疫特性基本相似。HCG 的生理作用主要有：①在妊娠早期刺激母体的月经黄体转变为妊娠黄体，并使其继续分泌大量雌激素和孕激素，以维持妊娠的顺利进行；②抑制淋巴细胞的活性，防止母体产生对胎儿的排斥反应，具有“安胎”的效应。

HCG 在受精后第 8 ~ 10 天即出现在母体血中，随后其浓度迅速升高，至妊娠第 8 周左右达到顶峰，然后又迅速下降，在妊娠 20 周左右降至较低水平，并一直维持至分娩(图 12 - 10)。由于 HCG 出现在妊娠早期，因此检测母体血中或尿中的 HCG 可作为诊断早孕的指标。

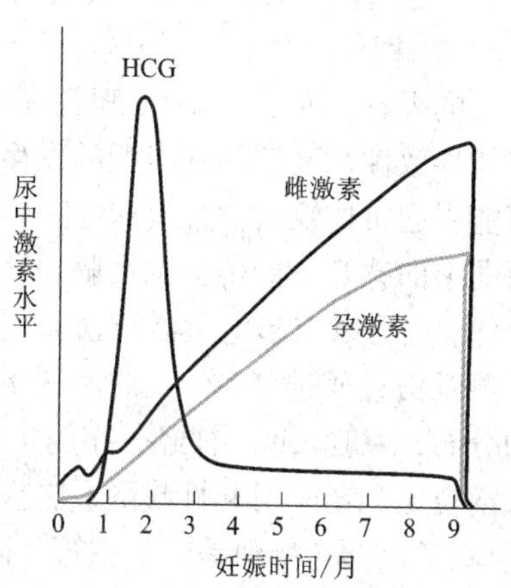

图 12 - 10　妊娠期间激素水平

2. 其他蛋白质激素和肽类激素

胎盘还可分泌人绒毛膜生长素(human chorionic somatomammotropin，HCS)、人胎盘催乳素(human placental lactogen，HPL)、ACTH、GnRH 以及 β - 内啡肽等。HCS 具有生长激素的作用，可调节母体与胎儿的糖、脂肪与蛋白质代谢，促进胎儿生长。

3. 雌激素和孕激素

(1)孕激素：由胎盘合体滋养层细胞分泌，从母体进入胎盘的胆固醇变为孕烯醇酮，然后再转变为孕酮。主要作用是维持子宫内膜和蜕膜，抑制 T 淋巴细胞，阻止母体的免疫排斥反应，起安胎作用。

(2)雌激素：胎盘分泌的雌激素主要为雌三醇，其前体主要来自胎儿。如果在妊娠期间胎儿死于宫内，雌三醇会突然减少。因此，检测母体血和尿中雌三醇的含量，可判断是否发生死胎。

在整个妊娠期，孕妇血中雌激素和孕激素都保持在高水平，对下丘脑 - 腺垂体系统起着负反馈作用。因此，卵巢内没有卵泡发育和排卵，妊娠期不出现月经。

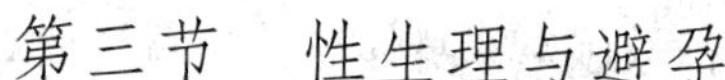

第三节　性生理与避孕

一、性生理

人进入青春期后，性器官发育成熟，具有产生性兴奋和性行为的能力。

(一)性刺激与动情区

1. 性刺激

性刺激在不同人群之间以及同一人群不同个体之间存在着明显的生物学差异，而对性刺激的感受性差异则取决于人群的文明程度。在同一文明程度的人群内，个体的这种感受性差异又受到个体感受特异性的影响。

(1)性刺激：性刺激可来自两个方面，一是来自外在刺激，即由眼、耳、鼻等感觉器官感受到的刺激；二是内在刺激，想象、记忆、幻想等许多内在的因素也能触发性欲。

(2)刺激－反应模式：该模式认为性行为是性刺激和性行为反应之间相互作用的结果。

(3)性唤醒：在动物实验中发现，激素水平的变化(刺激)使雌鼠进入发情期(反应)，雌鼠此时的发情行为便成为对雄鼠的刺激，继之雄鼠接触雌鼠而产生性反应和性行为。这两阶段反应短暂相连，单凭刺激－反应模式难以完满解释上述性行为，似乎还需要有一个中介过程来说明这一性行为。由此，提出了性唤醒的概念。激素的影响首先使雌鼠性唤醒而进入发情期，反过来，雌鼠的行为与其他因素一起，使雄鼠性唤醒从而导致交配。

2. 动情区

人的视觉、听觉、味觉、嗅觉和触觉都能激发性欲，但最能激发性欲的则是触觉。几乎所有能导致性欲高潮的性唤醒的发生都离不开身体间的接触。实际上，触觉是脱离高级心理中枢能引起机体反射性性反应唯一的一种性刺激方式，即使一个人失去知觉或脊髓损伤导致生殖器上的感觉不能传输到大脑，只要低段脊髓的性协调中枢完好无损，抚摩其生殖器或大腿内侧，也可以引起生殖器的勃起。

触觉信息通过存在于皮肤和皮下组织内的特殊神经末梢接受和传递。这种触觉小体呈不均匀分布，一般来说，神经分布越丰富的区域，对刺激的反应就越敏感。体表的敏感区域中，有些部位尤为易于引起性唤醒，这些部位称之为动情区(erogenous zones)，包括阴蒂、阴唇、阴道口、阴茎头(特别是阴茎头冠和阴茎头腹侧)、阴茎体、外生殖器和肛门之间的区域、肛门、臀部、大腿内侧面、嘴(尤其是嘴唇)、耳(尤其是耳垂)、乳房(尤其是乳头)等。

(二)性兴奋

当人在精神上或肉体上受到有关性的刺激时，性器官和其他一些部位会出现一系列生理变化，称为性兴奋(sexual excitation)。对性刺激发生反应是人类的普遍特性。

1. 性兴奋强烈程度的影响因素

性兴奋强烈程度由两方面因素所决定：①个体的性生理心理基础，如体内的性激素水平、身体的健康状况、当时的心理状态、个人的心理素质等，当然还包括年龄、环境条件、社会风气、行为规范的约束等，这些因素决定了接受刺激的敏感程度；②性刺激的强度，也即外在诱惑力的强弱。性刺激通过视、听、嗅、触等感觉器官发生作用。

2. 性兴奋周期

Masters 等把性兴奋的全过程划分为有四个期，即兴奋期、平台期、高潮期和消退期。

(1)兴奋期：性交过程中性欲被唤起，身体开始呈现紧张，精神特别亢奋，心理处于激动状态的短促阶段。

(2)平台期：在性兴奋期之后，性紧张性持续稳定在较高水平的阶段，生理反应在兴奋期的基础上进一步持续和加剧，呼吸加深、加快，生殖器充血更加显著。

(3)高潮期：性高潮期是性反应历程中最关键最短暂的阶段，身体紧张达到最高顶点，大约只持续几秒种，在这几秒钟内会通过强烈的肌肉痉挛得到性释放，这种痉挛带来波浪式的快适感。

(4)性消退期：性高潮过后，到身体和情绪均恢复平静的过程。消退期所发生的一系列变化，是兴奋期和稳定期变化的相反过程。

(三)男性的性反应

男性的性反应除心理性活动外，主要表现为阴茎勃起和射精。阴茎的勃起和射精是男性性功能正常的重要表现，其过程不仅需要神经系统、血管系统、内分泌系统及生殖器官的协同作用，而且要有健全的精神心理状态才能正常进行。

1．阴茎勃起

阴茎勃起（erection）是指受到性刺激时，动脉血流增加，阴茎动脉扩张，海绵体组织充血，压力升高使阴茎胀大、变硬、挺伸的现象。勃起时阴茎的血容量可达 80 ~ 200 mL，阴茎海绵体内的压力可达 75 mmHg。阴茎血管内的特殊结构，即动脉内膜嵴和静脉瓣，对勃起时的血流分布起决定性的作用。

阴茎勃起可以由大脑皮质的刺激引起（精神性勃起）和外生殖器局部机械性刺激引起（反射性勃起）。阴茎受交感神经肾上腺素能纤维与副交感神经胆碱能纤维的双重支配，副交感神经纤维释放乙酰胆碱和血管活性肠肽，使阴茎内血管舒张。勃起反射发生时，副交感舒血管神经活动增强，使阴茎小动脉血管舒张，导致阴茎海绵体组织充血。勃起时阴茎静脉受压，血液回流受阻，可进一步促进勃起。同时勃起发生时尿道球腺等分泌少量黏液，可经尿道口排出，起润滑作用。交感神经缩血管纤维的传出冲动可以终止勃起。

2．射精

射精（ejaculation）是男性性高潮时将精液由尿道排出体外的过程。射精过程分为移精和排射两个生理过程。当腹下神经丛及膀胱丛兴奋时，附睾、精囊、前列腺等分泌增加，精子与其分泌液混合成为精液，同时附睾、输精管和精囊壁的平滑肌收缩，将精液送入后尿道中，此过程为移精。由于储存在后尿道的精液量增加，触发阴部神经的反射性活动，使尿道周围及会阴部肌群发生节律性收缩，强力压迫尿道使精液射出尿道，此过程为排射。射精是一种反射活动，其基本中枢位于脊髓腰骶段；高位中枢可通过儿茶酚胺和 5 - 羟色胺系统对脊髓中枢的活动进行调节，前者起激活作用，而后者起抑制作用。

射精的同时伴有强烈的快感，即性兴奋达到性高潮（orgasm）。成年男性的性高潮是射精，典型的性高潮常伴有四肢紧张、颤栗，面部扭曲或低声叫唤、生殖器发生节律性收缩、伴躯体抽动、全身僵硬、腿脚伸直、足趾屈起或张开、腹壁强直变硬、颈前曲、肩部肌肉紧张、手紧握、喘息、两眼突出呈呆滞或紧闭状，全身不自主地收缩而抽搐、剧烈摇动，可发出呜咽、呻吟、尖叫。

男性的性周期存在不应期，这导致了男性在第一次性交后必须经历一个强制性休息期后才能对进一步的性刺激再次发生反应。这种性不应期紧随高潮期并延续至消退期。这一期间，男性不能完全勃起和再次达到性欲高潮。由于性不应期的存在，男性很难产生多重性欲高潮。

（四）女性的性反应

女性的性反应主要包括阴道润滑、阴蒂勃起和性高潮。

1．阴道润滑

女性在受到性刺激后，阴道壁的血管充血，阴道分泌增加，黏性液体可由阴道流至外阴部，润滑阴道和外阴，有利于性交的进行。此外，由于阴道下 1/3 部分充血，使阴道口缩窄，对插入阴道的阴茎有“紧握”作用。同时，阴道上 2/3 部分扩张，子宫颈和子宫体抬高，使上阴道宽松，阴道可伸长 1/4，有利于性交和容纳精液。

2．阴蒂勃起

阴蒂是女性的性感受器之一。阴蒂头部有丰富的感觉神经末梢分布，是女性性器官中最敏感的部位。性兴奋时，阴蒂充血、膨胀、勃起、敏感性升高，使女性获得性快感并达到性高潮。

3. 性高潮

当外阴和阴道受到的刺激达到一定程度时，子宫、阴道、会阴及骨盆部的肌肉会突然出现自主的节律性收缩，并伴有一定全身性反应，类似男性射精时的兴奋状态，称为女性性高潮。女性性高潮后的不应期并不明显。女性的心理因素对性高潮的出现有明显的影响，在情绪不佳或不安时，性反应往往不会出现，更不会达到性高潮。

实验发现，近尿道侧的阴道壁前端有一个动情区，性兴奋时，该区域增大向阴道腔方向突出，至性欲高潮时，它又回复到平常的大小。该动情区被命名为格拉芬波点或G点，G点定位于阴道前壁距阴道口0.5 cm处。

(五)性反应的调控

1. 性反应的神经控制

性功能的调节主要是在中枢神经系统的控制下，通过条件反射和非条件反射实现的。

(1)性功能的脊髓控制：阴茎勃起的基本反射中枢位于脊髓腰骶段，同时受大脑皮质的性功能中枢及间脑、下丘脑的皮质下中枢调节。阴茎受自主神经系统和躯体神经系统的神经支配，自主神经来自盆神经丛，包括交感神经和副交感神经纤维；躯体神经纤维起自脊髓骶段，构成阴部神经。阴茎海绵体上有肾上腺素能、胆碱能和非肾上腺素能非胆碱能的神经纤维分布，并有多种神经递质及受体。其中，乙酰胆碱可通过抑制去甲肾上腺素释放和使阴茎的血管内皮细胞释放NO等物质，引起血管舒张，促进阴茎勃起。去甲肾上腺素可与阴茎的血管平滑肌细胞的α_1受体结合，使阴茎血管收缩，阴茎不能勃起或由勃起状态转为非勃起状态。组胺与H_2受体结合或5-羟色胺与5-HT_1受体结合，均能促进勃起；而组胺与H_1受体结合或5-羟色胺与5-HT_2受体结合，则能抑制阴茎勃起。

一般认为女性也有与男性的勃起和射精中枢相应的脊髓中枢，但由于实验中探知雌性动物性欲高潮比较困难，因而对该中枢了解甚少。

(2)大脑的控制机制：研究发现，应用电刺激可在脑的不同位置诱发出勃起、射精和交配活动。接近中央核上方和大脑半球最内侧边缘等这些分散的脑区属于边缘系统。这一系统包括海马、中隔、杏仁核和扣带回。边缘系统与丘脑下部密切联系，它参与控制动物的许多本能性活动，如觅食、攻击、逃避危险和性活动等。刺激雄性动物的中隔区可诱发阴茎勃起、交配行为、性萌动等。另外，如损坏哺乳动物视叶前的内侧区域可去除其交配行为，破坏下丘脑可去除雌性动物的性接受性。将猴的颞叶切除则导致自身性行为(如手淫)、与异性间或同性间的性活动明显增加，这些猴即便在静坐时也会引起阴茎勃起。

人的精神和心理因素可显著干扰性功能中枢的活动。

2. 性反应的激素调节

调节性发育和性行为的激素主要包括雄激素、雌激素和孕激素三种。

性欲(sexual desire)是性兴奋和性行为的基础。在男性，雄激素可刺激性欲，引起并维持阴茎勃起。在女性，雌激素也有刺激性欲的作用。但女性性欲的维持需要雄激素的存在。睾酮水平高的女性，阴道对性刺激的敏感性较高。雄激素对女性的主要作用可能是对性的启动，通过提高靶器官对性刺激的敏感性，使附性器官做好接受性刺激的准备，而不直接激发性行为。

此外，孕激素有抗动情，即降低性欲的作用；缩宫素对两性的性功能及性行为也有明显的影响。

二、避孕

通常说的避孕(contraception)是指使用某些方法或手段使妇女暂时不受孕。通过影响生殖过程的各个环节，可以设计出合理的控制生育方案，达到避孕的目的。目前，研究和使用的避孕方式的主要原理是：①抑制精子或卵子的生成；②防止卵子受精；③抑制着床；④促进胚胎由子宫排出。女性常用的方法有服用口服避孕药如雌孕激素的复合制剂和上节育环等。男性常用的避孕方法是使用安全套以阻止精子与卵子的结合。此外也可以通过女性采用输卵管结扎术或男性采用输精管结扎术以达到永久避孕的效果。

1．抑制精子和卵子生成

使用某些口服避孕药(主要成分为雌激素、孕激素)，可以使血中的激素水平维持在稳定的高水平，从而反馈性抑制下丘脑和腺垂体，减少 FSH 和 LH 的分泌，使卵细胞不能成熟或不发生排卵，从而达到避孕的目的。如使用直接作用于性腺的药物，可以使睾丸或卵巢不能产生精子或卵细胞；应用抗雄激素药物，也可使精子不能在附睾中成熟等。

2．防止卵子受精

月经周期可以被认为是为受精、着床、妊娠作周期性准备的生理过程。进入女性生殖道的精子，只有在排卵前后 2 ~3 天才有受精的可能，生活中可以利用月经周期中体温的变化预测排卵日期，籍以在排卵期停止性生活，达到避孕目的(安全期避孕)。使用安全套、子宫帽，外用避孕栓、避孕膏，实施男性输精管或女性输卵管结扎术等均可防止精子与卵子相遇，也可通过注射具有特异性抗原性的疫苗达到避孕的目的。

3．抑制着床

子宫内安放宫内节育器，使用孕酮受体阻断剂以及利用药物(如大剂量雌激素)均可通过影响受精卵着床达到避孕目的。

4．促进胚胎由子宫排出

在影响生殖早期的避孕措施失败后，可以采取早期人工流产、药物流产等方法引起流产，终止妊娠。

5．绝育

绝育是指采用手术方法达到永久性不育的目的。女性绝育通常采用输卵管结扎术或黏堵术；男性绝育通常采用输精管结扎术或黏堵术。

(1)输卵管结扎术：基本方法是切断双侧输卵管，在断端结扎。该手术阻断了卵子与精子相遇，达到绝育目的，但不影响卵巢分泌雌、孕激素的功能和生卵作用，所生成的卵子和输卵管分泌的液体可通过某种机制被吸收。所以，结扎输卵管不影响女性副性征、性周期及性功能，也不影响机体的功能。

(2)输精管结扎术：基本方法是在阴囊根部剪断双侧输精管，在断端结扎，从而阻断了精子排出的途径，达到绝育目的。睾丸间质细胞分泌的雄激素，直接透入毛细血管，进入血液循环发挥作用；曲细精管产生的精子，运行到附睾后，由附睾吸收。而精液中的精浆是由精囊、前列腺、尿道球腺分泌的，输精管结扎后，性生活时仍有不含精子的精液，即精浆排出。故施行该手术，不影响男性副性征、性欲和性功能，亦无害于健康。

(唐小卿)

参考文献

[1] 姚泰. 生理学. 第2版. 北京：人民卫生出版社，2010

[2] 姚泰. 生理学. 第2版. 北京：人民卫生出版社，2010

[3] 王庭槐. 生理学. 第2版. 北京：高等教育出版社，2009

[4] 朱大年. 生理学. 第7版. 北京：人民卫生出版社，2008

[5] 王卫国. 图表生理学. 北京：人民卫生出版社，2010

[6] 管茶香，李建华. 生理学. 长沙：中南大学出版社，2010

[7] 刘长金. 生理学. 武汉：华中科技大学出版社，2009

[8] 冯志强. 生理学. 第1版. 北京：科学出版社，2007

[9] 樊小力. 人体机能学. 西安：西安交通大学出版社，2006

[10] 刘玲爱. 生理学. 第5版. 北京：人民卫生出版社，2007

[11] 唐四元. 生理学. 第2版. 北京：人民卫生出版社，2006

[12] 倪江. 生理学. 北京：中国协和医科大学出版社，2004

[13] 琼斯(Jones，R.). 人类生殖生物学. 第3版. 北京：科学出版社，2007

[14] V. R. 林加珀，K. 法里. 秦晓群，管茶香，文志斌，主译. 医学生理学. 北京：科学出版社，2005

[15] 朱文玉，于英心. 医学生理学教学指导. 北京：北京大学医学出版社，2004

[16] Arthur C. Guyton, John E. Hall. Textbook of Medical Physiology. 11th ed. Philadelphia: Elsevier Saunders, 2006

[17] Ganong WF. Review of Medical Physiology. 22th edition. Stamford: McGraw-Hill, 2005

[18] Strauss, J. F., Barbieri, R. L. Yen and Jaffe's reproductive endocrinology: Physiology, pathophysiology, and clinical management. 6th Edition. Philadelphia: Saunders/Elsevier, 2009

[19] Walter F. Boron, Emile L. Boulpaep. Medical Physiology. 2nd Edition. Philadelphia: Saunders/Elsevier, 2009

[20] William F. Ganong. Review of Medical Physiology. 22th ed. New York: McGraw-Hill, 2005

中英文词汇对照

A

艾迪生病 Addison's disease
阿米洛利 amiloride
APUD 细胞 amine precursor uptake and decarboxylation cell
α－阻断 α-block
氨基甲酰血红蛋白 carbaminohemoglobin
暗视觉系统 scotopic vision system
暗适应 dark adaptation

B

巴宾斯基征 Babinski sign
白蛋白 albumin
白细胞 white blood cell
半规管 semicircular canals
贝茨细胞 Betz cell
背侧呼吸组 dorsal respiratory group, DRG
贲门腺 cardiac gland
苯乙醇胺氮位甲基移位酶 phenyle thanolamine-N-methyltransferase, PNMT
避孕 contraception
编码 coding
表面蛋白 peripheral protein
波尔效应 Bohr effect
勃起功能障碍 erectile dysfunction, ED
补呼气量 expiratory reserve volume
补吸气量 inspiratory reserve volume

C

层流 laminar flow
cGMP 依赖的蛋白激酶 cGMP dependent protein kinase
CO_2 解离曲线 carbon dioxide dissociation curve
长时程抑制 long-term depression, LTD
长时程增强 long-term potentiation, LTP
肠肝循环 enterohepatic circulation of bile salt
肠激酶 enterokinase
场电位 field potential
超常期 supranormal period

超极化	hyperpolarization
超滤液	ultrafiltrate
超射	overshoot
超速驱动抑制	overdrive suppression
潮气量	tidal volume
陈述性记忆	declarative memory
出胞	exocytosis
出球小动脉	efferent arteriole
初长度	initial length
初级泵	primary pumps
穿衣失用症	apraxia
传导	conduction
传导性	conductivity
传入侧支性抑制	afferent collateral inhibition
垂体门脉系统	hypophyseal portal system
雌二醇	estradiol，E2
雌三醇	estiol，E3
雌酮	estrone
刺激	Stimulation
促黑(素细胞)激素	melanophore stimulating hormone，MSH
促黑素细胞激素释放因子	melanophore-stimulating hormone releasing factor，MRF
促黑素细胞激素抑制因子	melanophore-stimulating hormone releasing-inhibiting factor，MIF
促红细胞生成素	erythropoietin，EPO
促激素	tropic hormones
促甲状腺激素	thyroid-stimulating hormone，TSH
促甲状腺激素释放激素	thyrotropin-releasing hormone，TRH
促卵泡激素	follicle-stimulating hormone，FSH
促肾上腺皮质激素	adrenocorticotropic hormone，ACTH
促肾上腺皮质激素释放激素	corticotropin-releasing hormone，CRH
促胃液素	gastrin
促胃液素释放肽	gastrin-releasing peptide，GRP
促性腺激素释放激素	gonadotropin-releasing hormone，GnRH
促胰液素	secretin
催乳素	prolactin，PRL
催乳素释放肽	prolactin-releasing peptide，PRP
催乳素释放抑制激素	prolactin-inhibiting hormone，PIH

D

代偿性间歇	compensatory pause
代谢型受体	metabotropic receptor
袋状往返运动	haustral shuttling
戴尔原则	Dale principle
单胺氧化酶	monoamine oxidase，MAO

单纯扩散	simple diffusion
单个肾单位肾小球滤过率	single nephron glomerular filtration rate, SNGFR
胆固醇	cholesterol
胆囊收缩素	cholecystokinin, CCK
胆汁	bile
弹性阻力	elastic resistance
蛋白激酶	protein kinase
蛋白激酶 A	protein kinase A, PKA
蛋白激酶 C	protein kinase C, PKC
等长调节	homometric regulation
等长收缩	isometric contraction
等容收缩期	period of isovolumic contraction
等容舒张期	period of isovolumic relaxation
等张收缩	isotonic contraction
低密度脂蛋白	low density lipoprotein, LDL
递质共存	neurotransmitter co-existence
第二信使	second messenger
碘捕获	iodide trap
电－机械耦联	electro-mechanical coupling
电压门控通道	voltage-gated channel
电压钳	voltage clamp
顶体反应	acrosomal reaction
定向式突触传递	directed synaptic transmission
动－静脉短路	arterio-venous shunt
动脉脉搏	arterial pulse
动脉血压	arterial blood pressure
动情区	erogenous zones
动纤毛	kinocilium
动作电位	action potential
窦性心律	sinus rhythm
毒蕈碱受体	muscarinic receptor
对流	convection
多巴胺	dopamine, DA
多单位	multi-unit
多尿	polyuria

E

儿茶酚氧位甲基转移酶	catecholomethyltransferase, COMT
耳蜗	cochlea
耳蜗内电位	endocochlear potential, EP
耳蜗微音器电位	cochlear microphonic potential, CM
二碘酪氨酸残基	diiodotyrosine, DIT
二磷酸磷脂酰肌醇	phosphatidylinositol-biphosphate, PIP_2

二酰甘油	diacylglycerol, DG
二棕榈酰卵磷脂	dipalmitoyl phospharidyl choline, DPPC

F

发汗	sweating
发生器电位	generator potential
反射	reflex
反射弧	reflex arc
房-室延搁	atrioventricular delay
非陈述性记忆	non-declarative memory
非弹性阻力	inelastic resistance
非蛋白氮	non-protein nitrogen, NPN
非蛋白呼吸商	non-protein respiratory quotient, NPRQ
非寒战产热	non-shivering thermogenesis
非联合型学习	non-associative learning
非特异性投射系统	nonspecific projection system
非条件反射	unconditioned reflex
非突触性化学传递	non-synaptic chemical transmission
肺表面活性物质	pulmonary surfactant
肺表面活性物质结合蛋白	surfactant-associated protein
肺活量	vital capacity
肺扩张反射	pulmonary inflation reflex
肺内压	intrapulmonary pressure
肺泡通气量	alveolar ventilation
肺泡无效腔	alveolar dead space
肺牵张反射	pulmonary stretch reflex
肺水肿	pulmonary edema
肺顺应性	compliance of lung
肺通气	pulmonary ventilation
肺萎陷反射	pulmonary deflation reflex
肺循环	pulmonary circulation
肺总量	total lung capacity
分节运动	segmentation contraction
分娩	parturition
粪便	feces
锋电位	spike potential
呋塞米(呋喃苯胺酸)	furosemide
辐辏反射	convergence reflex
辐射	radiation
辅脂酶	colipase
负反馈	negative feedback
负后电位	negative after-potential
负性变传导作用	negative dromotropic action

负性变力作用	negative inotropic action
负性变时作用	negative chronotropic action
复极化	repolarization
复视	diplopia
副交感紧张	parasympathetic tone
腹侧呼吸组	ventral respiratory group, VRG

G

γ-氨基丁酸	γ-aminobutyric acid, GABA
钙泵	calcium pump
钙调蛋白	calmodulin, CaM
钙结合蛋白	calcium-binding protein, CaBP
感觉辨别阈	discrimination threshold
感觉阈值	sensory threshold
感觉柱	sensory column
感受器	receptor
感受器电位	receptor potential
高血压	hypertension
G 蛋白耦联受体	G-protein-coupled receptor
工作记忆	working memory
功能性磁共振	functional magnetic resonance imaging, fMRI
功能余气量	functional residual capacity
巩固	consolidation
骨传导	bone conduction
冠脉循环	coronary circulation
光感受器	photoreceptors

H

寒战	shivering
寒战前肌紧张	pre-shivering tone
H^+-Na^+交换	hydrogen-sodium exchange
红细胞	red blood cell
红细胞沉降率(血沉)	erythrocyte sedimentation rate, ESR
红细胞的渗透脆性	erythrocyte osmotic fragility
红细胞凝集	agglutination
后电位	after-potential
呼吸	respiration
呼吸商	respiratory quotient, RQ
呼吸运动	respiratory movement
呼吸中枢	respiratory center
滑行理论	sliding theory
化学感受器	chemoreceptors
化学门控通道	chemically-gated channel

化学性消化	chemical digestion
环-磷酸鸟苷	cyclic guanosine monophosphate, cGMP
环-磷酸腺苷	cyclic adenosine monophosphate, cAMP
缓冲神经	buffer nerve
唤醒阈	arousal threshold
换能作用	transducer function
黄体生成素	luteinizing hormone, LH
回返性抑制	recurrent inhibition
活性带	active zone
获得	acquisition

J

机械感受器	mechanoreceptors
机械性消化	mechanical digestion
肌间神经丛	myenteric plexus
肌凝蛋白	myosin
肌球蛋白轻链激酶	myosin light chain kinase, MCLK
肌梭	muscle spindle
肌小节	sarcomere
基本电节律	basic electric rhythm
基础代谢	basal metabolism
基础代谢率	basal metabolism rate, BMR
基础体温	basal body temperature
基底前脑睡眠区	basal forebrain sleep zone
激活素	activin
激素	hormone
激素受体	hormone receptor
激肽	kinin
激肽释放酶	kallikrein
极化	polarization
急性动物实验	acute animal experiment
集合管	collecting duct
集团运动	mass movements
脊休克	spinal shock
记忆	memory
继发性主动转运	secondary active transport
甲状旁腺激素	parathyroid hormone, PTH
甲状腺过氧化物酶	thyroid peroxidase, TPO
甲状腺激素	thyroid hormones
甲状腺激素受体	thyroid hormone receptor, TH-R
甲状腺球蛋白	thyroglobulin
甲状腺素结合前白蛋白	thyroxine-binding prealbumin, TBPA
甲状腺素结合球蛋白	thyroxine-binding globulin, TBG

间脑睡眠区	diencephalic sleep zone
减慢充盈期	period of slow filling
减慢射血期	period of slow ejection
简化眼	reduced eye
腱器官	tendon organ
降钙素	calcitonin, CT
降钙素基因相关肽	calcitonin gene related peptide, CGRP
交叉配血试验	cross-match test
交感紧张	sympathetic tone
交感神经	sympathetic nerve
胶体渗透压	colloid osmotic pressure
接头间隙	junctional cleft
接头前膜	prejunctional membrane
拮抗作用	antagonistic action
紧张性收缩	tonic contraction
紧张性作用	tonic action
近点	near point
近曲小管	proximal tubule
近视	myopia
近髓肾单位	juxtamedullary nephron
晶体渗透压	crystal osmotic pressure
精子获能	capacitation of sperm
竞争性抑制	competitive inhibition
静息电位	resting potential, RP
静纤毛	stereocilium
局部兴奋	local potential
咀嚼	mastication
巨人症	gigantism
绝对不应期	absolute refractory period
觉醒	wakefulness

K

抗利尿激素	antidiuretic hormone, ADH
抗凝血酶	antithrombin, AT
柯蒂器	organ of Corti
库欣综合征	Cushing's syndrome
可兴奋细胞	excitable cells
克汀病	cretinism
空间总和	spatial summation
跨膜信号转导	transmembrane signal transduction
快波睡眠	fast wave sleep, FWS
快动眼	rapid eye movement, REM
快速充盈期	period of rapid filling

快速射血期	period of rapid ejection
扩散	diffusion
扩散系数	diffusion coefficient

L

辣根过氧化物酶	horseradish peroxidase, HRP
老视	presbyopia
酪氨酸蛋白激酶	tyrosine protein kinase, PTK
酪氨酸激酶受体	tyrosine kinase receptor
酪氨酸磷酸酶受体	tyrosine phosphatases receptor
LH 峰	LH surge
离体实验	experiment in vitro
离子通道	ion channel
离子通道型受体	ion channel receptor
离子型受体	inotropic receptor
理解/解译区	interpretative area
联合型学习	associative learning
联合转运	cotransport
淋巴液	lymph
磷酸二酯酶	phosphodiesterase, PDE
磷脂	phospholipid
磷脂酶 C	phosphoinositol-specific phospholipase C, PLC
磷脂酰二磷酸肌醇	phosphatidylinositol biphosphate, PIP_2
滤过	filtration
滤过分数	filtration fraction, FF
滤过平衡	filtration equilibrium
卵巢周期	ovarian cycle
卵泡刺激素	follicle-stimulating hormone, FSH
卵泡期	follicular phase

M

麦氏神经丛	Meisser plexus
慢波	slow wave
慢波睡眠	slow wave sleep, SWS
慢性动物实验	chronic animal experiment
每搏功；搏功	stroke work
每搏输出量；搏出量	stroke volume
每分输出量	minute volume
每分通气量	minute ventilation volume
糜蛋白酶	chymotrypsin
面容失认症	prosopagnosia
敏感化	sensitization
明视觉系统	photopic vision system

明适应 light adaptation
模仿学习 mimicking learning

N

内分泌系统 endocrine system
内感受器 interoceptor
内环境 internal environment
内淋巴电位 endolymphatic potential
内毛细胞 inner hair cells
内皮舒张因子 endothelium derived relaxing factor, EDRF
内皮素 endothelin, ET
内移 internalization
内在神经系统 intrinsic nervous system
钠-钾泵 sodium potassium pump
脑-肠肽 brain-gut peptide
脑电图 electroencephalogram, EEG
脑皮质电图 electrocorticogram, ECoG
脑诱发电位 evoked potential of brain
脑源神经营养因子 brain derived neurotrophic factor, BDNF
能量代谢 energy metabolism
能量代谢率 energy metabolic rate, EMR
逆-三碘甲腺原氨酸 3, 3′, 5′-triiodothyronine, rT_3
逆向轴浆运输 retrograde axoplasmic transport
逆行射精 retrograde ejaculation
逆行性遗忘 retrograde amnesia
黏膜下神经丛 submucosal plexus
黏液 mucu
鸟苷酸环化酶 guanylate cyclase, GC
鸟苷酸环化酶受体 guanylate cyclases receptor
鸟苷酸结合蛋白 guanine nucleotide-binding protein
尿崩症 diabetes insipidus
尿的生成 urine formation
尿失禁 urinary incontinence
尿素氮 blood urea nitrogen, BUN
尿素的再循环 urea recycling
尿潴留 urinary retention
凝血因子 coagulation factor

O

呕吐 vomiting

P

排便反射 defecation reflex

排出	excretion
排卵	ovulation
排尿反射	micturition reflex
旁分泌	paracrine
配体门控通道	ligand-gated channel
皮质醇	cortisol
皮质类固醇结合球蛋白	corticosteroid-binding globulin, CBG
皮质肾单位	cortical nephron
皮质酮	corticosterone
疲劳	fatigue
贫血	anemia
平衡电位	equilibrium potential, Ek
平均动脉压	mean arterial pressure
PGO 锋电位	ponto-geniculo-occipital spikes
PGO 活动通路	ponto-geniculo-occipital path

Q

期	stage
期前收缩	premature systole
气传导	air conduction
气道阻力	airway resistance
气体扩散速率	diffusion rate
牵涉痛	referred pain
牵张反射	stretch reflex
前馈	feed-forward
前列环素	prostacyclin, PGI_2
前列腺素	prostaglandin, PG
前列腺素 D_2	PGD_2
前列腺素 E_2	PGE_2
前庭反应	vestibular responses
前庭自主神经反应	vestibular autonomic reaction
潜伏学习	latent learning
潜在起搏点	latent pacemaker
球蛋白	globulin, G
球－管平衡	glomerulotubular balance
球囊	saccule
球旁器	juxtaglomerular apparatus
球旁细胞	juxtaglomerular cells
球外系膜细胞	extraglomerular mesangial cell
球抑胃素	Bulbogastrone
曲张体	varicosity
躯体感觉诱发电位	somatosensory evoked potential
去大脑僵直	decerebrate rigidity

去极化	depolarization
去甲肾上腺素	norepinephrine, NE
去皮质僵直	decorticate rigidity
全或无	all or none
醛固酮	aldosterone

R

热价	thermal equivalent
人工呼吸	artificial respiration
人绒毛膜促性腺激素	human chorionic gonadotropin, HCG
人绒毛膜生长素	human chorionic somatomammotropin, HCS
人生长激素	human growth hormone, HGH
人胎盘催乳素	human placental lactogen, HPL
人体生理学	human physiology
妊娠	pregnancy
日节律	circadian rhythm
容受性舒张	receptive relaxation
蠕动	peristalsis
入胞	endocytosis
入球小动脉	afferent arteriole
闰细胞	intercalated cell

S

噻嗪类	thiazide
三碘甲腺原氨酸	3, 5, 3′-triiodothyronine, T_3
三磷酸肌醇	inositol triphosphate, IP_3
三磷酸腺苷	adenosine triphosphate, ATP
散光	astigmatism
色盲	color blindness
伤害性感受器	nociceptors
少尿	oliguria
少突胶质细胞	oligodendroglial cell
射精	ejaculation
射血分数	ejection fraction
深吸气量	inspiratory capacity
神经递质	neurotransmitter
神经调节	nervous regulation
神经调质	neuromodulator
神经分泌	neurocrine
神经-肌肉接头	neuromuscular junction
神经胶质细胞	neuroglia cell
神经生长因子	nerve growth factor, NGF
神经-体液调节	neurohumoral regulation

神经系统	nervous system
神经细胞	neuronal cell
神经纤维	nerve fiber
神经营养因子	neurotrophic factors, NFs
神经元	neuron
肾大盏	major calyx
肾单位	nephron
肾乳头	renal papilla
肾上腺素	epinephrine, E
肾上腺髓质素	adrenomedullin, AdM
肾素	renin
肾素－血管紧张素系统	renin-angiotensin-system, RAS
肾糖阈	renal threshold for glucose
肾小管	renal tubule
肾小囊	Bowman's capsule
肾小球	glomerulus
肾小球的滤过作用	glomerular filtration
肾小球滤过率	glomerular filtrationrate, GFR
肾小体	renal corpuscle
肾小盏	minor calyx
肾血浆流量	renal plasma flow, RPF
肾血流量	renal blood flow, RBF
肾盂	pelvis
肾锥体	renal pyramid
渗透性利尿	osmotic diuresis
渗透压	osmotic pressure
生长激素	growth hormone, GH
生长激素结合蛋白	growth hormone binding proteins, GHBP
生长激素释放激素	growth hormone-releasing hormone, GHRH
生长激素抑制激素	growth hormone-inhibiting hormone, GHIH
生长介素	somatomedin, SM
生长抑素	somatostatin, SS
生精细胞	spermatogenic cell
生精作用	spermatogenesis
生理盲点	blind spot
生理无效腔	physiology dead space
生理性止血	physiologic hemostasis
生理学	physiology
生物节律	biorhythm
生殖	reproduction
失读症	dyslexia
失算症	acalculia
施万细胞	Schwann Cell

时间总和	temporal summation
食管下括约肌	lower esophageal sphincter, LES
食物的特殊动力效应	specific dynamic action of food
视蛋白	opsin
视调节	visual accommodation
视杆细胞	rod
视黄醛	retinene
视觉	vision
视觉和听觉诱发电位	visual & auditory evoked potential
视敏度	visual acuity
视前区－下丘脑前部	preoptic-anterior hypothalamus area, PO/AH
视网膜	retina
视野	visual field
视锥细胞	cone
视紫红质	rhodopsin
适宜刺激	adequate stimulus
适应	adaptation
收缩能力	contractility
收缩压	systolic pressure
受精	fertilization
受体	receptor
受体介导入胞	receptor mediated endocytosis
舒张压	diastolic pressure
树突	dendrite
双嗜性分子	amphilic molecule
双眼视觉	binocular vision
水孔蛋白	aquaporin, AQP
水利尿	water diuresis
睡眠	sleep
睡眠因子	sleep-producing factor
顺向轴浆运输	anterograde axoplasmic transport
顺行性遗忘	anterograde amnesia
顺应性	compliance
丝氨酸/氨酸激酶受体	serine/hreonine kinases receptor
四碘甲腺原氨酸	thyroxin, 3, 5, 3′, 5′-thetraiodothyronine, T_4
髓袢	loop of Henle
缩胆囊素	cholecystokinin, CCK
缩宫素	oxytocin, OXT

T

糖皮质激素	glucocorticoid, GC
糖脂	glycolipid
特异性投射系统	specific projection system

体表温度	shell temperature
体核温度	core temperature
体温	body temperature
体液调节	humoral regulation
调定点	set point
条件反射	conditioned reflex
跳跃式传导	saltatory conduction
听觉感受性失语	auditory receptive aphasia
听阈	hearing threshold
通气/血流比值	ventilation/perfusion ratio
通透性	permeability
瞳孔对光反射	pupillary light reflex
瞳孔近反射	near reflex of the pupil
突触	synapse
突触传递	synaptic transmission
突触后抑制	postsynaptic inhibition
突触可塑性	synaptic plasticity
突触前抑制	presynaptic inhibition
湍流	turbulence
褪黑素	melatonin, MT
吞噬	phagocytosis
吞咽	swallowing
吞饮	pinocytosis
脱氢表雄酮	dehydroepiandrosterone, DHEA
椭圆囊	utricle

W

外耳	external ear
外感受器	exteroceptor
外毛细胞	outer hair cells
外周静脉压	peripheral venous pressure
微循环	microcirculation
维生素 D_3	vitamine D_3, VD_3
尾加压素Ⅱ	Urotensin, UT Ⅱ
味觉	gustation
味蕾	taste bud
胃肠激素	gastrointestinal hormones
胃肠肽	gastrointestinal peptides
胃蛋白酶原	pepsinogen
胃排空	gastric emptying
胃酸	gastric acid
温度感受器	thermoreceptors
稳态	homeostasis

Wernicke 区	Wernicke's area
Wernicke 性失语	Wernicke's aphasia
无尿	anuria
5－羟色胺	5-HT

X

吸收	absorption
习惯化	habituation
下丘脑－垂体功能单位	hypothalamus-hypophysis unit
下丘脑促垂体区	hypophysiotrophic area
下丘脑调节肽	hypothalamic regulating-peptides, HRP
下丘脑－腺垂体－睾丸轴	hypothalamus-adenohypophysis-testis axis
下丘脑－腺垂体－卵巢轴	hypothalamus-adenohypophysis-ovaries axis
腺苷酸环化酶	adenylate cyclase, AC
相对不应期	relative refractory period
消化	digestion
小胶质细胞	microglial cell
协同作用	synergistic action
心电图	electrocardiogram, ECG
心动周期	cardiac cycle
心房钠尿肽	atrial natriuretic peptide, ANP
心肌收缩能力	cardiac contractility
心力储备	cardiac reserve
心率	heart rate
心室功能曲线	ventricular function curve
心输出量	cardiac output
心血管反射	cardiovascular reflex
心音图	phonocardiogram
心脏的效率	cardiac efficiency
心指数	cardiac index
新陈代谢	metabolism
兴奋	excitation
兴奋－收缩耦联	excitation contraction coupling
兴奋性	excitability
兴奋性突触后电位	excitatory postsynaptic potential, EPSP
星形胶质细胞	astroglial cell
行波	traveling wave
行为性体温调节	behavioral thermoregulation
性高潮	orgasm
性激素	gonadal hormone
胸廓的顺应性	
胸膜腔内压	intrapleural pressure
雄激素	androgen

雄激素结合蛋白	androgen binding protein, ABP
嗅觉	olfaction
嗅上皮	olfactory epithelium
选择性重吸收	selective reabsorption
学习	learning
血管紧张素 Ⅱ	angiotensin Ⅱ, Ang Ⅱ
血管紧张素转换酶	angiotensin-converting enzyme, ACE
血管升压素	vasopressin, VP
血管升压素	vasopressin
血红蛋白	hemoglobin, Hb
血浆	plasma
血浆清除率	plasma clearance, C
血量	blood volume
血-脑脊液屏障	blood-cerebrospinal fluid barrier
血-脑屏障	blood-brain barrier
血清	serum
血栓烷 A_2	thromboxane A_2, TXA_2
血细胞比容	hematocrit
血小板	platelet
血小板因子	platelet factor
血型	blood group
血压	blood pressure
血液	blood
血液凝固	blood coagulation

Y

压力感受器	baroreceptor
压力感受性反射	baroreceptor reflex
烟碱受体	nicotinic receptor
烟碱型乙酰胆碱受体	nicotinic ACh receptor, nAChR
盐皮质激素	mineralocorticoids, MC
盐酸	hydrochloric acid, HCl
氧饱和度	oxygen saturation
氧含量	oxygen content
氧合血红蛋白	oxyhemoglobin
氧解离曲线	oxygen dissociation curve
氧利用系数	utilization coefficient of oxygen
氧热价	thermal equivalent of oxygen
氧容量	oxygen capacity
药物-机械偶联	pharmacomechanical coupling
夜盲症	nyctalopia
液态镶嵌模型	fluid mosaic model
液相入胞	fluid phase endocytosis

一碘酪氨酸	monoiodotyrosine, MIT
一氧化氮合酶	nitric oxide synthase, NOS
胰岛素	insulin
胰岛素样生长因子	insulin-like growth factor, IGF
胰淀粉酶	pancreatic amylase
胰多肽	pancreatic polyeptide
胰高血糖素	glucagon
胰脂肪酶	pancreatic lipase
移行性复合运动	migrating motor complex, MMC
乙酰胆碱	acetylcholine, ACh
异长自身调节	heterometric autoregulation
异相睡眠	paradoxical sleep
抑制	inhibition
抑制素	inhibin
抑制性突触后电位	inhibitory postsynaptic potential, IPSP
易化扩散	facilitated diffusion
阴茎勃起	erection
应激	stress
应急反应	emergency reaction
用力呼气量	forced expiratory volume
优势半球	dominant hemisphere
有效不应期	effective refractory period
诱发电位	evoked potential
迂回通路	circuitous channel
余气量	residual volume
阈刺激	threshold stimulus
阈电位	threshold potential
阈值	threshold
原发性主动转运	primary active transport
远点	far point
远距分泌	telecrine
远曲小管	distal tubule
远视	hypermetropia
月经黄体	corpus luteum of menstruation
月经周期	menstruation cycle
允许作用	permissive action
运动单位	motor unit
运动性失语	motor aphasia

Z

再现	retrieval
在体实验	experiment in vivo
蒸发	evaporation

整合蛋白 integrated protein
整合生理学 integrative physiology
正常起搏点 normal pacemaker
正电子成像术 positron emission tomography, PET
正反馈 positive feedback
正后电位 depolarizing after-potential
肢端肥大症 acromegaly
直捷通路 thoroughfare channel
直小血管 vasa recta
质膜 plasma membrane
致密斑 macula densa
智能区 intelligence area
中枢延搁 central delay
中心静脉压 central venous pressure, CVP
终板电位 endplate potential, EPP
终板膜 endplate membrane
重吸收 reabsorption
轴突 axon
昼夜节律 circadian rhythm
侏儒症 dwarfism
主动转运 active transport
主细胞 principal cell
转化医学 translational medicine
着床 implantation
自动节律性；自律性 autorhythmicity
自分泌 autocrine
自然遗忘 spontaneous forgetting
自身调节 autoregulation
自身磷酸化 auto-phosphorylation
自由水清除率 free water clearance, CH_2O
自主神经系统 autonomic nervous system
自主性体温调节 autonomic thermoregulation
组织液 interstitial fluid
最大复极电位 maximal repolarization potential
最大随意通气量 maximal voluntary ventilation
最后公路 final common path
最适初长度 optimal initial length